儿科常见疾病鉴别与诊治

主编 吴园园 吕霄琳 唐柳 刘辉 孙红燕 彭峰 曹婷婷

黑龙江科学技术出版社
HEILONGJIANG SCIENCE AND TECHNOLOGY PRESS

图书在版编目(CIP)数据

儿科常见疾病鉴别与诊治 / 吴园园等主编. -- 哈尔
滨：黑龙江科学技术出版社，2024.1
ISBN 978-7-5719-2220-7

Ⅰ．①儿… Ⅱ．①吴… Ⅲ．①小儿疾病－常见病－诊
疗 Ⅳ．①R72

中国国家版本馆CIP数据核字（2024）第034079号

儿科常见疾病鉴别与诊治
ERKE CHANGJIAN JIBING JIANBIE YU ZHENZHI

主　　编	吴园园　吕霄琳　唐　柳　刘　辉　孙红燕　彭　峰　曹婷婷
责任编辑	陈兆红
封面设计	宗　宁
出　　版	黑龙江科学技术出版社
	地址：哈尔滨市南岗区公安街70-2号　邮编：150007
	电话：（0451）53642106　传真：（0451）53642143
	网址：www.lkcbs.cn
发　　行	全国新华书店
印　　刷	山东麦德森文化传媒有限公司
开　　本	787 mm×1092 mm　1/16
印　　张	28.5
字　　数	723千字
版　　次	2024年1月第1版
印　　次	2024年1月第1次印刷
书　　号	ISBN 978-7-5719-2220-7
定　　价	198.00元

FOREWORD

前 言

　　儿童时期是小儿处于不断生长发育的时期,各个系统疾病表现多样,各年龄组临床表现也有特殊性,因此诊治过程中的不确定性更加突出。在儿科疾病诊治过程中,可能出现资料收集不全或缺乏特异性的诊断依据等情况,这就要求儿科医师反复思考,反复询问病史,观察体征的变化,及时进行针对性的辅助检查,时刻警惕自己的判断是否正确、措施是否得力,以及是否有疏漏或缺失,不断修正对疾病发生发展的认识。为了帮助临床儿科医师更新儿科疾病相关知识,提高其临床诊治能力,本书编者将自身的诊治经验进行总结,并结合国内外大量最新文献,编写了《儿科常见疾病鉴别与诊治》一书。

　　本书参考了众多文献与儿科诊治指南,首先简要介绍了儿科相关的基础理论知识和儿童保健;然后详细论述了小儿神经系统疾病、小儿呼吸系统疾病、小儿循环系统疾病等儿科常见疾病的病因、发病机制、临床表现、实验室检查、诊断与鉴别诊断、治疗和预后等内容。本书不仅总结了多位儿科专家多年的临床实践经验,而且融合了儿科最新的理论和技术,语言流畅、结构严谨、层次分明、图文并茂,有利于指导临床儿科医师对儿科疾病的规范化治疗,可供各级医院儿科医师参考使用。

　　由于儿科常见疾病诊治涉及面广,其理论和实践不断发展与变化,并且编者水平和经验有限,书中存在的疏漏或不足之处,还望广大读者不吝指正,以期再版时进行修正。

《儿科常见疾病鉴别与诊治》编委会

2023 年 10 月

CONTENTS 目 录

第一章

儿科疾病常见症状

第一节 发　热

发热(fever)是指体温异常升高。正常小儿的肛温波动于 36.9~37.5 ℃,舌下温度比肛温低 0.3~0.5 ℃,腋下温度为 36~37 ℃,个体的正常体温略有差异,一天内波动<1 ℃。发热是指肛温>37.8 ℃,腋下温度>37.4 ℃,当肛温、腋下、舌下温度不一致时以肛温为准。因腋下、舌下温度影响因素较多,而肛温能真实反映体内温度。根据体温高低,将发热分为(均以腋下温度为标准):低热≤38 ℃,中度发热 38.1~39 ℃,高热 39.1~41 ℃,超高热>41 ℃。发热持续 1 周左右为急性发热,发热病程>2 周为长期发热。本节重点讨论急性发热。

发热是小儿最常见的临床症状之一,可由多种疾病引起。小儿急性发热的病因主要为感染性疾病,常见病毒感染和细菌感染。大多数小儿急性发热,为自限性病毒感染引起,预后良好,但部分为严重感染,可导致死亡。

一、病因

(一)感染性疾病

病毒、细菌、支原体、立克次体、螺旋体、真菌、原虫等病原引起的全身或局灶性感染,如败血症、颅内感染、泌尿系统感染、肺炎、胃肠炎等。感染性疾病仍是发展中国家儿童时期患病率高、死亡率高的主要原因。

(二)非感染性疾病

(1)变态反应及风湿性疾病:血清病、输液反应、风湿热、系统性红斑狼疮、川崎病、类风湿关节炎等。

(2)环境温度过高或散热障碍:高温天气、衣着过厚或烈日下户外运动过度所致中暑、暑热症、先天性外胚层发育不良、家族性无汗无痛症、鱼鳞病等。

(3)急性中毒:阿托品、阿司匹林、苯丙胺、咖啡因等。

(4)代谢性疾病:甲状腺功能亢进。

(5)其他:颅脑外伤后体温调节异常、慢性间脑综合征、感染后低热综合征等。

二、发病机制及病理生理

正常人在体温调节中枢调控下,机体产热、散热呈动态平衡,以保持体温在相对恒定的范围内。在炎症感染过程中,外源性致热源刺激机体单核巨噬细胞产生和释放内源性致热源(EP)包括白细胞介素(IL-1、IL-6)、肿瘤坏死因子(TNF-2)干扰素(INF)及成纤维生长因子等。EP 刺激,丘脑前区产生前列腺素(PGE),后者作用于下丘脑的体温感受器,调高体温调定点,使机体产热增加,散热减少而发热。发热是机体的防御性反应,体温升高在一定范围内对机体有利,发热在一定范围可促进 T 细胞生成,增加 B 细胞产生特异抗体,增强巨噬细胞功能;发热还可直接抑制病原菌,减少其对机体损害。而另一方面发热增加了机体的消耗,体温每升高 1 ℃,基础代谢率增加 13%,心脏负荷增加;发热可致颅内压增高,体温每升高1 ℃,颅内血流量增加 8%,发热时消化功能减退,出现食欲缺乏、腹胀、便秘,高热时可致烦躁、头痛、惊厥、重者昏迷、呕吐、脑水肿。超高热可使细胞膜受损、胞质内线粒体溶解、变性,加上细菌内毒素作用引起横纹肌溶解、肝肾损害、凝血障碍、循环衰竭等。

三、诊断

发热是多种疾病的表现,诊断主要依靠病史的采集和详细全面的体格检查及对某疾病的高度认知性。

(一)病史

重视流行病学资料:注意年龄、流行季节、传染病接触史、预防接种史、感染史。小儿感染热性疾病中,大多数为病毒感染(占 60%),而病毒感染常呈自限性过程,患儿一般情况良好,病毒性肠炎、脑膜炎则病情严重,细菌感染大多严重,为小儿危重症的主要原因。

1.发病年龄

不同年龄感染性疾病的发生率不同,年龄越小,发生严重的细菌感染的危险性越大,新生儿、婴儿感染性疾病中以细菌感染发生率高,且感染后易全身扩散,新生儿急性发热 12%～32% 是严重感染所致,血培养有助病原诊断。<2 岁婴幼儿发热性疾病中严重的细菌感染发生率为3%～5%,主要为肺炎链球菌(占 60%～70%),流感嗜血杆菌(2%～11%)。其他如金黄色葡萄球菌、沙门菌等,另外泌尿系统感染也常见。

2.传染病史

应询问发热患儿周围有无传染病发病及与感染源接触史,有助传染病诊断,如粟粒性结核患儿有开放性肺结核患儿密切接触史。冬春季节,伴皮疹,警惕麻疹、流脑,近年来发生的各种新病毒感染如严重急性呼吸综合征(SARS),禽流感、肠道病毒 EV71 型感染(手足口病)、甲型流感H1N1 感染,均有强传染性,且部分患儿可导致严重后果,流行疫区生活史、传染源及其接触史很重要,须高度警惕。

(二)机体免疫状态

机体免疫状态低下如营养不良、患慢性消耗性疾病、免疫缺陷病、长期服用免疫抑制剂、化疗后骨髓抑制、移植后患儿易发生细菌感染、发生严重感染和机会性条件致病菌感染如真菌感染、卡氏肺孢子菌感染等的危险风险大。

(三)病原体毒力

细菌感染性疾病中军团菌性肺炎、耐药金黄色葡萄球菌、产超广谱 β-内酰胺酶革兰阴性耐药菌感染往往病情较重;而变异的新型病毒如冠状病毒(引起 SARS)、禽流感病毒、肠病毒 EV71 型(肠炎、手足口病)、汉坦病毒(引起流行性出血热),可致多器官功能损害,病情凶险。

(四)发热时机体的状况

发热的高低与病情轻重不一定相关,如高热惊厥,患儿常一般情况良好,预后好,但脓毒症时,即使体温不是很高,但一般情况差,中毒症状重,预后严重。有经验的临床医师常用中毒症状或中毒面容来形容病情危重,指一般状况差、面色苍白或青灰、反应迟钝、精神萎靡,以上现象提示病情笃重,且严重细菌感染可能性大。对所有发热患儿应测量和记录体温、心率、呼吸频率、毛细血管充盈时间,还要注意观察皮肤和肢端颜色、行为反应状况及有无脱水表现。英国学者 Martin Richardson、Monica Lakhanpaul 等提出了对5 岁以下发热患儿评估指南(表 1-1)。

表 1-1　5 岁以下发热儿童危险评估

项目	低危	中危	高危
颜色	皮肤、口唇、舌颜色正常	皮肤、口唇、舌颜色苍白	皮肤、口唇、舌颜色苍白,有斑点,呈青色或蓝色
活动	对刺激反应正常,满足或有笑容,保持清醒或清醒迅速,正常哭闹或不哭闹	对刺激反应迟缓,仅在延长刺激下保持清醒,不笑	对刺激无应答,明显病态,不能被唤醒或不能保持清醒,衰弱,尖叫或持续哭闹
呼吸	正常	鼻翼翕动,呼吸急促:呼吸频率>50 次/分(6~12 个月龄),呼吸频率>40 次/分(>12 个月龄),血氧饱和度<95%,肺部听诊湿啰音	呼吸急促:任何年龄>60 次/分,中重度的胸部凹陷
含水量	皮肤、眼睑无水肿,黏膜湿润	黏膜干燥,皮肤弹性降低,难喂养,毛细血管再灌注时间>3 秒,尿量减少	皮肤弹性差
其他	无中危、高危表现	持续发热>5 天,肢体或关节肿胀,新生肿块直径>2 cm	体温:0~3 个月龄>38 ℃,3~6 个月龄>39 ℃,出血性皮疹,囟门膨隆、颈强直,癫痫持续状态,有神经系统定位体征,局灶性癫痫发作,呕吐胆汁

将以上评估结果比作交通信号灯,则低危是绿灯,中危是黄灯,而高危是红灯。临床可依此对患儿做出相应检查和处理。

(五)发热的热型

根据发热特点分为以下几种。

1.稽留热

体温恒定在 39~40 ℃达数天或数周,24 小时内体温波动范围不超过 1 ℃。常见于大叶性肺炎、斑疹伤寒、伤寒高热期。

2.弛张热

体温常在 39 ℃以上,波动幅度大,24 小时体温波动超过 2 ℃,且都在发热水平。常见于败血症、风湿热、重症肺结核及化脓性炎症等。

3.间歇热

体温骤升达高峰后持续数小时又迅速降至正常水平,无热期可持续一天至数天,发热期与无热期反复交替出现,见于急性肾盂肾炎、痢疾等。

4.波状热

体温逐渐上升达39℃以上,数天后又逐渐下降至正常水平,持续数天后又逐渐升高,如此反复多次,常见于布鲁菌病。

5.回归热

体温急骤上升至39℃或更高,持续数天后又骤然下降至正常水平,高热期与无热期各持续若干天后,规律性交替一次,见于回归热、霍奇金病、鼠咬热等。

6.不规则热

体温曲线无一定规律,见于结核、风湿热、渗出性胸膜炎等。

因不同的发热性疾病常具有相应的热型,病程中热型特点有助于临床诊断,但由于抗生素广泛或早期应用、退热剂及糖皮质激素的应用的影响,热型可变得不典型或不规则,应注意不能过分强调热型的诊断意义。

(六)症状体征

不同的症状、体征常提示疾病的定位,小儿急性发热中,急性上呼吸道感染是最常见的疾病,占儿科急诊首位,而绝大多数为病毒性感染,表现发热、流涕、咳嗽、咽部充血、精神好,外周血白细胞总数和中性粒细胞数及CRP均不增高。咳嗽、肺部啰音提示肺炎;呕吐、腹泻提示胃肠炎。发热伴面色苍白,要注意有无出血、贫血;发热时前胸、腋下出血点、瘀斑,要警惕流脑或DIC;黏膜、甲床瘀点伴心脏杂音或有心脏病史者杂音发生变化时,要警惕心内膜炎。有骨关节疼痛者:注意化脓性关节炎、化脓性骨髓炎、风湿热、Still病、白血病、肿瘤。淋巴结肿大:要考虑淋巴结炎、川崎病、Still病、传染性单核细胞增多症、白血病、淋巴瘤等。发热伴抽搐:要考虑热性惊厥、中毒性痢疾、颅内感染等。值得注意的是在采集病史和体格检查后,约20%的发热儿童没有明显感染定位灶,而其中少数为隐匿感染包括隐匿性菌血症、隐匿性肺炎、隐匿性泌尿系统感染和极少数为早期细菌性脑膜炎。

四、与危重症相关的情况

(一)发热伴有呼吸障碍

肺炎是儿童多发病常见病,也是发展中国家5岁以下儿童死亡主要原因之一,占该年龄小儿死亡总人数的19%,肺炎的主要病原菌为细菌、病毒、肺炎支原体、肺炎衣原体等,重症感染多为细菌性感染主要为肺炎链球菌、流感嗜血杆菌、也有金黄色葡萄球菌及革兰阴性菌等。临床最早表现为呼吸障碍包括呼吸急促和呼吸困难,呼吸急促指新生儿>60次/分,<1岁者>50次/分,>1岁者>40次/分;呼吸困难指呼吸费力、呼吸辅助肌也参与呼吸活动,并有呼吸频率、深度与节律改变,表现为鼻翼翕动、三凹征、点头呼吸、呼吸伴呻吟、喘息、呼气延长等。当发热出现发绀、肺部体征、呼吸障碍时,或<2岁患儿虽无肺部体征只要血氧饱和度<95%,均提示有肺部病变,胸片可了解肺部病变,血气分析有助于呼吸功能判断。

(二)发热伴循环障碍

皮肤苍白、湿冷、花纹、毛细血管充盈时间延长、脉搏细弱、尿量减少、血压下降均提示循环障碍,要警惕心功能不全、休克存在,伴腹泻者多为低血容量休克,伴细菌感染者则为感染性休克。

(三)严重脓毒症

脓毒症是感染引起的全身炎症反应综合征(SIRS),当脓毒症合并休克或急性呼吸窘迫综合征(ARDS)或不少于2个其他脏器功能障碍即为严重脓毒症。严重脓毒症病原以细菌为主,其中葡萄球菌最多,其次为肺炎链球菌和铜绿假单胞菌,而致死率最高的是肺炎链球菌。临床以菌血症、呼吸道感染多见,其次为泌尿系统感染、腹腔感染、创伤、皮肤感染。所有感染中致死率最高的是心内膜炎和中枢神经系统感染。凡有中性粒细胞减少、血小板减少,应用免疫抑制剂、化疗药物、动静脉置管等感染高危因素的患儿,一旦发热应警惕脓毒血症,血液肿瘤患儿发生脓毒血症时死亡率>60%。

(四)严重中枢神经系统感染

常有发热、抽搐、昏迷,最常见的中枢神经系统感染为化脓性脑膜炎、病毒性脑膜炎、结核性脑膜炎,均表现为前囟饱满、颈项强直、意识障碍、抽搐或癫痫持续状态。化脓性脑膜炎:新生儿以金黄色葡萄球菌为主要致病菌,<3个月婴儿以大肠埃希菌为主要致病菌,婴幼儿以肺炎球菌、流感嗜血杆菌、脑膜球菌为主;年长儿主要为脑膜炎双球菌和肺炎链球菌感染。病毒性脑膜炎以柯萨奇病毒和埃可病毒感染最常见,夏秋季多见,乙型脑炎夏季多见,腮腺炎病毒脑膜炎冬春季多见,而单纯疱疹脑膜炎无明显季节性。结核性脑膜炎多发生于<3岁未接种卡介苗婴幼儿,在结核感染后1年内发生。另外中毒型痢疾脑型急性起病、高热、剧烈头痛、反复呕吐、呼吸不规则等。嗜睡、谵妄、抽搐、昏迷,抽搐易发生呼吸衰竭。

(五)感染性心肌炎

感染性心肌炎是感染性疾病引起的心肌局限或弥漫性炎性病变,为全身疾病的一部分,心肌炎最常见的病因是腺病毒,柯萨奇病毒A和B、埃可病毒和巨细胞病毒、艾滋病病毒(HIV)也可引起心肌炎,典型心肌炎表现有呼吸道感染症状,发热、咽痛、腹泻、皮疹、心前区不适,严重的腹痛、肌痛。重症者或新生儿病情凶险可在数小时至2天内暴发心力衰竭,心源性休克表现烦躁不安、呼吸困难、面色苍白、末梢青紫、皮肤湿冷、多汗、脉细数、血压下降、心音低钝、心动过速、奔马律、心律失常等可致死亡。

(六)泌尿系统感染

泌尿系统是小儿常见的感染部位,尤其<7岁儿童多见,严重的泌尿系统感染可引起严重脓毒症而危及生命,泌尿系统感染大多数由单一细菌感染,混合感染少见,病原菌主要是大肠埃希菌占60%~80%,其次为变形杆菌、克雷伯杆菌、铜绿假单胞菌、也有革兰阳性球菌如肠球菌、葡萄球菌等,新生儿B族链球菌占一定比例,免疫功能低下者,可发生真菌感染。此外,沙眼衣原体、腺病毒也可引起感染。年长儿常有典型尿路刺激症状;小年龄儿常缺乏典型泌尿系统统症状,只表现发热、呕吐、黄疸、嗜睡或易激惹;多数小儿尤其<2岁婴幼儿,发热是唯一症状,而尿检有菌尿改变。泌尿系统感染所致的发热未能及时治疗,可致严重脓毒症。Hober-man等报道在有发热的泌尿系统感染婴幼儿中,经[99]锝二巯丁二酸肾扫描证实60%~65%为肾盂肾炎。泌尿系统感染小儿原发性膀胱输尿管反流率达30%~40%,值得临床注意,凡泌尿系统感染者应在专科医师指导下,进一步影像学检查:超声检查、静脉肾盂造影(IVP)、排泄性肾盂造影(VCUG)和放射性核素显影等。

(七)人禽流感病毒感染

在我国发病甲型禽流感病毒(H5N1亚型)感染是鸟类的流行病,可引起人类致病,其病死率高。由鸟禽直接传播给人是人感染H5N1的主要形式,WHO指出12岁以下儿童最易禽流感感染。人禽流感,其潜伏期一般2~5天,最长达15天,感染后病毒在呼吸道主要是下呼吸道复制,可播散至血液、脑脊液。临床特点:急性起病,早期表现为其他流感症状,常见结膜炎和持续高热,热程1~7天,可有呼吸道症状和消化道症状。50%的患儿有肺实变体征,典型者常迅速发展为呼吸窘迫综合征(ARDS)为特征的重症肺炎,值得注意的是儿童感染后,常肺部体征不明显,甚至疾病进入典型重症肺炎阶段,临床也会仅表现为上呼吸道感染症状而缺乏肺炎体征。少数患儿病情迅速发展,呈进行性肺炎、ARDS、肺出血、胸腔积液、心力衰竭、肾衰竭等多脏器功能衰竭死亡率达 30%～70%。有以下情况者预后不佳,白细胞减少,淋巴细胞减少,血小板轻度减少和转氨酶、肌酸、磷酸激酶升高,低蛋白血症和弥散性血管内凝血(DIC)。

(八)手足口病

由柯萨奇 A16(也可由 A5、A10 等型)及肠道埃可病毒 71 型(EV71)引起流行,近年来在亚太地区及我国流行的手足口病部分由 EV71 感染所致,病情凶险,除手足口病变外易引起严重并发症,以脑损害多见,可引起脑膜炎、脑干脑炎、脑脊髓炎,引起神经源性肺水肿表现为急性呼吸困难、发绀、进行性低氧血症、X 线胸片示双肺弥漫渗出改变,引起神经源性心脏损害、出现心律失常、心脏受损功能减退、循环衰竭、死亡率高。临床:①可见有手足口病表现,急性起病,手掌、足掌、膝关节、臀部有斑丘疹或疱疹、口腔黏膜疱疹,同时伴肌阵挛、脑炎、心力衰竭、肺水肿;②生活于手足口病疫区,无手足口病表现,即皮肤、手足掌及口腔未见疱疹、皮疹,但发热伴肌阵挛或并发脑炎、急性弛缓性麻痹、心力衰竭、肺水肿,应及早诊断早治疗。对手足口病伴发热患儿应密切观察病情变化,若出现惊跳、肌阵挛或肌麻痹、呼吸改变,可能迅速病情恶化危及生命,应及时送医院抢救。

五、实验室指标

(1)依患儿危重程度选择有关实验室检查。①低危:常规查尿常规以排除尿路感染,不必常规做血化验或 X 线胸片。②中危:尿常规、全血常规、CRP、血培养、胸片(T>39 ℃和/或 WBC>20×10⁹/L 时)、脑脊液检查(<1 岁)。③高危:全血常规、尿常规、血培养、胸片、脑脊液、血电解质、血气分析。

(2)外周血白细胞总数、中性粒细胞比例和绝对值升高,若同时测血清 C-反应蛋白(CRP)升高,多提示细菌感染,当 $WBC>15×10^9/L$,提示严重细菌感染。

(3)CRP 在正常人血中微量,当细菌感染引发炎症或组织损伤后 2 小时即升高,24～48 小时达高峰,临床上常作为区别细菌感染和病毒感染的指标。CRP>20 mg/L 提示细菌感染。CRP升高幅度与细菌感染程度正相关,临床上 CRP 100 mg/L 提示脓毒症严重感染。CRP<5 不考虑细菌感染。在血液病、肿瘤、自身免疫性疾病也可增高。

(4)血降钙素原(PCT):PCT 被公认为鉴别细菌感染和病毒感染的可靠指标,其敏感性和特异性均较 CRP 高,健康人血清水平极低,当细菌感染时,PCT 即升高,升高程度与细菌感染严重程度呈正相关,而病毒感染时 PCT 不升高或仅轻度升高。PCT>0.5 mg/L 提示细菌感染,局部或慢性感染只有轻度升高,全身性细菌感染才大幅度升高,PCT 也是细菌感染早期诊断指标和评价细菌感染严重程度的指标。

(5)尿常规:发热但无局灶性感染的<2 岁小儿,应常规进行尿常规检查,尿沉渣每高倍视野白细胞>5 个提示细菌感染。

(6)脑脊液检查:发热但无局灶性感染的小婴儿,常规脑脊液检查,脑脊液白细胞数增加提示细菌感染。

发热婴儿低危标准:临床标准,既往体健,无并发症,无中毒症状,经检查无局灶感染。实验室标准:WBC(5～15)×10⁹/L,杆状核<1.5×10⁹ 或中性杆状核/中性粒细胞<0.2,尿沉渣革兰

染色阴性,或每高倍视野尿 WBC<5 个,腹泻患儿大便 WBC<5 个,脑脊液 WBC<$8×10^9$/L,革兰染色阴性。

严重细菌感染筛查标准:①外周血白细胞总数>$15×10^9$/L;②每高倍视野尿沉渣白细胞>10 个;③脑脊液白细胞>$8×10^6$/L,革兰染色阳性;④X 线胸片有浸润。

六、发热的处理

发热如不及时治疗,极易引起高热惊厥,将给小儿身体带来一定损害,一般当体温(腋温)>38.5 ℃时予退热剂治疗,WHO 建议当小儿腋温>38 ℃应采用安全有效的解热药治疗。

(一)物理降温

物理降温包括降低环境温度、温水浴、冷盐水灌肠、冰枕、冰帽和冰毯等。新生儿及小婴儿退热主要采取物理降温如解开衣被、置 22~24 ℃室内或温水浴降温为主。物理降温时按热以冷降,冷以温降的原则,即高热伴四肢热、无寒战者予冷水浴、冰敷等降温,而发热伴四肢冰冷、畏寒、寒战者予 30~35 ℃温水或 30%~50% 的温乙醇擦浴,至皮肤发红转温。

(二)药物降温

物理降温无效时,可用药物降温,儿童解热药应选用疗效明确、可靠安全、不良反应少的药物,常用对乙酰氨基酚、布洛芬、阿司匹林等。

1.对乙酰氨基酚

对乙酰氨基酚又名扑热息痛,为非那昔丁的代谢产物,是 WHO 推荐作为儿童急性呼吸道感染所致发热的首选药。剂量每次 10~15 mg/kg,4~6 小时可重复使用,每天不超过 5 次,疗程不超过 5 天,<3 岁1 次最大量<250 mg。服药 30~60 分钟血浓度达高峰,不良反应少,但肝肾功能不全或大量使用者可出现血小板减少、黄疸、氮质血症。

2.布洛芬

布洛芬是环氧化酶抑制剂,是 FDA 唯一推荐用于临床的非甾体抗炎药。推荐剂量为每次5~10 mg/kg。每 6~8 小时 1 次,每天不超过 4 次。该药口服吸收完全,服药后 1~2 小时血浓度达高峰,半衰期 1~2 小时,心功能不全者慎用,有尿潴留、水肿、肾功能不全者可发生急性肾衰竭。

3.阿司匹林

阿司匹林是应用最广泛的解热镇痛抗炎药,因不良反应比对乙酰氨基酚大得多,故 WHO不推荐3 岁以下婴幼儿呼吸道感染时应用,目前不作为常规解热药用,主要限用于风湿热、川崎病等。剂量每次5~10 mg/kg,发热时服 1 次,每天 3~4 次。不良反应:用量大时可引起消化道出血,某些情况下可引起瑞氏综合征(如患流感、水痘时)、过敏者哮喘、皮疹。

4.阿司匹林赖氨酸盐

阿司匹林赖氨酸盐为阿司匹林和赖氨酸复方制剂,用于肌内注射、静脉注射。特点:比阿司匹林起效快、作用强,剂量每次 10~25 mg/kg,不良反应少。

5.萘普生

解热镇痛抗炎药,解热作用为阿司匹林的 22 倍。剂量每次 5~10 mg/kg,每天 2 次。口服4 小时血浓度达高峰,半衰期 13~14 小时,适用于贫血、胃肠疾病或其他原因不能耐受阿司匹林、布洛芬的患儿。

6.类固醇抗炎退热药

类固醇抗炎退热药又称肾上腺糖皮质激素,通过非特异性抗炎、抗毒作用,抑制白细胞致热源生成及释放,并降低下丘脑体温调节中枢对致热源的敏感性而起退热作用,并减轻临床不适症状。但因为:①激素可抑制免疫系统,降低机体抵抗力,诱发和加重感染,如结核、水痘、带状疱疹等;②在病因未明前使用激素可掩盖病情,延误诊断治疗,如急性白血病患儿骨髓细胞学检查前使用激素,可使骨髓细胞形态不典型而造成误诊;③激素退热易产生依赖性。故除对超高热、脓毒症、脑膜炎、无菌性脑炎或自身免疫性疾病可使用糖皮质激素外,对病毒感染应慎用,严重变态反应和全身真菌感染禁用。必须指出的是糖皮质激素不应作为普通退热药使用,因对机体是有害的。

7.冬眠疗法

超高热、脓毒症、严重中枢神经系统感染伴有脑水肿时,可用冬眠疗法,氯丙嗪＋异丙嗪首次按 0.5～1 mg/kg,首次静脉滴入半小时后,脉率、呼吸均平稳,可用等量肌内注射 1 次,待患儿沉睡后,加冰袋降温,对躁动的患儿可加镇静剂,注意补足液体,维持血压稳定。一般 2～4 小时体温下降至 35～36 ℃(肛温),一般每 2～4 小时重复给冬眠合剂 1 次。

注意:退热剂不能预防热性惊厥,不应以预防惊厥为目的使用退热剂。通常不宜几种退热剂联合使用或交替使用,只在首次用退热剂无反应时,考虑交替用二种退热剂。没有感染指征或单纯病毒感染不应常规使用抗菌药物。急性重症感染或脓毒症时,宜早期选用强力有效抗菌药物,尽早静脉输注给药,使用强力有效抗菌药物后才能使用激素,且在停用抗菌药前先停激素。

(彭 峰)

第二节 呕 吐

呕吐是致吐因素通过呕吐中枢引起食管、胃、肠逆蠕动,并伴腹肌强力痉挛性收缩,迫使胃内容物从口腔、鼻腔排出。呕吐是儿科最常见的症状之一,消化系统和全身其他系统的疾病均可引起呕吐。其表现轻重不一。剧烈呕吐可致全身水、电解质紊乱及酸碱平衡失调,甚至危及生命;长期慢性呕吐可导致营养不良和生长发育障碍。

一、诊断与鉴别诊断

呕吐病因错综复杂,根据病因分类见表1-2。

表 1-2 呕吐分类

类型	疾病
感染	①消化道为急性胃肠炎,消化性溃疡,病毒性肝炎,胰腺炎,胆囊炎,阑尾炎,肠道寄生虫病;②呼吸道为发热,扁桃腺炎,中耳炎,肺炎;③中枢神经系统为颅内感染(脑炎、脑膜炎、脑脓肿);④尿路感染,急性肾炎或肾盂肾炎,尿毒症;⑤败血症
消化道梗阻	肠梗阻,肠套叠,中毒性肠麻痹,先天性消化道畸形(食管闭锁、肥厚性幽门狭窄、肠闭锁、肠旋转不良、巨结肠、肛门直肠闭锁)
中枢神经病变	颅内占位性病变、颅脑损伤、颅内出血,呕吐型癫痫,周期性呕吐

类型	疾病
代谢性疾病	糖尿病、酮症酸中毒,肾小管性酸中毒,低钠血症,肾上腺危象
中毒及其他	药物、农药、有机溶剂、金属中毒,误吞异物,晕车(船)

(一)诊断程序

1.首先要了解呕吐的时间、性质、内容物及伴有的症状

(1)时间:呕吐的时间随疾病不同而异。出生后即出现呕吐多为消化道畸形,幽门肥厚性狭窄的患儿常在出生后 2 周发生呕吐。进食后立即出现呕吐多提示食管和贲门部位病变。突然发生的呕吐且与进食相关者,考虑急性胃(肠)炎或食物中毒。

(2)性质:呕吐可分为 3 种类型,即溢乳、普通呕吐、喷射性呕吐。溢乳是奶汁从口角溢出,多发生在小婴儿;普通呕吐是呕吐最常见的表现;喷射性呕吐是大量的胃内容物突然从口腔、鼻孔喷涌而出,常由于颅内高压、中枢神经系统感染、幽门梗阻等引起。

(3)内容物:酸性呕吐物混有食物或食物残渣,常见于急性胃炎、溃疡病;呕吐物含有隔天宿食,见于幽门梗阻;呕吐物为咖啡色内容物时,考虑为上消化道出血、肝硬化食管胃底静脉曲张破裂出血;呕吐物伴胆汁,提示胆汁反流性胃炎,呕吐严重者可见于高位小肠梗阻或胆管蛔虫症;呕吐物有粪汁或粪臭,见于低位肠梗阻。

(4)伴随的症状:呕吐伴腹泻提示急性胃肠炎;呕吐伴便血多为消化道出血;呕吐伴腹胀,无大便,可能消化道梗阻;呕吐伴婴儿阵发性哭吵可见于肠套叠、嵌顿疝;呕吐伴腹痛要排除胆囊炎、胰腺炎、腹膜炎;呕吐伴有发热要考虑感染性疾病;呕吐伴有头痛、嗜睡、惊厥多为中枢神经系统感染。

2.体格检查

全身状态的检查不可忽视,如体温、脉搏、呼吸、血压、神志、精神状态等常可反映病情的轻重。重点检查腹部体征,是否有肠型、压痛、包块、肠鸣音等。如腹胀,甚至皮肤发亮并伴有静脉怒张,有肠型,说明有肠梗阻可能;右上腹触及包块,可能为幽门肥厚性狭窄;疑有中枢病变,应仔细检查脑膜刺激征及病理反射。

3.辅助检查

(1)常规检查:有以下项目。①血、尿、大便常规检查:常可初步明确呕吐原因。②血电解质检查:常可了解呕吐的程度及电解质紊乱情况。

(2)特殊检查:有以下项目。①腰穿:疑有颅内感染的患者应进行脑脊液检查。②肝功能:可帮助了解肝胆疾病的情况。③腹部 B 超:可了解腹部脏器及包块性疾病。④腹部 X 线与钡餐、电子胃镜检查:有助于诊断消化道的畸形、梗阻,食管、胃部炎症和溃疡性疾病。⑤头颅 CT 和MRI(磁共振成像):可确诊有无颅内出血、占位性病变。

(二)诊断思维

1.不同年龄阶段引起的呕吐

不同年龄阶段引起呕吐的疾病见表 1-3。

2.感染性与非感染性呕吐的鉴别

感染性与非感染性呕吐的鉴别见图 1-1。

表 1-3　不同年龄阶段引起呕吐的疾病

项目	内科疾病	外科疾病
新生儿期	新生儿感染、颅脑损伤、羊水吞入	消化道畸形、幽门肥厚性狭窄
婴幼儿期	喂养不当、胃食管反流、消化道感染、中枢感染、中毒性疾病	消化道畸形、胃食管异物、急腹症（肠梗阻、胆管蛔虫症、肠套叠）
儿童期	消化道炎症、溃疡、中枢感染、周期性呕吐	急腹症（阑尾炎、腹膜炎、嵌顿疝、胆管蛔虫症）、颅内病变（肿瘤、出血）

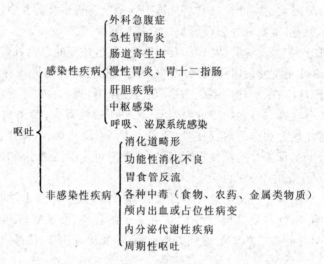

图 1-1　感染性与非感染性呕吐的鉴别

3.鉴别诊断

呕吐有以下疾病需鉴别。

（1）消化道畸形：包括食管闭锁、食管气管漏、膈疝，往往出生后不久即出现呕吐；幽门肥厚性狭窄常在出生后 2 周左右出现呕吐，同时可见胃蠕动波，在右上腹可扪及枣核样肿块；肠旋转不良、消化道重复畸形除呕吐外，常伴腹胀；先天性巨结肠及肛门闭锁行肛指检查时可发现，如有较多的粪便和气体随手指拔出而喷出，可能为巨结肠。消化道的畸形，常常出现腹部梗阻性的症状，要注意腹胀的情况、呕吐物的性质。如含胆汁和粪汁要考虑下消化道梗阻。可进行 X 线腹部平片或钡剂灌肠检查，对确诊食管闭锁、肠旋转不良、消化道重复畸形、先天性巨结肠及肛门闭锁有重要意义；B 超检查有助于先天性幽门肥厚性狭窄的诊断。

（2）急腹症：包括阑尾炎、腹膜炎、肠套叠、嵌顿疝、胆管蛔虫症、肠梗阻等疾病，起病急，往往伴有呕吐，但腹痛症状突出，腹部检查压痛、肌紧张、反跳痛等明显，肠套叠、嵌顿疝在腹部或腹股沟处可扪及块物。除肠套叠、嵌顿疝外，周围血常规检查示白细胞和中性粒细胞均增多。腹部 X 线检查有助于腹膜炎、胆管蛔虫症、肠梗阻的诊断；B 超检查和空气灌肠可确诊肠套叠。

（3）感染性疾病：可分普通感染和颅内感染。①普通感染：如急慢性咽喉炎、中耳炎、急性肺炎、泌尿系统感染、败血症等感染在发病的急性期都可以有呕吐表现，但同时应伴有鼻塞、流涕、打喷嚏、咽痛、咳嗽、耳痛等呼吸道症状，以及尿频、尿急、尿痛、血尿等泌尿道症状。血、尿常规和 X 线胸片检查可助诊断。②颅内感染：发热、头痛、嗜睡、呕吐、惊厥，且呕吐呈喷射状，提示中枢神经系统感染,应进行神经系统和脑脊液的检查,尽早做出脑炎、脑膜炎、脑脓肿等中枢感染性疾病的诊断。

(4)消化系统疾病:可有以下几种。①急性胃肠炎:是由肠道病毒和细菌引起的胃肠道的急性病变,主要表现为发热、恶心、呕吐、腹泻,但临床上常起病急,呕吐在先,在腹泻出现前容易误诊。临床诊断依赖病史、临床表现和大便的形状、肠道病原学的检测。②胃食管反流:典型的症状是反酸、反胃、打嗝、胃灼热,但儿童表现常不典型。新生儿常表现为频繁溢乳,婴幼儿常见反复呕吐,年长儿可有腹痛、胸痛、胸闷、反胃等。部分患者可有吸入综合征,引起口腔溃疡、咽喉炎、哮喘;婴幼儿重者可突然窒息死亡。24 小时食管 pH 监测、食管胆汁反流检测和核素胃食管反流检查可以帮助诊断。③功能性消化不良:其表现是近 1 年内至少 12 周持续或反复出现上腹不适或疼痛,伴有餐后饱胀、腹部胀气、嗳气、恶心,呕吐等,且通过 X 线钡餐和胃镜检查没有发现食管、胃、肠等器质性疾病可解释的症状。④胃十二指肠疾病:急性胃炎或慢性胃炎急性发作可表现为腹痛,以上腹痛或脐周痛为主,可伴餐后呕吐、恶心、嗳气、腹胀,寒冷及刺激性食物可加重,伴胃黏膜糜烂者可有呕血和黑便。消化性溃疡主要是指胃和十二指肠的溃疡,可发生在任何年龄,但学龄儿童明显增加。婴幼儿的主要症状是呕吐、食欲缺乏;学龄期儿童可有腹痛、腹胀、反酸、嗳气等表现,严重者可有呕血、黑便等症状。胃镜检查是急慢性胃炎和胃十二指肠溃疡的可靠方法,可直接观察到炎症的轻重、溃疡的变化。上消化道的钡餐造影也能帮助我们了解病变的情况。其他血常规、大便隐血和幽门螺杆菌检查能协助诊断。⑤周期性呕吐:表现为突然发生的反复、刻板的恶心、呕吐,呕吐症状很严重,可持续数小时和几天。呕吐的特点是在晚上和清早发生,50%的呕吐可呈喷射性,含有胆汁、黏液和血液,可伴有腹痛、头痛、心动过速等。呕吐发作严重者伴有脱水和电解质紊乱,大多的患者需要静脉补液。需做详细检查,排除器质性的疾病,方可诊断。

(5)各种中毒(药物、农药、金属类物质):其特点为病情呈急进性加剧;临床症状可累及全身各系统。误服或吸入是造成各种中毒的首要条件,应尽快了解误服的病史,或可以从患儿的气味辨别,或对血、尿、呕吐物和胃液进行快速检验,以利及早诊治。

(6)内分泌代谢性疾病:尤其是糖尿病酮症酸中毒,其表现恶心、呕吐、嗜睡,甚至昏迷。有时由于脱水、腹痛、白细胞计数增高而误诊为急腹症。临床上血糖增高和尿酮体阳性、血气酸中毒及原有的糖尿病病史有助诊断。

(7)颅内占位性病变:起病急骤,表现剧烈头痛、头晕、恶心、呕吐等,需做头颅 CT 和 MRI 明确诊断。

二、处理措施

(一)确立是否需要外科处理
决不能因对症治疗而延误诊断。

(二)一般治疗
对呕吐严重者应暂时禁食,防止呕吐物吸入到肺,引起窒息或吸入性肺炎;对有脱水和电解质紊乱的应积极纠正。

(三)对症治疗
根据不同病因,临床症状选用不同药物。

1.周围性镇吐药

(1)阿托品、颠茄可解除平滑肌的痉挛,抑制反应性的呕吐。

(2)吗丁啉为外周多巴胺受体拮抗剂,可增加食管下部括约肌的张力,增加胃蠕动,促进胃排空,防止胃、食管反流,抑制恶心、呕吐。

(3)莫沙必利。

2.中枢性镇吐药

(1)氯丙嗪为多巴胺受体阻滞剂,可抑制呕吐中枢,有强大的止吐作用;但肝功能衰竭和心血管疾病者禁用。

(2)甲氧氯普胺(胃复安)对中枢及周围性的呕吐都有抑制作用,不良反应为直立性低血压,消化性溃疡患者不宜应用。

(3)舒必利除有抗精神病作用外,可用作中枢性止吐药,常用于周期性呕吐。

(4)维生素 B_6 及谷维素可调节自主神经,有轻度制吐作用,对使用红霉素和抗肿瘤药物引起的呕吐有效。

(四)病因治疗

根据不同的病因做出相应的治疗。

(吴园园)

第三节 发 绀

发绀是指血液中还原血红蛋白增多使皮肤和黏膜呈青紫色改变的一种表现。这种改变常发生在皮肤较薄、色素较少和毛细血管较丰富的部位,如口唇、指(趾)、甲床等。

一、发病机制

发绀是由于血液中还原血红蛋白的绝对量增加所致。当毛细血管内的还原血红蛋白超过 $50\ g/L$ 时皮肤和黏膜可出现发绀。但临床上发绀并不总是表示缺氧,缺氧也不一定都有发绀。若患儿血红蛋白大于 $180\ g/L$ 时,即使在机体的氧含量正常不至于缺氧的情况下,如果存在有 $50\ g/L$ 以上的还原血红蛋白亦可出现发绀。而严重贫血(Hb<$60\ g/L$)时,即使所有的 Hb 都氧合了,但是 Hb 总量仍不足以为正常代谢运输足够的氧,即使不发绀也会缺氧。临床上,在血红蛋白浓度正常的患儿如 SaO_2<85%(相当于 $22.5\ g/L$ 的血红蛋白未饱和)时,发绀却已经很明显。近年来,也有临床观察资料显示:在轻度发绀的患儿中,有 60% 的患儿其 SaO_2>85%。故而,在临床上所见发绀并不能完全确切反映动脉血氧下降的情况。

二、病因与分类

根据引起发绀的原因可将其做如下分类。

(一)血液中还原血红蛋白增加(真性发绀)

1.中心性发绀

此类发绀的特点表现为全身性,除四肢及颜面外也可累及躯干和黏膜的皮肤。受累部位的皮肤是温暖的。发绀的原因多由心、肺疾病引起呼吸功能衰竭、通气与换气功能障碍、肺氧合作用不足,导致 SaO_2 降低所致。一般可分为以下几种。

(1)肺性发绀:即由于呼吸功能不全、肺氧合作用不足所致。常见于各种严重的呼吸系统疾病。常见病因有以下几种。①呼吸道梗阻:如新生儿后鼻孔闭锁、胎粪吸入、先天性喉、气管畸形、急性喉炎、惊厥性喉痉挛、气道异物、血管环或肿物压迫气管、溺水及变态反应时支气管痉挛等;②肺部及胸腔疾病:以重症肺炎最常见,其他疾病如新生儿呼吸窘迫综合征、支气管肺发育不良、毛细支气管炎、肺水肿、肺气肿、肺不张、胸腔较大量积液、气胸及膈疝等;③神经、肌肉疾病:中枢性呼吸抑制可引起呼吸暂停而致发绀,如早产儿中枢发育不成熟、新生儿围产期缺氧、低血糖、重症脑炎、脑膜炎、肺水肿、颅内压增高及镇静剂(如苯巴比妥)过量等。呼吸肌麻痹时也可致发绀,如感染性多发性神经根炎、重症肌无力及有机磷中毒等。

(2)心性发绀:由于异常通道分流,使部分静脉血未通过肺进行氧合作用而入体循环动脉,如分流量超过心排血量的 1/3,即可出现发绀。常见于右向左分流的发绀型先天性心脏病,如法洛四联症、大动脉转位、肺动脉狭窄、左心发育不良综合征、单心房、单心室、动脉总干、完全性肺静脉连接异常、持续胎儿循环及动静脉瘘等。只有下肢发绀时,应考虑主动脉缩窄位于动脉导管前。此类疾病吸入 100%氧后发绀不能缓解。心脏阳性体征、X 线检查及彩色多普勒超声心动图检查有助于诊断。

(3)大气氧分压低:如高原病、密闭缺氧等。

2.周围性发绀

此类发绀常由于周围循环血流障碍所致。其特点表现为发绀多为肢体的末端与下垂部位。这些部位的皮肤发冷,但若给予按摩或加温,发绀可减退。此特点可作为与中心性发绀的鉴别点。此型发绀可分为以下几种。

(1)淤血性周围性发绀:常见于引起体循环淤血、周围血流缓慢的疾病,如右心衰竭、渗出性心包炎、缩窄性心包炎、心脏压塞、血栓性静脉炎、上腔静脉阻塞综合征、下腔静脉曲张等。

(2)缺血性周围性发绀:常见于引起心排血量减少的疾病和局部血流障碍性疾病,如严重休克、暴露于寒冷中和血栓闭塞性脉管炎、雷诺病(Raynaud 病)、肢端发绀症、冷球蛋白血症等。

(3)混合性发绀:中心性发绀与周围性发绀同时存在。可见于心力衰竭等。

(二)血液中存在异常血红蛋白衍生物(变性血红蛋白血症)

血红蛋白分子由珠蛋白及血红素组成,血红素包括原卟啉及铁元素,正常铁元素是二价铁(Fe^{2+}),具有携氧功能;变性血红蛋白血症时,三价铁(Fe^{3+})的还原血红蛋白增多,失去携氧能力,称为高铁血红蛋白血症。

1.高铁血红蛋白血症

由于各种化学物质或药物中毒引起血红蛋白分子中二价铁被三价铁所取代,失去结合氧的能力。当血中高铁血红蛋白量达到30 g/L时可出现发绀。常见于苯胺、硝基苯、伯氨喹、亚硝酸盐、磺胺类、非那西丁及苯胺染料等中毒所致发绀,其特点是突然出现发绀,抽出的静脉血呈深棕色,虽给予氧疗但发绀不能改善,只有给予静脉注射亚甲蓝或大量维生素 C,发绀方可消退,用分光镜检查可证实血中高铁血红蛋白血症。由于大量进食含亚硝酸盐的变质蔬菜而引起的中毒性高铁蛋白血症,也可出现发绀,称"肠源性青紫症"。

2.先天性高铁血红蛋白血症

自幼即有发绀,而无心、肺疾病及引起异常血红蛋白的其他原因,有家族史,身体一般状况较好。①遗传性 NADH 细胞色素 b,还原酶缺乏症:此酶在正常时能将高铁血红蛋白转变为正常血红蛋白,该酶先天缺乏时血中高铁血红蛋白增多,可高达50%,属常染色体隐性遗传疾病,发绀可于出生后即发生,也可迟至青少年时才出现。②血红蛋白 M 病:是常染色体显性遗传疾病。属异常血红蛋白病,是构成血红蛋白的珠蛋白结构异常所致,这种异常 HbM 不能将高铁血红蛋白还原为正常血红蛋白而引起发绀。

3.硫化血红蛋白血症

此症为后天获得性。服用某些含硫药物或化学品后,使血液中硫化血红蛋白达到 5 g/L(0.5 g/dL)即可发生发绀。凡引起高铁血红蛋白血症的药物或化学成分几乎都能引起本病。但一般认为本病患儿须同时有便秘或服用含硫药物在肠内形成大量硫化氢为先决条件。发绀的特点是持续时间长,可达数月以上,血液呈蓝褐色,分光镜检查可证明有硫化血红蛋白的存在。与高铁血红蛋白血症不同,硫化血红蛋白呈蓝褐色。高铁血红蛋白血症用维生素 C 及亚甲蓝治疗有效,而硫化血红蛋白无效。

三、伴随症状

(一)发绀伴呼吸困难

发绀伴呼吸困难常见于重症心、肺疾病及急性呼吸道梗阻、大量气胸等,而高铁血红蛋白血症虽有明显发绀,但一般无呼吸困难。

(二)发绀伴杵状指/趾

发绀伴杵状指/趾提示病程较长,主要见于发绀型先天性心脏病及某些慢性肺部疾病。

(三)发绀伴意识障碍或衰竭

发绀伴意识障碍或衰竭主要见于某些药物或化学药物中毒、休克、急性肺部感染或急性心功能衰竭等。

(吴园园)

第二章

儿童保健

第一节 儿童保健概述

21世纪儿童保健的目标是促进或改变儿童健康轨道,包括生命初期的健康准备、生长过程中的健康保护及健康促进。儿童保健研究的基本内容涉及儿童健康的全过程,包括体格生长与发育、营养、神经心理行为,是控制疾病的第一道防线。

儿童保健研究方法有别于微观的疾病研究,尤其适合采用流行病学的研究方法。流行病学最基本的方法学框架有助于儿童保健工作者进行前瞻性的随访观察,评估干预效果,不断修正和优化服务技术。

儿童保健的发展方向包括儿童体格生长资料的积累、个体化的儿童营养处方,儿童心理、行为发育研究,环境安全与儿童健康。

一、儿童保健目标及研究范围

(一)儿童保健目标

医学模式由传统的生物医学模式向生物-心理-社会医学模式的转变,改变了人们的健康观和疾病观。进入21世纪以来,儿童健康的基本概念已转变为使儿童处于完好的健康状态,保障和促进生理、心理和社会能力充分发育的过程。2004年美国国家医学院(Institute of Medicine, IOM)、美国国家科学研究委员会(United States National Research Council, NRC)定义儿童健康:①儿童个体或群体能够发展和实现其潜能。②满足儿童的需要。③使儿童能成功利用生物学的、自然界的和社会环境发展儿童的能力。21世纪儿童保健的目标是促进或改变儿童健康轨道,包括生命初期的健康准备、生长过程中的健康保护及健康促进。

儿童健康轨迹有关键时期,健康发展关键时期因基因与环境的相互作用,使儿童有不同的健康发展结果。因此,有效的健康促进策略可降低危险因素,有益健康发展。影响健康的危险因素有母亲抑郁、贫困、缺乏卫生服务、家庭不和睦,健康促进策略包括父母受教育、情绪健康、有文化(能给儿童阅读)、有教养,儿童有卫生服务、能参加学前教育等。

(二)儿童保健的研究范围

儿童保健涉及儿童健康的全过程,控制儿童高死亡率、降低发病率,保障儿童生存,尽可能消除各种不利因素,保护和促进儿童身体、心理和社会能力的充分发展,使儿童健康进入成人期。因此,疾病控制的第一道防线是保健。按《儿童权利公约》第一部分第一条关于儿童的定义"儿童指 18 岁以下的任何人,除非对其适用之法律规定成年年龄低于 18 岁",中国儿童保健对象由婴儿扩展到 3 岁内婴幼儿,现已逐步开展 0~18 岁儿童的保健。

儿科学是临床医学中唯一以人的生命发展阶段(年龄)划分的学科,其中儿童保健又是儿科学中最具特色的学科之一,属临床医学的三级学科。儿童保健内容涉及临床儿科学、发育儿科学、预防儿科学、社会儿科等多学科知识。

生长、发育是儿童生命过程中最基本的特征。发育儿科学是研究儿童体格生长和神经心理发育规律的一门学科,是儿童保健学的核心学科。儿童为弱势人群,易受疾病、环境等各种不良因素影响造成身心损伤。研究儿童体格生长和神经心理发育规律、影响因素和评价方法,保证和促进儿童身心健康,及时发现生长、发育偏离,给予必要的干预处理是儿童保健学重要的基础组成部分。

预防儿科学是研究提高儿童生命质量的学科,根据疾病发展的规律采取预防措施,防患于未然。近年来医学模式已逐渐从生物医学模式向生物-心理-社会医学模式转变,扩展的预防内容除预防器质性疾病和精神心理、行为问题等,还涉及预防社会、环境等因素所致疾病。预防儿科包括 3 级:一级预防或基础预防,是疾病发生前的干预、促进性措施,如健康教育、营养、环境保护、心理卫生、预防接种、母亲孕期用药指导等。二级预防是未出现疾病症状前的干预措施,及早发现偏离或异常,包括定期体格检查、生长监测、疾病早期筛查(如新生儿遗传代谢性疾病筛查、听力筛查、语言发育障碍筛查、视力筛查、运动发育障碍筛查、贫血筛查、血铅筛查等)、产前检查,目的是疾病早期阶段诊断、干预与治疗,避免严重后果(如治疗先天性甲状腺功能减退症预防精神发育迟滞)。三级预防即彻底治疗疾病,防止并发症和后遗症,争取全面康复,包括家庭护理、心理治疗和促进功能恢复等措施。预防儿科学是儿童保健学的主要内容。目前,中国儿童保健由单一的传染性疾病预防管理到儿童体格发育、系统疾病筛查与防治,包括体格生长疾病、营养性疾病、心理行为疾病、新生儿疾病、听力及视力疾病、口腔疾病。因此儿童保健涉及的专业也从儿童生长与发育、儿童营养、流行病学,逐步扩展到儿童传染病、儿童神经学、儿童心理学、新生儿学、儿童免疫学、儿童皮肤学、儿童五官学、环境医学、青春医学、遗传学、伤害医学等多学科。

社会儿科是建立从关注个体儿童到社区所有儿童的理念,认识到家庭、教育、社会、文化、精神、经济、环境和政治的力量对儿童健康有重要意义;将临床实践与公共健康原则中有关儿童保健内容结合;充分利用社区资源与其他专业人员、媒介、父母合作,以获得理想的、高质量的儿童服务。完整的儿科学应是儿科医师的专业知识与社会责任的结合。儿童保健医师面对不同年龄的儿童和不同的家长,需要鉴别疾病,回复、解释儿童和家长的各种生理的、非生理的问题,这是儿童保健专业医师不同于其他儿科医师的闪光之处。社会儿科是儿童保健的工作范围。

临床儿科学研究儿童疾病发生、发展规律,治疗和预后,主要研究疾病的发生、发展机制,以个体儿童为主,属三级预防内容。临床儿科学是儿童保健学的基础学科,儿童保健是临床儿科学的基础内容。有丰富临床儿科经历的儿童保健学专业医师在临床实践中可表现较强的疾病鉴别与处理能力,具有较好的发展潜力。

儿童保健学是预防儿科学与临床儿科学在新的生物-心理-社会医学模式下整合的新学科,

以预防为主、防治结合,群体保健干预和个体保健服务相结合,包括一级、二级预防和部分三级预防内容,关注儿童的整体发展,内涵在实践中不断拓展。为满足社会需求和学科发展,各儿童保健亚专业的发展应在体格生长与发育、营养、神经心理行为等基本内容的基础上侧重发展,但亚专业不能替代儿童保健学科的建设。

二、儿童保健工作方法及特点

儿童保健工作的目的是促进或改变儿童健康轨道,包括生命初期的健康准备、生长过程中的健康保护及健康促进,服务对象是儿童个体,但我国儿童保健的优势是儿童人群大,良好的三级工作网有利于开展多中心研究。同时,儿童保健研究适合采用流行病学的研究方法,有别于微观的疾病研究。流行病学最基本的方法学框架也有助于儿童保健工作者进行前瞻性的随访观察,评估干预效果,不断修正和优化服务技术。流行病学研究方法主要分为观察性研究和实验流行病学,儿童保健工作者可根据研究内容与条件,选择适合的、可行的方法。

(一)观察性研究

根据对照设计情况分为描述性研究(无对照)与分析性研究(有对照)两类。观察性研究与实验研究的主要区别是有无人为实施暴露因素的分配。

1.描述性研究

利用已有资料(如常规检测记录)或设计调查获得的资料(包括实验室检查结果、门诊调查、人群调查等),按不同地区、不同时间及不同人群特征分组,描述人群中有关疾病或健康状况及暴露因素的分布情况。

描述性研究是流行病学研究方法中最基本的类型,其主要目的是通过对疾病或健康状态及其暴露因素的分布情况进行分析、归纳,初步了解导致疾病发生的可能因素,以及对该病防治采取的措施及效果等,从而对所研究的问题提出假设,作为进一步研究的依据或起点。因此,描述性研究是其他研究方法的基础,所利用的数据资料必须真实可靠。

描述性研究包括横断面研究、纵向研究、生态学和病例报告等。横断面研究是儿童保健工作者最常使用的方法。

横断面研究:又称为现况研究,是在特定时间段与特定人群范围内开展调查,了解疾病或健康状况及其相关危险因素的分布特征。因收集所观察时点或时间段的资料,既不回顾过去的情况,也不追踪未来的情况,故又称为现况研究。因此,观察指标只能获得某一特定时间内调查群体中某病的患病率,也称患病率研究。

横断面研究根据研究目的确定研究对象,其研究对象包括人群整体,不需要将人群根据暴露状态或疾病状态先进行分组。研究重点关注的是在某一特定时点上或某一特定时期内某一人群中暴露与疾病的联系,特定时点可以是某个疾病的诊断时间,也可以是患者入院时间、出院时间等。横断面研究不能区分暴露与疾病发生的时间关系,因此不能直接推断因果关系;但如暴露因素是研究对象疾病发生前就存在的固有因素(如性别、种族、血型、基因型等),且固有因素不因疾病发生而改变时,则横断面研究的结果可提供相对真实的暴露和疾病发生的时间先后顺序关系,有助进行因果推断。如果在同一人群中定期进行重复的横断面研究也可以获得发病率资料。

横断面的研究结果有助于了解儿童的健康和保健水平;确定某种疾病的高危人群,指出当前疾病防治和卫生防疫的主要问题及对象;对某种疾病重复开展多次横断面调查的结果可获得患病率的变化趋势,有助于考核干预措施的效果或评价相关因素的变化对儿童人群发病风险的影响。儿童保健研究中应用横断面研究方法最多,如我国原卫生部自1975年以来每10年开展的全国性儿童生长、发育的调查,至今已累计4次;其他如儿童贫血、佝偻病、食物过敏的患病率调查等。虽然疾病与影响因素处于同一时间点而无法得到因-果结论,但横断面研究可提供病因研究线索。如三聚氰胺污染奶粉与儿童泌尿系统结石关联性的横断面研究,通过比较服用污染奶粉与未污染奶粉两组儿童中泌尿系统结石的患病率,初步获得被三聚氰胺污染的奶粉可能是引起儿童泌尿系统结石的初步病因学线索,为进一步病因研究与干预研究提供依据。

2.分析性研究

观察所研究的人群中可疑病因或危险因素与疾病或健康状况之间关系的研究方法。分析性研究的主要目的是检验病因假设,估计危险因素与疾病的关联强度。根据研究的因果时序,分析性研究分为队列研究与病例-对照研究。

(1)队列研究:将研究对象按是否暴露于某种因素或暴露的不同水平分组,追踪各组的结局,比较不同组间结局的差异,判断暴露因素与结局关联及关联程度的一种分析性研究方法称为队列研究。

队列研究的特征属于观察性研究方法,按研究对象进入队列时的原始暴露状态分组,暴露为客观存在因素,即非人为分配。研究过程在自然状态中进行,不进行任何干预。因研究暴露因素对疾病的影响,故队列研究需设立对照组,即无暴露因素的人群,比较暴露人群与无暴露因素人群的疾病结局。如20世纪60年代德国医师Von Masselbach教授在产科门诊前瞻性观察350位孕妇,其中7人为暴露组,即怀孕前半期曾服反应停,其余为非暴露组(对照组)。随访观察发现暴露组共有3例畸形婴儿出生,非暴露组无一例畸形婴儿出生。统计学分析显示两组差别具有统计学意义,得出孕早期服用反应停可能与婴儿畸形有关的判断。队列研究的设计决定研究方向是纵向的、前瞻性的,由“因”至“果”,即首先确认研究对象有暴露,再分别追踪暴露与对照组的结局。队列研究证实暴露与结局的因果关系力度强于横断面研究。队列研究可应用于研究儿童生长、发育与疾病自然史,如通过长期随访一群儿童研究生长、发育特点与规律;或观察和描述暴露于某种危险因素的儿童疾病发生、发展至结局自然过程,明确疾病自然病史。如芬兰、英国维特岛、丹麦、荷兰和挪威5个国家或地区采用出生队列研究获得确切的婴儿牛奶过敏发病率。队列研究是前瞻性研究,可用于探讨多种因素与多种疾病的关联,检验病因假设,如随访观察胚胎期营养不良与成人期非感染性疾病的关联。队列研究可评价预防效果,如观察母亲孕期补充叶酸预防神经管畸形作用的研究中,对补充叶酸(暴露组)和未补充叶酸(对照组)的育龄期女性进行登记、随访,结果发现母亲孕期补充叶酸(暴露组)的胎儿神经管畸形发病率低于孕期未补充叶酸(对照组)胎儿,提示孕妇补充叶酸可降低胎儿发生神经管畸形的风险。

队列研究根据研究结局出现时间分为前瞻性队列研究和回顾性队列研究。前瞻性队列研究开始时无研究结局,据研究对象的暴露状况分组,随访观察一定时间获得研究结局。回顾性队列研究开始时已有研究结局,但需在过去某个时点暴露状况的历史资料基础上开展回顾性队列研究,完成研究结局的测量。如米杰教授团队进行的出生体重对成人期慢性病发病风险的研究方法即为回顾性队列研究。如在回顾性队列研究基础上再进行前瞻性随访研究对象则为双向性队列研究。

(2)病例-对照研究:是一种分析性研究方法。按研究对象是否患某病分为病例组与对照组,对照组与病例组在非研究因素(一般为年龄、性别等)之间要具有可比性,回顾性调查两组人群既往暴露于某个(些)因素的情况及暴露程度,以判断暴露因素与该病之间是否存在关联及关联程度。如 1948－1952 年 Doll 与 Hill 两名医师收集伦敦与附近 20 余家医院诊断的肺癌住院患者,每收集到 1 例肺癌患者,选同期住院的其他肿瘤患者为对照,要求年龄、性别、居住地区、经济情况等与肺癌组有可比性。回顾性调查收集两组人群吸烟史和吸烟量。经过比较两组人群既往吸烟情况,发现肺癌组吸烟的比例高于对照组,差别有统计学意义,推断吸烟可能与肺癌发生有关联,结果为病因研究提供证据。

病例-对照研究方法属于观察性研究方法,研究对象分组是客观存在的,整个研究过程是在自然状态下进行的,无任何人为干预。对照选择是病例-对照研究结果体现真实的因与果关联的关键。因病例-对照研究是在疾病发生之后追溯假定的致病因素,故病例对照研究的因果论证强度比队列研究弱。

病例-对照研究可用于检验病因假设、疾病预后因素及遗传流行病学研究。病例对照研究适于病因复杂、潜伏期长的罕见病的危险因素研究。采用病例对照研究筛选和评价影响疾病预后的因素时,以发生某种临床结局者作为病例组,未发生该结局者为对照组,回顾性追溯影响两组不同结局的有关因素,通过对比分析确定影响疾病预后的主要因素,从而指导临床实践。如研究出生巨大儿(出生体重≥4 000 g)两岁时的肥胖状态的影响因素,可以出生巨大儿为研究对象,将两岁时是否肥胖分为病例组和对照组,利用儿童保健记录或回顾调查收集生后两年的喂养、体格发育和疾病等因素,通过对比分析以发现影响出生巨大儿两岁时肥胖状态的可能因素。另外,遗传关联性研究或全基因组关联分析(genome-wide association study,GWAS)研究的设计多采用病例对照研究的原则。

(二)实验流行病学

据研究目的按设计方案将研究对象随机分为试验组与对照组,研究过程人为给试验组增加或减少某种处理因素,追踪随访该处理因素的结果,比较分析两组或多组人群的结局及效应差异,判断处理因素的效果。实验性流行病学是流行病学研究的重要方法之一,据研究目的和研究对象分为临床试验、现场试验和社区试验。临床试验适用于对治疗措施进行严格的效果评价,而现场试验和社区试验则适用于对儿童保健措施的实施效果进行评价。

1.临床试验

设计是以患者或健康志愿者为受试对象,施加或去除某种干预措施(如药物、检查方法、治疗手段等),追踪随访干预措施对受试者健康状态或疾病的影响,并对干预措施的效果和安全性进行检验和评价。

临床试验为前瞻性研究,须直接追踪随访受试对象;同时施加一种或多种干预措施;有平行的试验组和对照组。临床试验在人体进行,因研究者将主动实施各项干预措施,受试者需自愿参加研究,鼓励和劝说受试者接受新的干预措施,让受试者知晓停用可能影响试验结果的药物或其他措施是不当的。

临床试验据研究对象分组方法分为随机对照临床试验(randomized controlled clinical trail,RCT)和非随机对照临床试验。随机对照临床试验要求研究对象随机分为试验组和对照组,结果更加真实、可靠,但设计和实施复杂。非随机对照临床试验中研究对象因客观原因限制或伦理学问题而难以或无法实施随机分组,因此论证强度要低于随机对照临床试验,如非随机同期对照试验、自身前后对照试验、交叉设计对照试验、序贯试验及历史对照试验。

临床试验可用于临床疗效与安全性评价、疾病预后研究及病因验证,如新药物及治疗方案效果与安全性实验,RCT被认为是临床疗效评价的金标准。疾病预后指疾病发生后的结局,疾病治疗后的转归包括治愈、缓解、迁延、慢性化、恶化、复发、残疾、发生并发症及死亡。对疾病预后开展临床试验可克服凭临床经验判断预后的局限性,了解影响疾病预后的各种因素,帮助临床医师作出合理的治疗决策,改善并干预疾病结局,促进治疗水平的提高。临床试验用于证实病因假说的真实性是通过对干预组施加或去除某种因素,比较干预组和非干预组人群发病或死亡水平的差异。

2.现场试验和社区试验

研究者在严格控制的现场条件下,以自然人群为研究对象,针对某种疾病的干预措施进行效果评价的试验。其中干预措施包括生物医学治疗或预防措施,健康教育和行为生活方式改变措施,以及生物或社会环境改变措施等。现场试验接受干预措施的基本单位是个体,社区试验接受干预措施的基本单位是社区,有时也可是某一人群的各个亚群。

现场试验和社区试验研究的是预防疾病的发生,不是疾病的后果。因此,现场试验和社区实验的目的是改变人群中某因素暴露情况,观察该因素与某疾病发病率和死亡率的关系,寻找影响疾病发病或死亡的因素。

现场试验和社区试验常用于评价健康人群推行新的预防接种、药物预防及通过健康教育改变不良行为等措施的效果,效果考核是预防疾病的发生。现场试验和社区试验通常是比较干预后疾病的死亡率、患病率及发病率等,在有统计学显著性差异的情况下计算干预措施的保护率和效果指数。

(三)理论流行病学

理论流行病学是流行病学研究方法的重要组成部分,用数学符号和公式表达疾病及其影响因素之间的关系。采用数学公式明确地和定量地表达病因、宿主和环境之间构成的疾病流行规律、人群健康状况及卫生事件分布,即理论流行病学从理论上探讨疾病流行的发生机制和评价预防措施的防治效应。

理论流行病学属理论性研究,故研究对象宜标准化、研究状态理想化,即假定研究对象是在某种理想状态下存在的无差异、相对独立的个体;研究因素、研究对象和研究条件均具有相对的独立性。理论流行病学需要有完整的人群发病资料,以比较研究对象发病的理论期望值与实际观察值之间的符合程度,从理论上探讨疾病流行的发生机制。因此,理论流行病学研究结果可预测疾病发展趋势。

理论流行病学模型中的各种参数定量表达各种因素对疾病流行的影响,即可定量研究各种因素对疾病流行的影响。如对年龄、文化水平、生活习惯等可能影响疾病流行的因素给出定量的估计值。理论流行病学设计和评价控制疾病流行的方案,如建立疾病数学模型后,据目标人群中的基本数据模拟某病在该人群中流行过程及转归,然后将不同控制措施输入模型,评价不同控制措施的效果。实际应用中,理论流行病学可用来评价某种治疗方法对疾病的治疗效果和效益,帮助医师作出科学的临床决策。同时,理论流行病学可解析疾病流行过程,预测流行趋势。如更改疾病数学模型的参数,包括易感者比例、有效接触率大小、潜伏期长短等,获得不同参数下各种疾病的流行趋势,结果帮助全面预防疾病。疾病数学模型可用于建立计算机模拟诊断系统,如在模型中输入患者舌象、脉象、消谷善饥等症候表现进行中医的辨证论治,获得有关的中医诊断。远程教育亦可利用数学模型在远离疾病流行现场的环境中模拟各种疾病在人群中的流行过程进行教学和培训。

三、儿童保健发展方向

(一)儿童体格生长资料的积累

生长是几乎涉及每个儿童与家庭的课题,是儿童健康的基础内容。中国儿童体格生长参数已接近 WHO/NIHS 的标准。因此,中国的儿科/儿童保健医师可根据工作的需要采用 WHO/NIHS 的标准,也可用中国儿童体格生长参数,从生长水平、生长速度及匀称状况三方面评价儿童生长、发育。在基层儿童保健机构普及体格生长速度与增值评价方法,可帮助基层儿童保健及时发现生长速率异常的儿童。随社会与科学的发展,需要不断深入研究儿童生长、发育的规律及其影响因素。中国是人口大国,但人口大国丰富的儿童生长、发育资料未被重视与收集。中国应向先进发达国家学习积累儿童生长发育资料,进行多中心、多学科的纵向研究。应在全国 3 000 余个妇幼保健机构建立体格测量数据的积累保存,其中涉及统一体格测量标准,包括工具、方法、技术。积累儿童生长发育资料将是一个很有价值的、大的基本工程建设,可从各个县妇幼保健机构为龙头的三级儿童保健网局部逐步开展。5 年、10 年后中国儿童生长、发育资料基础数据库将是世界上样本量最大的儿童生长资料,将可提供获得许多珍贵的信息,包括不同儿童人群的生长资料,如青少年、早产儿/低出生体重儿,宫内营养不良儿,也可获得各种急慢性疾病的发生率、患病率、死亡率,如贫血、佝偻病、智力低下、孤独症谱系障碍。

近年早产儿、宫内发育不良儿童的生长结局是一个比较棘手的临床问题,包括生长追赶、智能水平。90 年代初提出的"程序化"理论,即胎儿发育关键时期的不利因素影响胎儿组织器官形态结构、发育与代谢等,造成远期的功能障碍。成年期代谢性疾病与其胎儿起源有关,预防胎儿、成年和老年疾病将成为儿童保健学的一个新的研究领域。除了营养和早期干预的介入外,更重要的是需要儿童保健与妇产医学共同研究母亲妊娠期、哺乳期的营养,降低早产儿、宫内发育不良的发生率。

(二)个体化的儿童营养处方

主要包括婴儿引入其他食物时间与种类、特殊儿童的生长、<5 岁儿童营养不良状况和评估。

近 30 年人乳喂养、4～6 月龄婴儿引入其他食物、微量营养素的概念已基本深入基层儿童保健医师和每个家庭。但在临床工作中需要研究据儿童的生理发育水平或生理年龄判断给出个体化的儿童营养处方,而不是简单、统一按(实际)年龄处理。儿童的生理发育水平或生理年龄判断包括综合出生时生长水平、生长的速度、消化道发育状况、新陈代谢水平及神经心理发育水平等。扩大、深化人乳喂养概念,对无法进行人乳喂养的婴儿选择适当的配方喂养,保证婴幼儿生长所需营养。研究儿童平衡饮食、基础食物的选择对儿童生长的作用,不推行以单一营养素,特别是单一微量营养素或某一营养成分的实验室研究结果替代食物的作用。近年的研究已证实蛋白质、能量充足时可满足微营养素的需要,即玉米、大米、小麦、豆子、水果、蔬菜等含有所有微量营养素而不需要额外补充。因此,应以促进以食物为基础的研究代替现在微量营养素补充或强化食物的政策。预防的关键是丰富家长的营养知识,改变喂养儿童的行为。

研究食物的营养素密度对儿童生长的作用,包括特殊儿童的营养,如早产儿/低出生体重儿、宫内生长受限儿及营养不良儿童。婴幼儿喂养是儿童发育的基础保健,研究家长改善喂养方法或行为对改善儿童能量和营养素的摄入的作用。

全世界 5%～15% 的儿童消瘦,多发生 6～24 月龄;20%～40% 儿童 2 岁时仍矮小。以证据为基础的干预和治疗营养不足的成本效益分析结果显示胎儿期和生后 24 月龄(1 000 天)是最高的投资回报率的关键期。有资料显示发展中国家儿童发生营养不良的关键年龄为 3～24 月龄。人力资本核心是提高人口质量与教育,最好的预测因子是两岁时的身高。儿童期营养不足的后果是低的人力资本。因此,理想的婴幼儿喂养对儿童的生长非常重要,生后两年是预防儿童生长落后的关键期。

经典的按体格发育指标判断<5 岁儿童营养不良状态的指标有 W/age、L(H)/age 和 W/L(H)3 种情况,其中一项异常则提示儿童存在营养不良状况。近年有研究显示给低体重儿童补充能量治疗营养不良时出现超重/肥胖。因此,WHO 建议改进营养评估和营养不良分类方法,即以 W/H 判断<5 岁儿童营养不良状况和评估干预情况,包括营养低下和营养过度(超重/肥胖)两种情况。

达到科学的个体化营养处方的最新方法是进行营养基因组学研究。20 世纪营养学科关注与健康相关的营养问题,维生素、矿物质缺乏性疾病、肥胖和 2 型糖尿病。伴随着基因组学、生物信息学等的迅猛发展及其在生命科学领域的应用,近年提出了一种新的营养理论,即从分子水平研究营养素和其他食物的生物活性成分与基因间的关系,研究营养素在分子水平维持细胞、组织、器官和身体的最佳状态。营养研究已从流行病、生理功能转到基因水平,涉及营养学、基因组学、分子生物学、生物化学、生物信息等多学科,产生营养基因组学。营养基因组学中营养素被看成是在身体内的特殊细胞信号,不同的食物可引出不同的基因、蛋白质表达和代谢产物。营养基因组学将促进理解营养素影响代谢的旁路和体内平衡,可预防食物所致的慢性疾病,如肥胖和 2 型糖尿病。同时,营养基因组学研究食物中的营养素及其他天然物质来源的活性成分达到人体最佳状态的基因表现,进而促进身体的健康。营养基因组学将成为营养学研究新的前沿,但目前仍是处于发展初期的新兴学科。

(三)儿童心理、行为发育研究

医学专业的分化是科学发展的必然,如儿科是在成人内科基础上发展的,普儿科又逐渐发展分化为以系统为主的各个儿科亚专业,但普儿科仍是各专业的基础。儿童保健深入发展到一定时期则首先分支出发育-行为儿科,同样儿童保健也是发育-行为儿科的基础。与各儿科亚专业一样,发育-行为儿科的专业性强,有条件的儿科专科医院或医学院校应成立发育-行为儿科。儿童的发育与行为问题发生率高而严重度低,需要在一、二级儿童保健网的综合全面保健基础上进行发育和行为筛查,对发育和行为有偏离的儿童进行早期干预,对发展为发育和行为问题的儿童转诊至二级儿童保健机构进行诊断性测试、干预,发展为发育/行为疾病或障碍者转诊至三级或高级发育-行为专科进行评估、诊断、治疗;对健康儿童进行预见性指导、促进早期发展。

1982 年美国成立行为儿科学专业,1994 年更名为发育与行为儿科学会(Society for Development and Behavioral Pediatrics,SDBP)。2011 年中华医学会儿科学分会儿童发育行为学组成立,标志中国儿科学发展完全与国际接轨——已具备同样的专业分支。但相同专业分支不等于有相同的学术水平,需要认识到中、美两国儿科医师有 30 年以上的基础医学差距,我国与国际发育-行为儿科学尚存在明显差距。为与国际同步发展,学科建设任重道远,如规范综合性评估,强化多纬度诊断、疗效评价等;同时需要加紧培养中国的高级发育-行为儿科医师,强化专业队伍的基础知识,特别是用神经生理学基础知识解释儿科发育与行为临床现象。

(四)环境安全与儿童健康

儿童环境包括社会与自然环境。社会经济的发展对儿童的健康有正面影响,也有严重的负面影响。确保儿童在良好的环境中健康成长是一项重要而艰巨的任务,需要建立有利于儿童健康的社会环境和生活方式。

以指南、建议规范工作:医学科学的发展过程积累了丰富的控制疾病的经验和理论。健康促进内容比疾病控制复杂,是疾病控制的基础。

有效的健康促进需要指南规范正确的理念、适宜的方法和措施。发达国家医学界制订各类指南,并不断完善。指南使各级医师有章可循,各级医师也视指南为"医学法规"认真执行。美国儿科学会(American academy of pediatrics,AAP)制订了各种指南,涉及婴儿喂养、人乳喂养、儿科果汁应用、佝偻病诊治、缺铁性贫血诊治及儿童的运动方式、运动量等。中国预防医学会儿童保健学分会自20世纪90年代制订了有关儿童保健评价、体格生长与营养的4个常规。以中国医学会儿科分会儿童保健学组为主制订了"儿童注意缺陷多动障碍诊疗建议""儿童缺铁和缺铁性贫血防治建议""维生素D缺乏性佝偻病防治建议""婴幼儿喂养建议""婴儿过敏性疾病预防、诊断和治疗专家共识""儿童微量营养素缺乏与防治建议""婴儿食物过敏防治建议""牛奶蛋白过敏防治循证建议"等多项建议。儿童保健实际工作应以指南、建议规范日常工作,同时需要定期组织专家对已发表的常规、建议再进行研究、评价,用新的数据、理论修改。

(唐　柳)

第二节　儿童保健内容

一、工作内容

儿童保健服务需按三级处理,因一级儿童保健机构(村卫生室和社区卫生服务站)、二级儿童保健机构(乡、镇卫生院,社区卫生服务中心)和三级儿童保健机构(省、市、县妇幼保健机构,专科或医学院、研究所)有不同的职责与任务。

(一)一级儿童保健机构工作内容

1.基础儿童保健服务

一级儿童保健机构为基层儿童保健机构,在上级儿童保健机构指导下承担基础的儿童保健服务工作,包括收集和上报儿童保健服务与健康状况数据,儿童疾病管理(体格发育异常、营养性疾病、发育-行为异常)。

2.常规工作内容

参见原卫生部发布的《儿童营养性疾病管理技术规范》《儿童健康检查服务技术规范》《儿童喂养与营养指导技术规范》。

(1)新生儿家庭访视:新生儿出产院后进行家庭医学访视,了解新生儿健康状况,指导家长做好喂养、护理和疾病预防。通过健康检查,早期发现问题,及时指导和治疗,促进新生儿健康。

(2)定期健康检查:通过健康检查,对儿童生长、发育进行定期监测和评价。《中华儿科杂志》编辑委员会中华医学会儿科学分会儿童保健学组撰写的《中国儿童体格生长评价建议》中建议婴儿期9次健康检查。

（3）生长监测：采用儿童生长曲线图是儿童体格评价常用的方法，追踪儿童体格生长趋势和变化情况，及时发现生长偏离。

（4）心理发育-行为监测：常规进行儿童发育和行为筛查，或据家长反映儿童有不明原因的行为"过多"，或睡眠差、喂养困难，日常生活行为中不合作等偏离正常同年龄儿童行为的现象进行随访与早期干预。

（5）预见性指导：包括营养指导与心理行为发育的预见性指导，即对儿童家长进行乳类喂养（包括人乳、婴儿配方、特殊婴儿配方）、食物转换、平衡膳食、饮食行为等科学喂养知识的指导，以及预防营养性疾病。根据个体化原则，注重儿童发育的连续性和阶段性特点给予科学的预见性指导，如母婴交流、情绪安抚、促进其感知觉的发展、依恋建立、认知训练、生活自理能力与良好行为习惯培养等。

3.高危儿保健

指产前、产时和产后存在危险因素影响的儿童，包括早产儿、极低体重儿（<1 500 g），宫内发育迟缓（IUGR）或小于胎龄儿（SGA）；新生儿严重疾病（缺氧缺血性脑病、惊厥、颅内出血、化脓性脑膜炎），持续头颅 B 超 CT/MRI 异常（脑室扩张或不对称、脑室周围白质软化、脑穿通、小脑畸形等）；使用 ECMO（体外膜肺），慢性肺部疾病，呼吸机辅助治疗等；持续性喂养问题，持续性低血糖，高胆红素血症，家庭或社会环境差等；母亲孕期感染（TORCH）等医学情况。

（1）高危新生儿：出院（或家庭分娩）后 3 天内进行首次访视，根据具体情况酌情增加访视次数，同时进行专案管理。访视时重点了解疾病发生情况，如呕吐、腹泻等；测体温，指导保暖方法；预防吸吮能力差的极低出生体重早产儿发生呛奶；监测体重变化，观察神志、面色、呼吸、吸吮力、皮肤、二便情况，发现疑难病情及异常情况，及时转送医院就诊。

（2）听力障碍高危儿：存在听力损失高危因素，如出生体重<1 500 g，Apgar 评分低（1 分钟 0～4 分或 5 分钟 0～6 分）；住新生儿重症监护室>24 小时，机械通气时间>5 天；宫内感染史；颜面形态畸形，包括耳郭和耳道畸形等；高胆红素血症达换血指征；细菌性脑膜炎史；母亲孕期用过耳毒性药物；儿童期永久性听力障碍家族史；临床诊断或疑诊听力障碍的综合征或遗传病以及新生儿听力筛查未通过者，需于 6、12、24 和 36 月龄复查听力。

4.转诊

基层儿童保健机构的日常基础工作中发现异常情况处理有困难时需及时转诊上级儿童保健机构或专科，同时随访转诊儿童的治疗情况，对提高基层医师、儿童保健医师水平非常重要。

（1）体格检查异常情况：如前囟张力过高，颈部活动受限或颈部包块；眼外观异常、视力筛查异常；耳、鼻有异常分泌物，听力复查未通过者；龋齿；心脏杂音；四肢不对称、活动度或肌张力异常，疑发育性髋关节发育不良者。

（2）体格发育异常：体重、身长、头围<P 3rd，或>P 97th，体重或身长向上或向下跨两条主百分位线；连续两次指导体重增长不满意者，或营养改善 3～6 月龄后身长或身高仍增长不足者。

（3）营养性疾病治疗效果欠佳情况：贫血儿童经铁剂正规治疗 1 个月后无改善或进行性加重者，或重度贫血；活动期佝偻病经维生素 D 治疗 1 个月后症状、体征、实验室检查无改善；肥胖儿童怀疑有病理性因素、存在并发症或经过干预肥胖程度持续增加的肥胖儿童。

（4）发育-行为问题：持续偏离者。

(二)二级儿童保健机构工作内容

1.掌握辖区内儿童健康基本情况

完成辖区内各项儿童保健服务与健康状况数据的收集、上报和反馈。

2.指导和质量控制

对村卫生室、社区卫生服务站的儿童保健服务、信息收集、相关监测等工作进行指导和质量控制。

3.筛查与初步干预

对一级儿童保健机构转诊体格发育异常、营养性疾病治疗效果欠佳者明确诊断,调整治疗方案;可疑或异常的儿童开展心理发育-行为筛查、初步检查与初步干预。

4.转诊

(1)生长障碍与疑难疾病。

(2)喂养困难。

(3)疑诊发育-行为异常者。

(三)三级儿童保健机构工作内容

1.技术指导、业务培训和工作评估

承担对社区卫生服务机构、乡(镇)卫生院和其他医疗机构技术指导、业务培训和工作评估,协助开展儿童保健服务。

2.体格生长、营养问题评估、诊断、治疗

对一、二级儿童保健机构转诊的生长障碍与喂养困难的疑难疾病明确诊断,调整治疗方案后返回一、二级儿童保健机构管理。

3.发育-行为问题评估、诊断、治疗

对二级儿童保健机构初步诊断有发育-行为问题的儿童采用诊断性技术进行确诊、综合治疗及干预服务,或明确诊断、制订干预方案后返回一、二级儿童保健机构进行干预和管理。

4.教学与科研

结合儿童保健临床问题,开展教学与相关研究,提高基层儿童保健服务水平。

5.转诊

涉及相关专业的疾病。

(1)生长障碍与疑难疾病。

(2)喂养困难(难以原发营养不良解释者)。

二、儿科医师、家长在儿童保健中的作用

(一)儿科医师在儿童保健中的作用

社会对健康儿童发育的期望是所有儿童都能正常生长和发育,并顺利进入成人期,为社会发展提供成功的服务,成为一个对社会有益的人。因此,儿童保健医师的主要任务是监测和评估儿童的健康发育状况,针对性地提出有效的建议。但监测儿童健康发育比治疗儿童疾病的内容更广泛,包括对儿童体格生长、认知和心理发育水平的评估,以及鉴别与处理儿童生长发育相关问题。多年来儿童保健已在控制多种传染病和处理某些慢性疾病方面取得显著成绩。但在 21 世纪新的环境下出现新的儿童健康问题,包括儿童发育、行为以及智力等方面的健康问题。

因此,儿科、儿童保健医师应具备坚实的医学基础知识,以最合理的方案诊治儿童疾病;能利

用各种医疗信息系统,如网络和电子健康记录,以最快的速度获得对儿科、儿童保健医师本人以及家长有用的最新知识;有明确的关于健康儿童发育概念,对疾病病理生理的认识已从单一的病因模式转到基因与环境相互作用的新的模式。21世纪的儿科医师还应具有有效与家长交流的能力,能仔细、认真倾听家长对儿童生长、发育的意见,给家长提供有关儿童生长、发育的知识和教育,并及时给家长预见性指导意见;与家长和儿童建立相互信任的关系;同时,为促进和支持儿童健康,努力获得与其他领域的人士合作的有效技能。

21世纪的社会、经济和人口学的显著变化直接影响到家庭和儿童的健康,儿科医师、儿童保健医师应继续发挥促进儿童健康的作用,采用各种措施减少环境变化对儿童健康的影响,特别是社会、文化的影响。随着儿童与家长医学科普知识的增加,儿童保健的重点亦应随之发生相应的变化,发展以儿童或家长为主的医疗保健中心是重要的内容之一。

1.生命初期的健康准备

胎儿期是儿童发育最早、最敏感的时期,也是生长、发育最迅速的时期,是最易受环境不良因素的干扰和影响而发生缺陷与畸形的时期,又称为致畸敏感期。

胎儿的健康发育与母亲的生理状况、神经精神因素密切相关,如母亲健康与营养状况、疾病、生活环境和情绪等。儿科医师、儿童保健医师需要与产科医师、遗传代谢专家密切配合,监测、保护胎儿健康生长与发育、安全出生,属一级预防保健,重点为预防胎儿因环境因素导致的畸形与出生缺陷、宫内发育迟缓、宫内感染、窒息等。

2.生长过程中的健康保护

(1)婴儿。①评价神经系统的稳定性:包括交感神经系统和副交感神经系统。通过新生儿家访,检测新生儿心律、呼吸次数、体温控制以及皮肤颜色改变判断。②监测生长与发育:婴儿期是出生后生长和发育最快的时期,尽早发现生长或发育迟缓,及时处理对改善预后可能有积极作用。有效地评估儿童生长与发育则需要定期观察,内容包括测量体重、身长、头围,记录睾丸下降情况;了解婴儿喂养和睡眠规律;完成免疫接种程序;两岁左右幼儿的如厕训练,以及监测2～3岁儿童性格形成问题等。③筛查策略:采用体格生长曲线评估婴儿生长状况。婴儿的发育问题筛查工具包括Brazelton新生儿行为筛查量表、新生儿成熟度筛查、Denver发育筛查(DDST)等。常规筛查:先天性髋关节发育不良、贫血筛查。高危儿童的听力、视觉、血铅水平筛查。

(2)幼儿与学龄前儿童。①加强营养。②监测生长与发育。定期观察,内容包括测量体重、身长;与家长交流,判断儿童生长、发育状况,早期发现儿童生长或发育问题,包括营养不良问题(营养不足和营养过度);了解儿童营养与进食行为和睡眠规律,儿童遵守纪律、牙与眼健康(3岁)情况等;4～6岁完成免疫接种。③筛查策略:采用体格生长曲线评估幼儿与学龄前儿童的生长状况,特别注意评估身高发育水平与速度的变化。幼儿的发育问题筛查工具多采用"Denver发育筛查(DDST)""学前儿童学习能力筛查"等。常规筛查:视力(3岁)、听力(4岁)、血压(3岁后)、贫血(2岁)、尿筛查(隐匿性泌尿系统疾病)。高危儿童应进一步筛查血铅水平、是否有结核感染。

(3)学龄儿童与青少年。①监测生长与发育:定期观察,记录身高和性发育阶段;与家长讨论特殊问题,如儿童的学校表现与学习情况,避免药物滥用、饮酒;进行性教育、牙健康、卫生和体育锻炼的指导等。②筛查策略:采用体格生长曲线评估学龄儿童与青少年的生长状况,特别注意评估身高发育水平与速度的变化。学龄儿童的行为发育问题可采用"学前儿童能力筛查(50项)""绘人测验""图片词汇测验""Conners儿童行为量表"等筛查方法。常规筛查:脊柱侧弯、贫血(月经期的女童)、尿筛查(隐匿性泌尿系统疾病)、视力、血压。高危筛查试验:听力、结核感染。

3.预见性指导

儿科医师与家长交流了解婴儿的生长、发育状况,发现问题,通过教育家长和预见性的指导可使婴儿早期的生长、发育问题获得改善。预见性指导过程可帮助家长学习知识,婴儿的生长、发育状况改善也增加家长的信心和依从性。但要避免给家长过多或复杂的信息,特别是年轻的家长,应进行分阶段、个体化的指导,给家长提供新的、可接受的方法,以达到更好的效果。

4.健康教育与健康促进

健康教育和健康促进的目的是通过有效的健康促进和教育的形式、内容和手段,消除或减轻影响健康的危险因素,达到预防疾病,促进健康和提高生活质量。通过信息传播和行为干预,帮助个人和群体掌握卫生保健知识,树立健康观念,自愿采纳有利于健康行为和生活方式的教育活动与过程。健康促进与健康教育是相辅相成的,目标一致。

儿科医师与儿童抚养人接触过程都需要有效的健康教育。健康教育和健康促进涉及儿童与家庭、社会,方式多种。

(1)社会咨询活动及应用传播媒体:效果不确切,不易评估。

(2)健康咨询:开设专门的咨询门诊,针对家长提出的问题进行详细的解答,有条件时应该在门诊工作中兼做健康教育工作。医师和家长之间的交流,可随时得到信息反馈,针对性强,家长对所授知识多能接受,效果确切。

(3)家长学校(父母学校):针对某一年龄组儿童家长所面临的主要问题,举办系列健康讲座,并可配合一些实际操作练习,图文并茂,感官冲击。公示健康教育课程表,家长可根据自己的需求选择课程,在有效且较短的时间内掌握一些实用技术。

(4)小组讨论:由专业人员组织8~10位有共同经历的家长在一起,就一个方面或多个方面的问题展开讨论,提供家长之间互相交流经验的机会,说服力强,并可随时得到专业人员的指导。

(二)家长在儿童保健中的作用

儿童健康发育主要依靠家长,因此提高家长对健康的认识和科学知识水平是保证儿童健康发育的关键。

1.父母对儿童成长负有首要责任

1989年11月20日第44届联合国大会通过的《儿童权利公约》中明确规定"父母对儿童成长负有首要责任""儿童有权享有可达到的最高标准的健康;每个儿童均有权享有足以促进其生理、精神、道德和社会发展的生活水平;儿童有受教育的权利;学校执行纪律的方式应符合儿童的人格尊严;教育应本着谅解、和平和宽容的精神培育儿童"。因此,父母需要自己承担抚养儿童的所有义务,没有特殊原因,不可将儿童完全交给祖父母或他人代抚养。

2.学习婴儿营养、护理、生长、发育的相关知识

儿童生长、抚养中的问题多数是可以避免的,究其原因,主要是父母缺乏相关知识所致,包括很多日常生活中的简单问题。部分父母多从祖父母、邻居、同事,甚至保姆(月嫂)处了解抚育儿童的方法。21世纪的生存环境、生活条件改变,卫生、医疗保健和教育的改善,敦促家长学习婴儿营养、护理、生长、发育以及与儿童健康相关的其他知识,使家长有能理解和预见自己孩子生长的能力,是积极促进婴儿健康发育的关键。

3.积极配合定期观察

儿童生长发育过程具有连续、分阶段的特点,特别在生命的早期需要1~2个月健康检查,以

早期发现问题,早期干预与纠正,促进健康发展。因此,家长的积极配合是儿童保健顺利进行的关键。

4.与婴儿建立密切关系

(1)建立好的依恋关系:父母、祖父母在儿童进入学校顺利学习,成为有自信、具有主动学习能力的人的培养过程中具有重要作用,首先需要在婴儿期建立好的依恋关系,支持健康的社会-情感发展是整个儿童期心理健康的基础。

(2)每天爱的互动:虽然婴儿尚没有开始学习、读书和书写,但出生后儿童在每天爱的互动中已开始学习各种技能。重视与幼儿的语言交流,创造机会让儿童参加各种活动,如通过游戏、讲故事、唱歌等学习语言和交流,促进认知能力的发展;选择促进小肌肉动作协调发育的玩具、形象玩具以发展幼儿想象力和思维能力。

5.培养自我生活能力

安排有规律的生活,培养儿童独立生活的能力,逐步养成良好的生活习惯并自觉遵守,准备适应学校生活。

6.培养学习习惯

提供适宜的学习条件,引导和培养良好的学习兴趣与习惯,注意通过各种形式发展儿童想象力与思维能力,通过游戏、体育活动增强体质,在游戏中学习遵守规则和与人交往,培养合作精神,实现全面发展。

(唐　柳)

第三节　胎儿期的保健

胎儿由于生理功能的发育尚未成熟,具有相当程度的脆弱性,特别容易受内外环境中不利因素影响而发生病理变化。这些不利因素会使胎儿发病,严重时导致死胎、死产或早期新生儿死亡,有时也可能损害胎儿脑组织、身体的重要器官及身体各部分,引起智能发育障碍、各种功能障碍,最终形成终身残疾残障。因此,胎儿期的特点决定孕母与胎儿双方都需要特殊保健,才能保障胎儿的安全。而加强胎儿期保健就是要降低发病率和死亡率,减少致残性损伤的发生,提高健康水平和生命的质量。

一、胚胎形成与胎儿发育

胎儿期是指从受精卵发育成胚胎直到胎儿娩出的这一时期。通常将胚胎发育分为两个时期。

(一)胚胎期(1～8周)

胚胎期为细胞和组织分化,主要器官系统雏形形成期。受精卵形成各个器官的胚芽,脐带、胎盘、羊膜囊已经形成。外胚层发育,形成最初的皮肤、感觉细胞、神经细胞、肌细胞和内脏细胞。此期是主要器官系统雏形形成时期,对环境的影响十分敏感,如受有害因素的作用,胎儿容易发生先天畸形。

(二)胎儿期(9 周至出生)

胎儿期为器官和功能分化期。胚胎外形和各器官系统已成形,组织、器官生长迅速,一些器官已表现一定的功能活动,并逐渐成熟。8~10 周是胎儿神经管发育的敏感时期,也是发育危险期。胎儿身长在4~6 个月增长约27.5 cm,占正常新生儿身长的一半以上,是一生中生长最快的阶段。体重在胎儿 7~9 个月增长约2.3 kg,占正常新生儿体重的 2/3 以上,也是一生中增长最快的阶段。

二、胎儿期危险因素

胎儿期危险因素是指在胎生期对胎儿有害的因素。

(一)遗传因素

遗传因素的作用包括主要基因、特异性基因和染色体畸变。而以遗传因素为主引起的疾病有单基因遗传病、多基因遗传病和染色体病 3 大类。

1.单基因遗传病

(1)常染色体显性遗传病:这类疾病已达 1 700 多种,如家族性多发性结肠息肉、多指等。遗传谱系特点是遗传与性别无关。患者的双亲往往一方有病。患者常为杂合型,如与正常人结婚,子女有 50% 的患病概率。常见连续的遗传。

(2)常染色体隐性遗传病:已确定的疾病有 1 200 多种,如白化病、苯丙酮尿症等。遗传谱系特点是遗传与性别无关。父母双方为无病携带者,子女有 25% 的发病概率。常为越代遗传。如近亲结婚时其子女的隐性遗传患病率大为增加。

(3)性连锁遗传病:已确定的疾病近 200 种,红绿色盲、血友病等。致病基因常是父传女、母传子,也可隔代遗传,人群中患者男性远多于女性。

2.多基因遗传病

冠心病、高血压、糖尿病、精神分裂症及智力缺陷等都有多对基因遗传的基础,其遗传方式复杂。多基因遗传病的亲属发病率与群体发病率有关。一级亲属发病率高于二级、二级高于三级。一级亲属发病率越高,下代的发病率越高。

3.染色体病

由于染色体的数目和结构异常引起机体结构和功能异常的疾病约 300 种,如 21-三体综合征、5p-综合征等。

(二)孕妇方面的危险因素

1.孕母年龄和身材

一般认为妇女最佳生育年龄为 25~29 岁。此时期妇女身体发育完全成熟,生育能力旺盛,卵细胞质量最高,并有能力哺育婴儿。生育年龄低于 18 岁或超过 35 岁时,对胎儿的不利影响最常见的为早产儿、低出生体重儿等。同时,婴儿遗传病、先天性缺陷疾病发生率相对增加。早于 18 岁生育还易致难产和婴儿夭折,这是因为母体发育尚未成熟,也不具备哺育孩子的相应能力。女子超过 35 岁才生育,由于阴道和子宫颈组织弹性减弱,使产程延长,难产率升高,妊娠和分娩的并发症增多。此外,因为此时卵细胞发生畸变的可能性增加,出生缺陷发生的可能性也增大。身高低于 145 cm 与骨盆狭窄变形者,容易发生难产。

2.异常孕产史

曾有习惯性流产、早产、死胎、死产等,以及分娩过畸胎儿、巨大儿和低出生体重儿等异常孕产史的孕妇,发生异常儿的可能性增加。

3.孕妇患病

孕妇有心脏、肾脏、肝脏、糖尿病、结核和肝炎等慢性传染病,都可能对胎儿带来影响。若有妇科疾病如子宫肌瘤、卵巢囊肿或子宫发育不良、畸形,可使胎儿宫内生长迟缓。孕妇严重的妊娠高血压综合征可使胎儿宫内生长迟缓,严重者可遗留脑性瘫痪、智能障碍等中枢神经系统后遗症等。

4.孕妇长期用药

不少常用药物可以通过胎盘对各期胎儿造成伤害,尤其是长期使用。孕期对胎儿质量肯定有害的药物有激素类药物、抗癌药类及某些抗生素(四环素、氯霉素、链霉素等),镇静药及退热镇静药类也应慎用。因此,在怀孕前和怀孕过程中要谨慎用药,以免影响孕妇和胎儿的安全。

5.烟酒

烟酒对生殖功能有不良影响。主动吸烟或被动吸烟都可影响精子质量,从而影响胎儿发育,造成流产、早产、死胎,还可导致低体重儿、生长发育迟缓、先天性心脏病等。酒精可导致胎儿酒精综合征,引起胎儿畸形、智力低下等。

6.有害物质

高温环境、噪声、放射线照射、铅苯等毒物都可损伤生殖功能,造成流产、死胎、死产、早产、新生儿出生缺陷等。多种农药也可致胎儿发育异常,如致畸、生长发育迟缓等。

7.病原微生物

病原微生物对胎儿的影响可以是直接或间接作用。风疹病毒、巨细胞病毒、单纯疱疹病毒、弓形虫、梅毒螺旋体等均可由母婴宫内传播使胚胎畸变、胎儿宫内生长迟缓。有的出生后不久虽无症状,但以后出现大脑发育不全,听、视觉障碍等中枢神经系统后遗症。

8.异常分娩

孕妇如前置胎盘、羊膜早破、产前出血、难产等,都可能引起新生儿缺氧、窒息等。

9.孕妇营养

孕母营养不良主要是热量及蛋白质的不足,严重时造成新生儿出生体重低。低体重儿伴先天异常者较正常儿多8倍,新生儿死亡率上升。此外,营养不良儿有30%存在神经和智力方面的问题。

孕期缺乏叶酸可致流产、死胎或畸胎等异常。孕妇碘缺乏可导致胎儿流产、死胎、先天异常、甲状腺功能低下、神经运动损伤和新生儿死亡增加。孕母缺锌易造成习惯性流产、死胎、畸胎及胎儿宫内发育迟缓等。缺铁可影响胎儿的生长发育,常造成胎儿早产和低出生体重,严重贫血可增加母亲死亡率。

孕妇食用有害化学物质污染的食物,如黄曲霉素污染的五谷杂粮、甲基汞污染的海产品、含有硝酸盐和亚硝酸盐的腌制品等都可能使胎儿死亡、畸形或发生肿瘤。

10.情绪因素

孕妇长期处在焦虑、恐惧、抑郁的恶劣情绪中,将影响胎儿的正常发育,甚至产生严重的发育缺陷。如果在孕3个月时遭受严重的精神打击,或经常焦虑和抑郁,就有可能增加胎儿神经畸形的发生率。

(三)胎儿方面的危险因素

多胎、先天畸形、巨大儿、羊水过多、羊水过少、宫内生长迟缓、胎位异常、脐带绕颈、宫内缺氧、窒息等都是影响胎儿发育的危险因素。

三、胎儿期保健

胎儿的发育与孕母的身心健康、营养状况、疾病、生活环境等密切相关,所以胎儿期保健即孕妇的保健。胎儿期保健就是通过对母亲孕期的系统保健,保护胎儿健康生长、安全出生,达到优生优育目的,属Ⅰ级预防保健。胎儿保健的重点在于预防先天性发育不全、先天性营养不良和低出生体重、宫内感染、畸形、脑发育不全、缺氧窒息等,以保障胎儿脑、各器官系统和身体的正常生长发育。

由于胎儿期的特点,决定了在胚胎期和胎儿期早期的保健重点是预防先天性发育不全的发生。在胎儿中、后期保健主要是为了保证胎儿健康快速生长。孕妇要加强营养,远离烟、酒、一些药物和毒品,安排合理的生活作息和预防感染。同时,进行自我监护(母子安全)以及注意胎教。

(一)预防遗传性疾病和先天性发育不全

1.预防遗传性疾病

有人可能携带某种遗传病的基因,但不发病,成为"隐性遗传病携带者"。但当他们与有相同血缘的、也带有遗传病基因的近亲结合,他们的子代就会将父母隐性遗传病外显出来成为显性,临床上即表现为疾病。如果他和非相同血缘的人结合,他们的后代患遗传病的概率就会减少。因此,预防遗传性疾病应避免近亲结婚。此外,对确诊或疑似遗传性疾病患者的家庭,可通过遗传咨询、预测风险、产前诊断的综合判断,决定是否要保留胎儿。同时,婚前还应对青年男女进行遗传咨询、婚前检查,尽量减少遗传病的发生。

2.预防感染

孕母在妊娠早期预防各种病毒性感染非常重要。在胚胎期和胎儿器官形成期,如果孕妇患病毒性感染(如风疹、巨细胞病毒等)以及弓形体病等都可能引起宫内感染,而导致胎儿早产、死产、生长发育迟缓、多种畸形,或围产期儿死亡率升高。

3.慎用药物

药物对胚胎、胎儿的影响和用药的孕周及药物种类有关。受精卵在着床阶段对一些药物很敏感,轻微的伤害可导致胚胎死亡(流产)。在器官形成期,一些药物可使胚胎发生畸形。而3个月后除性激素类药物外,一般药物不再致畸,但可能影响胎儿的生长发育与器官功能发育。原因是很多药物可通过胎盘进入胎儿体内,而胎儿各系统器官功能尚不成熟,排泄功能差,解毒能力弱,如抗肿瘤药物、雄激素、黄体酮、磺胺、抗甲状腺药物等可通过胎盘进入胎儿体内,导致胎儿畸变或损害胎儿器官功能。孕妇在孕早期服四环素可影响胎儿牙齿、骨骼和脑部的发育。链霉素损害胎儿第Ⅷ对脑神经。卡那霉素可致胎儿听觉障碍。孕母服过量抗甲状腺药物可致胎儿甲状腺功能低下、甲状腺肿。抗癫痫药物可致唇裂、腭裂、先天性心脏病。大量服用可的松类激素可致胎儿腭裂、无脑儿等畸形。抗代谢药物或免疫抑制剂也可导致各类畸形等。

(二)避免不良因素的影响

1.烟酒

烟草中有数以千计的有毒物质。不管主动吸烟或被动吸烟都可影响胎儿的发育。居室中燃煤炉、煤气炉产生的有害气体也影响胎儿的宫内发育。孕母慢性酒精中毒可致胎儿发生中枢神经系统障碍、畸形、生长迟缓的胎儿酒精综合征。因此,夫妇双方在计划受孕前3个月必须戒烟酒。

2.农药

多种农药可致胎儿发育异常,如致畸、生长迟缓等。

3.职业性有害因素

工作环境中的高温环境、噪声、放射线照射、铅苯等毒物都可损伤人的生殖功能,引起胎儿流产、早产、死产及新生儿出生缺陷等。因此,夫妇双方在计划受孕前、妇女受孕后直至哺乳期都应避免接触。

胎儿尤其在胎龄 16 周之前对放射线十分敏感,可引起神经系统、眼部及骨骼系统等畸形,甚至导致死亡。孕母应尽可能避免接触各类放射线,特别在妊娠早期。

铅、镉、汞、苯等化学毒物污染环境,可引起孕妇急、慢性中毒,导致胎儿生长发育障碍或发生先天畸形。如重金属铅可能通过胎盘屏障在胎儿体内蓄积,对发育中的神经系统有很强的毒性,抑制神经细胞存活及分化。对胎儿生长发育产生危害,并可能致畸。因此,妇女怀孕前后应立即离开污染环境,避免接触有毒化学物质。

(三)预防早产、积极治疗孕妇的慢性疾病

早产儿由于体内各系统和器官的生理功能尚未成熟,适应能力差,出生以后易发生窒息、呼吸窘迫综合征、感染等疾病而死亡。早产儿死亡率约占围生儿死亡的 50%,所以要降低新生儿死亡率,预防早产是十分重要的。早产的发生常与下列情况有关:孕妇患有如子宫肌瘤、子宫畸形、胎盘功能不良等生殖器官疾病。妊娠并发症或妊娠高血压综合征。母亲患有心、肾、肝等急慢性疾病,或急性感染、高热、外伤等。孕母过度疲劳、精神紧张、营养不足等。胎儿畸形、羊膜早破、多胎等也易发生早产。因此,预防早产必须重视孕妇保健。孕前积极治疗各种疾病,孕期预防急性感染及妊娠并发症。定期进行产前检查,发现问题积极处理。孕妇注意劳逸结合、心情愉快、营养充足并搭配合理。避免不良因素的影响,防止早产现象的发生。

母亲健康对胎儿影响极大,保障孕母健康就是保障胎儿的安全。患有心肾肝疾病、糖尿病、甲状腺功能亢进、结核病等慢性疾病的孕妇必须在医师指导下进行积极的治疗,高危孕妇应定期进行产前检查,必要时终止妊娠。

(四)保证充足营养

大脑神经组织要经历增殖、增殖并增大、增大和逐渐成熟 4 个生长阶段。其中,前两个阶段出现在胎儿中后期到出生后 6 个月,是脑组织生长关键期。此时若发生严重的蛋白质营养不良或病变,脑细胞的分裂、增殖速度会减慢,患儿的智力将可能受到较严重的影响。因此,孕后期母亲要保证饮食的质和量,以满足胎儿生长发育所需营养和产后泌乳储备所需的能量。当然孕妇营养应做到膳食平衡,在食物的配制中除要满足量的需要外,特别要注意各种营养素的合理搭配,每天饮食中有动物蛋白和/或植物蛋白、新鲜深色蔬菜和水果、奶类等食物。

同时,此期补充铁和钙是十分重要的。贫血可增加母体感染的机会,常常发生胎儿早产和低出生体重儿。重度贫血可引起胎儿缺氧、窘迫,甚至窒息,使胎儿脑发育障碍。胎儿过早发生贫血,降低免疫功能,今后还会出现认知、注意记忆及情绪障碍等。缺钙增加新生儿得佝偻病以及低血钙的可能。所以我国北部寒冷地区,如孕妇不能接受足够的日光照射,孕后期可考虑利用保健药物补充。因此,妊后期孕妇要加强铁、锌、钙和维生素 D 等重要微量营养素的补充。

(五)注意劳逸结合、保持愉快心情

孕妇要保持愉快、乐观的情绪,这对胎儿营养吸收、激素分泌和生理平衡都有很大益处。还要注意劳逸结合,减少精神负担,增强自身的抵抗力。

（六）胎教

研究发现：3 个月胎儿的眼、耳、鼻等感觉器官能对声音作出反应，6 个月胎儿的活动强度可随母亲的情绪改变而发生变化。因此，孕妇欣赏优美的音乐有利于平和的心境和愉悦的情绪，有利于胎儿的心理正常发育。

产时的胎儿保健中心是"安全"，无论农村或城市一般均应住院分娩、科学接生。其重点包括预防并及时救治缺氧或宫内窒息的胎儿，防止产伤，预防感染，也要避免产妇用药对胎儿造成的不良影响。

（唐　柳）

第四节　新生儿期的保健

从胎儿娩出结扎脐带开始至生后 28 天，称为新生儿期。从出生到足 7 天以内，称为新生儿早期。从出生足 7 天到足 28 天内，称为新生儿晚期。在新生儿期，小儿为了适应子宫外新的环境，需要发挥全身各器官和各系统的生理功能。但此时其身体各器官的功能发育尚不完善，对外界环境的适应能力差，抗病的能力弱，如果护理不当，易患各种疾病且病情变化快、死亡率高。新生儿早期是适应的关键期，也是生命的最脆弱时期。因此，生后第 1 周的新生儿保健尤为重要。

新生儿保健是儿童保健的重要内容，保健的重点是使新生儿适应新的宫外环境，预防感染和伤害，建立健康的亲子关系。其目的是保护和促进新生儿正常的生长发育、降低发病率和死亡率。

一、新生儿分类

（一）根据胎龄分类

1.足月产儿

指胎龄满 37 周至不满 42 足周内娩出的新生儿。

2.早产儿

指胎龄满 28 周至不满 37 足周内娩出的新生儿。

3.过期产儿

指胎龄满 42 周及以上娩出的新生儿。

（二）根据体重分类

1.正常体重儿

指初生 1 小时内体重在 2 500～3 999 g 之间的新生儿。

2.低出生体重儿

指初生 1 小时内体重不足 2 500 g 的新生儿。凡体重不足 1 500 g 者又称极低出生体重儿。

3.巨大儿

指出生体重超过 4 000 g 的新生儿。

(三)根据体重与胎龄的关系分类

1.小于胎龄儿

指出生体重在同胎龄平均体重第 10 百分位以下的新生儿。我国将胎龄已超过 37 周体重在 2 500 g 以下的新生儿称为足月小样儿。

2.适于胎龄儿

指出生体重在同胎龄体重第 10~90 百分位的新生儿。

3.大于胎龄儿

指出生体重在同胎龄平均体重第 90 百分位以上的新生儿。

(四)其他

1.早期新生儿

指出生后 1 周以内的新生儿。

2.晚期新生儿

指出生后 2~4 周的新生儿。

3.高危新生儿

指已经发生或可能发生危重疾病的新生儿。以下情况可列为高危儿:

(1)孕妇有过死胎、死产史,吸烟、吸毒、酗酒史,孕期阴道出血史、感染史等情况。

(2)孕母有妊高征、先兆子痫、子痫、羊膜早破、各种难产等异常分娩史。

(3)孕妇出现早产、各种先天性重症畸形等出生异常情况等。

二、新生儿期的特点及特殊生理状态

(一)新生儿期的特点

1.外观特点

新生儿皮肤呈粉红色。基本上没有胎毛,全身皮肤覆盖着一层薄的白色胎脂。耳壳软骨发育良好,轮廓清楚。其头约占身长的 1/4,头围超过胸围。新生儿腹部膨隆,但摸起来柔软,肝脏较大。四肢较短,呈外展屈曲。指甲长到指端或长过指端,足底有较多的足纹。女童大阴唇完全遮盖小阴唇,男童阴囊多皱褶,睾丸已下降。

2.循环、呼吸系统

胎儿出生后血流动力学发生了重大变化,由胎儿循环向成人循环转变。新生儿心率为120~140 次/分。

胎儿 13 周时已有微弱的呼吸运动,但真正的呼吸从出生后开始。新生儿呼吸主要靠膈肌的升降,呼吸节律不规则,呼吸较表浅而频率快,30~50 次/分。

3.消化系统

新生儿吸吮及吞咽功能完善。由于消化道面积相对较大,肌层薄,可适应生后纯乳汁的营养摄入,故娩出后即可哺乳。但新生儿胃容量较小并呈水平位,贲门括约肌尚不能完全关闭,所以容易发生溢乳。

新生儿期蛋白酶活性较好,对蛋白质的消化好。消化吸收单糖、双糖的酶发育较成熟,而多糖酶活性低,消化淀粉能力差。消化吸收脂肪能力也较差。因此,新生儿能很好地消化吸收母奶中的营养物质,满足身体生长发育的需要。

新生儿绝大多数在出生后 12 小时内开始排出墨绿色胎便,随着哺乳的进行,转为黄色含奶块的过渡性大便,胎粪于出生 3～4 天排尽。

4.泌尿系统

新生儿肾脏已具有成人相同数目的肾单位,虽功能还不完善,但可适应一般的正常需要。其肾稀释功能与成人相当,但肾小球滤过功能低下,肾浓缩功能和肾排泄过剩钠能力不足,且排磷能力差。因此,选用蛋白质、矿物质(磷)高的牛乳喂养新生儿对肾有潜在的损害。新生儿多在出生时或生后 6 小时内排尿。

5.神经系统

出生时新生儿脑重为 350～400 g,是成人脑重的 1/4。脑细胞数已达成人水平,中枢神经系统已具备一定功能,视、听、嗅、触、温度觉都有了一定发展,并对刺激能作出相应的反应,具备了接受早期教养的可能性。但新生儿大脑皮质兴奋性低,功能易抑制,对外界刺激反应易疲劳,每天睡眠时间需 20 小时以上。

新生儿已有视觉感应功能,瞳孔有对光反应,可注视人脸,用眼追随移动着的物体。听觉和嗅觉已发育成熟,会对不同味觉产生不同的反应。痛觉反应较迟钝,而温度觉较敏感。对触觉高度敏感,多抚摸有利于情感发育。

6.免疫系统

由于胎儿可从母体通过胎盘获得 IgG,所以新生儿及生后数月的婴儿对一些传染病具有天然被动免疫力。但新生儿非特异性和特异性免疫功能发育不成熟,IgA 和 IgM 不能通过胎盘屏障,新生儿自身产生 IgA 和 IgM 能力弱,因而新生儿易患肺部和肠道细菌性感染。人乳(特别是初乳)中 IgA 含量高,且耐酸,在胃中不被破坏,可提高新生儿抵抗力。

7.代谢

新生儿能量代谢较旺盛,产热能源主要来源于糖代谢。但出生时肝糖原储备不多,仅能维持 12 小时的需要,头几天机体要动用脂肪和蛋白质产热。因此,新生儿也要及时开奶喂食,否则容易发生低血糖。新生儿血钾也较高,而血钙较低。

8.体温调节

胎儿的宫内环境温度较恒定,娩出后体表温度下降,出现生理性体温降低。而此时新生儿体温调节中枢发育尚不成熟,外界环境温度过高或过低均可影响其正常的生理活动,对低出生体重儿或早产儿的影响更大。

新生儿皮下脂肪较薄,体表面积相对较大,皮下毛细血管丰富,易散热。另一方面汗腺发育不全,排汗、散热功能不佳,体温不稳定。如在寒冷的冬季,若不注意保暖,小儿的体温就会下降,皮肤就可能发生冻伤或硬肿症。如在炎热的夏季,若不注意散热,小儿就可能中暑,此时体内水分不足,血液溶质过多,小儿会发生"脱水热"。所以,新生儿的保暖、散热工作是非常重要。

9.皮肤、黏膜、脐带

新生儿出生时皮肤上覆有一层胎脂,具有保护皮肤和保暖的作用,生后数小时开始逐渐吸收,但需将头皮、耳后、腋下及其他皱褶处的胎脂轻轻揩去。新生儿皮肤薄嫩,容易受损伤而导致感染,严重者可发展为败血症而危及生命。新生儿口腔上的"板牙"或"马牙"可于生后数周至数月内自行消失。新生儿两颊部的脂肪垫有利于吸奶,不应挑割,以免发生感染。脐带经无菌结扎后可于 1～7 天内自行脱落。

10.体格发育

新生儿身高、体重生长发育与新生儿的胎次、胎龄、性别以及宫内营养状况有关,也与生后的营养、疾病等因素密切相关。新生儿体重减少是由于摄取水分和食物减少、体液丧失,通常在出生后的第 2 周恢复到出生时体重。一般新生儿生后第 1 年中身长增长 20～25 cm,为出生时的 40%～50%。体重增长 6～7 kg,约为出生时的 2 倍,是出生后生长最快的一年。

(二)新生儿几种特殊生理状态

1.生理性黄疸

新生儿每天胆红素生成较多,而肝脏摄取胆红素、形成结合胆红素和排泄胆红素功能差,仅为成人的 1%～2%。约 60%足月儿和 80%以上的早产儿在生后第 2～5 天出现黄疸,如一般情况良好,足月儿在 14 天内消退,早产儿可延迟至 3～4 周。黄疸出现过早、过深,伴临床症状(呕吐、发烧、吮吸力低下等)和黄疸持续时间过长属病理性黄疸。

2.假月经(生理性阴道出血)

由于母亲雌激素在孕期进入胎儿体内,出生后突然中断,使部分女婴出生后 5～7 天可见少量阴道出血,持续 1～3 天自止,这种情况一般不必处理。但同时伴有新生儿出血症时,要按新生儿出血症来处理。

3.生理性乳腺肿大

男女足月新生儿均可在出生后 3～5 天出现生理性乳腺肿大,如蚕豆或大至鸽蛋,多于 2～3 周内消退,不需特殊处理,不可挤压。原因是母亲的孕酮和催乳素经胎盘进入胎儿体内,生后突然中断所致。

4.生理性体重下降

几乎所有新生儿由于排出胎粪,皮肤也开始排泄水分,一般吃奶又较少,使体重在生后开始下降,第3～4 天达到最低限度,第 7～10 天则又恢复到出生时体重。下降幅度一般在 3%～9%之间,不超过 10%。如体重下降幅度过大,恢复超过 3 周则属不正常现象,一般是由于疾病或喂养不足引起的。

三、新生儿期保健要点及保健措施

(一)保暖

新生儿由于自身体温调节功能差,对外界环境适应能力弱,体温随外界气温的波动而波动,因此,注意保暖是非常重要的。

胎儿在母亲子宫里的体温比母亲体温略高,无须自身调节体温。出生后,由于蒸发散热,体温明显下降。以后体温逐渐回升,波动在 36～37 ℃之间。居住环境温度对新生儿体温影响非常大,新生儿在适中温度下使产热和散热保持平衡,肛温保持在 36.5 ℃左右,手足温暖,无寒冷损害发生。若体温降至 32 ℃以下,则可能发生寒冷损伤,严重时可导致硬肿症。新生儿居室的温度宜保持在 24～26 ℃,湿度保持在 50%～60%。

新生儿居室的温度与湿度应随气候温度变化而调节,保暖的方法应根据居室环境的大气候和新生儿局部保暖情况而定。城市居室的保暖多采用暖气、空调等。农村多采用火墙、地炕和室内生炉子等办法。热水式采暖,温度波动较小,利用空调机来调节室内温度可保持恒温,但造价高。北方农村采用的火墙和地炕形式的采暖,室内温度较均匀。而火炉形式的采暖一定要注意安全,防止一氧化碳中毒和烫伤的发生,并预防火灾。新生儿局部保暖是指医疗保健机构使用的恒温箱取暖。家庭中常用的有襁褓法(俗称蜡包)、新生儿睡袋、母亲怀抱、热水袋等。襁褓法保暖是我国民间传统的保暖方法。但不要包裹得过紧,限制新生儿手足活动,使产热减少,不利于保暖,也不利用神经系统和体格发育。

总之,冬季居室温度过低可使新生儿体温过低,影响代谢和血液循环,故要强调保暖。夏季居室温度过高,衣被过厚,包裹过紧,又易引起发热,要强调散热。因此,要随着气温的高低,及时增减衣被。同时,还要保持室内卫生,空气新鲜,经常开窗通风。

(二)喂养

新生儿娩出后应尽早吸吮母奶,医师要指导母亲正确的哺乳方法,保证良好的乳汁分泌以满足新生儿生长所需。指导母亲按需哺乳,喂奶的时间和次数以新生儿的需要为准,一昼夜不应少于8次。所谓按需哺乳是指新生儿期喂母乳可按新生儿需要随时哺乳。如新生儿哺乳后能安静入睡、大小便正常、体重增加正常,就是母乳充足的表现。如母乳不足应设法增加孩子吮吸次数,乳母要增加营养的摄入、保证良好的睡眠和保持愉快的心情。如母乳确实不足或无法进行母奶喂养的小儿,可混合喂养。混合喂养比母乳喂养差,但比完全人工喂养好。若由于工作关系,则可在两次母乳喂养之间加一次人工喂养。若母乳不足,小儿每次先喂母乳,再给予人工喂养。

母乳是新生儿最理想的食物,含有所有的基本营养物质,其成分和比例对于这个年龄小儿消化和吸收最为适宜。它含有许多抗体,帮助小儿抵抗疾病。小儿从母亲处摄取无菌乳汁,安全卫生。母乳喂养还有助于建立母子间感情,对小儿健康成长起到巨大的作用。用母乳喂养的小儿较混合喂养或人工喂养的小儿发育得好,不易生病,即使生病,也好得快。

每次喂奶前,母亲都要洗干净手,再用清洁的淡盐水湿纱布擦乳头,然后喂新生儿吃。哺乳时母亲应取半坐姿势,用上臂托住小儿头颈,用中指和示指轻夹住乳房,将乳头放入新生儿嘴里,乳房不要触及小儿的鼻子,以免妨碍呼吸。每次喂奶,应先喂空一只乳房,再喂另一只乳房,吃不完的余奶要挤出,以防以后乳量减少。每次喂完奶后,应将小儿立起轻拍背部,使吞入的空气排出,防止溢奶。

当产妇有化脓性乳腺炎、肝炎、活动性肺结核、严重心脏病、癌症及精神病等疾病时,都应禁止喂奶。乳腺炎治愈后可喂奶。当产妇感冒发热时,应在戴多层口罩的情况下喂奶。

(三)护理

1.脐带

新生儿脐带剪断后残端应立即消毒,用消毒过的线进行结扎,然后用消毒的纱布和脐带布进行包扎。脐带未脱落前要保持脐部清洁,防止沾水和污染脐带布。如脐带布沾湿,要消毒并更换新的消毒纱布。脐带脱落后,根部痂皮让其自行剥离。脱落后如脐窝潮湿或有浆液状分泌物,每天可用75%乙醇将脐窝擦净,再盖上新的消毒干纱布,几天即好。如脐窝已有肉芽组织形成,处理仅需用硝酸银涂抹使其干燥,但不要碰到正常皮肤。

2.衣服和尿布

尿布用柔软、耐洗、易干、吸水性强的棉布制成,也可用商店出售的质量好的一次性尿布。尿布要勤洗勤换,日光下晒干。每次换尿布或大便后,用温开水清洗小儿臀部,预防尿布疹(红臀)的发生。

新生儿的衣服宜选用单色、淡色、不易褪色、轻软的棉布制作。不必做领子,不用纽扣。衣服要稍宽大些,易穿易脱。干燥清洁,冬衣要能保暖。新生儿的包裹也应宽松,使新生儿手足能活动,有利于生长发育。

3.皮肤护理

新生儿出生后第 2 天就可洗澡,这样既可清洁皮肤,又可检查身体状况。在脐带未脱落前不可将小儿全身浸入水中,防止脐带沾水、受污染而引起感染。洗澡的水温不宜过冷或过热,以略高于体温为宜。洗澡时可用纱布擦脸、手和身体,可用中性的婴儿肥皂。洗后要用干布迅速轻轻擦干,尤其是腋窝、颈下、腹股沟和手臂、大腿的皮肤皱褶处。擦干后扑些爽身粉保持皮肤干燥,预防褶烂的发生,然后用清洁而干燥的衣服包好,并在易湿烂处擦上凡士林或葵花籽油。

新生儿特别容易呕吐或溢奶。奶汁流到衣服上、颈部、头发中,易细菌繁殖。小儿容易出汗,皮肤腺分泌多,大小便的次数又多,所以小儿的皮肤是比较脏的。另外,新生儿皮肤薄嫩,皮下毛细血管丰富,防御功能差,若护理不当易受损伤,严重时可引起败血症。因此,新生儿应每天洗澡保持皮肤清洁,勤换内衣,经常检查皮肤有无感染,如有小脓点,要及时处理。

(四)预防感染

新生儿免疫力弱,预防感染十分重要。新生儿居室要经常通风换气,冬季也要定时开窗换气,保持空气清新。新生儿期尽量减少亲友探望,避免亲吻,防止交叉感染。凡患有皮肤病、呼吸道和消化道感染及其他传染病者,不能接触新生儿。新生儿一切用具要经常煮沸消毒,洗脸与洗臀部的毛巾要分开。新生儿如有体温升高或不适,家长不要随便给新生儿用药,应去医院在医师的指导下治疗。此外,出生后 24 小时以内要为新生儿接种卡介苗和乙肝疫苗。

(五)新生儿疾病筛查

生后及时筛查,尽早诊断,减少发育中的后遗症。

通过听力筛查,尽可能发现有听力障碍的新生儿,尽早进行适当的干预,使语音发育不受损害。进行遗传、代谢、内分泌疾病筛查(我国目前主要是苯丙酮尿症和先天性甲状腺功能低下),以早期发现、早期诊断,预防疾病发生带来的严重后果。

(六)感知觉刺激和早期教养

感觉是人类最简单、最低级的心理活动,也是心理活动最基本的指标。感知觉的发展对认知、语言和学习等都起着重要的促进作用。新生儿的视、听、触觉已初步发展,具备了接受早期教养的基础,可以通过反复的视觉、听觉和触觉训练,培养新生儿对周围环境的定向和反应能力,促进手眼协调动作。母亲通过哺喂、怀抱、抚摩、说话、唱歌、微笑等行为建立和培养母子依恋感情,促进婴儿智力发育,是早期教育的开始。

良好的亲子依恋关系可使新生儿得到安全感,更好地熟悉、认识和适应新的环境,为今后语言、运动和理解等能力的发展打下良好的基础。否则就可能影响儿童的身心发育,导致儿童情绪和行为障碍的发生。

因此,母亲产后尽快给孩子哺乳,在为新生儿提供了营养丰富初乳的同时,也使新生儿得到了温暖和安全感,这种身体和视觉上的接触,是日后良好依恋关系建立的基础。同时要为产妇提供心理支持,帮助产妇克服遇到的困难。

(七)正常新生儿家庭访视

为了防止交叉感染,正常新生儿自医院返家后很少再到有关机构进行保健检查。而新生儿家庭访视是降低新生儿发病率、死亡率的一个重要保健措施。

新生儿自生后或出院后 1 个月内家庭访视应不少于 3 次,即生后 1～2 天或出院后 1～2 天的初访,生后 5～7 天的周访,生后 10～14 天的半月访和生后 27～28 天的满月访。若发生异常情况,应增加访视次数。

1.初访

在新生儿出院后1~2天内进行。访视内容主要为：

（1）新生儿居室的室温、湿度、通风状况等情况,孩子用具是否清洁,新生儿的衣被及尿布是否合乎卫生要求等。

（2）新生儿出生时体重和身长值,顺产或难产、有无窒息,以及新生儿吸吮、睡眠、哭声、大小便性状等,是否接种乙肝疫苗和卡介苗。

（3）测量新生儿的身长和体重,进行全身检查。检查时要注意身体各部位有无畸形、皮肤有无糜烂、有无红臀、脐部有无分泌物或感染,观察新生儿面部及全身皮肤的颜色和四肢活动情况等。

（4）宣传指导母乳喂养的好处,指导喂养方法和乳房护理及预防感染等方法。

2.周访

在出院后5~7天进行。观察新生儿一般健康状况,如黄疸是否消退,脐带是否脱落。测量体重。了解新生儿吮奶、哭声、大小便情况及护理中是否存在问题。初访及周访是家庭访视的重点,如发现异常问题应增加访视次数。

3.半月访

在出院后10~14天进行。记录新生儿在安静状态下每分钟呼吸次数。测量体重,了解体重是否恢复到出生时体重,若未恢复应分析原因,给予指导。了解喂养和护理的情况,并针对存在的问题给予指导。此外,对在北方冬季出生的新生儿要指导补充维生素 D 制剂的方法和剂量,以预防佝偻病的发生。

4.满月访

在出院后27~28天进行。除了解喂养、护理等情况外,对孩子测量体重和进行全面的体格检查。满月访视结束后,填写儿童健康档案,撰写访视小结,并指导家长进行生长发育监测和定期体格检查,并转入婴幼儿系统保健管理。

妇幼保健机构专业工作者每次访视应有重点,根据新生儿、孕母和家庭的具体情况进行有针对性的指导。在家庭访视中若发现新生儿和孕妇有异常情况要早诊断、早治疗,并做详细记录。如发现新生儿疾病的常见表现和危重信号(发热或体温不升、喂奶量减少甚至不吃等),应及时转院。在新生儿转院过程中随时观察病情变化,以确保安全。

（唐　柳）

第五节　婴儿期的保健

婴儿期指出生至未满1周岁的时期。这一年是生后体格发育最快的一年,也是动作和语言的发展、智力和个性发展的关键时期。

一、婴儿期特点

(一)身长和体重

出生后增长速度开始减慢,但第一年中身长仍增长 20~25 cm,为出生时的 40%~50%。体重增长6～7 kg,约为出生时的2倍,是出生后生长最快的一年。

(二)皮肤、肌肉、骨骼

婴儿皮肤层薄嫩,皮下血管丰富。而汗腺功能差,体温调节不佳易使婴儿着凉或受热,也易使皮肤遭受损伤和发生感染。

婴儿肌纤维较细,间质组织较多。出生一两个月的婴儿,屈肌紧张性较高,四肢总是蜷曲的。随着月龄的增长,躯干和下肢的肌肉会逐渐发达起来。

婴儿骨骼水分较多,而固体物质和无机盐成分很少。富有弹性,不易折断,但压迫时较易变形。随着小儿抬头、会坐和行走时,分别形成颈曲、胸曲和腰曲。如此期母亲营养不良,婴儿户外活动的时间少,又没及时地添加辅食,极容易患佝偻病。

(三)乳牙生长特点

乳牙早者4个月、晚者9～10个月,一般6～7个月萌出。最先长出的是下切牙,然后是上切牙。周岁左右长出6～8个切牙。出牙的时候,一般没有不良反应,如个别出现发热、腹泻、流口水等症状时,应当就医诊治。

(四)消化系统特点

婴儿在最初的3个月,唾液分泌极少。4～5个月,唾液分泌增多。因不能完全吞入胃内,出现流涎现象。6个月后逐渐添加辅食,唾液起到分解淀粉和帮助吞咽的作用。

婴儿在头3个月时,吸饱奶后常有溢奶现象,这对婴儿的营养和生长并无影响。3个月以后,随着胃神经调节功能的加强,胃由出生时横置逐渐变为直立,溢奶现象也就自行消失。

婴儿肠的长度超过了身长6倍。由于婴儿肠神经支配尚未完善,消化力差,如辅食添加过多,很容易引起腹泻。又由于婴儿肠道黏膜层发达而肌肉层薄,易发生腹胀。加之肠肌壁的渗透性高,因而消化不完全的产物或肠毒素,易被吸收入血液,引起中毒。

婴儿肝脏占体重的4%～5%。肝脏将血液中营养物加工与合成,为身体所利用,同时将带毒物质进行解毒,经肾随尿排出或随胆汁一起从粪便中排出。

婴儿期生长速度快,对能量和蛋白质的需求特别高。若能量和蛋白质供给不足,又由于消化功能尚未发育成熟,易患消化紊乱、腹泻、营养不良等疾病或发育落后。而婴儿铁贮备在生后4～6个月常常耗竭,最易缺乏的营养素是铁。缺铁性贫血不仅影响婴儿大脑发育和认知能力,同时还会降低机体免疫功能,造成反复感染。

(五)呼吸系统特点

婴儿鼻腔短小,鼻道窄,黏膜柔嫩,富于血管。发炎时由于黏膜充血肿胀,常使鼻腔发生闭塞,出现呼吸困难。耳咽管宽而短,呈水平位,如感染后很容易从咽部侵入中耳,并发中耳炎。喉腔也较窄,富于淋巴组织和血管,当有炎症时,容易引起呼吸困难。右侧支气管较易吸入异物或病原体,易发生炎症,并导致呼吸困难。

婴儿由于呼吸道的管腔狭小,肺泡数目又较少,常用增加呼吸次数来补偿气体交换不充分。当小儿患有呼吸道疾病时,由于组织缺氧,而呼出二氧化碳不足,常表现为呼吸困难、口周发青,在口唇及指端等末梢出现明显的青紫。

(六)免疫系统特点

6个月后从母体获得的被动免疫抗体逐渐消失,而主动免疫功能尚未成熟,易患感染性疾病。儿童计划免疫的实施使一些传染病通过预防接种得到有效预防。但许多疾病尚缺乏有效的预防措施,所以婴幼儿期的感染性疾病的发病率和死亡率仍较高。

(七)神经系统发育

婴儿神经系统的发育还不成熟,大脑皮质的功能是随着小儿的发育而逐渐完善的。随着月龄的增加,应从视、听、嗅、味、触等方面给婴儿以适当的训练,使大脑对外界刺激的反应逐渐提高,也可促进了大脑的发育。

随着神经系统的发育和智力的发展,小儿清醒的时间越来越长,认识的东西越来越多,大脑的分析和综合能力也越来越完善。此期不能过长时间和小儿谈话或活动,但周围太不安静对小儿也是有害的。

(八)感知觉的发育

视觉在婴儿6个月前发展非常迅速,是视力发育的敏感期,12个月时视觉调节能力基本完成。4~12周的婴儿两眼能追随物体移动180°,3个月能主动搜寻视觉刺激物,3~4个月对明亮、鲜艳的色彩,尤其是红色感兴趣。10~12个月的婴儿可以根据成人的表情作出不同的行为反应。

婴儿对语言声音反应敏感,2个月的婴儿已能辨别不同人说话的声音。6个月龄时能区分父母的声音。8个月时眼和头能同时转向声源。而12个月时对声音的反应可以控制。

人类的味觉系统在婴幼儿期最发达,3~4个月龄时能区别愉快和不愉快的气味,4~5个月龄婴儿对食物的任何改变会表现出非常敏锐的反应,7~8个月龄时开始分辨出芳香的刺激。

(九)动作的发育

运动的发育与大脑的发育、肌肉的功能有密切的关系,并遵循一定的规律。1个月的婴儿俯卧时稍能抬头。3个月时可以控制头部和抬胸。4个月时能够翻身,并能抓住玩具。5个月时能从仰卧翻成俯卧,而6个月时能从仰卧翻到俯卧,此时能独自玩弄小玩具,并可从一只手换到另一只手。8个月时可以坐得很稳,开始用上肢向前爬。9个月时可以灵活地使用拇指和示指捡拿物品或撕纸。10个月可拉着双手向前走。12个月时可以独自站立行走。此时的婴儿在开始抓握物体之前可以对物体进行准确的定位。

(十)语言的发展

婴儿期是语言的准备期,主要是通过哭、表情变化和身体接触与大人交流。婴儿在1个月以内哭是与人交流的主要手段。5个月左右开始出现咿呀学语,9个月时达到了高峰。8~9个月已能听懂大人的一些语言,并做出反应。9~12个月能够辨别母语中的各种音素,经常模仿成人的语音。11个月才真正理解词的意义。大多数12个月的小儿开始会说第一个与特定对象相联系的词。

(十一)情绪和气质的特点

情绪是人们对事情或观念所引起的主观体现和客观表达,并通过内在或外在的活动及行动表现出来。婴幼儿良好的情绪表现为依恋、高兴、喜悦、愉快。不良的情绪主要有恐惧、焦虑、愤怒、嫉妒等。小儿7~8周出现第一次社会微笑。2~3个月对人的接近和语音产生了兴趣,2~7个月婴儿可能会出现快乐、惊奇、愤怒、悲伤和恐惧情绪,但看见熟悉的面孔会发出有意识的微笑。婴儿在6个月时,可区分母亲和陌生人,对母亲有一种特殊的亲热感,7个月左右对家庭成员亲密感也增加。但6~8个月时见陌生人可能出现焦虑的情绪。8~10个月的婴儿在不确定的情况下,能开始根据他人的情绪线索作出相应的反应。

气质是婴儿出生后最早表现出来的一种较为明显而稳定的个人特征,是人格发展的基础。一般将婴儿气质类型划分为容易型、困难型、迟缓型和混合型。易于抚养型婴儿情绪愉快,作息制度规律,能很快地接受新的事物,参加活动的愿望高。抚养困难型的婴儿表现为情绪消极,作息制度不规律,适应新环境慢,哭闹无常、烦躁易怒。迟缓型表现为情绪消极,对新环境适应较慢,活动水平低,反应强度弱。

二、婴儿期保健要点和保健措施

促进儿童早期健康发展是婴儿期保健的重点,包括婴儿的营养、体格锻炼、卫生保健、情感关爱、生活技能培养及智力早期开发。家庭是婴儿期保健的主要场所,提高家长的科学育儿知识水平和技能是婴儿期保健的主要内容之一。

(一)合理喂养

婴儿期合理喂养应根据婴儿的生长发育特点和营养需要,在足量的基础上保证质的营养供给,其中特别要满足热能和蛋白质的需要。通过宣传使家长了解婴儿喂养知识和技术,自觉地实行母乳喂养。通过生长发育监测和体格检查,早期发现营养不良、肥胖症、佝偻病等,及时进行干预和纠正。

婴儿喂养分母乳喂养、混合喂养与人工喂养3种,母乳喂养是最合理的喂养方式。

1.母乳喂养

人乳含乳蛋白多、脂肪颗粒小,易于消化吸收,并含有各种必需脂肪酸,对脑和神经的发育极为重要。人乳的乳糖含量比牛乳含量高。人乳中钾、钠、镁、钙、磷等的含量比牛奶少,可减轻婴儿肾脏负担。人乳温度适宜、新鲜,污染机会少。并可增强婴儿对某些疾病的抵抗能力。哺喂可以密切母子关系,可能使母亲再次受孕有某种程度的推迟等等。

一般母乳从产后15天到9个月,分泌量逐渐增多,质量也不断提高。9个月以后奶汁的质和量都有所下降。当奶量不足时,婴儿常常睡眠不安,哭闹,体重减轻,皮下脂肪减少。在出现上述中任何一种症状时,应查找原因,如母亲奶量不足,应用奶粉或牛奶补充,或适当地添加辅食。

周岁左右断奶最为适宜。断奶太早,由于婴儿的消化功能不强,会引起消化不良、腹泻,甚至营养不良等。断奶太晚,又不添辅食或添加不合理,婴儿就会消瘦、体弱多病,也会影响母亲的健康。断奶应在春秋季逐步进行,逐渐以辅食代替母奶,一岁左右用辅食做主食。断奶后,每天仍要给牛奶和其他富于营养、容易消化的食物。

2.混合喂养和人工喂养

当母乳不足或缺乏时,用牛、羊乳或用其他代乳品喂养婴儿,称人工喂养。用部分兽奶以补充母乳不足称为混合喂养。

当母乳不足或其他原因不能纯母乳喂养时,可以根据婴儿的月龄和奶量缺少的情况,添加代乳品或辅食,但必须喂完母乳后再补充。

人工喂养是一种不得已的办法。只有母亲确实缺奶,或有结核病、急慢性传染病或严重贫血等疾病而不能喂养时才采取的方法。最常用的食品是牛奶、羊奶、奶粉或大豆制品。

人工喂养时需注意以下问题:奶的质量。奶头、奶瓶等用具每天都要清洗消毒。人工奶头孔不宜过大。时常观察婴儿大便是否正常,这与奶的调配关系很大。如奶中脂肪过多,婴儿不仅大便增多,而且出现不消化的奶瓣。如蛋白质过多,糖量过少,大便容易干燥。如糖过多,大便会发酵而稀,而且有泡沫和气体。一天所需奶量,2~4个月,约等于体重的1/6。6个月时,约为体重的1/7。7~12个月时,约为体重的1/8。

3.辅食

周岁以内的婴儿是以奶为主食,除奶以外添加的食品都叫辅食。4个月以内的婴儿可进行纯母乳喂养,以后逐渐开始添加辅食。

1～3个月龄的婴儿,主要添加含维生素类食品。喂鲜橘、橙等水果汁和菜汁。开始每天添加鱼肝油(尤其北方冬季出生的孩子)。人工喂养的婴儿最好满月后即开始补充鱼肝油、维生素C等。4～6个月,应及时添加蛋黄,以补充铁质。先将1/4煮熟的蛋黄压碎,混在米汤或牛奶中哺喂,以后再增加到半个至整个蛋黄。5～6个月后,每天可喂稀粥、米糊、营养米粉、面片、豆腐、菜泥、水果泥等。7～8个月,可喂馒头片或饼干,促进牙的生长。8个月后,可喂肉末、肝泥、鱼肉,1～2次软稠的食品。10～12个月,每天可喂软饭、馒头、面条、面包及碎菜和碎肉等食品。

辅食的添加必须与婴儿的月龄相适应。过早添加不适合婴儿消化的辅食,会造成消化紊乱。添加过晚,会出现营养不佳。在添加辅食时,必须遵循由少量到多量、由细到粗、由稀到稠的原则,一种食物接受后再添加另一种食物,并注意观察婴儿的大便,以了解食物的消化情况。

(二)婴儿的卫生及衣着

每天早晨,在哺喂之前先用温水给婴儿洗脸,而后用软毛巾擦干。不要涂化妆品。鼻腔、口腔一般不宜洗,耳朵防止灌水。大小便后要清洗大腿根部和臀部,最好每天洗澡,不要用肥皂,可用刺激性弱的婴儿皂。婴儿住处要清洁,阳光充足,空气新鲜。

婴儿的衣服要用浅色的棉布、法兰绒、厚绒布来缝制,衣服接缝要平展,纽扣、系带尽量少用,便于穿脱。婴儿的鞋不要紧小,也不要太大。尿布要用浅色、易吸水的棉布或一次性的尿布。衣服和尿布要经常换洗,尤其要用专用盆洗涤,不残留洗涤液,日光下晒干。

(三)婴儿的睡眠

周岁以内的小儿一定要保证有充足的睡眠,这样才能有利于婴儿大脑和身体的发育。月龄愈小,需要睡眠的时间也愈长。新生儿一昼夜要睡20小时。到2个月时,每天除饥饿、大小便后觉醒外,大部分时间也在睡觉。3～6个月时昼夜睡眠总量17小时。6～10个月时16小时。10个月后时15小时。因此,从2个月开始,就要养成定时睡眠的良好习惯。

(四)体格锻炼

婴儿的体格锻炼主要是通过日常生活来进行,如晒太阳、呼吸新鲜空气、户外活动、接受一些不同温度的冷热刺激。锻炼要循序渐进,坚持经常,并同合理的生活制度、正确护理和教养相结合。这样不仅能使小儿身体健壮,减少疾病,而且能够锻炼意志。

1.婴儿体操

婴儿在出生2个月后就可开始做体操。婴儿体操共分16节,其中8节完全在成人的帮助下进行,称为被动操,适用于6个月以内的婴儿。另外8节需成人稍加帮助,婴儿自己就能完成,叫作主动操,适用于6个月以上的婴儿。体操主要是促进基本动作的发展,增强骨骼、肌肉的发育,增强心肺功能,促进新陈代谢。同时,促进婴儿的语言、意志、情绪和注意力的发展。

被动体操主要做胸部、上肢、肘关节、肩关节、下肢、膝关节、髋关节和举腿运动。主动操主要做牵双臂坐起,牵单臂坐起、脊椎后屈及顿足运动。扶腰部站立,做跳跃运动。

做操的房间室温为18～20℃,空气要新鲜。高于20℃可在户外进行。时间一般安排在喂奶前、后30分钟到1小时为宜,每天做1～2次。婴儿衣服要宽大、轻便。做操前应先和小儿说话,使之情绪愉快。做完后让小儿躺在床上休息一会。

2.户外活动

户外活动可以让小儿更早地认识外界环境。接受阳光和空气的刺激,增强身体对环境的适应力和机体的新陈代谢,并可促进生长发育、预防佝偻病的发生。

户外活动要根据小儿的月龄、身体健康状况及当地气候条件而定。一般每天 2 次,小于 6 个月的孩子每次 10~15 分钟,逐渐增加到 2 小时。6 个月以上可 3 小时。

3.开窗睡眠和户外睡眠

开窗睡眠可使孩子吸收新鲜的空气,皮肤和呼吸道受到凉气流的刺激,可以增强呼吸系统的抵抗力和新陈代谢。

开窗睡眠要从夏季开始,逐渐过渡到冬季(室温不低于 15 ℃),常年坚持。但在寒冷的北方开窗换气要在孩子不在屋时进行。遇到孩子有病、大风和大雨时不要进行。如发现孩子发抖、口唇发青时要停止。

户外睡眠是在开窗睡眠基础上的进一步锻炼,一般在午睡时进行,但要避免阳光直射,仔细观察孩子的反应。

另外,还可用冷水给小儿洗脸和洗手,增强体质,预防呼吸道疾病的发生。

(五)预防疾病和意外伤害、做好口腔保健

预防感染首先提倡母乳喂养,培养婴儿良好的卫生习惯,并按计划进行卡介苗、脊髓灰质炎、百白破、麻疹、乙型肝炎等疫苗的免疫接种。必须积极预防影响婴儿生长发育和健康的常见病、多发病,如呼吸道感染、腹泻等感染性疾病,以及贫血、佝偻病等营养性疾病。

婴儿期常见的意外伤害有从床上跌落、吞进异物、婴儿窒息等。预防主要是加强家长的安全意识教育,减少婴儿周围环境中存在的危险因素。

婴儿在长牙前就应进行口腔保健。餐后或吃甜点心后,给婴儿喝一些温开水。乳牙萌出后,每晚睡觉前要用柔软的婴儿用指套牙刷清理牙上的附着物。婴儿不要含乳头入睡,以免影响乳牙发育,避免婴儿不良吸吮习惯的形成。

(六)婴儿期的早期教育

婴儿的早期教育以感知觉和动作训练为主,及早进行语言训练,并通过生活环节提高认知能力、培养良好的亲子关系及与小朋友之间的关系。

1.建立合理的生活制度,养成良好习惯

可根据小儿自身的特点,通过有规律的作息时间,养成按时睡眠、吃饭、定时大小便,以及爱清洁、讲卫生的良好习惯。这些习惯的培养有利于小儿独立能力、控制情绪能力和适应社会能力的发展,是婴儿期最早和最重要的教育内容。

2.视听能力训练

(1)出生至 3 个月:最初的 3 个月中,主要是通过看和听从外界向大脑输入信号,发展婴儿心理。此期可以在儿童床上方悬挂颜色鲜艳的物品或能发声的鲜艳玩具,训练小儿两眼视物的习惯,并刺激脑部功能。父母要经常面对面地与小儿亲切交谈、唱歌或念儿歌。每天定时放悦耳的音乐等。

(2)4~6 个月:玩具宜挂低些,使婴儿伸手就能碰到,开始可能是偶然碰一下,以后就会有意识地去玩。还可选择体积稍大、色泽鲜艳、不同形状(如各种动物)、带声响的吹塑玩具和可以摇响的玩具,逗引小儿看、摸和倾听,继续训练视听觉能力。也可以选择手摇铃或能捏响的小玩具,放在婴儿能拿到的地方,以训练手的抓握能力。

(3)7～12个月:小儿仍为无意注意,要引导他们观察周围事物,培养注意力,并逐渐认识周围的事物。随着听觉及运动能力加强,开始学爬行,此时可选择塑料、绒毛、皮球及能敲打的玩具。10～12个月时婴儿手的动作逐渐加强,并开始学走路,可选择小推车、滚动玩具及手拉玩具等,以训练小儿行走及手的活动能力。12个月后,要注意培养小儿爱护玩具和爱好整洁的习惯。

3.促进婴儿的动作发育

动作的发育与神经系统日臻成熟有着密切关系,它可促进小儿心理发展和体格发育,也可培养小儿观察力、与人交往的能力和活泼、勇敢、坚毅等优良品质。婴儿期是动作发育的重要阶段,重点发展粗大动作和手及手指的精细动作。

(1)粗大动作:小儿满月后开始训练抬头,可在喂奶前让他俯卧,此时小儿会主动抬头。2个月开始训练翻身,可用一个鲜艳、带响的玩具,从小儿的一侧向另一侧移动,帮助小儿由仰卧转为侧卧再到俯卧,完成翻身动作。4个月开始训练拉坐,每次时间不要太长。5个月开始训练爬,可用玩具在前方吸引他向前爬,但要注意安全。8个月开始训练扶站。10个月开始练习牵走,并逐步过渡到独立行走。

(2)精细动作:3个月时,用颜色鲜艳、有响声、带柄的玩具吸引小儿伸手,或放在孩子的手里,训练用手抓物。6～10个月可训练用手指捏取小的物体,促进精细动作的发展。

4.促进婴儿的语言发育

小儿的语言能力是其智力水平的主要标志。促进小儿语言发育最简便方法是成人多与小儿说话、唱歌、讲故事,对婴儿自发的"baba""mama"之类语言,应及时给予应答或微笑。在日常生活中把语言与人物、事物、动作等联系起来,为语言发展打好基础。

5.交往能力的培养

良好的亲子关系是未来与他人进行交往的基础。家长应通过生活上细心的照顾、亲切的语言交流、愉快的共同玩耍和游戏与小儿建立良好的依恋感情,帮助他们逐渐认识周围世界。

(七)预防接种

预防接种是预防传染病的有效手段之一。我国计划免疫程序要求在1岁内接种乙型肝炎疫苗、卡介苗、脊髓灰质炎疫苗、白喉、百日咳、破伤风疫苗、麻疹疫苗、流脑疫苗和乙脑疫苗。家长要按时带孩子到所属机构进行预防免疫接种。

(八)生长监测和定期体检

定期对婴儿身高、体重等指标进行生长监测,通过评价发育曲线的走势,早期发现生长发育缓慢现象,及时分析原因,采取相应的措施干预,保证小儿健康的生长。

每3个月对儿童进行一次健康检查,包括:问诊、体格测量、全身检查及必要的实验室检查。检查小儿体格心理发育和神经精神发育状况,了解在护理、喂养、教养中存在的问题,及时进行治疗和指导。

此外,大多数的婴儿是散居在家,不仅人数众多、居住分散,而且家长的文化水平和家庭环境条件各不相同。因此,需要儿童保健工作者为他们提供必要的服务。为了使小儿从初生到7周岁都能得到连续的、系统的保健服务,在城市应完善地段儿童保健医师负责制,在农村建立完善的乡村妇幼医师负责制度。认真开展儿童保健系统管理。加强对早产和低出生体重儿的管理:对高危儿进行智力监测。采取综合措施防治常见病和传染病。及时为适龄婴儿进行各种疫苗的预防接种。对家长进行必要的健康教育。

(唐 柳)

第六节 幼儿期的保健

幼儿是指1~3岁的小儿,其体格生长速度较婴儿期缓慢,但语言和动作能力快速发展。由于活动范围扩大而没有安全感,其意外伤害开始多发。又由于接触感染的机会增多,必须注意预防传染病的发生。

一、幼儿期的特点

(一)身高和体重发育特点

生后第2年,身长约增10 cm,体重增2~3 kg,2岁后生长速度急剧下降,并保持相对稳定,平均每年身长增加4~5 cm,体重增加1.5~2 kg。

(二)牙的生长和视觉发育

周岁时,已有6~8个切牙,1.5岁已有12个牙,2岁时已有16个牙,2.5岁20个乳牙都出齐了。

由于婴幼儿时期的眼轴较短,物体成像于视网膜后,多表现为生理性的远视,随着年龄的增加而逐渐改善。6~7岁时多数小儿从远视逐渐发展为正视,少数仍可能为远视。也有小儿不注意用眼卫生,可能形成近视。

(三)神经系统发育

幼儿期仍是脑发育的快速增长时期。2~3岁幼儿的脑重已增加到1 000 g左右,相当于成人脑重的2/3。2岁时,主要的运动神经已经髓鞘化,3岁时细胞分化基本完成。神经细胞突触数量增多,长度增加,向皮质各层深入。2岁前,神经纤维的延伸呈水平方向,2岁以后则有斜行和垂直纤维向皮质深入,3岁时已完成80%。此外,儿童认知能力和动作协调性不断增加,情绪反应愈来愈稳定等。

(四)动作和语言发育

幼儿脑功能发育已较成熟,四肢活动更加灵活,能双脚交替上下楼梯、奔跑、双脚跳,能不扶东西迈过矮的障碍物。会用勺子吃饭,并做简单的游戏。3岁时,能独立玩耍,自己会洗脸,在大人帮助下脱穿简单的衣服等。但此时小儿要注意营养均衡、睡眠充足,既防止出现营养不良,也要预防单纯肥胖。同时,要防止意外事故的发生。

2~3岁是口头语言发育的快速期,从简单发声到会讲完整语句,语言能力得到迅速发展。1~5岁时,能听懂成人告诉他生活中的一些事情。2岁时能说出自己的姓名和年龄,能用简单的语言来表达自己的意思。3岁时已能说出较长的句子,会唱歌、会跳舞。

(五)感知觉和认知发育

幼儿期的感知觉和认知能力发育迅速,智力发展也很快,是智力开发的最佳时期。1.5岁的幼儿能注视3 m远的小玩具。2~3岁能分辨物体的大小、方向、距离和位置,能辨别各种物体的属性(如冷、热、硬等),能认识日常生活中的物品,识别几种基本颜色,分辨男女。

1岁左右的幼儿出现随意注意的萌芽,但不稳定易被分散或转移,对感兴趣的事情注意力能集中较长时间。1岁左右随意注意不超过15分钟,2～3岁能集中注意10～20分钟。幼儿期的记忆多为自然记忆,不持久,容易遗忘。1岁以内小儿只有再认而无再现,1岁再认潜伏期是几天,2岁可达几个星期,3岁可保持几个月。而2岁时再现潜伏期只有几天,3岁时可延至几个星期。1岁以后小儿才出现具有一定形象性思维活动,2～3岁时的思维具有直观性。1～2岁是仅有想象的萌芽,3岁后想象进一步发展,有意想象已初步形成,如喜欢做象征性游戏。

(六)情绪和社会行为发育

幼儿期的情绪是一种原始的简单感情,如喜、怒、哀、乐、悲、恐、惊。随着年龄的增长,情绪进一步分化,社会感情增多,得到表扬和称赞就高兴,受到责备就会伤心或愤怒。如12个月的婴儿已具备兴奋、愉快、苦恼、喜爱、得意、厌恶、愤怒等各种情绪体验,1岁半至2岁左右又分化为嫉妒和喜悦。3岁时儿童对物体、动物、黑暗等客观环境容易产生恐惧。在2～3岁时幼儿产生了自我意识,自主性逐渐增强,进入"第一反抗期"。

幼儿的游戏以平行性游戏为主要特征。幼儿游戏有5种主要形式:感觉性游戏、运动性游戏、模仿性游戏、受容性游戏和构建性游戏。他们喜欢触摸振动的物体。喜欢摇铃、丢球、推玩具车、滑滑梯、骑三轮车。玩过家家,扮演医师护士,模仿歌星唱歌的游戏。爱看电视和电影、听故事、看图画书,以及搭积木、堆沙、玩黏土、折纸等游戏。

二、幼儿期保健要点和保健措施

幼儿良好的发育是婴儿良好发育的继续,也为学龄前期儿童的良好发育奠定了基础。其保健内容与婴儿期大体相同。

(一)合理安排膳食

幼儿的膳食要注意合理营养、膳食平衡,提供足量的热量和各种必需营养素,以满足身体发育和活动增多的需要。

安排此期膳食的原则如下:膳食必须要保证足够的热能和营养素。一般认为,蛋白质供给热能应占总热能的12%～15%、脂肪应占20%～30%、糖类应占50%～60%。食品要易消化、多样化、感官性状良好,以增进孩子食欲。1～2岁孩子采取三餐二点制,3岁以上应三餐一点制。严格保证食品卫生,防止食物中毒。经常更换食谱,定期监测儿童生长发育水平,以便不断改进和提高小儿营养水平。

此外,小儿不要摄入过多的食盐、脂肪等,也不宜多吃糖果、巧克力、糕点等零食。吃零食习惯是造成食欲缺乏的主要原因之一。偏食同样也会对小儿的营养和健康产生不良的影响。

(二)口腔保健

目前我国乳牙龋齿十分普遍,而且充填率很低,这必须引起家长的足够重视。乳牙龋齿影响幼儿的咀嚼功能、食物的消化吸收,还易形成恒牙咬合畸形。因此,父母可以用指套牙刷或小牙刷帮助幼儿刷牙,每晚一次。父母要督促幼儿做到饭后或吃甜点心后及时漱口或刷牙。孩子要少吃过于精细且糖分高的食品,如糕点。1岁半以后,每半年检查口腔1次,早期发现牙齿及口腔发育的异常情况,及时进行矫治和治疗。

(三)生长发育监测及疾病筛查

1～2岁幼儿每3个月体检1次,2～3岁每半年体检1次,体检后应对幼儿的生长发育情况进行评定,及时发现生长偏离。

每年做 1～2 次有关缺铁性贫血及佝偻病的健康检查,进行一次视力筛查,做一次尿、大便常规检查。另外,检查 2 岁后的男童外生殖器发育有无包茎、小阴茎等。

(四)预防接种及预防意外事故的发生

要根据每种菌苗或疫苗接种后的免疫持续时间,定期进行加强免疫。根据传染病流行病学、卫生资源、经济水平、家长的自我保健需求接种乙脑、流脑、风疹、腮腺炎、水痘等疫苗。

意外伤害已成为我国 1～4 岁儿童的第一位死因。由于幼儿判断能力差、缺乏识别危险能力、缺乏安全意识和生活经验,无自我保护能力,以及家长安全意识淡薄,使幼儿成为意外伤害的高危人群之一。因此,采取积极的预防措施非常重要。

父母应提供给幼儿安全的环境,注意避免幼儿活动环境与设施中有致幼儿发生危险的因素,如烫伤、跌伤、溺水、触电等。

(五)早期教育

1～2 岁幼儿教育的重点是接触周围的实际生活,了解周围环境,发展认知能力、提高运动功能和语言表达能力。2 岁以上的小儿与外界的交往增多,神经心理得到进一步发展,教养要进一步加强。

1.建立合理的生活制度和培养必要的生活技能

建立合理的生活制度,培养幼儿独立生活能力和养成良好的生活习惯,为适应幼儿园的生活做好准备。规律的生活一旦形成,要严格遵守,不要轻易改变。

1～3 岁前是儿童各种习惯形成的重要时期,是在成人的训练和影响下,通过日常生活逐渐养成的,是保证孩子健康的关键。如每天洗脸、洗手、饭后漱口或刷牙、不随地吐痰的卫生习惯,不挑食、不偏食的饮食习惯,良好睡眠、排泄习惯的培养等。

鼓励小儿做其力所能及的事,训练穿脱衣服、鞋袜,解纽扣和系鞋带,学会自我进食等。15～18 个月是学习进食的关键期,父母不要怕麻烦,要让幼儿自己吃饭。此期也是训练大小便的关键时期,通常大便训练在 1 岁至 1 岁半、小便训练约在 2 岁左右进行。要鼓励小儿树立克服困难的信心,当其遇到困难时,教育者不要马上伸手相助,应鼓励其进行尝试。小儿经尝试获得成功后,对将来智能发展和意志力的培养有积极的促进作用。

2.促进语言发展

出生后的第 2～3 年是口头语言形成的关键时期,及时训练小儿说话能力是此期的重要任务。1～2 岁主要培养和加深其对语言的理解和简单的表达能力。多让小儿观看图片、实物,教小儿认识周围的人和物。成人多与孩子做游戏、多进行语言交流,要鼓励孩子多说话,并及时纠正错误发音,但切忌讥笑他,否则会造成小儿心理紧张,易引起口吃。随着语言理解能力的不断提高,可教小儿念儿歌。复述简单的故事等。

2～3 岁的小儿生活内容逐渐丰富,与外界交流的机会也日益增多。此时一定要教小儿说普通话,发音要正确,语句要连贯完整,不断丰富小儿的词汇量等。

3.进行动作训练

1～2 岁小儿,主要应加强独立行走、稳定性、运动协调性和躯体平衡能力的训练,克服怕跌跤的恐惧心理。1 岁半后,在走稳的基础上,训练小儿跑、跳、跳跃和攀登的能力,促进大动作的发育。鼓励小儿用匙自己吃饭,也可通过学搭积木、用塑料绳穿有孔玩具等,训练小儿手部精细动作的灵活性和准确性。还可通过游戏、做手工等促进手的稳定性和协调性的发育。

2～3岁小儿通过活动性游戏、体育活动、自由活动,在发展基本动作的基础上,训练随意跑、跳的能力。鼓励小儿独自上、下楼梯,练习两脚交替独站、双足离地蹦跳、从台阶跳下或跳远。教小儿骑三轮童车,既培养胆大心细、集中注意力的良好习惯,又可训练小儿动作的协调性、敏捷性和良好的反应能力,并帮助小儿了解交通常识。利用玩具和教具,如串塑料珠、拣豆豆、画画、折纸等发展精细动作。通过玩球、堆积木等游戏促进小肌肉动作协调发育,也可发展幼儿的想象力、创造力、思维能力。

4.认识能力的培养

在发展感知觉的基础上,逐步培养小儿注意、记忆、观察、思维等能力。1～2岁时主动引导小儿观察动物、植物及周围的一切事物,通过实物进行记忆练习和强化训练,或教小儿念儿歌,由简到难,促进记忆力的提高。训练小儿较长时间注意于一个物体或做游戏。通过看书、看图片、手影表演等来培养其想象力。有意识、有计划地培养小儿绘画,欣赏音乐,培养鉴赏艺术美、自然美和社会生活美的能力。

2～3岁时继续培养观察能力,培养小儿注意的持久性和集中性。让小儿复述成人讲的小故事、说过的话,来强化其机械记忆能力。根据故事或童话的情节和内容,让小儿模仿表演,发展想象力和创造能力。通过绘画可以提高小儿手眼动作的协调性,通过听歌和唱歌训练听觉和欣赏音乐的能力,并激发幼儿的想象力。

5.交往能力的培养

对1～2岁小儿来说,亲子交往非常重要,父母会向小儿传授道德准则、行为规范和社会交往的技能。家为小儿提供练习有关社交行为和技能的场所。亲子交往对小儿与同伴交往有很大影响,甚至影响成年后人际交往的能力。2～3岁时可让小儿与其他伙伴一起做游戏,教育他们懂得遵守一定规则,并通过游戏建立与同龄伙伴的关系,培养小儿良好的道德品质和情感。

6.玩具和图书在早期教育中的作用

在婴幼儿的早期教育中玩具和图书是必不可少的工具。利用适合的玩具可发展小儿的感官、动作和语言,也可以帮助小儿认识周围事物。此期的小儿可选择球类、拖拉车、积木、木马、滑梯、球类、形象玩具(积木、娃娃等)、能拆能装的玩具、三轮车、攀登架等做各种游戏,促进动作发育,提高注意、想象、思维等能力。玩具要符合小儿心理和年龄特点,并被喜爱,具有教育性及符合卫生、安全的要求。

图书可使儿童增长知识,促进其语言发育,培养高尚情操,还有利于小儿和父母的交流。选择图书一定要根据孩子的年龄特点,具有教育性和启发性,故事生动有趣、语言简短。

(六)预防心理卫生问题

断奶对儿童来说是件大事,应在断奶之前两三个月里就有计划地添加辅食,使断奶"水到渠成"。如处理不当可能会对小孩的心理造成重大的精神刺激。

此期易出现分离焦虑,表现为幼儿在父母或养育者不在身边时出现的一种恐惧、悲伤等情绪反应。出现的原因是幼儿与父母已建立了良好的依恋关系。养育不良往往会使幼儿出现反应性依恋障碍或脱抑制性依恋障碍。此期也易出现反抗,它是幼儿自主性和独立性的表现。此时父母既要让幼儿有自主和独立选择做事或做决定的机会,又要给予适当的限制,防止幼儿从小养成霸道行为。

(唐 柳)

第七节　学龄前期的保健

学龄前儿童是指 3～6 岁的儿童,这一时期大部分儿童进入幼儿园过集体生活,也有部分散居儿童。此期体格生长较以前缓慢,但儿童智力、语言、动作等发育较快。游戏是他们的中心活动,在游戏活动中思维能力、想象能力、观察能力等都得到了发展。并在与社会的不断适应过程中形成初步的道德意识。同时,此期要非常重视学前教育,使他们能在学龄期很好地适应学校生活。

一、学龄前期特点

(一)身高和体重的发育

学龄前儿童的身高、体重发育速度比较平稳,每年身高增长 4～5 cm,体重增加 1.5～2 kg。

(二)牙的发育

小儿到 5～6 岁时,乳牙开始松动脱落,新的恒牙开始长出,一般要到 12 岁全部乳牙更换为恒牙。先在乳牙的第二磨牙的后面长出第一恒牙,以后按乳牙先后生长的顺序脱落换牙。

孩子体内缺乏钙、磷和维生素 A、维生素 D 等,都可使牙发育不良。乳牙过早或过晚的脱落,也会影响恒牙的生长。如乳牙过早脱落而恒牙又没及时长出,会影响幼儿的咀嚼。乳牙过晚脱落,恒牙就从旁边长出,会影响牙的正常位置。另外,学龄前儿童乳牙患龋率较高。龋齿不仅使儿童疼痛难忍,而且影响食欲、咀嚼和消化功能。因此,学龄前儿童防治龋齿很重要。

(三)动作和语言发育

由于肌肉组织进一步发育和肌肉神经调节系统的形成,小儿能完成各种需高度协调的体育动作,学会快跑和跳跃、能自如地上下楼梯、玩乐器、能绘画、做手工及参加一些轻微的劳动。儿童参加各种体育与游戏性的活动增多,促进了社会行为的发展和思维与想象能力的发育。

1～2 岁的幼儿掌握的词汇开始迅速增加,3 岁时增加更快,5～6 岁时增加速度开始减慢。3 岁时约能听懂 8 000 个单词,会使用 300～500 个词,说出 3～4 个词的句子。4 岁时能简单叙述不久前发生的事,说出许多实物的用途,读 100 以内的数。6 岁时说话已流利,句法正确。

学龄前儿童是口吃的高发年龄。父母对幼儿的口吃不要刻意矫正或批评,应分散儿童的注意力,一般绝大多数儿童的口吃可以逐渐自行消除。

(四)情绪发育

3～6 岁儿童的情绪体验已经非常丰富,如恐惧、抑郁、焦虑、愤怒、嫉妒、爱等,也出现高级情感如信任、同情、道德等。此时儿童的冲动性行为和发脾气仍然很明显,但逐渐学会了忍耐、自制、坚持等品质。父母要为儿童提供良好的情感环境,积极引导儿童减少焦虑和抑郁等负性情绪的发生,培养积极向上的乐观情绪。

(五)性别社会化与性别认同

一个婴儿降生到世界上来,根据外生殖器官而辨认为"男孩"或"女孩",这就是"性别标识"。男女具有不同的性腺、性激素、性生殖器官和第二性征,这都属于生物学上的差异,是生物遗传所致,谁都无法选择。但性别心理、性别智力、性别行为、性别角色分工及两性能力和地位的差异,则主要是后天的性别社会化内容所致。如父母的抚养方式就已经有性别差异,给男童选择玩具时往往是汽车、手枪、刀剑,而女童是洋娃娃、炊具等。父母更是为女童选择鲜艳的服装,男童衣服要素些。对淘气的男孩持赞同的态度、对男孩优柔寡断持反对态度,对女孩要求是温柔、文静的性格,而反对女孩具有攻击性行为。社会和父母的教养方式塑造和强化了男童和女童不同的性别角色。

学龄前儿童对性别概念的理解和性角色的认同得到发展,3岁儿童可通过衣着、发型等外部特征判定男女。3～4岁儿童出现行为上的性别倾向,在衣着、玩具选择和游戏内容及活动特点上都明显表现出不同性别特点倾向。4～5岁能够准确理解性别概念。6～7岁知道性别是天生的、不可改变的,必须遵循对不同性别的要求去行事。但学龄前儿童多数喜欢与同性伙伴在一起玩耍。学龄前儿童的活动除幼儿园组织的做操、跑步等运动外就是游戏,也就是说学龄前儿童把大部分时间花在游戏上。对儿童来说游戏不仅具有娱乐功能,还有学习的功能。

学龄前儿童开始喜欢与其他人玩合作性游戏,如3～4岁儿童在一起玩过家家,玩医师与患者、警察与小偷的模仿游戏,使他们的想象力和模仿力得到很大的发挥和提高。4～5岁儿童喜欢听情节精彩的故事,也能复述并自己编故事。自己搭积木、做手工等,既促进了手部精细运动和手眼协调能力的发展,又发展了语言、思维和想象能力。这时的儿童还非常喜欢在室外骑车、玩沙、滑滑梯、奔跑、翻滚、玩水等。5～6岁儿童喜欢合作性游戏,喜欢表演、听故事、讲故事、朗诵儿歌、背唐诗、唱歌等。

二、学龄前期保健要点和保健措施

保健措施与婴儿期和幼儿期的保健措施大致相同。

(一)合理营养

学龄前儿童活动量大,要保证热能和蛋白质的摄入。做到每天"三餐一点心",主食以普通米饭、面食为主,菜肴同成人一样,但要避免过于油腻和过于酸辣的食品。膳食结构合理、多样化,荤素搭配,营养丰富。学龄前儿童的饮食行为和对食物的态度会持续终生。因此,父母要以身作则,培养小儿良好的饮食习惯,不挑食、不偏食、不贪食。减少饮用碳酸性饮料和糖分含量高的饮料,鼓励喝牛奶、果汁,尽量少摄入含糖分太高的点心、糖果等。同时,父母要为儿童创造宽松的就餐环境。

(二)体格锻炼

学龄前儿童的体格锻炼可结合户外活动、游戏和日常生活进行,充分利用自然因素,因地制宜地进行。如进行三浴锻炼、做操、跳皮筋、做游戏、玩篮球、踢足球、打乒乓球等体育活动。活动持续时间,3～5岁儿童为20～25分钟,6～7岁为30～35分钟。在温暖的季节,应发展运动技能的训练,多在户外进行。活动时所穿的服装应宽松轻便,便于动作的伸展。在冬季,条件许可的话,北方的孩子可开展冰上、雪上运动。最初孩子滑雪或滑冰的时间不得超过10分钟,以后,4～5岁儿童时间可延长至15～20分钟,6～7岁可延至30分钟,每周滑冰不宜超过3次。

三浴锻炼是利用空气、水、日光等自然因素进行锻炼的方法。进行三浴锻炼,应注意循序渐进、坚持经常、综合性地进行,并照顾儿童个体特点,同时与合理的生活制度结合起来。

1.空气浴

新鲜的、凉的空气对呼吸系统、皮肤感受器有良好的刺激作用,可以加快物质代谢,增强神经系统反应和心血管系统的活力。方法有户外活动、游戏、体操,一年四季开窗睡觉等。时间最好从夏季开始,过渡到冬天。一般先从室内锻炼,习惯后再到室外进行。空气浴开始时产生冷的感觉,但以反应良好,不引起"鸡皮疙瘩"发生为适宜温度,要注意结合游戏或体育活动进行,使机体产生热量。如有寒战感觉就应停止。患急性呼吸道疾病、各种急性传染病、急慢性肾炎、化脓和炎症过程以及代偿不全的心瓣膜病等患儿应禁止锻炼。

2.水浴

利用身体表面和水的温差刺激全身或局部皮肤,促进血液循环和新陈代谢,增强体温的调节功能。方法是用冷水擦身或冷水淋浴。先习惯冷水擦身后,再改为冷水淋浴,也可游泳。健康的孩子,一年四季都可以利用冷水锻炼身体。锻炼过程中,如孩子出现皮肤苍白,同时感受寒冷为第一期。但不应出现"第二次寒战",表现为脸色苍白,出现"鸡皮疙瘩"、口唇发青、全身发冷等。冷水锻炼一般安排在午睡以后或晚上睡觉以前。患心脏病、肾脏病、贫血、神经兴奋性亢进以及风湿病等疾病的孩子,要禁止冷水锻炼。

3.日光浴

进行适当的日光照射,对儿童少年的生长发育具有促进作用,可提高基础代谢,刺激造血功能,提高皮肤的防御能力和人体的免疫功能。实施日光浴之前,应先做健康检查,并进行5～7天的空气浴。日光浴场所最好选择清洁、平坦、干燥、绿化较好、空气流畅但又避开强风的地方。儿童尽量在裸露状态下进行,躺在床上或席子上,头上方应有遮阴的凉帽或设备。在日光浴现场,如儿童出现虚弱感、头晕头痛、睡眠障碍、食欲减退、神经兴奋、心跳加速等症状,应限制日光浴量或停止进行。活动性肺结核、心脏病、重症贫血、消化系统功能紊乱、体温调节功能不完善、身体特别虚弱或神经极易兴奋的儿童应禁止。

(三)生长发育监测及疾病防治

每年进行1～2次体格发育测量,以评价身高、体重的发育等级和营养状况,分析生长曲线的变化趋势。每次做定期健康检查时,托幼机构要对贫血、肠道寄生虫病进行普查普治。重点防治缺铁性贫血、龋齿、沙眼、肠道寄生虫病(蛔虫病、蛲虫病)、甲型肝炎、营养不良等。对某些传染病如腮腺炎、水痘、风疹、痢疾等要加强流行季节的防范措施,做到早发现、早隔离、早治疗。

(四)预防意外伤害的发生

学龄前儿童活泼淘气,是意外伤害的高发年龄。防止车祸、溺水、电击等意外伤害的发生,主要是加强宣传教育。家长不要将学龄前儿童单独留在家中。家庭和幼儿园要将刀剪、火柴、电器插座、药品等远离儿童的视线,不让孩子轻易拿到。教育儿童不单独上街,不在公路上骑三轮车,不在公路旁玩球。教育儿童不单独下河塘戏水、不玩火和电器、不玩尖锐物品、不吃不清洁的东西。另外,农村家庭不要将农药放在屋内,防止儿童接触农药而中毒。

(五)健康教育

学龄前儿童的健康教育对象包括儿童和家长两方面。大多数学龄前儿童教育主要在幼儿园进行,而家长的教育可通过家长学校和社会媒体宣传、专业机构的培训等方式进行。儿童教育内容主要包括个人卫生、饮食卫生和习惯的培养,预防意外伤害和意外事故的知识,道德品质、意志毅力的教育,记忆、思维等能力的培养等,尽量结合游戏和日常活动进行。家长主要了解孩子生长发育的规律,掌握良好的教养方式及教育方法,不娇纵、不溺爱,摒弃打骂粗暴的不良方法。同时,要求家长学习一些简单实用的儿童保健知识和技术,提高健康意识,做好儿童的家庭保健,促进孩子身心健康发展。

(六)入学前准备

从学龄前儿童到小学生是人生中的一个重要转折,使儿童生活的许多方面发生了变化。学龄前儿童每天游戏占了大部分时间,学习时间很少。生活主要由成人来照料,孩子的依赖性强、独立性差。成为小学生后,学习成为他们的主要活动,与幼儿园的游戏有本质的区别。他们要自己上学、回家,独自完成作业。另外,入学前儿童只学习和使用口头语言,而入学后开始学习和使用书面语言,并逐渐由具体形象思维向抽象逻辑思维过渡,并开始参加集体生活,要求他们懂得遵守学校纪律,处理好与老师、同学的关系等。因此,在学龄前期对孩子进行入学前教育是非常必要的。

为了帮助儿童在入学后能尽快适应小学生活,家长和幼儿园老师要对儿童进行入学前教育,做好各种入学前准备。

1.培养基本的生活能力和环境适应的能力

建立与学校作息制度相互协调统一的生活制度,培养儿童自己照顾自己的能力,如洗脸、刷牙、穿脱衣服鞋袜、收拾书包和文具等能力。提前领他们认识去学校的路,帮助儿童熟悉和适应学校环境。同时,学习遵守交通规则的知识。

2.学习能力的准备

培养儿童学习和阅读的习惯,激发他们的读书、写字的热情。训练儿童上课时认真听讲的能力,还要培养他们用语言表达自己思想的能力,培养儿童放学回家后自觉做作业的习惯等。

3.人际关系的培养

通过游戏、体育活动不仅可以增强体质,还可以在活动中学习遵守规则和与人交往的技能。教育儿童主动和新伙伴打招呼、鼓励他们与小朋友之间的合作,共同做游戏。教导他们尊重老师,和教师建立友好的关系,为今后建立良好人际关系打下基础。

4.学习用具的准备

各种文具要适用,不要功能太多、过于艳丽新奇,以免上课时分散注意力。书包要双背带的,有利于双肩平衡发展等。

(唐 柳)

第八节 学龄期的保健

6～12岁相当于小学年龄段。学龄期的儿童大脑皮质功能更加发达,儿童的认知能力有了质的变化,理解能力更强。同时,此期沙眼、龋齿等学生常见病患病率很高,卫生保健需求大,是接受健康教育最为迫切的时期。此期儿童的主要活动是学习,学习的成功会使儿童获得自信。而学习的失误,有可能使他们自卑。因此,学校环境、老师的态度和教育方式是儿童心理健康成长的重要影响因素。

一、学龄期特点

(一)身体发育

未进入青春期的学龄期儿童体格生长稳定增长,平均每年身高增长 4～5 cm,体重增长

1.5～2 kg。部分女生在学龄期的中后期、少部分男生在学龄期的后期进入了青春期,对这部分学生应给予关注,提供必要知识和帮助。

儿童骨骼含有机成分多,无机成分少,因此骨骼弹性大,不易骨折,但易变形。呼吸系统已发育成熟,肺活量不断增大。心率、脉搏随年龄增大而下降,血压随年龄增大而上升。恒牙在 6 岁左右开始萌出,13 岁左右除第三恒磨牙外,全部恒牙萌出完毕。儿童的肝脏对病毒和其他化学毒物比较敏感,解毒能力差,但再生能力强。儿童年龄越小,不成熟和不起作用的肾单位愈多,如儿童时期患肾脏病时,不仅肾功能受损,且影响肾的发育。6 岁儿童脑的重量 1 200 g,为成人脑重的 80%,7～8 岁儿童的脑重已接近正常成人,9 岁后大脑皮质内部结构和功能进步复杂化。此外,儿童如不讲究用眼卫生,易发生近视。

(二)心理发育

童年期是心理发育的重要转折时期。随着儿童进入小学,学习取代游戏,成为主导活动形式。小学低年龄时期,注意力、观察力、记忆力等能力全面发展。记忆也从无意识向有意识快速发展,10 岁时机械记忆能力达到一生的最高峰。小学生仍然喜做集体游戏,但他们的伙伴关系不稳定。情绪易波动。低年级小学生的模仿能力很强,想象力的发展也以模仿性想象为主。因此,成人的言行及其行为有楷模作用。

高年级小学生随着口头语言向书面语言的发展,从具体思维形象向抽象逻辑思维发展。在情绪发育深化的同时,责任感、义务感、社会道德等高级情感开始落实在行为表现上。情绪的稳定性和调控能力逐渐增强,冲动行为减少。但如受到不良因素的影响,也可能同时滋长一些消极的、不健康的情绪和情感。

二、学龄期保健要点和保健措施

(一)保证营养,加强体育锻炼

学龄期学生膳食要在营养的质和量方面给予保证,每天提供足够量的各种食物、营养种类齐全、比例合适,遵守合理营养、平衡膳食的原则。此期的学生一定要吃好高质量的早餐,重视营养午餐。要培养良好的饮食卫生习惯,纠正偏食、吃零食、暴饮暴食等不良习惯。

小学生的体育锻炼主要是依靠体育课,课外体育活动,有系统地学习体育锻炼方法和技巧,改善身体素质,增强体质。

(二)生长发育监测及疾病防治

小学生每年要进行一次体格检查,监测生长发育情况,及时发现体格生长偏离及异常,以便及早进行干预。

通过定期的、全面的体格检查,及时发现各种急、慢性疾病,并采取相应的防治措施。积极地做好传染病的预防工作。做好近视、龋齿、脊柱弯曲、扁平足等常见病的预防和矫治,同时有计划地开展视、听和口腔保健的宣传教育工作。在儿童时期积极对成年时期的常见病进行早期预防和干预工作。

(三)健康教育

要充分利用学校板报、刊物、电视、广播、电影和健康教育课等形式向儿童少年进行法制教育,增加儿童法律知识。积极宣传卫生知识,培养他们良好的卫生习惯。要适当进行性卫生知识教育,抵制不良因素的影响。同时,专业工作者要对学校卫生工作进行预防性和经常性卫生监督,保障广大学生的身体健康,也保证学校各项卫生工作的顺利进行。

（四）提供适宜的学习条件

要为学生提供适宜的学习条件和良好的学校环境。对学校网点规划,对新建、改建、扩建的普通学校的选址,建筑设计的审查和建筑用房的验收等实行预防性卫生监督。对学校内影响学生健康的学习、生活、劳动、环境、食品等方面的卫生和传染病防治工作,对学生使用的文具、娱乐器具、保健用品等实行经常性卫生监督,以适合儿童少年的学习和生长发育的需要。

要防止学习负担过重,反对只强调文化课而忽视体育锻炼的倾向,注意学习、休息、课外活动、劳动、文娱的合理安排,营造一个适合年龄特点的、科学的、有规律、有节奏的生活学习环境,以达到培养现代化人才的需要。

（五）学校适应能力

儿童从幼儿园或家庭进入学校,以游戏为主导活动转变为以学习为主导活动需要一个过渡,所以尽快让儿童适应学校生活,对儿童顺利完成学业、身心的健康发展具有重要作用。因此,此期是儿童生活中的一个重大转折。

要让学生做好生理、心理及物质准备。首先,孩子要身体健康,调整好生活规律,尽可能与学校日程同步。提前向儿童介绍学校的环境,以及学校和幼儿园的区别。增加儿童的交通安全知识,遇到紧急情况知道如何寻求帮助。其次,要培养儿童热爱学校生活,提高他们对学习的兴趣和积极性,养成良好的学习习惯。采用正确的方法训练儿童听、说、读、写、算的能力,培养儿童的语言表达能力、注意力和思维能力等各种能力。同时,培养儿童与老师、同学的交往能力。

如果在学龄前期没有做好入学的准备,学生会在学龄期出现害怕去学校,不愿与老师和同学交往,或出现交往障碍等问题。因此,要积极引导和提供帮助,使儿童能够迅速适应学校生活。

（唐　柳）

第三章

小儿神经系统疾病

第一节　先天性脑积水

脑积水是儿科常见疾病,因脑脊液容量过多导致脑室扩大、皮层变薄,颅内压升高。先天性脑积水的发生率为(0.9~1.8)/1 000,每年死亡率约为1%。

一、脑脊液的产生、吸收和循环

脑脊液(CSF)的形成是一个能量依赖性的,而非颅内压力依赖性的过程,每天产生450~500 mL,或每分钟产生0.3~0.4 mL。50%~80%的脑脊液由侧脑室、第三脑室和第四脑室里的脉络丛产生,其余的20%~50%的脑脊液由脑室的室管膜和脑实质作为脑的代谢产物而产生。

与脑脊液的形成相反,脑脊液的吸收是非能量依赖性的过程,以大流量的方式进入位于蛛网膜下腔和硬膜内静脉窦之间的蛛网膜颗粒内。脑脊液的吸收依赖于从蛛网膜下腔通过蛛网膜颗粒到硬膜静脉窦之间的压力梯度。当颅内压力正常时[如<0.7 kPa(5 mmHg)],脑脊液以0.3 mL/min的速率产生,此时脑脊液还没有被吸收。颅内压增高,脑脊液吸收开始,其吸收率与颅内压成比例。此外,还有一些其他的可能存在的脑脊液吸收途径,如淋巴系统、鼻黏膜、鼻窦以及颅内和脊神经的神经末梢,当颅内压升高时,它们也可能参与脑脊液的吸收。

脑脊液的流向是从头端向尾端,流经脑室系统,通过正中孔(Luschka孔)和左右侧孔(Mágendie孔)流至枕大池、桥小脑池和脑桥,最后,CSF向上流至小脑蛛网膜下腔,经环池、四叠体池、脚间池和交叉池,至大脑表面的蛛网膜下腔;向下流至脊髓的蛛网膜下腔;最后被大脑表面的蛛网膜颗粒吸收入静脉系统。

二、发病机制

脑脊液的产生与吸收失衡可造成脑积水,脑积水的产生多数情况下是由于脑脊液吸收功能障碍引起。只有脉络丛乳头状瘤,至少部分原因是脑脊液分泌过多引起。脑脊液容量增加引起继发性脑脊液吸收功能损伤,和/或脑脊液产生过多,导致脑室进行性扩张。在部分儿童,脑脊液可通过旁路吸收,从而使得脑室不再进行性扩大,形成静止性或代偿性脑积水。

三、病理表现

脑室通路的阻塞或者吸收障碍使得颅内压力增高,梗阻近端以上的脑室进行性扩张。其病理表现为脑室扩张,通常以枕角最先扩张,皮层变薄,室管膜破裂,脑脊液渗入到脑室旁的白质内,白质受损瘢痕增生,颅内压升高,脑疝,昏迷,最终死亡。

四、病因与分类

脑积水的分类是根据阻塞的部位而定。如果阻塞部位是在蛛网膜颗粒以上,则阻塞部位以上的脑室扩大,此时称阻塞性脑积水或非交通性脑积水。例如,导水管阻塞引起侧脑室和第三脑室扩大,第四脑室没有成比例扩大。相反,如果是蛛网膜颗粒水平阻塞,引起脑脊液吸收障碍,侧脑室、第三脑室和第四脑室均扩张,蛛网膜下腔脑脊液容量增多,此时的脑积水称为非阻塞性脑积水或交通性脑积水。

(一)阻塞性或非交通性脑积水阻塞部位及病因

1.侧脑室受阻

侧脑室受阻见于出生前的室管膜下或脑室内出血;出生前、后的脑室内或侧脑室外肿瘤压迫。

2.孟氏孔受阻

常见原因有先天性的狭窄或闭锁,颅内囊肿如蛛网膜下腔或脑室内的蛛网膜囊肿,邻近脑室的脑内脑穿通畸形囊肿和胶样囊肿,肿瘤如下丘脑胶质瘤、颅咽管瘤和室管膜下巨细胞型星型细胞瘤以及血管畸形。

3.导水管受阻

阻塞的原因包括脊髓脊膜膨出相关的 Chiari Ⅱ 畸形引起的小脑向上通过幕切迹疝出压迫导水管、Galen 静脉血管畸形、炎症或出血引起导水管处神经胶质过多、松果体区肿瘤和斜坡胶质瘤。

4.第四脑室及出口受阻

第四脑室在后颅窝流出道梗阻以及四脑室肿瘤如髓母细胞瘤、室管膜瘤和毛细胞型星形细胞瘤,Dandy-Walker 综合征即后颅窝有一个大的与扩大的四脑室相通的囊肿,造成了流出道梗阻(即 Luschka 侧孔和 Magendie 正中孔的梗阻),以及 Chiari 畸形即由于后颅窝狭小,小脑扁桃体和/或第四脑室疝入到枕骨大孔引起梗阻。

(二)交通性或非阻塞性脑积水阻塞部位及病因

1.基底池水平受阻

梗阻部位可以发生在基底池水平。此时,脑脊液受阻在椎管和脑皮层的蛛网膜下腔,无法到达蛛网膜颗粒从而被吸收。结果侧脑室、第三脑室和第四脑室均扩大。常见原因有先天性的感染,化脓性、结核性和真菌性感染引起的脑膜炎,动脉瘤破裂引起的蛛网膜下腔出血,血管畸形或外伤,脑室内出血,基底蛛网膜炎,软脑脊膜瘤扩散,神经性结节病和使脑脊液蛋白水平升高的肿瘤。

2.蛛网膜颗粒水平受阻

梗阻部位还可以发生在蛛网膜颗粒水平,原因是蛛网膜颗粒的阻塞或闭锁,导致蛛网膜下腔和脑室的扩大。

3.静脉窦受阻

原因为静脉流出梗阻,如软骨发育不全或狭颅症患者合并有颈静脉孔狭窄,先天性心脏病右心房压力增高患者,以及硬膜静脉窦或上腔静脉血栓的患者。静脉流出道梗阻能引起静脉压升高,最终导致脑皮层静脉引流减少,脑血流量增加,颅内压升高,脑脊液吸收减少,脑室扩张。

另外,还有一种水脑畸形是由于两侧大脑前动脉和大脑中动脉供血的脑组织全部或几乎全部缺失,从而颅腔内充满了脑脊液,而非脑组织。颅腔的形态和硬膜仍旧完好,内含有丘脑、脑干和少量的由大脑后动脉供血的枕叶。双侧的颈内动脉梗阻和感染是水脑畸形的最常见原因。脑电图表现为皮层活动消失。这类婴儿过于激惹,停留在原始反射,哭吵、吸吮力弱,语音及微笑落后。脑脊液分流手术有可能控制进行性扩大的头围,但对于神经功能的改善没有帮助。

五、临床表现

婴儿脑积水表现为激惹、昏睡、生长发育落后、呼吸暂停、心动过缓、反射亢进、肌张力增高、头围进行性增大、前囟饱满、骨缝裂开、头皮薄、头皮静脉曲张、前额隆起、上眼睑不能下垂、眼球向上运动障碍(如两眼太阳落山征)、意识减退、视盘水肿、视神经萎缩引起的视弱甚至失明,以及第三、第四、第六对颅神经麻痹,抬头、坐、爬、讲话、对外界的认知以及体力和智能发育,均较正常同龄儿落后。在儿童,由于颅缝已经闭合,脑积水可以表现为头痛(尤其在早晨)、恶心、呕吐、昏睡、视盘水肿、视力下降、认知功能和行为能力下降、记忆障碍、注意力减退、学习成绩下降、步态改变、两眼不能上视、复视(特别是第六对颅神经麻痹)和抽搐。婴儿和儿童脑积水若有运动障碍可表现为肢体痉挛性瘫,以下肢为主,症状轻者双足跟紧张、足下垂,严重时整个下肢肌张力增高,呈痉挛步态。

六、诊断

根据典型症状体征,不难做出脑积水的临床诊断。病史中需注意母亲孕期情况,小儿胎龄,是否用过产钳或胎头吸引器,有无头部外伤史,有无感染性疾病史。应作下列检查,做出全面评估。

(一)头围测量

新生儿测量头围在出生后1个月内应常规进行,不仅应注意头围的绝对值,而且应注意生长速度,疑似病例多能从头围发育曲线异常而发现。

(二)B超

B超为一种安全、实用,且可快速取得诊断的方法,对新生儿很有应用价值,特别是对于重危患儿可在重症监护室操作。通过未闭的前囟,可了解两侧脑室及第三脑室大小,有无颅内出血。因无放射线,操作简单,便于随访。

(三)影像学特征

脑积水的颅骨平片和三维CT常常显示破壶样外观和冠状缝、矢状缝裂开。CT和MRI常可见颞角扩张,脑沟、基底池和大脑半球间裂消失,额角和第三脑室球形扩张,胼胝体上拱和/或萎缩以及脑室周围脑实质水肿。

七、鉴别诊断

(一)婴儿硬膜下血肿或积液

多因产伤或其他因素引起,可单侧或双侧,以额顶颞部多见。慢性者,也可使头颅增大,颅骨变薄。前囟穿刺可以鉴别,从硬膜下腔可抽得血性或淡黄色液体。

(二)佝偻病

由于颅骨不规则增厚,致使额骨和枕骨突出,呈方形颅,貌似头颅增大。但本病无颅内压增高症状,而又有佝偻病的其他表现,故有别于脑积水。

(三)巨脑畸形

巨脑畸形是各种原因引起的脑本身重量和体积的异常增加。有些原发性巨脑有家族史,有或无细胞结构异常。本病虽然头颅较大,但无颅内压增高症状,CT扫描显示脑室大小正常。

(四)脑萎缩性脑积水

脑萎缩可以引起脑室扩大,但无颅高压症状,此时的脑积水不是真正的脑积水。

(五)良性脑外积水(也称婴儿良性轴外积液)

这是一个很少需要手术的疾病,其特征为两侧前方蛛网膜下腔(如脑沟和脑池)扩大,脑室正常或轻度扩大,前囟搏动明显,头围扩大,超过正常儿头围的百分线。良性脑外积水的婴儿颅内压可以稍偏高,由于头围大,运动发育可以轻度落后。其发病机制尚不清楚,可能与脑脊液吸收不良有关。通常有明显的大头家族史。大约在12~18月龄,扩大的头围趋于稳定,从而使得身体的生长能够赶上头围的生长。在2~3岁以后,脑外积水自发吸收,不需要分流手术。虽然这一疾病通常不需要手术,但是有必要密切监测患儿的头围、头部CT或超声以及患儿的生长发育,一旦出现颅高压症状和/或生长发育落后,需要及时行分流手术。

八、处理

治疗的目的是获得理想的神经功能,预防或恢复因脑室扩大压迫脑组织引起的神经损伤。治疗方法为脑脊液分流手术,包括有阀门调节的置管脑脊液分流手术以及内镜三脑室造瘘术,目的是预防因颅内压升高而造成的神经损害。脑积水的及时治疗能改善患儿智力,有效延长生命。只要患有脑积水的婴儿在出生头5个月内做分流手术,就有可能达到较理想的结果。

(一)手术方式的选择

脑积水的治疗方法是手术,手术方式的选择依赖于脑积水的病因。例如,阻塞性脑积水的患者,手术方法是去除阻塞(如肿瘤),交通性脑积水的患者或阻塞性脑积水阻塞部位无法手术去除的患者,需要做脑脊液分流手术,分流管的一端放置在梗阻的近端脑脊液内,另一端放置在远处脑脊液可以吸收的地方。最常用的远端部位是腹腔、右心房、胸膜腔、胆囊、膀胱或输尿管和基底池(如第三脑室造瘘),而腹腔是目前选择最多的部位(如脑室腹腔分流术),除非存在腹腔脓肿或吸收障碍。脑室心房分流术是另外一种可以选择的方法。如果腹腔和心房都不能利用,对于7岁以上的儿童,还可以选择脑室胸腔分流术。

(二)分流管的选择

脑脊液分流系统至少包括三个组成部分:脑室端管,通常放置在侧脑室的枕角或额角;远端管,用来将脑脊液引流到远端可以被吸收的地方;以及阀门。传统的调压管通过打开一个固定的调压装置来调节脑脊液单向流动。这种压力调节取决于阀门的性质,一般分为低压、中压和高压。一旦阀门打开，对脑脊液流动产生一个很小的阻力，结果，当直立位时，由于地心引力的作用，可以产生一个很高的脑脊液流出率，造成很大的颅内负压，此过程称为"虹吸现象"。由于虹吸现象可以造成脑脊液分流过度，因此，某些分流管被设计成能限制脑脊液过分流出，尤其是当直立位时。例如，Delta 阀（Medtronic PS Medical，Goleta，CA）就是一种标准的振动膜型的压力调节阀，内有抗虹吸装置，用来减少直立位时脑脊液的过度分流。Orbis-Sigma 阀（Cordis，Miami）包含一个可变阻力、流量控制系统，当压力进行性升高时，通过不断缩小流出孔达到控制脑脊液过度分流的目的。虽然这一新的阀门被誉为是一种预防过度分流、增进治疗效果的有效装置，然而，最近的随机调查，比较 3 种分流装置（如普通的可调压阀、Delta 阀和 Orbis-Sigma 阀）治疗儿童脑积水的效果，发现这 3 种分流装置在分流手术的失败率方面并没有显著性差异。最近又出来两种可编程的调压管，当此种分流管被埋入体内后，仍可在体外重新设置压力，此种分流管被广泛地应用在小儿脑积水上。虽然有大量的各种类型的分流管用于治疗脑积水，但是，至今还没有前瞻性的、随机的、双盲的、多中心的试验证明哪一种分流管比其他分流管更有效。

（三）脑室腹腔分流术

脑室腹腔分流术是儿童脑积水脑脊液分流术的首选。

1.手术指征

交通性和非交通性脑积水。

2.手术禁忌证

颅内感染不能用抗菌药物控制者；脑脊液蛋白明显增高；脑脊液中有新鲜出血；腹腔内有炎症、粘连，如手术后广泛的腹腔粘连、腹膜炎和早产儿坏死性小肠结肠炎；病理性肥胖。

3.手术步骤

手术是在气管插管全身麻醉下进行，手术前静脉预防性应用抗生素。患者位置放置在手术床头端边缘，靠近手术者，头放在凝胶垫圈上，置管侧朝外，用凝胶卷垫在肩膀下，使头颈和躯干拉直，以利于打皮下隧道置管。皮肤准备前，先用记号笔根据脑室端钻骨孔置管的位置（如额部或枕部）描出头皮切口，在仔细的皮肤准备后，再用笔将皮肤切口重新涂描一遍。腹部切口通常在右上腹或腹中线剑突下 2～3 横指距离。铺消毒巾后，在骨孔周边切开一弧形切口，掀开皮瓣，切开骨膜，颅骨钻孔，电凝后，打开硬脑膜、蛛网膜和软脑膜。

接着，切开腹部切口，打开进入腹腔的通道，轻柔地探查证实已进入腹腔。用皮下通条在头部与腹部切口之间打一皮下通道，再把分流装置从消毒盒中取出，浸泡在抗生素溶液中，准备安装入人体内。分流管远端装置包括阀门穿过皮下隧道并放置在隧道内，隧道外管道用浸泡过抗生素的纱布包裹，避免与皮肤接触。接着，根据术前 CT 测得的数据，将分流管插入脑室预定位置并有脑脊液流出，再将分流管剪成需要的长度，与阀门连接，用 0 号线打结，固定接口。然后，提起远端分流管，证实有脑脊液流出后，将管毫无阻力地放入到腹腔内。抗生素溶液冲洗伤口后，二层缝合伤口，伤口要求严密缝合，仔细对合，最后用无菌纱布覆盖。有条件的单位还可以在超声和/或脑室镜的引导下，将分流管精确地插入到脑室内理想的位置。脑室镜还能穿破脑室内的隔膜，使脑脊液互相流通。

4.分流术后并发症的处理

（1）机械故障：近端阻塞（即脑室端管道阻塞）是分流管机械障碍的最常见原因。其他原因包括分流管远端的阻塞或分流装置其他部位的阻塞（如抗虹吸部位的阻塞）；腹腔内脑脊液吸收障碍引起的大量腹水，阻止了脑脊液的流出；分流管折断；分流管接口脱落；分流管移位；远端分流管长度不够;近端或远端管道位置放置不妥当。当怀疑有分流障碍时,需做头部CT扫描,并与以前正常时的头部CT扫描相比较,以判断有否脑室扩大。同时还需行分流管摄片,判断分流管接口是否脱落、断裂、脑室内以及整个分流管的位置、远端分流管的长度,以及有否分流管移位。

(2)感染:分流管感染发生率为2%～8%。感染引起的后果是严重的,包括智力和局部神经功能损伤、大量的医疗花费,甚至死亡。大多数感染发生在分流管埋置术后的头6个月,约占90%,其中术后第一个月感染的发生率为70%。最常见的病原菌为葡萄球菌,其他为棒状杆菌、链球菌、肠球菌、需氧的革兰阴性杆菌和真菌。6个月以后的感染就非常少见。由于大多数感染是因为分流管与患者自身皮肤接触污染引起,所以手术中严格操作非常重要。

分流术后感染包括伤口感染并累及分流管、脑室感染、腹腔感染和感染性假性囊肿。感染的危险因素包括小年龄、皮肤条件差、手术时间长、开放性神经管缺陷、术后伤口脑脊液漏或伤口裂开、多次的分流管修复手术以及合并有其他感染。感染的患者常有低热,或有分流障碍的征象,还可以有脑膜炎、脑室内炎症、腹膜炎或蜂窝织炎的表现。临床表现为烦躁、头痛、恶心、呕吐、昏睡、食欲减退、腹痛、分流管处皮肤红肿、畏光和颈强直。头部CT显示脑室大小可以有改变或无变化。

一旦怀疑分流感染,应抽取分流管内的脑脊液化验,做细胞计数和分类,蛋白、糖测定,革兰染色和培养以及药物敏感试验。脑脊液送化验后,开始静脉广谱抗生素应用。患者还必须接受头部CT扫描,头部CT能显示脑室端管子的位置、脑室的大小和内容物,包括在严重的革兰阴性菌脑室炎症时出现的局限性化脓性积液。如果患者主诉腹痛或有腹胀表现,还需要给予腹部CT或超声检查,以确定有否腹腔内脑脊液假性囊肿。另外,还有必要行外周血白细胞计数和血培养,因为分流感染的患者常有血白细胞计数升高和血培养阳性。

如果脑脊液检查证实感染,需手术拔除分流管,脑室外引流并留置中心静脉,全身合理抗生素应用,直到感染得到控制,新的分流管得到重新安置。

(3)过度分流:多数分流管无论是高压还是低压都会产生过度分流。过度分流能引起硬膜下积血、低颅内压综合征或脑室裂隙综合征。硬膜下积血是由于脑室塌陷,致使脑皮层从硬膜上被牵拉下来,桥静脉撕裂出血引起。虽然硬膜下血肿能自行吸收无须治疗,但是,对于有症状的或进行性增多的硬膜下血肿仍需手术,以利于脑室再膨胀。除了并发硬膜下血肿,过度分流还能引起低颅压综合征,产生头痛、恶心、呕吐、心动过快和昏睡,这些症状在体位改变时尤其容易发生。低颅压综合征的患者,当患者呈现直立位时,会引起过度分流,造成颅内负压,出现剧烈的体位性头痛,必须躺下才能缓解。如果症状持续存在或经常发作并影响正常生活、学习,就需要行分流管修复术,重新埋置一根压力较高的分流管,或抗虹吸管或者压力较高的抗虹吸分流管。

过度分流也还能引起裂隙样脑室,即在放置了分流管后,脑室变得非常小或呈裂隙样。在以前的回顾性研究中,裂隙脑的发生率占80.0%,有趣的是88.5%的裂隙脑的患者可以完全没有症状,而在11.5%有症状的患者中,仅6.5%的患者需要手术干预。裂隙脑综合征的症状偶尔发生,表现为间断性的呕吐、头痛和昏睡。影像学表现为脑室非常小,脑室外脑脊液间隙减少,颅骨增厚,没有颅内脑脊液积聚的空间。此时,脑室壁塌陷,包绕并阻塞脑室内分流管,使之无法引流。最后,脑室内压力升高,脑室略微扩大,分流管恢复工作。由于分流管间断性的阻塞、工作,引起升高的颅内压波动,造成神经功能急性损伤。手术方法包括脑室端分流管的修复,分流阀压力上调以增加阻力,安加抗虹吸或流量控制阀,分流管同侧的颞下去骨瓣减压。

(4)孤立性第四脑室扩张:脑积水侧脑室放置分流管后,有时会出现孤立性第四脑室扩张,这在早产儿脑室内出血引起的出血后脑积水尤其容易发生,感染后脑积水、反复分流感染、室管膜炎也会引起。这是由于第四脑室入口与出口梗阻,闭塞的第四脑室产生的脑脊液使得脑室进行性扩大,出现头痛、吞咽困难、低位颅神经麻痹、共济失调、昏睡和恶心、呕吐。婴儿可有长吸式呼吸和心动过缓。对于有症状的患者,可以另外行第四脑室腹腔分流术。然而,当脑室随着脑脊液的引流而缩小时,脑干向后方正常位置后移,结果,第四脑室内的分流管可能会碰伤脑干。另外,大约40%的患者术后1年内需要再次行分流管修复术。还有一种治疗方法是枕下开颅开放性手术,将第四脑室与蛛网膜下腔和基底池打通,必要时还可以同时再放置一根分流管在第四脑室与脊髓的蛛网膜下腔。近年来,内镜手术又备受推崇,即采用内镜下导水管整形术和放置支撑管的脑室间造瘘术,以建立孤立的第四脑室与幕上脑室系统之间的通路。

(四)内镜三脑室造瘘术

1.手术指证

某些类型的阻塞性脑积水,如导水管狭窄和松果体区、后颅窝区肿瘤或囊肿引起的阻塞性脑积水。

2.禁忌证

交通性脑积水。另外,小于1岁的婴幼儿成功率很低,手术需慎重。对于存在有病理改变的患者,成功率也很低,如肿瘤、已经做过分流手术、曾有过蛛网膜下腔出血、曾做过全脑放疗以及显著的三脑室底瘢痕增生,其成功率仅为20%。

3.手术方法

第三脑室造瘘术方法是在冠状缝前中线旁2.5～3.0 cm额骨上钻一骨孔,将镜鞘插过孟氏孔并固定,以保护周围组织,防止内镜反复进出时损伤脑组织。硬性或软性内镜插入镜鞘,通过孟氏孔进入第三脑室,在第三脑室底中线处,乳头小体开裂处前方造瘘,再用2号球囊扩张管通过反复充气和放气将造瘘口扩大。造瘘完成后,再将内镜伸入脚间池,观察蛛网膜,确定没有多余的蛛网膜阻碍脑脊液流入蛛网膜下腔。

4.并发症及处理

主要并发症为血管损伤继发出血。其他报道的并发症有心脏暂停、糖尿病发作、抗利尿激素不适当分泌综合征、硬膜下血肿、脑膜炎、脑梗死、短期记忆障碍、感染、周围相邻脑神经损伤(如下丘脑、腺垂体、视交叉)以及动脉损伤引起的术中破裂出血或外伤后动脉瘤形成造成的迟发性出血。动态MRI可以通过评价脑脊液在第三脑室造瘘口处的流通情况而判断造瘘口是否通畅。如果造瘘口不够通畅,有必要行内镜探查,尝试再次行造瘘口穿通术,若原造瘘口处瘢痕增生无法再次手术穿通,只得行脑室腹腔分流术。

九、结果和预后

未经治疗的脑积水预后差,50%的患者在3岁前死去,仅20%～23%能活到成年。活到成年的脑积水患者中,仅有38%有正常智力。脑积水分流术技术的发展使得儿童脑积水的预后有了很大的改善。许多做了分流手术的脑积水儿童可以有正常的智力,参加正常的社会活动。50%～55%脑积水分流术的儿童智商超过80。癫痫常预示着脑积水分流术的儿童有较差的智力。分流并发症反复出现的脑积水儿童预后差。

(孙红燕)

第二节 脑 脓 肿

脑脓肿是指各种病原菌侵入颅内引起感染,并形成脓腔,是颅内一种严重的破坏性疾病。脑脓肿由于其有不同性质的感染、又生长于不同部位,故临床上表现复杂,患者可能是婴幼儿或老年,有时有危重的基础疾病,有时又有复杂的感染状态,因此,对脑脓肿的判断,采用什么方式治疗,以何种药物干扰菌群等,许多问题值得探讨。

一、流行病学趋向

在21世纪开始之初,有人将波士顿儿童医院的神经外科资料,对比了20年前脑脓肿的发病、诊断和疗效等一些问题,研究其倾向性的变化。发现婴儿病例从7%增加到22%,并证实以前没有的枸橼酸杆菌和真菌性脑脓肿,前者现在见于新生儿,后者则是免疫抑制患者脑脓肿的突出菌种。过去的鼻窦或耳源性脑脓肿从26%下降到现在的11%,总的病死率则呈平稳下降,从27%降至24%。

这些倾向性变化从Medline 2006年9月的前5年得到证实,过去罕见的诺卡菌脑脓肿、曲霉菌脑脓肿,而免疫缺陷(AIDS)患者的神经系统弓形虫病则报道更多,其中少数也形成脑脓肿,甚至多发性脑脓肿。这表明一些原属于机会性或条件性致病菌(病原生物)现在变得更为活跃。另一方面在广谱抗生素和激素的广泛使用中,耐药人群普遍增加,同时,大量消耗病、恶性病患者的免疫功能受损、吸毒人群增加等,脑脓肿的凶险因素在增加,脑脓肿菌群变化的概率也在上升。

二、病原学

(一)脑脓肿病菌的变化

脑脓肿的病原生物虽有细菌、真菌和原虫,但主要病原是细菌。脑脓肿的致病菌有较大的变化,抗生素应用以前,金黄色葡萄球菌占25%～30%,链球菌占30%,大肠埃希菌占12%。20世纪70年代葡萄球菌感染下降,革兰阴性杆菌上升,细菌培养阴性率50%以上。认为此结果与广泛应用抗生素控制较严重的葡萄球菌感染有关。国内的这方面变化也类似。

其次,20世纪80年代以来厌氧菌培养技术提高,改变了过去50%培养阴性的结果。北京研究人员曾统计脑脓肿16例,其中厌氧菌培养阳性9例,未行厌氧菌培养7例,一般细菌培养都阴性。厌氧菌培养需及时送检,注意检验方法。目前,实际培养阳性率仍在48%～81%。

(二)原发灶与脑脓肿菌种的关系

原发灶的病菌是脑脓肿病菌的根源。脑脓肿的菌种繁多,南非最近一组121例脓液培养出细菌33种,50%混合型。但各种原发灶的病菌有常见的范围。耳鼻源性脑脓肿以链球菌和松脆拟杆菌多见;心源性则以草绿色链球菌、厌氧菌、微需氧链球菌较多;肺源性多见的是牙周梭杆菌、诺卡菌和拟杆菌;外伤和开颅术后常是金黄色葡萄球菌、表皮葡萄球菌及链球菌(表3-1)。事实上,混合感染和厌氧感染各占30%～60%。

(三)病原体人颅途径和脑脓肿定位规律

1.邻近结构接触感染

(1)耳源性脑脓肿:中耳炎经鼓室盖、鼓窦、乳突内侧硬膜板入颅,易形成颞叶中后部、小脑侧叶前上部脓肿最为多见。以色列一组报道,28 例中耳炎的颅内并发症 8 种,依次是脑膜炎、脑脓肿、硬膜外脓肿、乙状窦血栓形成、硬膜下脓肿、静脉窦周脓肿、横窦和海绵窦血栓形成。表明少数可通过逆行性血栓性静脉炎,至顶叶、小脑蚓部或对侧深部白质形成脓肿。

表 3-1　原发灶、病原体、入颅途径及脑脓肿定位

原发灶、感染途径	主要病菌	脑脓肿主要定位
一、邻近接触为主		
1.中耳、乳突炎;邻近接触;血栓静脉炎逆行感染	需氧或厌氧链球菌;松脆拟杆菌(厌氧);肠内菌丛	颞叶(多)、小脑(小)(表浅、单发多);远隔脑叶或对侧
2.筛窦、额窦炎(蝶窦炎)	链球菌;松脆拟杆菌(厌氧);肠菌、金葡、嗜血杆菌	额底、额板(垂体、脑干、颞叶)
3.头面部感染(牙、咽、皮窦)(骨髓炎等)	混合性,牙周梭杆菌;松脆拟杆菌(厌氧);链球菌	额叶多(多位)
二、远途血行感染		
1.先天性心脏病(心内膜炎)	草绿链球菌,厌氧菌;微需氧链球菌(金葡、溶血性链球菌)	大脑中动脉分布区(可见各种部位)深部,多发,囊壁薄
2.肺源性感染(支扩、脓胸等)	牙周梭杆菌、放线菌拟杆菌、链球菌星形诺卡菌	同上部位
3.其他盆腔、腹腔脓肿	肠菌、变形杆菌混合	同上部位
三、脑膜开放性感染		
1.外伤性脑脓肿	金葡、表皮葡萄球菌	依异物、创道定位
2.手术后脑脓肿	链球菌、肠内菌群,梭状芽孢杆菌	CSF 瘘附近
四、免疫源性脑脓肿		
1.AIDS、恶性病免疫抑制治疗等	诺卡菌、真菌、弓形虫、肠内菌群	似先心病
2.新生儿	枸橼酸菌,变形杆菌	单或双额(大)
五、隐源性脑脓肿	链、葡、初油酸菌	大脑、鞍区、小脑

(2)**鼻窦性脑脓肿**:额窦或筛窦炎易引起硬膜下或硬膜外脓肿,或额极、额底脑脓肿。某医院 1 例小儿筛窦炎引起双眶骨膜下脓肿,后来在 MRI 检查发现脑脓肿,这是局部扩散和逆行性血栓性静脉炎的多途径入颅的实例。蝶窦炎偶尔可引起垂体、脑干、颞叶脓肿。

(3)**头面部感染引起**:颅骨骨髓炎、先天性皮窦、筛窦骨瘤、鼻咽癌等可直接伴发脑脓肿;牙周脓肿、颌面部蜂窝织炎、腮腺脓肿等可以通过面静脉与颅内的吻合支;板障静脉或导血管的逆行感染入颅。

2.远途血行感染

(1)细菌性心内膜炎:由菌栓循动脉扩散入颅。

(2)先天性心脏病:感染栓子随静脉血不经肺过滤而直接入左心转入脑。

(3)发绀型心脏病:易有红细胞增多症,血黏度大,感染栓子入脑易于繁殖。此类脓肿半数以上为多发、多房,少数呈痛性,常在深部或大脑各叶,脓肿相对壁薄,预后较差。

(4)肺胸性感染:如肺炎、肺脓肿、支气管扩张、脓胸等,其感染栓子扩散至肺部毛细血管网,可随血流入颅。

(5)盆腔脓肿:可经脊柱周围的无瓣静脉丛,逆行扩散到椎管内静脉丛再转入颅内。

3.脑膜开放性感染

外伤性脑脓肿和开颅术后脑脓肿属于这一类。外伤后遗留异物或脑脊液瘘时,偶尔会并发脑脓肿,常位于异物处、脑脊液瘘附近或在创道的沿线。

4.免疫源性脑脓肿

自从1981年发现AIDS的病原以来,其普遍流行的程度不断扩大,影响全球。一些AIDS患者继发的机会性感染,特别是细菌、真菌、放线菌以及弓形虫感染造成的单发或多发性脑脓肿,日渐增多,已见前述。这不仅限于AIDS,许多恶性病和慢性消耗病如各种白血病、中晚期恶性肿瘤、重型糖尿病、顽固性结核病等,其机体的免疫力低下,尤其在城市患者的耐药菌种不断增加,炎症早期未能控制,导致脑脓肿形成的观察上升。

5.隐源性脑脓肿

临床上找不到原发灶。此型有增加趋势。天津一组长期对照研究,本型已从过去10%上升到42%,认为与抗生素广泛应用和标本送检中采取、保存有误。一般考虑还是血源性感染,只是表现隐匿。另外,最近欧美、亚洲都有一些颅内肿瘤伴发脑脓肿的报道,似属隐源性脑脓肿。

鞍内、鞍旁肿瘤合并脓肿,认为属窦源性;矢状窦旁脑肿瘤,暗示与窦有关;1例颞极脑膜瘤的瘤内、瘤周白质伴发脓肿,术后培养出B型链球菌和冻链球菌,与其最近牙槽问题有关,可能仍为血行播散;小脑转移癌伴发脓肿,曾有2例分别培养出初油酸菌、凝固酶阴性型葡萄球菌,其中1例,尸检证实为肺癌。

三、病理学基础

脑脓肿的形成在细菌毒力不同有很大差异。史坦福大学的Britt Enrmann等分别以需氧菌(α-溶血性链球菌)和厌氧混合菌群(松脆拟杆菌和能在厌氧条件下生长的表皮葡萄球菌)做两种试验研究,并以人的脑脓肿结合CT和临床进行系统研究。认为脑肿瘤的分期系自然形成将各期紧密相连而重点有别,但影响因素众多,及早而有效的药物可改变其进程。

(一)需氧菌脑脓肿四期的形成和发展

1.脑炎早期(1~3天)

化脓性细菌接种后,出现局限性化脓性脑炎,血管出现脓性栓塞,局部炎性浸润,中心坏死,周围水肿,周围有新生血管。第3天CT强化可见部分性坏死。临床以急性炎症突出,卧床不起。

2.脑炎晚期(4~9天)

坏死中心继续扩大,炎性浸润以吞噬细胞,第5天出现成纤维细胞,并逐渐成网包绕坏死中心。第7天周围新生血管增生很快,围绕着发展中的脓肿。CT第5天可见强化环,延迟CT,10~15分钟显强化结节。临床有缓解。

3.包囊早期(10~13天)

10天形成薄囊,脑炎减慢,新生血管达最大程度,周围水肿减轻,反应性星形细胞增生,脓肿孤立。延迟CT的强化环向中心弥散减少。

4.包囊晚期(14 天以后)

包囊增厚,囊外胶质增生显著,脓肿分 5 层:①脓腔;②成纤维细胞包绕中心;③胶原蛋白囊;④周围炎性浸润及新生血管;⑤星形细胞增生,脑水肿。延迟强化 CT 增强剂不弥散入脓腔。临床突显占位病变。

(二)厌氧性脑脓肿的三期

从厌氧培养的专门技术发现,脑脓肿的脓液中厌氧菌的数量大大超过需氧菌。松脆拟杆菌是最常见的责任性厌氧菌,是一个很容易在人体内形成脓肿和造成组织破坏的细菌。过去从鼻窦、肺胸炎症、腹部炎症所造成的脑脓肿中分离出此细菌,但最多是从耳源性脑脓肿中分离出来的,其毒力很大,显然不同于上述需氧性链球菌。

1.脑炎早期(1~3 天)

这一厌氧混合菌组接种实验动物后,16 只狗出现致命感染,是一种暴发性软脑膜炎,甚至到晚期都很重。其中 25% 是广泛性化脓性脑炎,其邻近坏死中心的血管充血及血管周围出血,或血栓形成,周围积存富含蛋白的浆液及脑炎早期的脑坏死和广泛脑水肿。

2.脑炎晚期(4~9 天)

接着最不同的是坏死,很快,脑脓肿破入脑室占 25%(4~8 天),死亡达 56%(9/16),这在过去链球菌性脑脓肿的模型中未曾见到,表明其危害性和严重性。

3.包囊形成(10 天以后)

虽然在第 5 天也出现成纤维细胞,但包囊形成明显延迟,3 周仍是不完全性包囊,CT 证实,故研究人员在包囊形成阶段不分早晚期,研究的关键是失控性感染。另外,松脆拟杆菌属内的几个种,能产生 8-内酰胺酶,可以抗青霉素,应引起临床医师的重视。

四、临床表现

脑脓肿的症状和体征差别很大,与原发病的病情、脑脓肿的病期、脑脓肿的部位、数目、病菌的毒力、宿主的免疫状态均有关。

(一)原发病的变化

脑脓肿都是在常见原发病的基础上产生的,故在耳咽鼻喉、头面部、心、肺及其他部位的感染,或脓肿后出现脑膜刺激症状,就应提高警惕,特别应该引起重视的如原来流脓的中耳炎突然停止流脓,应注意发生有脓入颅内的可能性。

(二)急性脑膜脑炎症状

任何脑脓肿都是从脑膜脑炎开始,最早可表现为头痛伴发高热,甚至寒战等全身不适和颈部活动受限。突出的头痛可占 70%~95%,常为病侧更痛,局部叩诊时有定位价值,更多的是全头痛,药物难以控制。半数患者可伴颅内压增高,表现尚有恶心、呕吐。常有嗜睡和卧床不起。

(三)脑脓肿的局灶征

在脑脓肿取代脑膜脑炎的过程中,体温下降,精神好转,不数天,因脓肿的扩大,又再次卧床不起。一方面头痛加重、视盘水肿、烦躁或反应迟钝;另一方面局灶性神经体征突出,50%~80% 出现偏瘫、语言障碍、视野缺损、锥体束征或共济失调的小脑病变特征。依脓肿所在部位突出相应额、顶、枕、颞的局灶征,少部分患者出现癫痫,极少数脑干脓肿可表现在本侧颅神经麻痹、对侧锥体束征。发生率依次为脑桥、中脑、延髓。近年增多的不典型"瘤型"脑脓肿可达 14%,过去起伏两周的病期,可延缓至数月,大部分被误诊为胶质瘤,值得注意。

(四)脑脓肿的危象

1.脑疝综合征

脑疝是脑脓肿危险阶段的临界信号,都是脑脓肿增大到一定体积时脑组织横形或纵形移位,脑干受压使患者突然昏迷或突然呼吸停止而致命。关键是及早处理脑脓肿,识别先兆症状和体征,避免使颅内压增高的动作,避免不适当的操作,特别要严密和善于观察意识状态。必要时应积极锥颅穿刺脓肿或脑室,迅速减压。

2.脑脓肿破裂

脑脓肿的脑室面脓肿壁常较薄,在不适当的穿刺,或穿透对侧脓壁,或自发性破裂,破入脑室或破入蛛网膜下腔,出现反应时,立即头痛、高热、昏迷、角弓反张等急性室管膜炎或脑膜炎,应及时脑室外引流,积极抢救,以求逆转症状。

五、特殊检查

(一)CT 和 MRI

1.脑炎早晚期(不足 9 天)

(1)CT 平扫:1~3 天,就出现低密度区,但可误为正常。重复 CT 见低密度区扩大。CT 增强:3 天后即见部分性强化环。

(2)MRI 长 T_2 的高信号较长 T_1 的低信号水肿更醒目。4~9 天,CT 见显著强化环。延迟 CT(30~60 秒)强化剂向中心弥散,小的脓肿显示强化结节。

2.包囊晚期(超过 10 天)

CT 平扫,低密度区边缘可见略高密度的囊壁,囊外为水肿带。MRI T_1 见等信号囊壁,囊壁内外为不同程度的长 T_1;T_2 的低信号囊壁介于囊壁内外的长 T_2 之间,比 CT 清晰。CT 增强,见强化囊壁包绕脓腔;延迟 CT(30~60 秒),强化环向中央弥散减少,14 天以后不向中央弥散。T_1 用 Gd-DTPA 增强时,强化囊壁包囊绕脓腔比 CT 反差更明显。

3.人类脑脓肿的 CT 模式

早年 8 例不同微生物所致人类脑脓肿的 CT 模式可供参考。上述图形各取自系列 CT 扫描之一,但处于脑脓肿的不同阶段。①不同微生物:细菌性脑脓肿(A、D、E、G、H);真菌性脑脓肿(C、F);原虫性脑脓肿(B)。②不同时期:脑炎早期(A、B、C);脑炎晚期(D);包囊早期(E、F);包囊晚期(G、H)。③不同数量:单发脑脓肿(D~G);多发脑脓肿(A~C,H)。④各种脑脓肿:星形诺卡菌脑脓肿(A);弓形虫性脑脓肿(B);曲霉菌脑脓肿(C);肺炎球菌脑脓肿(D);微需氧链球菌脑脓肿(E);红花尖镰孢霉菌脑脓肿(F);牙周梭杆菌脑脓肿(G);分枝杆菌,绿色链球菌,肠菌性多发性后颅凹脑脓肿(H)。

(二)DWI 及 MRS

1.弥散加权磁共振扫描(DWI)

脑脓肿的诊断有时与囊性脑瘤混淆。近年来,有多篇报道用 DWI 来区别。土耳其一组研究人员收集脑脓肿病例 19 例,其中 4 例 DWI 是强化后高信号,由于水分子在脓液和囊液的弥散系数(ADC)明显不同,脓液的 ADC 是低值,4 例平均为(0.76±0.12)mm/s;8 例囊性胶质瘤和 7 例转移瘤的 DWI 是低信号,ADC 是高值,分别为(5.51±2.08)mm/s 和(4.58±2.19)mm/s,($P=0.003$)。当脓液被引流后 ADC 值升高,脓肿复发时 ADC 值又降低。

2.磁共振波谱分析(MRS)

这是利用磁共振原理测定组织代谢产物的技术。脑脓肿和囊肿都可以检出乳酸,许多氨基酸是脓液中粒细胞释放蛋白水解酶,使蛋白水解成的终产物;而胆碱又是神经脂类的分解产物,因此,MRS 检出后两种即标志着脓肿和肿瘤的不同成分。印度一组研究显示:42 例脑部环状病变,用 DWI、ADC 和质子 MRS(PMRS)检查其性质。结果,29 例脑脓肿的 ADC 低值小于(0.9 ± 1.3)mm/s,PMRS 出现乳酸峰和其他氨基酸峰(琥珀酸盐、醋酸盐、丙氨酸等);另 23 例囊性肿瘤的 ADC 高值(1.7 ± 3.8)mm/s,PMRS 出现乳酸峰及胆碱峰,表明脓肿和非脓肿显然不同。

(三)其他辅助检查

1.周围血常规

白细胞计数、血沉、C-反应蛋白升高,属于炎症。

2.脑脊液

白细胞计数轻度升高;蛋白含量升高显著是一特点;有细胞蛋白分离趋势。

3.X 线 CR 片

查原发灶。过去应用的脑血管造影、颅脑超声波、同位素扫描等现已基本不用。

六、诊断及特殊类型脑脓肿

典型的脑脓肿诊断不难,一个感染的病史,近期有脑膜脑炎的过程,发展到颅内压增高征象和局灶性神经体征,加上强化头颅 CT 和延时 CT 常可确诊。必要时可做颅脑 MRI 及 Gd-DTPA强化。对"瘤型"脑脓肿,在条件好的单位可追加 DWI、MRS 进一步区别囊型脑瘤。条件不够又病情危重则有赖于直接穿刺或摘除,以达诊治双重目标。脑结核瘤,都有脑外结核等病史,可以区别。耳源性脑积水、脓性迷路炎都有耳部症状,无脑病征,CT 无脑病灶。疱疹性局限性脑炎,有时突然单瘫,CT 可有低密度区,但范围较脓肿大,CSF 以淋巴增高为主,无中耳炎等病灶,必要时活检区别。

鉴于病原体的毒力、形成脑脓肿快慢、患者的抵抗力等有很大差异,特别是近年一些流行病学的新动向,简单介绍几种特殊类型的脑脓肿,便于加深对某些特殊情况的考虑和鉴别。

(一)硬脑膜下脓肿

脑膜瘤是脑瘤的一种,硬脑膜下脓肿也应该是脑脓肿的一种,但毕竟脓肿是在硬膜下腔,由于这一解剖特点脓液可在腔内自由发展,其速度更快,常是暴发性临床表现,很快恶化,在1949 年前悉数死亡,是脑外科一种严重的急症。

硬膜下脓肿 2/3 由鼻窦炎引起,多见于儿童。最近,澳洲一组报道显示 10 年内颅内脓肿46 例,儿童硬膜下脓肿 20 例(43%),内含同时伴脑脓肿者 4 例。

典型症状是鼻窦炎、发热、神经体征的三联征。鼻窦炎所致者眶周肿胀$(P=0.005)$和畏光$(P=0.02)$。意识变化于 24~48 小时占一半,头痛、恶心、呕吐常见,偏瘫、失语、局限性癫痫突出,易发展到癫痫持续状态,应迅速抗痫,否则患儿很快恶化。诊断基于医师的警觉,CT 可能漏诊,MRI 冠状位、矢状位能见颅底和突面的新月形 T_2 高信号灶更为醒目。英国 66 例的经验主张开颅清除,基于:①开颅存活率高,该开颅组 91% 存活,钻颅组 52% 存活。②钻颅残留脓多,他们在 13 例尸检中 6 例属于鼻窦性,其中双侧 3 例,在纵裂、枕下、突面、基底池周围 4 个部位残留脓各1例。另 1 例耳源性者脓留于颅底、小脑脑桥角和多种部位。③开颅便于彻底冲洗,他们提出,硬膜下脓液易凝固,超 50% 是厌氧菌和微需氧链球菌混合感染,含氯霉素 1 g/50 mL 的生理盐水冲洗效果较好。另外,有医师认为症状出现后 72 小时内手术者,终残只 10%;而 72 小时以后手术者,70% 非残即死。有一种"亚急性术后硬膜下脓肿",常在硬膜下血肿术后伴发感染,相当少见。

(二)儿童脑脓肿

儿童由于其抵抗力弱,一旦发生脑脓肿较成人更危险。一般 15 岁以下的小儿占脑脓肿总数的 1/3 或小半。据卡拉其 Atig 等的报道儿童脑脓肿的均龄在(5.6±4.4)岁;北京一组病例显示:平均为 6.7 岁,小于 10 岁可占 4/5,两组结果类似。以上两组均以链球菌为主。

儿童脑脓肿的表现为发热、呕吐、头痛和癫痫的四联征。北京组查见视盘水肿占 85%,显示儿童的颅内压增高突出,这与小儿病程短(平均约 1 个月);脓肿发展快,脓肿体积大有关(3～5 cm 占 50%;5～7 cm 占 32%;>7 cm 占 18%)。另外,小儿脑脓肿多见的是由发绀型先天性心脏病等血行感染引起,可占 37%。加上儿童头面部感染、牙、咽等病灶多从吻合静脉逆行入颅以及肺部感染,或败血症在 Atig 组就占 23%,故总的血源性脑脓肿超过 50%,因而多发性脑脓肿达 30%～42%,这就比较复杂。总之,由于小儿脑脓肿的自限能力差,脓肿体积大,颅内压高,抵抗力又弱等特点,应强调早诊早治。方法以简单和小儿能承受的为主。手术切除在卡拉其的 30 例中占 6 例,但 5 例死亡。故决定处理方式应根据经验、技术条件、患者情况等全面考虑。

(三)新生儿脑脓肿

新生儿脑脓肿在 100 年前已有报道,但在 CT 启用后发现率大增。巴黎研究人员一次报道新生儿脑脓肿 30 例,90% 为变形杆菌和枸橼酸菌引起。有人认为此种新生儿脑脓肿是上述两菌所致的白质坏死性血管炎,脑坏死是其特殊表现。另外,此种新生儿脑脓肿的 67%(20/30)伴广泛性脑膜炎,43%(13/30)伴败血症。由于脑膜炎影响广泛,所以较一般儿童脑脓肿(链球菌、肠内菌引起)更为严重。

新生儿脑脓肿在生后 7 天发病占 2/3(20/30),平均 9 天(1～30 天)。癫痫为首发症状占 43%,感染首发占 37%,而急性期癫痫增多达 70%(21/30),其中呈持续状态占 19%(4/21),说明其严重性。脑积水达 70.%(14/20),主要是脑膜炎性交通性脑积水。CT 扫描 28 例中多发性脑脓肿 17(61%),额叶 22(79%),其中单侧 12 例,双侧 10 例,大多为巨大型,有 2 例贴着脑室,伸向整个大脑半球。

处理:单纯用药物治疗 5 例,经前囟穿吸注药 25 例(83%)。经前囟穿吸注药一次治疗 56%(14/25),平均 2 次(1～6 次)。其中月内穿刺 15 例(60%),仅 20% 合并脑积水;月后穿刺 10 例,内 70% 合并脑积水。单纯用药 5 例(不穿刺),其中 4 例发展成脑积水。上述巴黎的 30 例中,17 例超过 2 年的随访,只有 4 例智力正常,不伴发抽风。CT 扫描显示其他患者遗留多种多样的脑出血、梗死和坏死,均属于非穿刺组。从功能上看,早穿刺注药者预后好,不穿刺则差。关于用药,新型头孢菌素＋氨基糖苷的治疗方案是重要改进,他们先用庆大霉素＋头孢氨噻,后来用丁胺卡那＋头孢曲松,均有高效。新德里最近用泰能对 1 例多发性脑脓肿的新生儿治疗,多次穿刺及药物治疗、4 周改变了预后。

(四)诺卡菌脑脓肿

诺卡菌脑脓肿原来报道很少,但于近 20 年来,此种机会性致病菌所致的脑脓肿的报道增加很快。诺卡菌可见于正常人的口腔,革兰阳性,在厌氧或微需氧条件下生长。属于放线菌的一种,有较长的菌丝,发展缓慢而容易形成顽固的厚壁脓肿,极似脑瘤,过去的病死率高达 75%,或

3 倍于其他细菌性脑脓肿。但由于抗生素的发展,病死率已迅速降低。

诺卡菌有百余种,引起人类疾病的主要有六种,但星形诺卡菌最为多见,常由呼吸道开始,半数经血播散至全身器官,但对脑和皮下有特别的偏爱。有人综合 68 例中肺占64.7%,皮下32.3%,脑 31.8%(互有并发),心、肾、肝等则很少,威斯康星 1 例 13 岁女孩,诊为风湿热,脑血管造影定位,整块切除,脓液见许多枝片状菌丝,术后金、青霉素治愈。

时至今日,CT、MRI 的强化环可精确定位。墨西哥 1 例 DWI 的高信号,PMRS 检出乳酸峰、氨基酸峰,可定位与定性,用磺胺药(TMP/SMZ)可治愈。欧美有些报道从分子医学定性,通过 16S rDNA PCR 扩增法,及 hsp 65 序列分析,属诺卡菌基因。

处理:TMP/SMZ 可透入 CSF,丁胺卡那、泰能、头孢曲松、头孢噻肟均有效。由于为慢性肉芽肿性脑脓肿,切除更为安全。

(五)曲霉菌脑脓肿

曲霉菌是一种广泛存在于蔬菜、水果、粮食中的真菌,其孢子可引起肺部感染,是一种条件致病菌,当机体抵抗力低下时,可经血循环播散至颅内,造成多发或多房脑脓肿。最多见的有烟曲霉菌和黄曲霉菌,可发生于脑的任何部位。广州曾报道了 2 例肺和脑的多发性烟曲霉菌脑脓肿。纽约报道 1 例眶尖和脑的多发性烟曲霉菌并诺卡菌脑脓肿。此两患者都先有其他疾病,说明抵抗力降低在先。广州的病例先有胆管炎、肺炎、伴胸腔积液,后来发现脑部有 11 个脑脓肿(2~3 cm居多)。纽约的患者先有脊髓发育不良性综合征,贫血和血小板缺乏症,以后眶尖和脑部出现许多强化环(脑脓肿),先后活检,发现不同的致病菌。病程相当复杂,均出现偏瘫,前者曾意识不清,多处自发性出血;后者有失控性眼后痛,发展成海绵窦炎,表现出第Ⅳ~Ⅵ对颅神经麻痹,中途还因坏死性胆管炎手术一次。处理结果尚好,两者都用两性霉素,前者静脉和鞘内并用,脓肿和脑室引流;后者加用米诺环素和泰能,分别于 4 个半月和半年病灶全消,但后者于 2 年后死于肺炎。

曲霉菌脑脓肿的 CT、MRI 与其他脑脓肿类似。麻省总医院曾研究 6 例,其 DWI 为高信号,但 ADC 均值较一般脑脓肿为低,(0.33±0.6)mm/s,此脓液反映为高蛋白液。

处理:主张持积极态度。过去在免疫缺陷患者发生曲霉菌脑脓肿的死亡率近乎 100%。加州大学对 4 例白血病伴发本病患者,在无框架立体定向下切除多发脑脓肿及抗真菌治疗,逆转了病情,除 1 例死于白血病外,3 例有完全的神经病学恢复。

(六)垂体脓肿

垂体脓肿自首例报道至 1995 年已经约有 100 例的记载。

从发病机制来看,有两种意见,一类是真性脓肿,有人称为"原发性"垂体脓肿,通过邻近结构炎症播散,或远途血行感染,或头面部吻合血管逆行感染,使正常垂体感染形成脓肿,或垂体瘤伴发脓肿;另一类是类脓肿,即"继发性"垂体脓肿,是指垂体瘤、鞍内颅咽管瘤等情况下,局部血循环紊乱,瘤组织坏死、液化也形成"脓样物质",向上顶起鞍隔,压迫视路,似垂体脓肿,但不发热,培养也无细菌生长,实际有所不同。

垂体脓肿常先有感染症状,同时有鞍内脓肿膨胀的表现,剧烈头痛和视力骤降是两大特点。Jain 等指出视力、视野变化可占 75%~100%。最近,印度 1 例 12 岁女孩,急性额部头痛,双视力严重"丧失",强化 MRI 诊断,单用抗生素治疗。但垂体脓肿大多发展缓慢,一年以上的占多数,突出表现是垂体功能衰减,尤其是较早出现垂体后叶受损的尿崩症多见。协和医院 7 例中 5 例有尿崩,天坛医院 2 例垂体脓肿患者在 3 个月以内就出现尿崩,其中 1 例脓液培养有大肠埃希菌。日本有 1 例 56 岁男性,垂体脓肿,同时有无痛性甲状腺炎、垂体功能减退和尿崩症, Matsuno 等认为漏斗神经垂体炎或淋巴细胞性腺垂体炎,在术前和组织病理检查前鉴别诊断是困难的。这是慢性的真性垂体脓肿。由于垂体瘤的尿崩症只占 10%,故常以此区别两病。另外,垂体脓肿的垂体功能普遍减退是第三个特点,协和医院一组的性腺、甲状腺、肾上腺等多项内分泌功能检查低值,更为客观,并需用皮质醇来改善症状。

重庆曾报道 1 例月经紊乱、泌乳 3 个月,PRL 457.44 ng/mL,术中则抽出黏稠脓液,镜检有大量脓细胞,病理见垂体瘤伴慢性炎症,最后诊断是继发于垂体瘤的垂体脓肿。

鉴别垂体瘤囊变或其他囊性肿瘤,MRI 的 DWI 和 ADC 能显示其优越性。处于早期阶段,甲硝唑和第三代头孢菌素就可以对付链球菌,拟杆菌或变形杆菌,若已成大脓肿顶起视路,则经蝶手术向外放脓,电灼囊壁使其皱缩最为合理。

七、处理原则

(一)单纯药物治疗

理想的治疗是化脓性脑膜脑炎阶段消炎,防止脑脓肿的形成。最早是 1971 年有报道单纯药物治疗成功。1980 年加州大学(UCSF)的研究,找出成功的因素是:①用药早。②脓肿小。③药效好。④CT 观察好。该组 8 例的病程平均 4.7 周。成功的 6 例直径平均 1.7 cm(0.8~2.5 cm),失败的则为 4.2 cm(2.0~6.0 cm)($P<0.001$),故主张单纯药物治疗要<3 cm。该组细菌以金葡、链球菌和变形杆菌为主,大剂量(青、氯、新青)三联治疗[青霉素 1 000 万 U,静脉注射,每天 1 次,小儿 30 万 U/(kg·d);氯霉量3~4 g,静脉注射,每天 1 次,小儿 50~100 mg/(kg·d),半合成新青Ⅰ,新青Ⅲ大于 12 g,静脉注射,每天 1 次,4~8 周,对耐青者],效果好。CT 观察 1 个月内缩小,异常强化 3 个半月内消退,25 个月未见复发。

归纳指征:①高危患者。②多发脑脓肿,特别是脓肿间距大者。③位于深部或重要功能区。④合并室管膜炎或脑膜炎者。⑤合并脑积水需要 CSF 分流者。方法和原则同上述 4 条成功的因素。

(二)穿刺吸脓治疗

鉴于上述单纯药物治疗的脑脓肿直径都<2.5 cm,导致推荐>3.0 cm 的脑脓肿就需要穿刺引流。理论是根据当时哈佛大学有学者研究,发现穿透 BBB 和脓壁的抗生素,尽管其最小抑菌浓度已经超过,但细菌仍能存活,此系抗生素在脓腔内酸性环境下失效。故主张用药的同时,所有脓液应予吸除,特别在当今立体定向技术下,既符合微创原则,又可直接减压。另外,还可以诊断(包括取材培养),且能治疗(包括吸脓、冲洗、注药或置管引流)。近年报道经 1~2 次穿吸,治愈率达 80%~90%。也有人认为几乎所有脑脓肿均可穿刺引流和有效的抗生素治疗。钻颅的简化法—床旁锥颅,解除脑疝最快,更受欢迎。

(三)脑脓肿摘除术

开颅摘除脑脓肿是一种根治术,但代价较大,风险负担更重。指征是:①厚壁脓肿;②表浅脓肿;③小脑脓肿;④异物脓肿;⑤多房或多发性脓肿(靠近);⑥诺卡菌或真菌脓肿;⑦穿刺失败的脑脓肿;⑧破溃脓肿;⑨所谓暴发性脑脓肿;⑩脑疝形成的脓肿;开颅后可先于穿刺减压,摘除脓肿后可依情况内、外减压。创腔用过氧化氢及含抗生素溶液冲洗,应避免脓肿破裂,若有脓液污染更应反复冲洗。术后抗生素均应 4~6 周。定期 CT 复查。

（四）抗生素的联用

脓肿的微生物性质是脑脓肿治疗的基础，脓液外排和有效抗生素的应用是取得疗效的关键，由于近年来大量广谱抗生素的问世，对脑脓肿的治疗确实卓有成效，病死率大为降低。同时正因为脑脓肿的混合感染居多，目前采用的三联、四联用药，疗效尤其突出。

早年的青、氯、新青，对革兰阴性、革兰阳性、需氧、厌氧菌十分敏感，从心、肺来的转移性脑脓肿疗效肯定。对耳、鼻、牙源性脑脓肿同样有效。现在常用的青、甲、头孢，由于甲硝唑对拟杆菌是专性药，对细菌的穿透力强，不易耐药，价廉，毒副作用少，对强调厌氧菌脑脓肿的今天，此三联用药已成为首选，加上第三代头孢对需氧菌混合感染也是高效。上两组中偶有耐甲氧西林的金葡（MRSA），可将青霉素换上万古霉素，这是抗革兰阳性球菌中最强者，对外伤术后的脑脓肿高效。用甲、头孢治疗儿童脑脓肿也有高效。伏利康唑治霉菌性脑脓肿，磺胺（TMP/SMZ）治诺卡菌脑脓肿，都是专性药。头孢曲松及丁胺卡那治枸橼酸菌新生儿脑脓肿也具有特效，已见前述。亚胺培南对高龄、幼儿、免疫力低下者，对绝大多数厌氧、需氧、革兰阴性、革兰阳性菌和多重耐药菌均具强力杀菌，是目前最广谱的抗生素，可用于危重患者。脑脓肿破裂或伴有明显脑膜炎时，鞘内注药也是一种方法，其剂量是丁胺卡那每次 10 mg，庆大霉素每次 2 万 U，头孢曲松每次 25～50 mg，万古霉素每次 20 mg，半合成青霉素苯唑西林每次 10 mg，氯唑西林每次 10 mg，小儿减半，生理盐水稀释。

（孙红燕）

第三节　病毒性脑炎

病毒性脑炎是指各种病毒感染引起的脑实质的炎症，如果仅仅脑膜受累称为病毒性脑膜炎，如果脑实质与脑膜同时受累则称为病毒性脑膜脑炎。该病是小儿最常见的神经系统感染性疾病之一，2 岁以内小儿脑炎的发病率最高，每年约为16.7/10 万，主要发生于夏秋季，约 70％的病毒性脑炎和脑膜炎发生于6～11 月。病毒性脑炎的病情轻重差异很大，轻者预后良好，重者可留有后遗症甚至导致死亡。

一、病因

目前国内外报道有 100 多种病毒可引起脑炎病变，但引起急性脑炎较常见的病毒是肠道病毒、单纯疱疹病毒、虫媒病毒、腺病毒、巨细胞病毒及某些传染病病毒等。由于计划免疫的不断广泛和深入，使得脊髓灰质炎病毒、麻疹病毒等引起的脑炎已经少见，腮腺炎病毒、风疹病毒及流行性乙型脑炎病毒等引起的脑炎也大幅度地减少。近年来肠道病毒 71 型引起的脑炎在亚洲流行，已造成极大危害。

不同病毒引起的脑炎，具有不同的流行特点。如流行性乙型脑炎，由蚊虫传播，因而主要发生在夏秋季节（7～9 月）。人对乙脑病毒普遍易感，但感染后发病者少，多呈隐性感染，感染后可获得较持久的免疫力，故患病者大多为儿童，占患者总数的 60％～70％，2～6 岁发病率最高。在我国肠道病毒脑炎最常见，也主要发生在夏秋季，且大多数患者为小儿；肠道病毒 71 型引起的脑炎患儿多在 5 岁以下，重症致死者多在 3 岁以下。单纯疱疹病毒脑炎则高度散发，一年四季均可发生,且可感染所有年龄人群。

二、发病机制

(一)病毒性脑炎的感染途径

1.病毒入侵途径

病毒进入机体的主要途径有皮肤、结膜、呼吸道、肠道和泌尿生殖系统。

(1)完好的皮肤可以防止病毒的进入,当皮肤损伤或被虫媒咬伤时,病毒即可进入机体,例如日本乙型脑炎、森林脑炎病毒等。

(2)结膜感染,嗜神经病毒、肠道病毒和腺病毒可由结膜感染而进入中枢神经系统。

(3)呼吸道是病毒进入中枢神经系统的主要途径,这些病毒包括带状疱疹病毒、EB病毒、巨细胞病毒、淋巴脉络膜炎病毒、狂犬病毒、Lassa病毒、麻疹病毒、风疹和流感A病毒等。这些病毒可通过上呼吸道黏膜感染进入人体,亦可直接通过肺泡进入人体,当病毒颗粒≤5 μm时,可直接进入肺泡,诱发巨噬细胞破坏组织上皮,进入局部淋巴组织,经胸导管或局部淋巴结而扩散到全身,然后经血-脑屏障而进入中枢神经系统。

(4)消化道,如EB病毒、肠道病毒71型等,均可由消化道进入。

2.病毒到中枢神经系统的扩散途径

病毒感染机体后是否进入中枢神经系统取决于病毒的性质、病毒寄生部位以及机体对病毒的免疫反应。其主要扩散途径有以下几种。

(1)随血液进入:病毒进入人体后在局部复制,经淋巴结-淋巴管-胸导管进入血液产生初级的病毒血症,然后病毒随血流扩散到全身器官,并再次复制,导致次级病毒血症。病毒在血流中可以病毒颗粒的方式游离于血浆中(如肠道病毒)或与白细胞、血小板和红细胞并存(如麻疹病毒在淋巴细胞内,HIV在CD4$^+$T细胞内)。游离病毒颗粒经血液多次循环以后,可引起免疫反应或被抗体中和而排除。淋巴细胞内病毒有抗免疫能力,当达到一定浓度后可通过血-脑屏障而侵入中枢神经系统。有些病毒可以损伤血-脑屏障,如HIV-1感染血-脑屏障的内皮细胞,以非细胞溶解机制进入中枢神经系统,亦可经内皮细胞直接感染脑实质或进入脑脊液后再移行至脑实质而产生脑和脊髓实质的病毒感染。

(2)沿神经进入:病毒进入体内后,经过初级复制侵入局部周围神经,然后沿周围神经轴索向中枢侵入。例如狂犬病毒、假狂犬病毒、脊髓灰质炎病毒、带状疱疹病毒和单纯疱疹病毒,这些病毒均可经局部神经沿轴索侵入。病毒颗粒在轴索内的移行速度很慢,狂犬病毒的移行速度为3 mm/d,单纯疱疹病毒的移行速度为16 mm/d。

(二)病毒性脑炎的免疫机制

病毒具有较强的免疫原性,能诱导机体产生免疫应答。其后果既可表现为抗病毒的保护作用,也可导致对脑组织的免疫损伤。

病毒感染后,首先激发中枢神经系统的胶质细胞表达大量的主要组织相容性复合体(MHC)Ⅰ类和Ⅱ类分子,这样胶质细胞就可作为抗原提呈细胞将病毒抗原处理成免疫原性多肽,以MHC分子-抗原肽复合物的形式表达于细胞表面。T细胞特异性的识别抗原提呈细胞所提呈的MHC分子-抗原肽复合物,然后被激活和增生,进而分化成效应细胞。活化的T细胞产生穿孔素和颗粒酶,穿孔素可与双层脂质膜结合,插入靶细胞膜,形成异常通道,使Na$^+$、水分子进入靶细胞内,K$^+$及大分子物质(如蛋白质)则从胞内逸出,从而改变细胞渗透压,最终导致细胞溶解。

颗粒酶与穿孔素有协同作用,还有内源性核苷酸酶效应,在 T 细胞致靶细胞发生凋亡的过程中发挥重要作用。T 细胞被激活后还可产生多种细胞因子,如 TNF-α、IL-1β、IL-2、IL-4、IL-6 和 IFN-γ 等,这些细胞因子中,TNF-α 和 IL-6 参与了脑组织的破坏和死亡,而 IFN-γ 则能减少神经节内潜伏的病毒量,限制活化的病毒扩散从而降低感染的严重程度。因此病毒性脑炎引起的神经系统损伤,主要由于:①病毒对神经组织的直接侵袭。病毒大量增殖,引起神经细胞变性、坏死和胶质细胞增生与炎症细胞浸润。②机体对病毒抗原的免疫反应。剧烈的炎症反应可导致脱髓鞘病变及血管和血管周围的损伤,而血管病变又影响脑循环加重脑组织损伤。

三、病理

受累脑组织及脑膜充血水肿,有单核细胞、浆细胞、淋巴细胞浸润,常环绕血管形成血管套。可有血管内皮及周围组织的坏死,胶质细胞增生可形成胶质结节。神经细胞呈现不同程度的变性、肿胀和坏死,可见噬神经细胞现象。神经细胞核内可形成包涵体,神经髓鞘变性、断裂。如果脱髓鞘病变严重,常提示是感染后或变态反应性脑炎。大多脑炎病变呈弥漫分布,但也有不少病毒具特异的嗜好性,如单纯疱疹病毒脑炎易侵犯颞叶,虫媒病毒脑炎往往累及全脑,但以大脑皮质、间脑和中脑最为严重。肠道病毒 71 型嗜好脑干神经核和脊髓前角细胞,易导致严重的脑干脑炎或脑干脊髓炎。

四、临床表现

由于病毒性脑炎的病变部位和轻重程度差别很大,因此临床表现多种多样,且轻重不一。轻者1～2 周恢复,重者可持续数周或数月,甚至致死或致残。即使是同一病原引起者,也有很大差别。有的起病时症状较轻,但可迅速加重;有的起病突然,频繁惊厥;但大多患儿先有全身感染症状,而后出现神经系统的症状体征。

(一)前驱症状

可有发热、头痛、上呼吸道感染症状、精神萎靡、恶心、呕吐、腹痛、肌痛等。

(二)神经系统症状体征

(1)颅内压增高:主要表现为头痛、呕吐、血压升高、心动过缓、婴儿前囟饱满等,严重时可呈现去脑强直状态,甚至出现脑疝危及生命。

(2)意识障碍:轻者无意识障碍,重者可出现不同程度的意识障碍、精神症状和异常行为。少数患儿精神症状非常突出。

(3)惊厥:常出现全身性或局灶性抽搐。

(4)病理征和脑膜刺激征均可阳性。

(5)局灶性症状体征:如肢体瘫痪、失语、颅神经障碍等。一侧大脑血管病变为主者可出现小儿急性偏瘫;小脑受累明显时可出现共济失调;脑干受累明显时可出现交叉性偏瘫和中枢性呼吸衰竭;后组颅神经受累明显则出现吞咽困难,声音低微;基底神经节受累明显则出现手足徐动、舞蹈动作和扭转痉挛;肠道病毒 71 型易侵犯脑干背部,故常出现抖动、肌阵挛、共济失调、心率加快、血压改变、脑神经功能障碍等,重者由于迷走神经核严重受累可引起神经源性肺水肿、心功能障碍和休克。

(三)其他系统症状

如单纯疱疹病毒脑炎可伴有口唇或角膜疱疹,柯萨奇病毒脑炎可伴有心肌炎和各种不同类型的皮疹,腮腺炎脑炎常伴有腮腺肿大。肠道病毒 71 型脑炎可伴随手足口病或疱疹性咽峡炎。

五、辅助检查

(一)脑脊液检查

脑脊液压力增高,外观多清亮,白细胞总数增加,多在 $300 \times 10^6/L$ 以上,以淋巴细胞为主。少数患儿脑脊液白细胞总数可正常。单纯疱疹病毒脑炎脑脊液中常可见到红细胞。病毒性脑炎患儿脑脊液蛋白质大多轻度增高或正常,糖和氯化物无明显改变。涂片或培养均无细菌发现。

(二)病毒学检查

(1)病毒分离与鉴定:从脑脊液、脑组织中分离出病毒,具有确诊价值,但需时间较长。

(2)血清学检查:双份血清法,或早期 IgM 测定。

(3)分子生物学技术:PCR 技术可从患儿呼吸道分泌物、血液、脑脊液中检测病毒 DNA 序列,从而确定病原。

(三)脑电图

主要表现为高幅慢波,多呈弥漫性分布,可有痫样放电波,对诊断有参考价值。需要强调的是脑炎的脑电图变化是非特异性的,亦可见于其他原因引起的脑部疾病,必须结合病史及其他检查分析判断。

(四)影像学检查

严重病例 CT 和 MRI 均可显示炎性病灶形成的大小不等、界限不清、不规则低密度或高密度影灶,但轻症病脑患儿和病毒性脑炎的早期多不能发现明显异常改变。

六、诊断和鉴别诊断

病毒性脑炎的诊断主要靠病史、临床表现、脑脊液检查和病原学鉴定。在临床上应注意和下列疾病进行鉴别。

(一)化脓性脑膜炎

经过不规则治疗的化脓性脑膜炎,其脑脊液改变可以与病毒性脑炎相似,应结合病史、治疗经过、特别是病原学检查进行鉴别。

(二)结核性脑膜炎

婴幼儿结核性脑膜炎可以急性起病,而且脑脊液细胞总数及分类与病毒性脑炎相似,有时容易混淆。但结核性脑膜炎脑脊液糖和氯化物均低,常可问到结核接触史,身体其他部位常有结核灶,再结合 PPD 试验和血沉等,可以鉴别。

(三)真菌性脑膜炎

起病较慢,病程长,颅内压增高明显,头痛剧烈,脑脊液墨汁染色可确立诊断。

(四)其他

如 Reye 综合征、中毒性脑病等亦需鉴别。

七、治疗

病毒性脑炎至今尚无特效治疗,仍以对症处理和支持疗法为主。

(一)一般治疗

应密切观察病情变化,加强护理,保证营养供给,维持水电解质平衡,重症患儿有条件时应在

PICU 监护治疗。

（二）对症治疗

（1）控制高热可给予物理降温或化学药物降温。

（2）及时处理颅内压增高和呼吸循环功能障碍。对于颅内压明显增高的重患儿，迅速稳妥地降低颅内压非常重要。一般选用 20％甘露醇，0.5～1.0 g/kg，每 4～8 小时 1 次，必要时再联合应用呋塞米、清蛋白、激素等。

（3）控制惊厥可适当应用止惊剂如地西泮、苯巴比妥等。

（三）病因治疗

（1）对于疱疹病毒脑炎可给予阿昔洛韦治疗，每次 10 mg/kg，每次滴注时间为 1 小时以上，每 8 小时用 1 次，疗程1～2 周。

（2）甲型流感病毒可试用奥司他韦。

（3）对其他病毒感染可酌情选用干扰素、更昔洛韦、利巴韦林、静脉注射免疫球蛋白、中药等。

（四）肾上腺皮质激素的应用

急性期应用可控制炎症反应，减轻脑水肿、降低颅内压，有一定疗效，但意见尚不一致。

（五）抗生素的应用

对于重症婴幼儿或继发细菌感染者，应适当给予抗生素。

（六）康复治疗

对于重症恢复期患儿或留有后遗症者，应进行康复治疗。可给予功能训练、针灸、按摩、高压氧等康复措施，以促进各种功能的恢复。

八、预后

大部分病毒性脑炎患儿在 1～2 周内康复，部分患儿病程较长。重症患儿可留下不同程度后遗症，如肢体瘫痪、癫痫、智力低下、失语、失明等。除肠道病毒 71 型引起者外，其他肠道病毒脑炎死亡率很低，后遗症也不多。但单纯疱疹病毒脑炎和乙型脑炎死亡率仍在 10％以上，且存活者后遗症发生率也高。

九、预防

由于风疹、麻疹、脊髓灰质炎、流行性乙型脑炎、流行性腮腺炎等减毒疫苗的广泛应用，使得这些病毒引起的脑炎已明显减少，但有些病毒（如埃可病毒、柯萨奇病毒、肠道病毒 71 型）尚不能用疫苗预防，因此指导儿童加强体育锻炼，增强体质；开展爱国卫生运动，积极消灭蚊虫，保证饮食洁净等，对预防病毒性脑炎的发生有重要作用。

（孙红燕）

第四节　化脓性脑膜炎

化脓性脑膜炎亦称细菌性脑膜炎，是由各种化脓菌引起的以脑膜炎症为主的中枢神经系统感染性疾病。婴幼儿多见，2 岁以内发病者约占该病的 75％，发病高峰年龄是 6～12 个月，冬春季是本病的好发季节。本病的主要临床特征是发热、头痛、呕吐、惊厥、意识障碍、精神改变、脑膜刺激征阳性及脑脊液的化脓性改变等。近年来,该病的治疗虽有很大进展,但仍有较高的死亡率和致残率,早期诊断和及时治疗是改善预后的关键。

一、病因

(一)病原学

许多化脓菌都可引起脑膜炎,但在不同的年代,不同的地区,引起脑膜炎的各种细菌所占比例有很大差异。在我国脑膜炎双球菌、肺炎链球菌和流感嗜血杆菌引起者占小儿化脑的2/3以上。近年来国内有人统计流感嗜血杆菌引起的本病比肺炎链球菌引起的还多,而国外由于 B 型流感嗜血杆菌菌苗接种工作的开展,近年来该菌引起的本病明显减少。不同年龄小儿感染的致病菌也有很大差异,新生儿及出生2~3 个月以内的婴儿化脓性脑膜炎,常见的致病菌是大肠埃希菌、B 组溶血性链球菌和葡萄球菌,此外还有其他肠道革兰阴性杆菌、李氏单胞菌等。出生2~3 个月后的小儿化脓性脑膜炎多由 B 型流感嗜血杆菌、肺炎链球菌和脑膜炎双球菌引起,5 岁以上儿童患者的主要致病菌是脑膜炎双球菌和肺炎链球菌。

(二)机体的免疫与解剖缺陷

小儿机体免疫力较弱,血-脑屏障功能也差,因而小儿,特别是婴幼儿化脓性脑膜炎的患病率高。如果患有原发性或继发性免疫缺陷病,则更易感染,甚至平时少见的致病菌或条件致病菌也可引起化脓性脑膜炎,如表皮葡萄球菌、绿脓杆菌等。另外,颅底骨折、颅脑手术、脑脊液引流、皮肤窦道、脑脊膜膨出等,均易继发感染而引起化脓性脑膜炎。

二、发病机制

多数化脓性脑膜炎是由于体内感染灶(如上呼吸道、皮肤)的致病菌通过血行播散至脑膜。脑膜炎的产生通常需要以下 4 个环节:①上呼吸道或皮肤等处的化脓菌感染。②致病菌由局部感染灶进入血流,产生菌血症或败血症。③致病菌随血流通过血-脑屏障到达脑膜。④致病菌大量繁殖引起蛛网膜和软脑膜为主要受累部位的化脓性脑膜炎。小儿化脓性脑膜炎最常见的前驱感染是上呼吸道感染,多数病例局灶感染的症状轻微甚至缺如。

细菌由局部病灶进入血循环后能否引起持续性的菌血症取决于机体的抵抗力和细菌致病力的相对强弱。机体抵抗力包括特异抗体的产生、单核巨噬细胞系统和补体系统功能是否完善等。随年龄增长,机体特异性抗体如抗 B 型嗜血流感杆菌荚膜多核糖磷酸盐(PRP)抗体水平增加,因而脑膜炎的发生随之减少。细菌的致病力主要决定于其数量及是否具有荚膜。荚膜是细菌对抗机体免疫反应的主要因子,对于巨噬细胞的吞噬作用和补体活性等可发挥有效的抑制作用,有利于细菌的生存和繁殖。婴幼儿抵抗力弱,且往往缺乏抗荚膜抗体 IgA 或 IgM,因而难以抵抗病原的侵入。病原体通过侧脑室脉络丛及脑膜播散至蛛网膜下腔,由于小儿脑脊液中补体成分和免疫球蛋白水平相对低下,使细菌得以迅速繁殖。革兰阴性菌细胞壁的脂多糖(LPS)和肺炎链球菌细胞壁成分磷壁酸、肽聚糖等均可刺激机体引起炎症反应,并可促使局部肿瘤坏死因子(TNF)、白细胞介素-1(IL-1)、血小板活化因子(PAF)、前列腺素 E_2(PGE$_2$)等细胞因子的释放,从而导致中性粒细胞浸润、血管通透性增加、血-脑屏障的改变和血栓形成等病理改变。由细胞因子介导的炎症反应在脑脊液无菌后仍可持续存在,这可能是化脓性脑膜炎发生慢性炎症性后遗症的原因之一。

少数化脓性脑膜炎可由于邻近组织感染扩散引起,如鼻窦炎、中耳炎、乳突炎、头面部软组织感染、皮毛窦感染、颅骨或脊柱骨髓炎、颅脑外伤或脑脊膜膨出继发感染等。此外,脉络丛及大脑皮质表面的脓肿破溃也可引起化脓性脑膜炎。

三、病理

患儿蛛网膜下腔增宽,蛛网膜和软脑膜普遍受累。血管充血,脑组织表面、基底部、脑沟、脑裂等处均有不同程度的炎性渗出物覆盖,脊髓表面也受累,渗出物中有大量的中性粒细胞、纤维蛋白和部分单核细胞、淋巴细胞,用革兰染色可找到致病菌。病变严重时,动静脉均可受累,血管周围及内膜下有中性粒细胞浸润,可引起血管痉挛、血管炎、血管闭塞、坏死出血或脑梗死。感染扩散至脑室内膜则形成脑室膜炎,在软脑膜下及脑室周围的脑实质亦可有细胞浸润、出血、坏死和变性,形成脑膜脑炎。脓液阻塞、粘连及纤维化,可使马氏孔、路氏孔或大脑导水管流通不畅,引起阻塞性脑积水。大脑表面或基底部蛛网膜颗粒因炎症发生粘连、萎缩而影响脑脊液的回吸收时,则形成交通性脑积水。颅内压的增高,炎症的侵犯,或有海绵窦栓塞时,可使视神经、动眼神经、面神经和听神经等受损而引起功能障碍。由于血管的通透性增加及经脑膜间的桥静脉发生栓塞性静脉炎,常见硬膜下积液,偶有积脓。

由于炎症引起的脑水肿和脑脊液循环障碍可使颅内压迅速增高,如有抗利尿激素的异常分泌或并发脑脓肿、硬膜下积液等,更加重脑水肿和颅内高压,甚至出现脑疝。由于血管通透性增加,可使脑脊液中蛋白增加;由于葡萄糖的转运障碍和利用增加,使脑脊液中葡萄糖含量降低,甚至出现乳酸酸中毒。

由于脊神经及神经根受累可引起脑膜刺激征。血管病变可引起脑梗死、脑缺氧,加之脑实质炎症,颅内高压,乳酸酸中毒,脑室炎以及中毒性脑病等,可使化脓性脑膜炎患儿在临床上出现意识障碍、惊厥、运动障碍及感觉障碍等。

四、临床表现

(一)起病

多数患儿起病较急,发病前数天常有上呼吸道感染或胃肠道症状。暴发型流行性脑脊髓膜炎则起病急骤,可迅速出现进行性休克、皮肤出血点或瘀斑、弥漫性血管内凝血及中枢神经系统功能障碍。

(二)全身感染中毒症状

全身感染或菌血症,可使患儿出现高热、头痛、精神萎靡、疲乏无力、关节酸痛、皮肤出血点、瘀斑或充血性皮疹等。小婴儿常表现为拒食、嗜睡、易激惹、烦躁哭闹、目光呆滞等。

(三)神经系统表现

1.脑膜刺激征

表现为颈项强直、Kernig 征和 Brudzinski 征阳性。

2.颅内压增高

主要表现为头痛和喷射性呕吐,可伴有血压增高、心动过缓。婴儿可出现前囟饱满且紧张、颅缝增宽。重症患儿可有呼吸循环功能受累、昏迷、去脑强直,甚至脑疝。眼底检查一般无特殊发现。若有视盘水肿,则提示颅内压增高时间较长,可能已有颅内脓肿、硬膜下积液或静脉栓塞等发生。

3.惊厥

20％～30％的患儿可出现全身性或部分性惊厥,以 B 型流感嗜血杆菌及肺炎链球菌脑膜炎多见。惊厥的发生与脑实质的炎症、脑梗死及电解质代谢紊乱等有关。

4.意识障碍

颅内压增高、脑实质病变均可引起嗜睡、意识模糊、昏迷等意识改变,并可出现烦躁不安、激惹、迟钝等精神症状。

5.局灶体征

部分患儿可出现第Ⅱ、Ⅲ、Ⅳ、Ⅵ、Ⅶ、Ⅷ对颅神经受累、肢体瘫痪或感觉异常等,多由血管闭塞引起。

新生儿特别是早产儿化脓性脑膜炎常缺乏典型的症状和体征,颅内压增高和脑膜刺激征常不明显,发热可有可无,甚至体温不升。主要表现为少动、哭声弱或呈高调、拒食、呕吐、吸吮力差、黄疸、发绀、呼吸不规则,甚至惊厥、休克、昏迷等。

五、并发症

(一)硬膜下积液

30％～60％的化脓性脑膜炎患儿出现硬膜下积液,1 岁以内的流感嗜血杆菌或肺炎链球菌脑膜炎患儿较多见。其发生机制尚未完全明确,可能与以下 2 个因素有关:①化脓性脑膜炎时,血管通透性增加,血浆成分易进入硬膜下腔而形成积液。②在化脓性脑膜炎的发病过程中,硬脑膜及脑组织表浅静脉发生炎性栓塞,尤其是以穿过硬膜下腔的桥静脉炎性栓塞的影响更大,可引起渗出或出血,局部渗透压增高,因此水分进入硬膜下腔形成积液。

硬膜下积液多发生在化脓性脑膜炎起病 7～10 天后,其临床特征是:①化脓性脑膜炎在积极的治疗过程中体温不降,或退而复升。②病程中出现进行性前囟饱满、颅缝分离、头围增大、呕吐、惊厥、意识障碍,或叩诊有破壶音等。怀疑硬膜下积液时可做头颅透光检查,必要时行 B 超检查或CT 扫描,前囟穿刺可以明确诊断。正常小儿硬膜下腔液体＜2 mL,蛋白质定量在 0.4 g/L 以下。并发硬膜下积液时,液体量增多,蛋白含量增加,偶可呈脓性,涂片可找到细菌。

(二)脑室管膜炎

致病菌经血行播散、脉络膜裂隙直接蔓延或经脑脊液逆行感染等均可引起脑室管膜炎。临床多见于诊断治疗不及时的革兰阴性杆菌引起的小婴儿脑膜炎。一旦发生则病情较重,发热持续不退、频繁惊厥、甚至出现呼吸衰竭。临床治疗效果常不满意,脑脊液始终难以转为正常,查体前囟饱满,CT 扫描显示脑室扩大。高度怀疑脑室管膜炎时可行侧脑室穿刺,如果穿刺液白细胞数≥50×10⁶/L,糖含量＜1.6 mmol/L,蛋白质含量＞0.4 g/L,或细菌学检查阳性,即可确诊。

(三)抗利尿激素异常分泌综合征

如果炎症累及下丘脑或垂体后叶,可引起抗利尿激素不适当分泌,即抗利尿激素异常分泌综合征(SIADH)。SIADH 引起低钠血症和血浆渗透压降低,可加重脑水肿,促发惊厥发作并使意识障碍加重。

(四)脑积水

炎性渗出物粘连堵塞脑脊液之狭小通道可引起梗阻性脑积水,颅底及脑表面蛛网膜颗粒受累或静脉窦栓塞可导致脑脊液吸收障碍,引起交通性脑积水。严重脑积水可使患儿头围进行性增大,骨缝分离,前囟扩大而饱满,头皮静脉扩张,叩颅呈破壶音,晚期出现落日眼,神经精神症状逐渐加重。

(五)其他

如颅神经受累可引起耳聋、失明等;脑实质受损可出现继发性癫痫、瘫痪、智力低下等。

六、辅助检查

(一)外周血常规

白细胞总数明显增高,分类以中性粒细胞为主。重症患儿特别是新生儿化脓性脑膜炎,白细胞总数也可减少。

(二)脑脊液检查

1.常规检查

典型化脓性脑膜炎的脑脊液压力增高、外观混浊;白细胞总数明显增多,多在 $1\,000\times10^6/L$ 以上,分类以中性粒细胞为主;糖含量明显降低,常在 1.1 mmol/L 以下;蛋白质含量增高,多在 1 g/L 以上。脑脊液沉渣涂片找菌是明确化脓性脑膜炎病原的重要方法,将脑脊液离心沉淀后涂片,用革兰染色,检菌阳性率可达 70%~90%。脑脊液涂片是否阳性取决于其细菌含量,细菌数 $<10^3$ cfu/mL 时阳性率仅 25%,若 $>10^5$ cfu/mL 则阳性率可达 95%。脑脊液培养是确定病原菌的可靠方法,在患儿情况许可的情况下,尽可能地于抗生素使用前采集脑脊液标本,以提高培养阳性率。

2.脑脊液特殊检查

(1)特异性细菌抗原测定:利用免疫学方法检查患儿脑脊液中的细菌抗原,有助于快速确定致病菌。如对流免疫电泳法(CIE),可快速确定脑脊液中的流感嗜血杆菌、肺炎链球菌和脑膜炎双球菌等。乳胶凝集试验,可检测 B 组溶血性链球菌、流感嗜血杆菌和脑膜炎双球菌。免疫荧光试验也可用于多种致病菌抗原检测,特异性及敏感性均较高。

(2)脑脊液中乳酸脱氢酶(LDH)、乳酸、C-反应蛋白(CRP)、肿瘤坏死因子(TNF)、免疫球蛋白(Ig)及神经元特异性烯醇化酶(NSE)等测定,虽无特异性,但对于化脓性脑膜炎的诊断和鉴别诊断均有参考价值。

(三)其他检查

(1)血培养:早期未用抗生素的患儿,血培养阳性的可能性大;新生儿化脓性脑膜炎时血培养的阳性率较高。

(2)皮肤瘀点涂片检菌是流行性脑脊髓膜炎重要的病原诊断方法之一。

(3)局部病灶分泌物培养:如咽培养、皮肤脓液或新生儿脐部分泌物培养等,对确定病原均有参考价值。

(4)影像学检查:急性化脓性脑膜炎一般不常规做 CT 扫描,但对于出现异常定位体征、治疗效果不满意、持续发热、头围增大或有显著颅内压增高等情况而疑有并发症的患儿,应尽早进行颅脑 CT 检查。

七、诊断

因为早期诊断及时治疗对化脓性脑膜炎患儿非常重要,所以发热患儿,一旦出现神经系统的异常症状和体征时,应尽快进行脑脊液检查,以明确诊断。有时在疾病早期脑脊液常规检查可无明显异常,此时若高度怀疑化脓性脑膜炎,可在 24 小时后再复查脑脊液。另外经过不规则抗生素治疗的化脓性脑膜炎,其脑脊液改变可以不典型,涂片与细菌培养均可为阴性,此时必须结合病史、症状、体征及治疗过程综合分析判断。

对于化脓性脑膜炎的诊断和致病菌的确认,脑脊液检查是非常重要的。但是对于颅内压增高明显、病情危重的患儿做腰穿应特别慎重。如颅内压增高的患儿必须做腰穿时,应先静脉注射20%甘露醇,待颅内压降低后再行穿刺,以防发生脑疝。

八、鉴别诊断

各种致病微生物如细菌、病毒、真菌等引起的脑膜炎,在临床表现上都有许多相似之处,其鉴别主要靠脑脊液检查(表3-2)。经过治疗的化脓性脑膜炎患儿或不典型病例,有时与病毒性脑膜炎或结核性脑膜炎容易混淆,应注意鉴别。

表 3-2 神经系统常见感染性疾病的脑脊液改变

项目	压力 kPa	外观	潘氏试验	白细胞数 (×10⁶/L)	蛋白质 (g/L)	糖 (mmol/L)	氯化物 (mmol/L)	其他
正常	0.69~1.96 新生儿 0.29~0.78	清	—	0~10 小婴儿 0~20	0.2~0.4 新生儿 0.2~1.2	2.8~4.5 婴儿 3.9~5.0	117~127 婴儿 110~122	
化脓性 脑膜炎	升高	浑浊	++~+ ++	数百~数万 多核为主	明显增加	减低	正常或 减低	涂片,培养可发 现到病菌
结核性 脑膜炎	升高,阻塞时 降低	不太清磨 玻璃样	+~+ ++	数十~数百 淋巴为主	增高,阻塞时 明显增高	降低	降低	涂片或培养可 见抗酸杆菌
病毒性脑 炎脑膜炎	正常或 升高	多数清	±~++	正常~数百 淋巴为主	正常或稍 增高	正常	正常	病毒分离有时 阳性
真菌性 脑膜炎	高	不太清	+~+ ++	数十~数百 单核为主	增高	降低	降低	墨汁染色查 病原
脑脓肿	常升高	清或不太清	—~++	正常~数百	正常或稍高	正常	正常	
中毒性脑病	升高	清	—~+	正常	正常或稍高	正常	正常	

(一)病毒性脑膜炎

一般全身感染中毒症状较轻,脑脊液外观清亮,细胞数零至数百个,以淋巴细胞为主,蛋白质含量轻度升高或正常,糖含量正常,细菌学检查阴性。有时在疾病的早期,细胞数可以较高,甚至以中性粒细胞为主,此时应结合糖含量和细菌学检查及临床表现等综合分析。

(二)结核性脑膜炎

该病与经过不规则治疗的化脓性脑膜炎有时容易混淆,但结核性脑膜炎多数起病较缓(婴幼儿可以急性起病),常有结核接触史和肺部等处的结核病灶。脑脊液外观呈毛玻璃状,细胞数多<500×10⁶/L,以淋巴细胞为主,蛋白质较高,糖和氯化物含量降低;涂片无化脓菌可见;静置12~24小时可见网状薄膜形成,薄膜涂片检菌可提高阳性率。PCR技术、结核菌培养等均有利于诊断。另外PPD试验和血沉检查有重要参考价值。

(三)新型隐球菌性脑膜炎

起病较慢,以进行性颅内压增高而致剧烈头痛为主要表现,脑脊液改变与结核性脑膜炎相似,脑脊液墨汁染色见到厚荚膜的发亮圆形菌体,培养或乳胶凝集阳性可以确诊。

(四)Mollaret 脑膜炎

病因不明,反复出现类似化脓性脑膜炎的临床表现和脑脊液改变,但脑脊液病原学检查均为阴性,可找到 Mollaret 细胞,用肾上腺皮质激素治疗有效,应注意与复发性化脓性脑膜炎鉴别。

九、治疗

(一)抗生素治疗

1.用药原则

对于化脓性脑膜炎患儿应尽早使用抗生素治疗;以静脉用药为主;力争选药准确,而且所选药物应对血-脑屏障有良好的通透性,联合用药时还应注意药物之间的相互作用;用药量要足,疗程要适当;注意药物毒副作用。

2.药物选择

(1)病原菌未明时:以往多选用氨苄西林或氯霉素,或氨苄西林与青霉素合用。氨苄西林每天 100~200 mg/kg,分次静脉注射;氯霉素每天 60~100 mg/kg,分次静脉点滴。有的病原菌对青霉素类耐药,氯霉素不良反应较大,而第三代头孢菌素抗菌谱广,疗效好,因此目前主张选用对血-脑屏障通透性较好的第三代头孢菌素,如头孢曲松钠或头孢噻肟钠。头孢噻肟钠每天 200 mg/kg,分次静脉点滴;头孢曲松钠半衰期较长,每天 100 mg/kg。近年来肺炎链球菌、大肠埃希菌引起的脑膜炎,耐药病例逐渐增多,应予注意。

(2)病原菌明确后:应参照细菌药物敏感试验结果选用抗生素。①流感嗜血杆菌脑膜炎:如对氨苄西林敏感可继续应用,如不敏感或有并发症可改用第二、三代头孢菌素。②肺炎链球菌脑膜炎:对青霉素敏感者可继续应用大剂量青霉素,青霉素耐药者可选头孢曲松钠、头孢噻肟钠、氯霉素、万古霉素等。③脑膜炎双球菌脑膜炎:首选青霉素,耐药者可给予第三代头孢菌素治疗。④大肠埃希菌脑膜炎:对氨苄西林敏感者可继续应用,耐药者可换用头孢呋辛、头孢曲松或加用氨基糖苷类抗生素。必要时可给予美罗培南等药物治疗。

其他病原菌引起的化脓性脑膜炎,抗生素的选用可参考表 3-3。但各类抗生素,特别是氨基糖甙类抗生素应根据国家有关规定选用。

表 3-3　治疗化脓性脑膜炎的抗生素选择

致病菌	抗生素选择
流感嗜血杆菌	氨苄西林、头孢呋辛、头孢曲松、氯霉素
肺炎链球菌	苄星青霉素、头孢噻肟、头孢曲松、美罗培南、万古霉素
脑膜炎双球菌	苄星青霉素、磺胺嘧啶、氯霉素、头孢呋辛、头孢曲松
大肠埃希菌	头孢呋辛、头孢曲松、阿米卡星、美罗培南
金黄色葡萄球菌	萘夫西林(nafcillin)、氨基糖苷类、头孢噻肟头孢呋辛、万古霉素、利福平

3.疗程

与病原种类、治疗早晚、是否有并发症及机体的抵抗力等因素有关。一般认为流感嗜血杆菌脑膜炎和肺炎链球菌脑膜炎治疗不少于 2 周,脑膜炎双球菌脑膜炎疗程 7~10 天,而大肠埃希菌和金黄色葡萄球菌脑膜炎疗程应达 3~4 周以上。因为化脓性脑膜炎是一种严重的中枢神经系统感染,其预后与治疗密切相关,尽管国外有人主张治疗顺利的化脓性脑膜炎疗程 10~12 天,但国内仍要求严格掌握停药指征,即症状消失、热退 1 周以上,脑脊液完全恢复正常后方可停药。

对于无并发症的流感嗜血杆菌、肺炎链球菌和脑膜炎双球菌引起的脑膜炎,一般不需反复复查脑脊液,仅需在临床症状消失、接近完成疗程时复查一次,若已正常即可在疗程结束后停药;否则需继续治疗。若治疗不顺利,特别是新生儿革兰阴性杆菌脑膜炎,遇有治疗后症状无好转,或好转后又恶化者,应及时复查脑脊液,并进行必要的影像学检查,以指导下一步的治疗。近年来鞘内注射抗生素的疗法在临床上应用得越来越少,只有遇难治性病例时方可考虑,但一定要注意药物剂量和操作方法。

(二)肾上腺皮质激素

可以降低多种炎症递质如 PGE_2、TNF、IL-1 的浓度,减少因抗生素快速杀菌所产生的内毒素;降低血管通透性,减轻脑水肿,降低颅内压;减轻颅内炎症粘连,减少脑积水和颅神经麻痹等后遗症;减轻中毒症状,有利于退热。因此对于化脓性脑膜炎患儿常给予激素治疗。通常用地塞米松每天 0.2~0.6 mg/kg,分次静脉注射,连用 3~5 天。

(三)对症和支持疗法

(1)对急性期患儿应严密观察病情变化,如各项生命体征及意识、瞳孔的改变等,以便及时给予相应的处理。

(2)及时处理颅内高压、高热、惊厥和感染性休克有颅内高压者,应及时给予脱水药物,一般用 20%甘露醇每次 0.5~1.0 g/kg,4~6 小时 1 次。对于颅内压增高严重者,可加大剂量(每次不超过 2 g/kg)或加用利尿药物,以防脑疝的发生。高热时给予物理降温或药物降温。有惊厥者及时给予抗惊药物如地西泮、苯巴比妥等。流行性脑脊髓膜炎较易发生感染性休克,一旦出现,应积极给予扩容、纠酸、血管活性药物等治疗。

(3)支持疗法要注意热量和液体的供应,维持水电解质平衡。对于新生儿或免疫功能低下的患儿,可少量输注新鲜血液或静脉输注丙种球蛋白等。

(四)并发症的治疗

1.硬膜下积液

少量液体不需要处理,积液较多时特别是已引起颅内压增高或局部刺激症状时,应进行穿刺放液。开始每天或隔天 1 次,每次一侧不超过 20 mL,两侧不超过 50 mL。放液时应任其自然流出,不能抽吸。1~2 周后酌情延长穿刺间隔时间。若穿刺达 10 次左右积液仍不见减少,可暂停穿刺并继续观察,一旦出现症状再行穿刺,这些患儿有时需数个月方可治愈。有硬膜下积脓时可予局部冲洗并注入适当抗生素。

2.脑室管膜炎

除全身抗生素治疗外,可做侧脑室穿刺引流,减低脑室内压,并注入抗生素。注入抗生素时一定要严格掌握剂量,如庆大霉素每次 1 000~3 000 U,阿米卡星每次 5~20 mg,青霉素每次 5 000~10 000 U,氨苄西林每次 50~100 mg 等。

3.脑性低钠血症

应适当限制液体入量,酌情补充钠盐。

4.脑积水

一旦发生应密切观察,随时准备手术治疗。

十、预防

应以普及卫生知识,改善人类生活环境,提高人体免疫力为主。①要重视呼吸道感染的预防,因为化脓性脑膜炎多数由上呼吸道感染发展而来,因此对婴幼儿的上呼吸道感染必须予以重视。平时让小儿多做户外锻炼,增强体质;在上呼吸道感染和化脓性脑膜炎的好发季节,注意易感小儿的保护,如衣着适宜,避免相互接触传染等。②预防注射:国内已有流脑菌苗用于易感人群。③药物预防:对于流脑密切接触者,可给予适当的药物预防。

(孙红燕)

第五节　小儿惊厥

惊厥是小儿时期常见的症状,小儿惊厥的发生率是成人的 10～15 倍,是儿科重要的急症。其发生是由于大脑神经元的异常放电引起。临床上多表现为突然意识丧失,全身骨骼肌群阵挛性或强直性或局限性抽搐,一般经数秒至数分钟后缓解,若惊厥时间超过 30 分钟或频繁惊厥中间无清醒者,称之为惊厥持续状态。50%惊厥持续状态发生于 3 岁以内,特别在第一年内最常见。惊厥性癫痫持续所致的惊厥性脑损伤与癫痫发生为 4%～40%。

一、病因

(一)有热惊厥(感染性惊厥)

感染性惊厥多数伴有发热,但严重感染以及某些寄生虫脑病可以不伴发热。感染性病因又分为颅内感染与颅外感染。

1.颅内感染

各种病原如细菌、病毒、隐球菌、原虫和寄生虫等所致的脑膜炎、脑炎。惊厥反复发作,年龄越小,越易发生惊厥。常有发热与感染伴随症状、颅内压增高或脑实质受损症状。细菌性脑膜炎、病毒性脑膜炎及病毒性脑炎常急性起病;结核性脑膜炎多亚急性起病,但婴幼儿时期可急性起病,进展迅速,颅神经常常受累;隐球菌脑膜炎慢性起病,头痛明显并逐渐加重;脑寄生虫病特别是脑囊虫病往往以反复惊厥为主要表现。体格检查可发现脑膜刺激征及锥体束征阳性。脑脊液及脑电图等检查异常帮助诊断,特别是脑脊液检查、病原学检测、免疫学及分子生物学检查帮助明确可能的病原。

2.颅外感染

(1)热性惊厥:为小儿惊厥最常见的原因,其发生率 4%～8%。热性惊厥是指婴幼儿时期发热38 ℃以上的惊厥,而无中枢神经系统感染、水及电解质紊乱等异常病因所致者。目前仍使用1983 年全国小儿神经病学专题讨论会诊断标准(自贡会议):好发年龄为 4 个月～3 岁,复发年龄不超过 6 岁;惊厥发作在体温骤升 24 小时内,发作次数为 1 次;表现为全身性抽搐,持续时间在10～15 分钟内;可伴有呼吸道或消化道等急性感染,热性惊厥也可发生在预防接种后。神经系统无异常体征,脑脊液检查无异常,脑电图 2 周内恢复正常,精神运动发育史正常,多有家族病史。以上典型发作又称之为单纯性热性惊厥。部分高热惊厥临床呈不典型发作表现,称之为复杂性高热惊厥;24 小时内反复多次发作;发作惊厥持续时间超过 15 分钟以上;发作呈局限性,或左右明显不对称。清醒后可能有神经系统异常体征。惊厥停止7～10 天后脑电图明显异常。某一患儿具有复杂性高热惊厥发作的次数越多,今后转为无热惊厥及癫痫的危险性愈大。

自贡会议明确指出凡发生以下疾病中的发热惊厥均不要诊断为高热惊厥：①中枢神经系统感染；②中枢神经系统疾病（颅脑外伤、出血、占位性病变、脑水肿和癫痫发作）；③严重的全身性代谢紊乱，如缺氧、水和电解质紊乱、内分泌紊乱、低血糖、低血钙、低血镁、维生素缺乏及中毒等；④明显的遗传性疾病、出生缺陷、神经皮肤综合征（如结节性硬化）、先天性代谢异常（如苯丙酮尿症）及神经结节苷脂病；⑤新生儿期惊厥。

（2）中毒性脑病：颅外感染所致中毒性脑病常见于重症肺炎、中毒性菌痢以及败血症等急性感染过程中出现类似脑炎的表现，但并非病原体直接侵入脑组织。惊厥的发生为脑缺氧、缺血、水肿或细菌毒素直接作用等多因素所致。这种惊厥的特点是能找到原发病症，且发生在原发病的极期，惊厥发生次数多，持续时间长，常有意识障碍，脑脊液检查基本正常。

（二）无热惊厥（非感染性惊厥）

1.颅内疾病

小儿时期原发性癫痫最为多见。其他还有颅内出血（产伤、窒息、外伤或维生素缺乏史），颅脑损伤（外伤史），脑血管畸形，颅内肿瘤，脑发育异常（脑积水、颅脑畸形），神经皮肤综合征，脑炎后遗症及脑水肿等。

2.颅外疾病

（1）代谢异常：如低血钙、低血糖、低血镁、低血钠、高血钠、维生素 B_1 和维生素 B_6 缺乏症，均是引起代谢紊乱的病因并有原发疾病表现。

（2）遗传代谢疾病：如苯丙酮尿症、半乳糖血症、肝豆状核变性以及黏多糖病等，较为少见。多有不同疾病的临床特征。

（3）中毒性因素：如药物中毒（中枢兴奋药、氨茶碱、抗组胺类药物、山道年、异烟肼、阿司匹林、安乃近及氯丙嗪）、植物中毒（发芽马铃薯、白果、核仁、蓖麻子及地瓜子等）、农药中毒（有机磷农药如1605、1509、敌敌畏、敌百虫、乐果、666及DDT等）、杀鼠药及有害气体中毒等。接触毒物史及血液毒物鉴定可明确诊断。

（4）其他：全身性疾病如高血压脑病、阿-斯综合征和尿毒症等，抗癫痫药物撤退，预防接种如百白破三联疫苗等均可发生惊厥。

二、临床表现

小儿惊厥多表现为全身性发作，患儿意识丧失，全身骨骼肌不自主、持续地强直收缩，或有节律的阵挛性收缩；也可表现为部分性发作，神志清楚或意识丧失，局限于单个肢体、单侧肢体半身性惊厥，有时半身性惊厥后产生暂时性肢体瘫痪，称为 Todd 麻痹。小婴儿，特别是新生儿惊厥表现不典型，可表现为阵发性眨眼、眼球转动、斜视、凝视或上翻，面肌抽动似咀嚼、吸吮动作，口角抽动，也可以表现为阵发性面部发红、发绀或呼吸暂停而无明显的抽搐。

三、诊断

惊厥是一个症状，通过仔细的病史资料、全面的体格检查以及必要的实验室检查，以尽快明确惊厥的病因是感染性或非感染性，原发病在颅内还是在颅外。

（一）病史

有无发热及感染伴随症状，了解惊厥的特点，惊厥发作是全身性还是局限性、惊厥持续时间、有否意识障碍以及大小便失禁，有否误服毒物或药物史。出生时有否窒息抢救史或新生儿期疾病史。既往有否类似发作史。家族中有否惊厥患者。联系发病年龄及发病季节综合考虑。①新生儿时期惊厥发作常见于缺氧缺血性脑病、颅内出血、颅脑畸形、低血糖、低血钙、低血镁、低血钠、高血钠、化脓性脑膜炎、破伤风以及高胆红素血症等;②婴儿时期惊厥常见于低血钙、化脓性脑膜炎、热性惊厥(4个月后)、中毒性脑病、低血糖及头部跌伤等;③幼儿及年长儿惊厥常见于癫痫、颅内感染、中毒性脑病及头部外伤等。

(二)体格检查

惊厥发生时注意生命体征 T、R、HR、BP、意识状态以及神经系统异常体征、头围测量。检查有否颅内压增高征(前囟是否紧张与饱满,颅缝是否增宽)、脑膜刺激征和阳性神经征,以及全身详细的体格检查,如皮肤有无瘀点、瘀斑,肝、脾是否肿大。有否牛奶咖啡斑、皮肤脱失斑或面部血管瘤;有否毛发或头部畸形;并观察患儿发育进程是否迟缓以帮助明确病因。

(三)实验室检查

(1)血、尿、粪三大常规,有助于中毒性菌痢及尿路感染等感染性疾病诊断。

(2)血生化检查,如钙、磷、钠、钾、肝、肾功能帮助了解有否代谢异常,所有惊厥病例均检查血糖,了解有否低血糖。

(3)选择血、尿、粪及脑脊液等标本培养明确感染病原。

(4)毒物及抗癫痫药物浓度测定。

(5)疑颅内病变,选择腰椎穿刺、眼底检查、头颅 B 超及脑电图等检查。神经影像学检查的指征为局灶性发作、异常神经系统体征以及怀疑颅内病变时;疑外伤颅内出血时,首选头颅 CT;疑颅内肿瘤、颞叶病变、脑干及小脑病变和陈旧性出血时,首选 MRI。

四、治疗

(一)一般治疗

保持气道通畅,及时清除咽喉部分泌物;头部偏向一侧,避免呕吐物及分泌物吸入呼吸道;吸氧以减少缺氧性脑损伤发生;退热,应用物理降温或药物降温;保持安静,避免过多的刺激。要注意安全,以免外伤。

(二)止痉药物

首选静脉或肌内注射途径。

1.地西泮(安定)

地西泮为惊厥首选用药,1~3分钟起效,每次 0.2~0.5 mg/kg(最大剂量 10 mg),静脉推注,注入速度为1.0~1.5 mg/min,作用时间 5~15 分钟,必要时每 15~30 分钟可重复使用 2~3 次。过量可致呼吸抑制及低血压;勿肌内注射,因吸收慢,难以迅速止惊。

2.劳拉西泮(氯羟安定)

劳拉西泮与蛋白结合含量仅为安定的 1/6,入脑量随之增大,止惊作用显著加强。因外周组织摄取少,2~3分钟起效,止惊作用可维持 12~24 小时。首量 0.05~0.10 mg/kg,静脉注射,注速1 mg/min(每次极量4 mg),必要时可 15 分钟后重复一次。降低血压及抑制呼吸的不良反应比地西泮小而轻,为惊厥持续状态首选药。国内尚未广泛临床应用。

3.氯硝西泮

亦为惊厥持续状态首选用药,起效快,作用比地西泮强 5~10 倍,维持时间长达 24~48 小时。剂量为每次 0.03~0.10 mg/kg,每次极量 10 mg,用原液或生理盐水稀释静脉推注,也可肌内注射。

12~24 小时可重复。呼吸抑制发生较少,但有支气管分泌物增多和血压下降等不良反应。

4.苯巴比妥(鲁米那)

脂溶性低,半衰期长,起效慢,静脉注射 15~20 分钟开始见效,作用时间 24~72 小时。多在地西泮用药后,首次剂量 10 mg/kg,若首选止惊用药时,应尽快饱和用药,即首次剂量 15~20 mg/kg,在 12 小时后给维持量每天 4~5 mg/kg,静脉(注速为每分钟 0.5~1.0 mg/kg)或肌内注射。较易出现呼吸抑制和心血管系统异常,尤其是在合用地西泮时。新生儿惊厥常常首选苯巴比妥,起效较快,疗效可靠,不良反应也较少。

5.苯妥英钠

苯妥英钠为惊厥持续状态的常见药,可单用,或一开始就与地西泮合用,或作为地西泮奏效后的维持用药,或继用于地西泮无效后,效果均好。宜用于部分性发作惊厥持续状态或脑外伤惊厥持续状态。对婴儿安全性也较大。负荷量 15~20 mg/kg(注速每分钟 0.5~1.0 mg/kg),10~30 分钟起效,2~3 小时后方能止惊,必要时,2~3 小时后可重复一次,作用维持 12~24 小时,12 小时后给维持量每天 5 mg/kg,静脉注射,应密切注意心率、心律及血压,最好用药同时进行心电监护。磷苯妥英钠为新的水溶性苯妥英钠药物,在体内转化成苯妥英钠,两药剂量可换算(1.5 mg磷苯妥英钠=1 mg 苯妥英钠),血压及心血管不良反应相近,但局部注射的反应如静脉炎和软组织损伤在应用磷苯妥英钠时较少见。

6.丙戊酸

目前常用为丙戊酸钠。对各种惊厥发作均有效,脂溶性高,迅速入脑,首剂 10~15 mg/kg,静脉推注,以后每小时 0.6~1.0 mg/kg 滴注,可维持 24 小时,注意肝功能随访。

7.灌肠药物

当静脉用药及肌内注射无效或无条件注射时选用直肠保留灌肠:5%副醛每次 0.3~0.4 mL/kg;10%水合氯醛每次 0.3~0.6 mL/kg;其他脂溶性药物如地西泮和氯硝西泮、丙戊酸钠糖均可使用。

8.严重惊厥不止者考虑其他药物或全身麻醉药物

(1)咪达唑仑静脉注射每次 0.05~0.20 mg/kg,1.5~5.0 分钟起效,作用持续 2~6 小时,不良反应同安定。

(2)硫喷妥钠每次 10~20 mg/kg,配制成 1.25%~2.50%溶液,先按 5 mg/kg 静脉缓注、余者静脉滴速为 2 mg/min,惊厥控制后递减滴速,应用时需严密监测呼吸、脉搏、瞳孔、意识水平及血压等生命体征。

(3)异丙酚(propofol)负荷量为 3 mg/kg,维持量为每分钟 100 μg/kg,近年来治疗难治性惊厥获得成功。

(4)对难治性惊厥持续状态,还可持续静脉滴注苯巴比妥 0.5~3.0 mg/(kg·h),或地西泮 2 mg/(kg·h),或咪达唑仑,开始 0.15 mg/kg,然后 0.5~1.0 μg/(kg·min)。

(三)惊厥持续状态的处理

惊厥持续状态的预后不仅取决于不同的病因、年龄及惊厥状态本身的过程,还取决于可能出现的危及生命的病理生理改变,故治疗除有效选择抗惊厥药物治疗外,还强调综合性治疗措施:①20%甘露醇每次 0.5~1.0 g/kg 静脉推注,每 4~6 小时 1 次;或复方甘油 10~15 mL/kg 静脉滴注,每天 2 次,纠正脑水肿。②25%葡萄糖 1~2 g/kg,静脉推注或 10%葡萄糖静脉注射,纠正低血糖,保证氧和葡萄糖的充分供应,是治疗惊厥持续状态成功的基础。③5% $NaHCO_3$ 5 mL/kg,纠正酸中毒。④防止多系统损害:如心肌损害、肾衰竭、急性肺水肿及肺部感染。⑤常规给予抗癫痫药物治疗 2 年以上。

(四)病因治疗

尽快找出病因,采取相应的治疗。积极治疗颅内感染;纠正代谢失常;对复杂性热性惊厥可预防性用药,每天口服苯巴比妥 3 mg/kg,或口服丙戊酸钠每天 20~40 mg/kg,疗程数月至 1~2 年,以免复发;对于癫痫患者强调规范用药。

(孙红燕)

第六节　脑　性　瘫　痪

脑性瘫痪是指出生前到出生后一个月内各种原因所致的非进行性脑损伤。症状在婴儿期内出现,一般可由产前、产时和生后病因引起,而其中以窒息、胆红素脑病及低出生体重为三大高危因素。本病主要表现为中枢运动障碍及姿势异常,并伴智力低下、癫痫、行为异常或感知觉障碍。

一、病因

(一)引起脑性瘫痪的各类原因

病因很多,既可发生于出生前,如各种原因所致的胚胎期脑发育异常等;也可发生在出生时,如新生儿窒息、产伤等;还可发生于出生后,如某些心肺功能异常疾病(先天性心脏病、呼吸窘迫症等)引起的脑损伤。

(二)引起脑性瘫痪的具体原因

目前归纳起来主要有下列原因:新生儿窒息、黄疸、早产、妊娠早期用药、新生儿痉挛、低体重、急产、母体中毒、阴道流血、颅内出血、产程过长、前置胎盘、母患精神病、妊娠中毒症、吸入性肺炎、双胎、巨大儿、妊娠反应重、脐带绕颈、胎头吸引、臀位、横位、硬肿症等,其发病率为 2‰~3‰。

二、诊断

患者具有下列第 1~4 项可诊断为本病。

(1)有自主运动功能障碍,可表现为痉挛性瘫痪,肌张力增高,腱反射亢进,踝阵挛和巴宾斯基征阳性,足部马蹄状内翻,足尖着地。托起患儿时双下肢可呈剪刀状交叉。或表现为手足徐动、共济失调、肌张力低下、四肢震颤。

(2)生后或幼儿时期发病,病变稳定,非进行性。

(3)可伴智力低下、视觉障碍、听力障碍、癫痫、语言障碍、精神行为异常。

(4)排除进行性疾病所致的中枢性瘫痪,如遗传代谢性疾病,变性疾病、肿瘤、肌营养不良等。

三、鉴别诊断

(一)痉挛型瘫痪

应与其他神经系统进行性疾病所致的中枢性瘫痪鉴别,如脑白质不良、大脑半球及脊髓肿瘤所致的瘫痪等。

（二）肌张力低下型

应与婴儿型脊髓性肌萎缩相鉴别。

（三）共济失调型

应与慢性进展的小脑退行性变性鉴别。

四、治疗

（一）一般治疗

保证营养供给,给予高热量、高蛋白及富有维生素、易消化的食物。对行动不便的患儿的生活和饮食要进行管理,防止营养不良及压疮(褥疮)的发生。加强心理治疗,积极鼓励患儿,配合锻炼和治疗,防止自卑心理。

（二）药物治疗

常用的药物有脑神经营养药、肌肉松弛剂等。药物治疗只有在必要时才使用,它不能替代功能性训练。

1.巴氯芬

巴氯芬属于一种抗痉挛药,对于全身多处痉挛的患儿,可采用口服该药治疗。

2.A 型肉毒毒素(BTX-A)

一般在注射后几日显效,可维持 3～8 个月,此时应及时开展个体化的综合性治疗,如功能性肌力训练、软组织牵拉、佩戴支具等等,充分利用肌张力降低带来的康复机遇。注射后4～6 个月痉挛会再度升高,但无论从痉挛程度还是运动能力均不会回到注射前水平,必要时可再次注射。

（三）其他治疗

1.物理治疗

物理治疗主要通过制定治疗性训练方案来实施,常用的技术包括软组织牵拉、抗异常模式的体位性治疗、调整肌张力技术、功能性运动强化训练、肌力和耐力训练、平衡和协调控制、物理因子辅助治疗等。

2.心理行为治疗

脑性瘫痪患儿常见的心理行为问题有自闭、多动等。健康愉悦的家庭环境、增加与同龄儿交往以及尽早进行心理行为干预是防治的关键。

五、预后

脑性瘫痪早期发现,早期治疗,容易取得较好疗效。

（孙红燕）

第七节　吉兰-巴雷综合征

吉兰-巴雷综合征又称急性感染性多发性神经根神经炎,是一种周围神经系统疾病。当小儿麻痹症在我国被消灭以后,它已成为引起儿童弛缓性麻痹的主要疾病之一;主要以肢体对称性、弛缓性麻痹为主;侵犯颅神经、脊神经,以运动神经受累为主。重症患儿累及呼吸肌。本病为急性发病,有自限性,预后良好。本病病因尚未阐明,疑本病与病毒或感染有关。目前认为本病是一种器官特异性的自身免疫性疾病。

一、病因

本病发病率每年为(1～4)/10万。可发生于任何年龄,但以儿童和青年为主。男性和女性均可发病,男性略多于女性。发病无季节性差异,但国内北方地区以夏秋季节多发。尽管吉兰-巴雷综合征发病机制仍未完全阐明,但免疫学致病机制近年来被推崇和广泛接受。研究结果表明中国北方儿童吉兰-巴雷综合征发病与空肠弯曲菌感染及卫生状况不良有关。事实上,50%以上的吉兰-巴雷综合征患者伴有前驱感染史,如呼吸道病毒、传染性单核细胞增多症病毒、巨细胞病毒、流感病毒,特别是空肠弯曲菌引起的肠道感染。这些感染源与人体周围神经的某些部分很相似,引起交叉反应。

二、临床表现

据国内统计,55%患儿于神经系统症状出现前1～2周有前驱感染史如上呼吸道感染、风疹、腮腺炎或腹泻等,前驱病恢复后,患儿无自觉症状,或仅感疲倦。常见发病诱因为淋雨、涉水、外伤等。

绝大多数病例急性起病,体温正常,1～2周神经系统病情发展至高峰,持续数天,多在病程2～4周开始恢复;个别患儿起病缓慢,经3～4周病情发展至高峰。

(一)运动障碍

进行性肌无力是突出症状。多数患儿首发症状是双下肢无力,然后呈上行性麻痹进展;少数患儿呈下行性麻痹。可以由颅神经麻痹开始,然后波及上肢及下肢。患儿肢体可以从不完全麻痹逐渐发展为完全性麻痹,表现不能坐、翻身,颈部无力,手足下垂。麻痹呈对称性(双侧肌力差异不超过一级),肢体麻痹一般远端重于近端,少数病例可表现近端重于远端。受累部位可见肌萎缩,手足肌肉尤其明显。腱反射减弱或消失。

(二)颅神经麻痹

病情严重者常有颅神经麻痹,常为几对颅神经同时受累,也可见单一颅神经麻痹,如常有第Ⅸ、Ⅹ、Ⅺ、Ⅻ等颅神经受累;患儿表现声音小,吞咽困难或进食时呛咳,无表情;少数重症患儿,全部运动颅神经均可受累;偶见视盘水肿,其发生机制尚不清楚。

(三)呼吸肌麻痹

病情严重者常有呼吸肌麻痹。为了有助临床判断呼吸肌受累程度,根据临床症状及体征,参考胸部X线透视结果综合判断,拟定呼吸肌麻痹分度标准。①Ⅰ度呼吸肌麻痹:声音较小,咳嗽力较弱,无呼吸困难,下部肋间肌和/或膈肌运动减弱,未见矛盾呼吸。X线透视肋间肌和/或肌运动减弱。②Ⅱ度呼吸肌麻痹:声音小,咳嗽力弱,有呼吸困难,除膈肌或肋间肌运动减弱外,稍深吸气时上腹部不鼓起,反见下陷,出现腹膈矛盾呼吸。X线透视下膈肌和/或肋间肌运动明显减弱。③Ⅲ度呼吸肌麻痹:声音小,咳嗽力明显减弱或消失,有重度呼吸困难,除有膈肌和/或肋间肌运动减弱外,平静呼吸时呈腹膈矛盾呼吸或胸式矛盾呼吸。X线透视膈肌和/或肋间肌运动明显减弱,深吸气时膈肌下降小于一个肋间,平静呼吸时膈肌下降小于1/3个肋间,甚至不动。

(四)自主神经障碍

患者常有出汗过多或过少,肢体发凉,阵发性脸红,心率增快。严重病例可有心律失常,期前收缩,血压升高及不稳,可突然降低或上升,有时上升与下降交替出现,病情好转时,心血管障碍亦减轻。患者还可出现膀胱和肠道功能障碍,表现为一过性尿潴留或失禁,常有便秘或腹泻。

(五)感觉障碍

感觉障碍不如运动障碍明显,而且一般只在发病初期出现。主要为主观感觉障碍,如痛、麻、痒及其他感觉异常等,这些感觉障碍维持时间比较短,常为一过性。对年长儿进行感觉神经检查,可能有手套样、袜套样或根性感觉障碍。不少患者在神经干的部位有明显压痛。多数患者于抬腿时疼痛。

三、实验室检查

(一)脑脊液

脑脊液压力大多正常。多数患者的脑脊液显示蛋白细胞分离现象,即蛋白虽增高而细胞数正常,病程 2～3 周达高峰,为本病特征之一。有时患者脑脊液蛋白含量高达 20 g/dL,此时可引起颅内压增高和视盘水肿。这可能是蛋白含量过高增加了脑脊液的黏稠度,导致再吸收障碍所致。

(二)血液

大多数患者的血液中能够检测出针对髓鞘的正常成分如 GM-1 等神经节苷脂、P_2 蛋白和髓鞘相关糖蛋白等的自身抗体。抗体可出现 IgG、IgM 和 IgA 等不同亚型,亦可出现抗心磷脂抗体。患者的周围血中存在致敏的淋巴细胞,在体外可以破坏髓鞘。

(三)肌电图检查

神经传导速度和肌电图的检查在吉兰-巴雷综合征的诊断中很有价值,可显示神经元受损。一般认为神经传导速度减慢与髓鞘受损有关,复合肌肉动作电位的波幅降低与轴索损害有关。患者肌电图提示神经传导速度减慢为主,而波幅降低相对不太明显,这与本病的病理特征周围神经髓鞘破坏有关。此外,本病肌电图可示 F 波的潜伏期延长或消失,F 波的改变常提示周围神经近端或神经根受损。

四、诊断

典型病例不难做出诊断。由于本病无特异性诊断方法,对于临床表现不典型病例,诊断比较困难,通常是依靠临床症状及实验室检查,排除其他神经系统疾病的可能性后才能确定诊断。以下几点可作为诊断的参考:①急性发病,不发热,可见上行性、对称性、弛缓性麻痹。少数为下行性麻痹,腱反射减低或消失。②四肢有麻木或酸痛等异常感觉或呈手套样、袜套样感觉障碍,但一般远较运动障碍为轻。③可伴有运动性颅神经障碍,常见面神经、舌咽神经、迷走神经受累。病情严重者常有呼吸肌麻痹。④脑脊液可有蛋白、细胞分离现象。肌电图的检查可显示神经元受损和/或神经传导速度减慢,复合肌肉动作电位的波幅降低。

五、鉴别诊断

(一)脊髓灰质炎

本病麻痹型中以脊髓型最多见,因脊髓前角细胞受损的部位及范围不同,病情轻重不等。本病多见未曾服用脊髓灰质炎疫苗的小儿。多先有发热,2～3 天热退后出现肢体和/或躯干肌张力减低,肢体和/或腹肌不对称弛缓性麻痹,腱反射减弱或消失,无感觉障碍。重者可伴有呼吸肌麻痹,如治疗不当,可导致死亡。发病早期脑脊液多有细胞数增加,蛋白多正常,称细胞蛋白分离现象。肌电图示神经源损害。脊髓灰质炎的确诊,是依据粪便的脊灰病毒分离阳性。患者脑脊液或血液中查有脊髓灰质炎特异性 IgM 抗体(1 月内未服脊髓灰质炎疫苗),恢复期血清中抗体滴度比急性期增高 4 倍或 4 倍以上,均有助诊断。

(二)急性脊髓炎

起病较神经根炎缓慢,病程持续时间较长。发病早期常见发热,伴背部及腿部疼痛,很快出现脊髓休克期,表现急性弛缓性麻痹。脊髓休克解除后,出现上运动神经元性瘫痪,肌张力增高,腱反射亢进及其他病理反射。常有明显的感觉障碍平面及括约肌功能障碍,脑脊液显示炎症性改变。因脊髓肿胀脊髓磁共振(MRI)检查有助诊断。

(三)脊髓肿瘤

先为一侧间歇性神经根性疼痛,以后逐渐发展为两侧持续性疼痛。由于脊髓压迫,引起运动、感觉障碍,严重者出现脊髓横断综合征。大多数患者病情进展缓慢。腰膨大以上受累时,表现为下肢的上神经源性瘫痪及病变水平以下感觉障碍,常有括约肌障碍如便秘、排尿困难、尿失禁。脑脊液变黄色,蛋白量增高,脊髓 MRI 检查可助诊断。必要时手术探查,依据病理结果方可确诊。

(四)低血钾性周期性麻痹

近年来有些地区散发低血钾性麻痹,表现为软弱无力,肢体可有弛缓性麻痹,以近端为重,严重者累及全身肌肉,甚至影响呼吸肌,发生呼吸困难。腱反射减弱。无感觉障碍。病程短,发作在数小时或 1~4 天即可自行消失。脑脊液正常,血钾<3.5 mmol/L,心律失常,心音低钝,心电图出现 U 波和 ST-T 的改变。用钾治疗后症状很快恢复。

(五)癔症性瘫痪

情绪因素影响肢体瘫痪,进展快,腱反射存在,无颅神经和呼吸肌的麻痹,无肌萎缩,用暗示疗法即很快恢复。

六、治疗

吉兰-巴雷综合征患者的强化监护、精心护理和并发症的预防是治疗的重点。由于本病的临床和病理过程多属可逆性及自限性,所以在急性期,特别是在呼吸肌麻痹时,应积极进行抢救,采用综合的治疗措施,使患者度过危险期。

(一)一般性治疗

由于患者瘫痪很长时间,容易产生并发症,如坠积性肺炎、脓毒血症、压疮和血栓性静脉炎等。这时耐心细致地护理是降低病死率、减少并发症的关键。特别要保持呼吸道通畅,防止发生窒息。注意室内温度、湿度,可采用雾化气体吸入、拍击患者的背部、体位引流等;勤翻身,防止压疮;注意保持瘫痪肢体的功能位置,防止足下垂等变形;严格执行消毒隔离制度,尤其在气管切开术后要做好无菌操作的处理,防止交叉感染。由于吉兰-巴雷综合征患者发生自主神经系统并发症比较多,可引起心律失常,应给予持续心电监护。发现异常予以纠正,但室性心动过速很常见,通常不需要治疗。

(二)静脉大剂量丙种球蛋白的治疗

用静脉大剂量注射丙种球蛋白治疗本病,目前已被临床广泛使用,已证明其可缩短病程,并可抑制急性期患者病情进展。其用法为 400 mg/kg,连续使用 5 天。一般自慢速开始每小时 40 mL,后可增加到 100 mL。

(三)血浆置换

分别接受血浆置换或静脉大剂量丙种球蛋白,结果两者疗效相似,血浆置换越早进行越好,可缩短病程,但并不能降低死亡率。治疗的机制可能是清除患者血浆中的髓鞘毒性抗体、致病的炎性因子、抗原抗体免疫复合物等,减轻神经髓鞘的中毒作用,促进髓鞘的修复和再生。因为这种治疗方法要求的条件较高,难度较大,有创伤,所以在我国没有被广泛地采用。

(四)糖皮质激素治疗

国内外学者对它是否用于吉兰-巴雷综合征患者仍存在两种不同的观点。从理论上讲应用糖皮质激素合理。但因为吉兰-巴雷综合征是一个自限性疾病,常难肯定其确切疗效;治疗剂量是氢化可的松每天 5～10 mg/kg,或地塞米松 0.2～0.4 mg/kg,连续使用 1～2 周,后可改用口服泼尼松 2～3 周内逐步减停;也可采用大剂量甲泼尼龙 20 mg/kg,连续使用 3 天后,可改泼尼松口服。

(五)呼吸肌麻痹治疗

对有明显呼吸肌麻痹的患者,保持呼吸道通畅,正确掌握气管切开的适应证,及时使用人工呼吸器,是降低病死率的重要措施与关键。首先判断有无呼吸肌麻痹及麻痹的严重程度尤为重要,因呼吸肌麻痹最终可导致呼吸衰竭,易合并肺内感染、肺不张、痰堵窒息而影响预后。对呼吸肌轻度麻痹、尚能满足生理通气量的患者,在吸气末用双手紧压胸部,刺激患儿咳嗽,促进痰液排出。应注意保持病室空气湿润,对于稠痰不易咳出者可给予雾化吸入及体位引流。

呼吸肌麻痹的急救措施如下:①气管切开。②用呼吸机辅助呼吸。

指征包括:Ⅲ度呼吸肌麻痹;呼吸肌麻痹Ⅱ度伴舌咽、迷走神经麻痹者;Ⅱ度呼吸肌麻痹以上伴有肺炎、肺不张者;暴发型者(是指发病在 24～48 小时内,呼吸肌麻痹进入Ⅱ度者)都应及时做经鼻气管插管或气管切开术。

(六)其他

(1)抗生素治疗:重症患者常并发呼吸道感染,包括各种细菌感染,更多见于皮质激素使用过程中,应给予抗生素积极控制细菌感染。

(2)维生素 B_1、维生素 B_6、维生素 B_{12} 及 ATP 等药物可促进神经系统的代谢。

(3)恢复期常采用针灸、按摩、体疗以促进神经功能恢复,防止肌肉萎缩。

(王　楠)

第八节　重症肌无力

重症肌无力是累及神经肌肉接头处突触后膜上乙酰胆碱受体(Ache)的自身免疫性疾病,临床表现为肌无力,且活动后加重,休息后或给予胆碱酯酶抑制剂后症状减轻或消失。

一、病因及发病机制

重症肌无力发病的基本环节是机体产生对自身乙酰胆碱受体的抗体,使神经肌肉接头处突触后膜上的乙酰胆碱受体破坏,造成神经指令信号不能传给肌肉,使肌肉的随意运转发生障碍,但机体为何产生自身抗体,原因不清楚。临床观察到不少患者胸腺肥大,认为可能与胸腺的慢性病毒感染有关,本病也具有某些遗传学特征,研究发现不同的人群发病率不同,一些人类白细胞抗原(HLA)型别的人群发病率高,女性 HLA-A$_1$B$_8$ 及 DW$_3$,男性 HLA-A$_2$B$_3$ 人群发病率明显高于其他人群。

二、临床表现

根据发病年龄和临床特征,本病可分为以下 3 种常见类型。

(一)新生儿一过性重症肌无力

如果母亲患重症肌无力,其所生新生儿中有 1/7 的概率患本症。原因是抗乙酰胆碱受体抗体通过胎盘,攻击新生儿乙酰胆碱受体。患儿出生后数小时或数天出现症状,表现为哭声细弱、吸吮吞咽无力,重者出现呼吸肌无力而呈现缺氧症状。体征有肌肉松弛、腱反射减弱或消失。很少有眼外肌麻痹眼睑下垂症状。有家族史者易于识别。肌内注射新斯的明或依酚氯铵症状立即减轻有特异性识别价值。本病为一过性,多数于 5 周内恢复。轻症不需治疗,重症则应给予抗胆碱酶药物。血浆交换治疗是近年来出现的治疗办法,疗效较好,至于为何重症肌无力母亲所生的新生儿多数无症状,原因可能是新生儿乙酰肌碱受体与母亲的乙酰胆碱受体抗原性不一样,不能被抗体识别而免受攻击。

(二)新生儿先天性重症肌无力

新生儿先天性重症肌无力又名新生儿持续性肌无力,患儿母亲无重症肌无力,本病多有家族史,为常染色体隐性遗传。患儿出生后主要表现为上睑下垂,眼外肌麻痹。全身性肌无力、哭声低弱及呼吸困难较少见。肌无力症状较轻,但持续存在,血中抗乙酰胆碱受体抗体滴度不高,抗胆碱酶药物治疗无效。

(三)儿童型重症肌无力

儿童型重症肌无力是最多见的类型。2～3 岁为发病高峰,女性多于男性,根据临床特征分为眼肌型,全身型及脑干型。①眼肌型:最多见,单纯眼外肌受累,表现为一侧或双侧眼睑下垂,晨轻暮重,也可表现为眼球活动障碍、复视、斜视等,重者眼球固定。②全身型:有一组以上肌群受累,主要累及四肢,轻者一般活动不受严重影响,仅表现为走路及走动作不能持久,上楼梯易疲劳。常伴眼外肌受累,一般无咀嚼、吞咽、构音困难。重者常需卧床、伴有咀嚼、吞咽、构音困难,并可有呼吸肌无力。腱反射多数减弱或消失,少数可正常。无肌萎缩及感觉异常。③脑干型:主要表现为吞咽困难及声音嘶哑,可伴有眼睑下垂及肢体无力。

三、预后

儿童型重症肌无力可自行缓解或缓解与急性发作交替,或缓慢进展。呼吸道感染可诱发本病或使症状加重。据报道眼肌型第 1 次起病后,约 1 年患儿自行缓解。以眼肌症状起病者,若 2 年后不出现其他肌群症状,则一般不再出现全身型症状,预后好。脑干型可致营养不良或误吸,预后较差。呼吸肌严重受累者可至呼吸衰竭而死亡。

四、诊断及鉴别诊断

根据病变主要侵犯骨骼肌及一天内症状的波动性,上午轻、下午重的特点对病的诊断当无困难,可用下列检查进一步确诊。

(一)疲劳试验(Jolly 试验)

使受累肌肉重复活动后症状明显加重,如嚼肌力弱者可使其重复咀嚼动作 30 次以上则加重以至不能咀嚼,此为疲劳试验阳性,可帮助诊断。

(二)抗胆碱酯酶药物试验

1.依酚氯铵试验

依酚氯铵 0.2 mg/kg 或 0.5 mg/kg,1 分钟后再给,以注射用水稀释 1 mL,静脉注射,症状迅速缓缓解则为阳性。持续 10 分钟左右又恢复原状。

2.新斯的明试验

甲基硫酸新斯的明 0.04 mg/kg(新生儿每次 0.10~1.15 mg)肌内注射,20 分钟后症状明显减轻则为阳性,可持续 2 小时左右。为对抗新斯的明的毒蕈碱样反应(瞳孔缩小、心动过缓、流涎、多汗、腹痛、腹泻、呕吐等)应准备好肌内注射阿托品。

(三)神经重复频率刺激检查

必须在停用新斯的明 17 小时后进行,否则可出现假阴性。典型改变为低频(2~3 Hz)和高频(10 Hz 以上)重复刺激均能使肌动作电位波幅递减,递减幅度 10% 以上为阳性。80% 的病例低频刺激时呈现阳性反应,用单纤维肌电图测量同一神经支配的肌纤维电位间的间隔时间延长,神经传导速度正常。

(四)AChR 抗体滴度测定

对 MG 的诊断具有特征性意义。90% 以上全身型 MG 病例的血清中 AChR 抗体滴度明显增高(>10 nmol/L),但眼肌型的病例多正常或仅 AChR 抗体滴度轻度增高。

五、治疗

(一)药物治疗

1.抗胆碱酯酶药物

常用者有下列数种。

(1)溴化新斯的明:口服剂量每天 0.5 mg/kg,分为每 4 小时 1 次(5 岁内);每天0.25 mg/kg,分为每 4 小时 1 次(5 岁以上)。逐渐加量,一旦出现毒性反应则停止加量。

(2)溴吡斯的明:口服剂量每天 2 mg/kg,分为每 4 小时 1 次(5 岁内);每天 1 mg/kg,分为每 4 小时1 次(5 岁以上)。逐渐加量,一旦出现毒性反应则停止加量。

(3)美贝氯铵:口服剂量(成人)为每次 5~10 mg,每天 3~4 次。

(4)辅助药物如氯化钾、麻黄素等可加强新斯的明药物的作用。

2.皮质类固醇

可选用泼尼松每天 1.5 mg/kg 口服;也有人主张用大剂量冲击疗法,但在大剂量冲击期间有可能出现呼吸肌瘫痪。因此,应做好气管切开、人工呼吸的准备。如症状缓解则可逐渐减量至最小的有效剂量维持治疗,同时应补充钾盐。长期应用者应注意骨质疏松、股骨头坏死等并发症。无论全身型或眼肌型患儿均可一开始即用皮质类固醇治疗治疗后期可加用抗胆碱酯酶药。

3.免疫抑制剂

可选用硫唑嘌呤或环磷酰胺,应随时检查血常规,一旦发现白细胞下降低于 $3×10^9$/L 时应停用上述药物,同时注意肝肾功能的变化。

忌用对神经-肌肉传递阻滞的药物,如各种氨基糖甙类抗生素、奎宁、奎尼丁、普鲁卡因胺、普萘洛尔、氯丙嗪以及各种肌肉松弛剂等。

(二)胸腺组织摘除术

胸腺组织摘除术对胸腺增长者效果好。适应证为年轻女性患者,病程短、进展快的病例。对合并胸腺瘤者也有一定疗效。对全身型重症肌无力患儿,目前主张使用。手术后继用泼尼松1年。

(三)放射治疗(简称放疗)

如因年龄较大或其他原因不适于做胸腺摘除者可行深部^{60}Co放疗。

(四)血浆置换法

如上述治疗均无效者可选用血浆置换疗法,可使症状迅速缓解,但需连续数周,且价格昂贵,目前尚未推广应用。

(五)危象的处理

一旦发生呼吸肌瘫痪,应立即进行气管切开,应用人工呼吸器辅助呼吸。但应首先确定为何种类型的危象,进而对症治疗。

1.肌无力危象

肌无力危象为最常见的危象,往往由于抗胆碱酯酶药量不足引起。可用依酚氯铵试验证实,如注射后症状明显减轻则应加大抗胆碱酯酶药物的剂量。

2.胆碱能危象

由于抗胆碱酯酶药物过量引起。患者肌无力加重,并出现肌束颤动及毒蕈碱样反应。可静脉注入依酚氯铵2 mg,如症状加重则立即停用抗胆碱酯酶药物,待药物排出后可重新调整剂量,或改用皮质类固醇类药物等其他疗法。

3.反跳危象

出于对抗胆碱酯酶药物不敏感,依酚氯铵试验无反应,此时应停止应用抗胆碱酯酶药物而用输液维持。过一段时间后如对抗胆碱酯酶药物有效时可再重新调整用量,或改用其他疗法。

在危象的处理过程中,保证气管切开护理的无菌操作,雾化吸入,勤吸痰,保持呼吸道通畅,防止肺不张、肺部感染等并发症是抢救成活的关键。

（王　楠）

第九节　脊髓性肌萎缩症

脊髓性肌萎缩症(SMA)系指一类由于脊髓前角细胞变性导致近端肌无力、肌萎缩的疾病。小儿和成人都可发病。小儿时期起病的SMA是常染色体隐性遗传病。其发病率国外文献报道为1/10 000～1/6 000,携带者频率为1/60～1/40,是仅次于囊性纤维化的第二位常见的致死性常染色体急性遗传病。近年来分子遗传学的研究有较大突破。

一、发病机制

根据1992年国际SMA学术会议,按起病年龄和病情进展情况,将小儿SMA分为以下三型。

(一)Ⅰ型(重型)或 SMA Ⅰ型

于生后 0~6 个月起病,表现为肌张力低下、四肢肌萎缩无力,吸吮及吞咽功能减弱,不会坐,2 岁内死亡。

(二)Ⅱ型(中间型)或 SMA Ⅱ型

婴儿早期生长尚正常,6 个月以后出现运动发育迟缓,会坐,但不能走,呼吸肌、吞咽肌一般不受累。18 个月内起病,一般 2 岁以后死亡。

(三)Ⅲ型(轻型)或 SMA Ⅲ型

表现为进行性四肢近端肌无力、肌萎缩。患儿能坐以及站立行走,可存活至成年后死亡。

目前认为该病属常染色体隐性遗传性疾病,但发现个别 SMA Ⅲ型有常染色体显性遗传或 X 性连锁隐性遗传方式。近年来已将这三型的基因定位于 5 号染色体长臂,该区域内基因结构复杂,其中有许多的重复基因,假基因和多态标记,致使该区域很不稳定。其中研究得比较清楚的 2 个基因是运动神经元存活基因(SMNG)和神经元凋亡抑制蛋白基因(NAIPG),SMNG 编码的 SMN 蛋白主要存在于剪接体复合物中,在 mRNA 前体的剪接中起重要作用。SMA 患者 SMNG 突变形成异常 SMN 蛋白,干扰 mRNA 的合成,在 SMA 的发病中起决定性作用。NAIPG 不是 SMA 的决定基因,但可能对 SMA 表型起修饰作用,加重 SMA 突变而引起的临床表现。具体发病机制有待进一步研究。

二、临床表现

往往一个家庭内数人发病,男女均可,但男比女多,多数患儿生后活动正常,SMA Ⅰ 和 Ⅱ 型于 6~18 个月间起病。病初表现为四肢无力,肌张力减低,近端重于远端,下肢重于上肢,腱反射减弱或消失;最后全身瘫痪,仅手指和足趾可以活动,常有延髓麻痹,表现吸吮及吞咽困难,咳嗽哭声无力,不能抬头,舌肌萎缩及震颤,肋间肌麻痹,腹式呼吸,胸廓塌陷呈"矛盾呼吸"(呼气时胸廓塌陷,而腹部隆起),眼内外肌不受影响,括约肌功能正常,智力正常,神志一直清醒,最后死于呼衰(和)或心衰。SMA Ⅰ 型起病的另一种形式在宫内或生后 2~3 个月发病,约有 1/3 病例其母亲在妊娠后期觉察胎动减少,婴儿出生后全身肌张力低下,自主活动少,髋关节外展,膝屈曲如蛙状,上肢垂于两侧,对疼痛刺激有反应但无力躲避,病程很少超过一年。SMA Ⅲ 型 18 个月以后(多在 3~18 岁)起病,首发症状多为双下肢无力,登楼及从蹲位站起困难;其后双上肢无力,举臂困难,肌张力低,肢体近端肌萎缩明显,腱反射减弱或消失,行走时呈鸭步,有翼状肩及 Gowers 征。部分病例有脊柱侧凸,弓形足,腓肠肌假性肥大,智力正常,无感觉障碍,呈良性病程,部分患者起病 20 年后仍能行走。

三、辅助检查

(一)肌电图

SMA Ⅰ、Ⅱ 型多为失神经性支配,出现肌纤颤或束颤电位,运动神经传递速度一般正常,SMA Ⅲ 型表现稍轻。

(二)肌活检

SMA Ⅰ、Ⅱ 型表现有横纹肌纤维萎缩,粗细不等,横纹不清,肌肉神经纤维数量减少,而 SMA Ⅲ 型以肥大纤维和正常纤维镶嵌分布为特征。

(三)血清肌酸磷酸激酶(CPK)

SMA Ⅰ型和 SMA Ⅲ型 CPK 无明显异常,而 SMA Ⅱ型反而轻度或中度升高。

(四)分子遗传学检查

现代研究表明 Ⅰ、Ⅱ、Ⅲ型 SMA 患儿均存在 *SMN* 基因缺失,93%患儿有 *SMN* 第 7、8 外显子的纯合缺失,还有 5.6%的患儿仅有 *SMN* 第 7 外显子缺失,无第 8 外显子缺失。目前 *SMN* 第 7 外显子的检测已被应用于 SMA 的基因诊断及产前诊断。

四、诊断和鉴别诊断

一般根据病史与家族史、发病年龄及四肢肌无力和下运动神经元损害等临床表现,结合神经源性损害的肌电图和肌活检即可作出诊断,但须与下列疾病鉴别。

(一)先天性肌张力不全

生后即出现肌无力,无肌肉萎缩,肌电图及肌活检正常,随年龄增长肌力渐有改善,病程为良性经过,以后好转而接近正常人。

(二)进行性肌营养不良症

幼儿期或稍长发病,少见 1 岁内发病,多有假性肌肉肥大,肌电图及肌活检呈肌原性损害,血清 CPK 明显升高。

(三)先天性重症肌无力

出生后即有症状,多为重症肌无力患者,胆碱酯酶抑制剂有效,短期可渐恢复。

(四)吉兰-巴雷综合征

病前多有感染史,很快出现进行性、对称性、上升性、弛缓性瘫痪,脑脊液检查出现蛋白-细胞分离现象,多数预后良好。

(五)Ⅱ型糖原累积病、GM$_2$神经节苷脂累积症、Tay-Sachs 病等

均在儿童期前起病,表现类似脊髓性肌萎缩症,但作肌肉活检易鉴别。

五、治疗

目前尚无特殊疗法,以支持疗法与对症处理为主,加强营养与热量供给,细心护理,可予维生素 B$_1$、维生素 B$_6$、维生素 B$_{12}$、维生素 E、ATP、辅酶 A、胞磷胆碱等神经营养药物治疗。可试用肾上腺皮质激素,并且配合针灸、理疗以减轻肌肉疼挛,促进血液循环,改善肌张力,此外要注意防治各种感染,有吞咽及排痰障碍者,需鼻饲饮食,拍背配合适当的体位以排痰,必要时可应用抗生素治疗。

近年来,美、英、法等国应用一种兴奋性氨基酸拮抗剂——利鲁唑治疗该类疾病取得一定疗效,能改善肌张力、延缓进程、提高存活时间。但价格昂贵,一时尚难推广。

六、预防

目前 SMA 基因功能及发病机制正逐步阐明,可能在不远的将来对 SMA 的基因诊断,产前诊断,遗传咨询产生重要意义。

（王 楠）

第十节　进行性肌营养不良

进行性肌营养不良为原发于肌肉组织的遗传性疾病,是一组进行性对称性的肌肉无力和萎缩。大多有家族史。近年来,特别是自 20 世纪 90 年代以来,分子生物学研究的进展,使以肌营养不良(MD)为代表的一组肌病在认识和诊断水平方面都有极大的发展。

一、发病机制

数十年来,关于肌营养不良的发病机制有多种学说,如血管源性、神经源性、肌纤维再生错乱和肌细胞膜功能障碍学说等,每种学说均有支持点与不支持点,其中以肌纤维胞膜功能学说最具支持点,主要解释了 Duchenne 型肌营养不良(DMD)和 Becker 型肌营养不良(BMD)的发病机制,经研究证实,该两型肌营养不良症是由于位于 $XP^{21.1}$ 上抗肌萎缩蛋白(*Dystrophin*)基因的缺陷所致,该基因是当今已知基因中最大的基因,有 2 500 个碱基,占整个 X 染色体长度的 1%,大部分序列为内含子,主要在骨骼肌、平滑肌、心肌及脑组织中表达,包括 75~79 个外显子,*Dystrophin* 由 3 685 个氨基酸组成,属膜蛋白成分,位于肌细胞膜的内层起细胞骨架的作用,能与肌动蛋白组合,*Dystrophin* 的缺乏或减少能引起不同程度的肌细胞膜功能障碍,使大量的游离 Ca^{2+}、高浓度的细胞外液和补体成分进入肌纤维内,引起肌细胞内的蛋白质释放,补体激活,导致肌原纤维断裂,坏死和巨噬细胞对这些坏死组织的吞噬清除,血清肌酶谱升高,*Dystrophin* 基因突变的形式多种多样,缺乏或缺陷的形式也多种多样,引起不同的临床表型,*Dystrophin* 存在的量与疾病的临床程度密切相关,在 DMD 中,*Dystrophin* 的量不足正常人的 3%,而 BMD 者为正常人的 15% 以上。除量的多寡外,*Dystrophin* 缺乏的部位亦与表型有关,在 DMD 中,基因片段的缺失引起 *Dystrophin* 羧基端不能与相关蛋白(DAP)结合,而 BMD 是一种剪断的形式,剪断的部位多样化,若在 N 端与 C 端之间剪断,中部棒状区的序列缺失则 BMD 更为良性。其他型别的肌营养不良亦有突破,但确切的机制有待进一步研究。

二、临床表现

(一)Duchenne 型肌营养不良症

Duchenne 型肌营养不良症(DMD)又称为假肥大型肌营养不良症,是一种常见的致死性神经骨骼肌系统 X 性连锁隐性遗传病,发病率为活产男婴的 1/3 500,患病率为(13~35)/10 万,分布于世界各地人群中,发病于男孩,女孩极少患病,多为携带者,患儿母亲半数以上可查获血清肌酶异常,病因为骨骼肌、心肌、平滑肌及脑组织中 XP^{21} *Dystrophin* 基因突变,引起其表达物抗肌萎缩蛋白的表达缺如(不足正常人的 3%)。

患儿学行走时就易被察觉,以后陆续就诊。跑、跳动作发育落后于同龄儿童,甚至走路易跌倒,上楼和下蹲之后站立困难,肌无力自躯干和四肢近端开始,下肢重于上肢,由于下肢肌无力,出现"鸭步"(行走时足跟不着地,腹部前凸,头向前冲而胸部后倾,躯干左右晃动),肩胛带的肌无力萎缩,出现"翼状肩"(双臂前撑时两肩胛向后突起,形如双翼),两臂平举困难,有 Gower 现象(从仰卧位起立时按下列顺序完成:由仰卧位转为俯侧卧位,然后以双手支撑双足背、膝部等处顺次攀扶,并同时将躯干重量后移,才能完全起立),以上症状逐渐加重,四肢近端肌肉萎缩明显,但90%左右患者同时伴有双腓肠肌假性肥大,质地坚硬似软橡皮,假性肥大也可见于三角肌、臀肌、股四头肌、肱三头肌、肛下肌等处,80%伴有心肌损害,出现心肌肥厚,各种心律失常和心力衰竭;90%以上患儿有心电图的异常,表现为高 R 波,Q 波加深,右室肥大,右束支传导阻滞等表现,平滑肌一般不受损害,但有恶心、呕吐等急性胃扩张的报道。

早期肌肉受累后,张力低下,腱反射减退或消失,严重时由于肌肉无力,萎缩和挛缩,关节活动少后出现畸形,跟膝部挛缩出现足尖行走的跛行。

Dystrophin 基因的病变还影响脑的 *Dystrophin* 的表达,因此病儿智能低下,学习成绩低劣,此外尚有牙齿排列不齐,门牙宽阔而齿缘呈锯状,犬齿特别明显。

(二)Becker 型肌营养不良

Becker 型肌营养不良与 DMD 一样同属 X-性连隐性遗传疾病,由 XP^{21} *Dystrophin* 基因突变引起骨骼肌中 *Dystrophin* 蛋白表达减少(15%)或分子量的改变(85%),但本病临床罕见,发病率仅及 Duchenne 型的 1/10。

此型肌营养不良症起病比较晚,进展较缓慢,一般在 5～10 岁起病,至 20～75 岁丧失独立行走能力。多在运动后诉腓肠肌痉挛,需轮椅代步的年龄在 25 岁左右,常存活至 40～50 岁,多死于并发症,部分病者可表现为假肥大不明显,反而出现肌肉萎缩。

(三)Emery-Dreifuss 肌营养不良症

Emery-Dreifuss 肌营养不良症也属于 X-性连隐性遗传,基因定位于 Xq^{28},基因调控产物依曼蛋白功能不清,其临床表现很像 DMD 疾病在女性患者中的表现,一般以上臂、肩胛、大腿前群肌肉的萎缩和无力为主要特征。肌无力常早期发生,并与挛缩相伴存,其中以肘后部和跟腱为最突出,臂在伸直时会感到突然受阻,酷似骨头一样硬,本病缓慢进展,逐步累及其余的肌群,如髋关节等部位,严重时可有心肝并发症而骤死,或者伴严重室性心肌病或室性心力衰竭。

(四)肢带型肌营养不良

肢带型肌营养不良青少年期起病,肩胛带与骨盆带肌萎缩无力,与 Duchenne 型、面肩肱型同属常见类型,一般进展缓慢,男女均可患病,随病程进展,受累肌肉逐渐波及上、下肢带的全部肌肉,而致上楼困难以及举臂不能。预后比 Duchenne 型好。临床上须与肢带综合征鉴别,后者的肌电图与肌活检均为神经源性改变。

(五)面肩肱型肌营养不良

面肩肱型肌营养不良患病率为(0.4～0.5)/10 万,为常染色体显性遗传,亦有散发病例,发病年龄跨度大,一般在青春期起病,男女均可患病。其典型的临床表现是面肌受累呈特殊的肌病面容(闭目不全,噘嘴不能,蹙眉,皱额困难,嘴唇增厚等),肩胛带及上臂肌群乃至胸大肌也可受累,严重时可出现翼状肩,衣架肩,游离肩等多种特殊姿势,但下肢受累较轻,虽可有轻度腓肠肌肥大,但可长期坚持步行。

其他型少见,且多于成年后发病。

三、实验室检查

(一)生化检查

存在多种血清肌酶谱增高,以肌酸磷酸激酶(CPK)及其同工酶(CPK-MB)升高最明显,其中假肥大型检出率最高,肢带型次之,面肩肱型相对较低,其他肌酶如乳酸脱氢酶(LDH),肌红蛋白(Mb)都可能不同程度的升高。不同年龄的 DMD 患者,可因所处病程早晚的不同而酶谱升高的程度不同。一般而言,3～4 岁血清 CPK、PK、Mb、LDH 活性最高,可达正常值的 100 倍以上,晚期由于肌肉的纤维化,逐渐减少产生肌酶的场所,所以血清肌酶反而不高。

血清醛缩酶(ALD),丙酮酸激酶(PK)的升高几乎只见于进行性肌营养不良患者,且在本病症状尚不明显时业已升高,故对早期诊断和鉴别诊断更有价值。

(二)肌电图

肌电图检查提示肌原性改变,受累肌肉主动收缩时,动作电位的幅度减低,间歇期缩短,多相电位中度增加,单个运动单位的范围和纤维密度减少,但各型略有差异。假肥大型较少强直电活动,肢带型强直样电活动较多。

(三)肌组织活检

可见肌组织呈原发性肌病的病理变化,即肌纤维大小不等,有变性坏死和再生改变,间质中结缔组织和脂肪组织增生。各型肌营养不良病理变化大致相同。

此外患者尚可有心脏损害,表现在:①心肌损害以左室后壁为主;②潜在的心功能不全;③杂合子也有心功能不同程度的改变。头部 CT 检查可发现部分患者有脑萎缩,以假肥大型明显,其智力商数值(IQ)亦有不同程度的降低。

四、诊断和鉴别诊断

典型肌营养不良症者可根据隐袭起病,进行性加重的肢体近端肌无力,性环链或常染色体显性或隐性遗传形式,血清中 CPK、LDH、ALD、PK 等升高特征以及肌活检而予以诊断,然而不同年龄起病的肌营养不良症者必须与有关疾病相鉴别。

(一)婴儿型脊肌萎缩症

主要与 DMD 相区别,要点是起病年龄更早,有时可见肌束震颤,其肌肉萎缩在肢体远端亦明显,肌电图及肌活检检查可资鉴别。

(二)良性先天性肌张力不全症

应与先天性或婴儿期肌营养不良症鉴别,特点为无肌萎缩,CPK 含量正常,肌活检无特殊发现,预后良好。

(三)重症肌无力

主要是全身骨骼肌或单纯眼肌无力,呈活动后加重,休息后减轻,晨轻暮重等特点,新斯的明试验阳性。肌电图低频电刺激呈波幅递减现象。

(四)多发性肌炎

主要与肢带型区别,多发性肌炎的发展较快,常有肌痛,无家族遗传史,肌活检可提供明确的鉴别依据。

(五)直性肌营养不良症

有肌强直,常伴白内障,脱发和性腺萎缩。血清酶改变不大。

五、治疗

目前尚无特殊疗法,只能作一般的对症支持治疗。

(一)加兰他敏

25 mg,肌内注射,每天 1～2 次,若有疗效,常在第 3～4 周出现,1 个月为 1 个疗程,亦可间断反复应用。

(二)肌生注射液

400～800 mg肌内注射,每天1～2次,1个月为1个疗程,部分病例可以改善临床症状。

(三)别嘌呤醇

50～100 mg,每天3次口服,3个月为1个疗程,可能有效,但要注意消化道不良反应,其机制是能防止一种供肌肉收缩和生长的高能化合物"腺苷三磷酸"的分解,从而缓解其病情。

(四)胰岛素-葡萄糖疗法

目的在于促进肌组织中糖原合成。皮下注射胰岛素,第1周每天4 U,第2周每天8 U,第3～4周每天12 U,第5周每天16 U,于每次注射后15分钟口服葡萄糖30～100 g,有效者可于2～3个月后重复1个疗程,该法对早期肌萎缩不太明显者有一定疗效,对晚期病例无作用。

(五)钙通道阻滞剂

异搏定具有抑制转换膜对钙的透入作用,有一定效果。

(六)适当时机的外科矫形手术

改善上肢和足部的功能。严重的足下垂可用矫形鞋。

六、预防

由于无特效疗法,预防就显得特别突出,目前主要有以下两个重要措施。

(一)检出携带者

1.家系分析

DMD患者的女性亲属可能是携带者,可分为:①肯定携带者,有一名或一名以上患儿的母亲,同时患者的姨表兄弟或舅父也有同病者;②很可能携带者,指散发病例的母亲或患者的同胞姐妹。根据Buyes对可能携带者的数理结构推测,一个妇女生过一个患儿和一个正常男孩者,50%为携带者,生过两个正常男孩和一个患儿者,33%为携带者,生三个正常男孩和一个患儿者,20%的可能性为携带者。

2.生化测定

联合检查血清CPK、MB、LDH,对携带者的检出率和准确率分别为81.82%和92.86%,但由于血清酶水平在正常女性与女性携带者之间有一定的重叠,易造成误诊,故该项检测仪作为确定携带者的参考。

3.分子生物学方法

目前已开始应用于检出携带者,因Dyserophin的基因突变机制复杂,一种检测技术只限于某一种或几种突变,阴性结果不能排除其他类型突变的可能,所以方法多种,并不断推陈出新。

(1)限制性片段长度多态性(RFLP):为早期的方法,根据DNA限制性内切酶片段长度多态性,通过家系连锁分析找出与缺失DMD基因相连锁的多态性DNA片段,作为遗传标记追踪其在家族成员中的传递,从而检出携带者。

(2)DNA探针SouthCern杂交法:根据DNA剂量效应判断缺失型DMD基因携带者。

(3)定量PCR方法:通过比较正常位点与缺失位点占PCR产物量的不同,诊断缺失型DMD携带者,方法简便,快速,准确,敏感性高,适于推广。

(4)短串联重复CA序列多态性分析法:利用PCR方法找出其多态性,对没有缺失的或为重复突变的DMD家系中携带者的检出作为首选。

(二)产前诊断

以往主张对携带者孕妇的男胎行胎镜下胎血检查 CPK 或 Mb,异常者终止妊娠,但创伤性大,特异性不高,目前逐渐由分子生物学方法取代,该法不需先行鉴别胎儿性别,可在早期妊娠或中期取绒毛组织或羊水检查。对于缺失型 *DMD* 选用 RFLP 方法找出与 *DMD* 基因连锁的片段,或用 CDNA 探针、PCR 方法等直接找出缺失的位点,基因诊断的方法正逐步成熟,当今出现的基因芯片技术为大范围的多种基因病变的进行性肌营养不良的基因诊断提供了可能。

七、预后

病情持续进展,预后不佳,假肥大型的死亡年龄为 17～19 岁,41.9％死于呼吸衰竭,40.3％死于心力衰竭,10.5％死于心肺功能不全。

(岳　冬)

第四章

小儿呼吸系统疾病

第一节　急性上呼吸道梗阻

　　呼吸道梗阻包括发生于呼吸道任何部位的正常气流被阻断。阻断的部位如果位于呼吸道隆突以上,往往会迅速引起窒息,危及生命。阻断的部位如果位于呼吸道隆突以下,影响支气管或小气道的气流,但不致立刻危及生命。急性上呼吸道梗阻不仅包括上呼吸道,也包括隆突以上所有气道的梗阻。上呼吸道梗阻危及患儿的情况取决于多方面的因素,包括梗阻的部位、梗阻的程度、梗阻发展的速度,以及患儿心脏和肺的功能状态。

一、病因

(一)引起急性上呼吸道梗阻病因的解剖分布

1.鼻咽和口咽

严重的面部创伤、骨折,咽部异物,扁桃体周围脓肿,咽旁脓肿,腭垂肿胀伴血管神经性水肿,黏膜天疱疮。

2.咽后壁软组织

咽后壁脓肿,咽后壁出血,颈椎损伤后水肿,烫伤和化学性损伤。

3.颈部软组织

创伤及医源性血肿,颌下蜂窝组织炎。

4.会厌

急性会厌炎,外伤性会厌肿胀,过敏性会厌肿胀。

5.声门

创伤性声门损伤(常为医源性),手术引起的声带麻痹。

6.喉

急性喉炎,血管神经性水肿,喉痉挛,异物,手足抽搐伴发的喉痉挛、喉软化症,外伤、骨折、水肿、局部血肿,白喉的膜性渗出,传染性单核细胞增多症的膜性渗出,喉脓肿,软骨炎。

7.声门下区和气管

喉气管炎,喉气管软化,异物,插管、器械、手术引起的医源性水肿,膜性喉气管炎。

8.食管

食管异物,呕吐物急性吸入。

(二)引起急性上呼吸道梗阻病因的年龄分布

1.新生儿及小婴儿

其包括喉软化、声门下狭窄、声带麻痹、气管软化、血管畸形、血管瘤等。

2.新生儿至1岁

其包括先天性畸形(同上)、喉气管炎、咽后壁脓肿、异物等。

3.1~2岁

其包括如喉气管炎、异物、会厌炎等。

4.3~6岁

有肿大的扁桃体及腺样体、鼻充血、会厌炎和异物等。

二、临床表现

气道部分梗阻时可听到喘鸣音,可见到呼吸困难,呼吸费力,辅助呼吸肌参加呼吸活动。肋间隙、锁骨上窝、胸骨上窝凹陷。严重病例呼吸极度困难,头向后仰、发绀并窒息,如瞪眼、口唇凸出和流涎。患儿欲咳嗽,但咳不出。辅助呼吸肌剧烈运动,呈矛盾呼吸运动,吸气时胸壁下陷,而腹部却隆起,呼气时则相反。虽然拼命用力呼吸,但仍无气流,旋即呼吸停止,继而出现心律失常,最终发生致命的室性心律失常,可因低氧和迷走神经反射引起心跳停止而迅速死亡。

三、鉴别诊断

临床上常以喘鸣音作为鉴别诊断的依据。喘鸣是由鼻和气管之间的上呼吸道因部分梗阻而部分中断了气体的通道,由一股或多股湍流的气体所产生。喘鸣的重要意义在于反映部分性的气道梗阻。儿童患者的气道并非一固定的管道,而为一相当软的管道,其管腔的横断面积随压力的不同而发生变化。在正常呼吸时其变化较小,当有阻塞性病变时则表现得相当重要。正常呼吸时,作用于气道的压力变化在胸腔内外是完全相反的。吸气时,在胸腔内作用于气道壁的外周压力降低,因此,胸内气道趋于增宽;呼气时,外周压力升高使胸内气道变窄。胸外气道在吸气时,其周围软组织的压力保持近于不变,而胸腔内压力降低,使气道变窄;呼气时,胸腔内压力升高使胸外气道变宽。部分梗阻如果发生在气道内径能发生变化的部位,当气道变为最小时,梗阻将是最严重的。气道内径变小会使气流变慢并分裂,从而产生喘鸣。因此,胸外气道梗阻会产生吸气性喘鸣,胸内气道梗阻会产生呼气性喘鸣。较大的病变会产生吸气性和呼气性双相气流梗阻,从而引起双相(往返)喘鸣,双相喘鸣比单相喘鸣有更紧急的临床严重性。

喉是一固定性结构,其内径不随呼吸发生明显变化,婴儿喉腔最窄部位在声带处,横断面积为 $14\sim15$ mm^2。该部黏膜水肿仅 1 mm 时,可使气道面积减少 65%。喉部病变多产生双相喘鸣。

不同病变引起的喘鸣的呼吸时相有以下 3 种病变。

(一)倾向于产生吸气性喘鸣的病变

先天性声带麻痹,喉软化,插管后喘鸣,急性喉炎,小颌、巨舌,甲状舌骨囊肿,声门上及声门蹼,声门下血管瘤,喉气管炎,会厌炎,咽后壁脓肿,白喉。

(二)常产生双期喘鸣的病变

先天性声门下狭窄,气管狭窄,血管环、血管悬带,声门下血管瘤,声门下蹼。

(三)倾向产生呼气性喘鸣的病变

气管软化,气管异物,纵隔肿瘤。

喘鸣的听觉特征可能对诊断有帮助,如喉软化症的喘鸣为高调、鸡鸣样、吸气性。声门梗阻亦产生高调喘鸣;而声门上病变通常产生低调、浑厚的喘鸣。粗糙的鼾声是咽部梗阻的表现。

发音的特征对上呼吸道梗阻的病因也可能提供诊断线索。如声音嘶哑,常见于急性喉炎、喉气管炎、白喉和喉乳头状瘤病;声音低沉或无声,常见于喉蹼、会厌炎和喉部异物。

咳嗽的声音也有一定诊断意义。犬吠样咳嗽高度提示声门下腔病变,"钢管乐样"咳嗽常提示气管内异物。

由于上呼吸道与食管相毗邻,因此,上呼吸道梗阻也可引起进食困难。在婴儿鼻咽梗阻时,由于鼻呼吸障碍,其所引起的进食困难常伴有窒息和吸入性呼吸困难;口咽梗阻,特别是舌根部病变及声门上喉部病变,均影响吞咽;咽后壁脓肿及声门上腔炎症,如会厌炎,不仅极不愿吞咽而且引起流涎。

X线诊断:上呼吸道的梗阻在 X 线下有些疾病有特异性改变,有些则不具有特异性改变。在胸片上,上呼吸道梗阻的其他表现:①肺充气量趋于正常或减少,这与其他原因引起的呼吸困难所见的肺过度膨胀相反;②气道可见狭窄的部分;③若下咽腔包括在 X 线片内,则可见扩张。

四、治疗

(一)恢复气道通畅

急性上呼吸道梗阻患儿应立即设法使其气道通畅,尽量使患儿头向后仰。让患儿仰卧,抢救人员将一手置于患儿颈部,将颈部抬高,另一手置于额部,并向下压,使头和颈部呈过度伸展状态,此时舌可自咽后部推向前,使气道梗阻缓解。若气道仍未能恢复通畅,抢救者可改变手法,将一手指置于患儿下颌之后,然后尽力把下颌骨推向前;同时使头向后仰,用拇指使患儿下唇回缩,以便恢复通过口、鼻呼吸。若气道恢复通畅后,患儿仍无呼吸,应即刻进行人工机械通气。

(二)迅速寻找并取出异物

如果气道已经通畅,患儿仍无自主呼吸,通过人工机械通气肺仍不能扩张,应立即用手指清除咽喉部的分泌物或异物。患儿宜侧卧,医师用拇指和示指使患儿张口,用另一只手清除患儿口、咽部的分泌物或异物,以排出堵塞物。亦可用一长塑料钳,自口腔置入,深入患儿咽后部,探取异物,切勿使软组织损伤。亦可通过突然增加胸膜腔内压的方法,以形成足够的呼出气压力和流量,使气管内异物排出。具体做法是用力拍其肩胛间区或自患儿后方将手置于患儿的腹部,两手交叉,向上腹部施加压力。较安全的方法是手臂围绕于胸廓中部,婴儿围绕于下胸廓,用力向内挤压或用力拍击中背部,亦可得到类似结果。因为大部分吸入异物位于咽部稍下方的狭窄处,不易进一步深入,患儿因无足够的潮气量而无法将阻塞的异物排出。但此时患儿肺内尚有足够的残气量,故对胸或腹部迅速加压,排出的气量足以将异物排出。如有条件可在气管镜下取异物。

(三)气管插管、气管切开或环甲膜穿刺通气

来不及用上述方法或用上述方法失败的病例,以及其他情况紧急窒息时,如手足搐搦症喉痉挛、咽后壁脓肿、甲状舌骨囊肿等,可先作气管插管,必要时可作气管切开。来不及作气管切开

时,可先用血浆针头作环甲膜穿刺,或连接高频通气,以缓解患儿缺氧。然后再作气管插管或作气管切开,并置入套管。

(四)病因治疗

引起上呼吸道梗阻的病因除了异物按上述方法抢救外,由其他病因所引起者,应分别按照病因进行处理。

(王玉兵)

第二节　急性上呼吸道感染

急性上呼吸道感染(AURI)简称上感,俗称"感冒",是小儿最常见的疾病是由各种病原体引起的上呼吸道炎症,主要侵犯鼻、咽、扁桃体及喉部。一年四季均可发病。若炎症局限在某一组织,即按该部炎症命名,如急性鼻炎、急性咽炎、急性扁桃体炎、急性喉炎等。急性上呼吸道感染主要用于上呼吸道局部感染定位不确切者。

一、病因

各种病毒和细菌均可引起,以病毒感染为主,可占原发性上呼吸道感染的90%以上,主要有鼻病毒、呼吸道合胞病毒、流感病毒、副流感病毒、腺病毒、单纯疱疹病毒、柯萨奇病毒、埃可病毒、冠状病毒、EB病毒等,少数可由细菌引起。由于病毒感染,上呼吸道黏膜失去抵抗力而继发细菌感染,最常见致病菌为A组溶血性链球菌、肺炎链球菌、流感嗜血杆菌、葡萄球菌等。近年来肺炎支原体亦不少见。

婴幼儿时期由于上呼吸道的解剖生理特点及免疫特点易患本病。营养障碍性疾病,如维生素D缺乏性佝偻病、锌或铁缺乏症,以及护理不当、过度疲劳、气候改变和不良环境因素等,给病毒、细菌的入侵造成了有利条件,则易致反复上呼吸道感染或使病程迁延。

二、临床表现

本病多发于冬春季节,潜伏期1～3天,起病多较急。由于年龄大小、体质强弱及病变部位的不同,病情的缓急、轻重程度也不同。年长儿症状较轻,而婴幼儿症状较重。

(一)一般类型上感

1.症状

(1)局部症状:流清鼻涕、鼻塞、打喷嚏,也可有流泪、微咳或咽部不适。患儿多于3～4天内不治自愈。

(2)全身症状:发热、烦躁不安、头痛、全身不适、乏力等。部分患儿有食欲缺乏、呕吐、腹泻、腹痛等消化系统的症状。有些患儿病初可出现脐部附近阵发性疼痛,多为暂时性,无压痛。可能是发热引起反射性肠痉挛或蛔虫骚动所致。如腹痛持续存在,多为并发急性肠系膜淋巴结炎应注意与急腹症鉴别。

婴幼儿起病急,全身症状为主,局部症状较轻。多有发热,有时体温可达39～40 ℃,热程2～3天至1周不等,起病1～2天由于突发高热可引起惊厥,但很少连续多次,退热后惊厥及其他神经症状消失,一般情况良好。

年长儿以局部症状为主,全身症状较轻,无热或轻度发热,自诉头痛、全身不适、乏力。极轻者仅鼻塞、流稀涕、喷嚏、微咳、咽部不适等,多于3～4天内自愈。

2.体征

检查可见咽部充血,咽后壁滤泡肿大,如感染蔓延至鼻咽部邻近器官,可见相应的体征,如扁桃体充血肿大,可有脓性分泌物,下颌淋巴结肿大,压痛。肺部听诊多数正常,少数呼吸音粗糙或闻及痰鸣音。肠病毒感染者可见不同形态的皮疹。

(二)两种特殊类型上感

1.疱疹性咽峡炎

疱疹性咽峡炎由柯萨奇A组病毒引起,多发于夏秋季节,可散发或流行。临床表现为骤起高热,咽痛,流涎,有时呕吐、腹痛等。体查可见咽部充血,在咽腭弓、腭垂、软腭或扁桃体上可见数个至十数个2～4 mm大小灰白色的疱疹,周围有红晕,1～2天后疱疹破溃形成小溃疡。病程一周左右。

2.咽-结合膜热

咽-结合膜热由腺病毒3、7型引起,多发生于春夏季,可在集体儿童机构中流行,以发热、咽炎和结膜炎为特征。临床表现为多呈高热、咽痛、眼部刺痛、结膜炎,有时伴有消化系统的症状。体查可见咽部充血、有白色点块状分泌物,周边无红晕,易于剥离,一侧或两侧滤泡性眼结膜炎,颈部、耳后淋巴结肿大。病程1～2周。

三、并发症

婴幼儿上呼吸道感染波及邻近器官,引起中耳炎、鼻窦炎、咽后壁脓肿、颈部淋巴结炎,或炎症向下蔓延,引起气管炎、支气管炎、肺炎等。年长儿若患A组溶血性链球菌性咽峡炎可引起急性肾小球肾炎、风湿热等。

四、实验室检查

病毒感染者血白细胞计数在正常范围内或偏低,中性粒细胞数减少,淋巴细胞计数相对增高。病毒分离、血清反应、免疫荧光、酶联免疫等方法,有利于病毒病原体的早期诊断。细菌感染者血白细胞数可增高,中性粒细胞增高,在使用抗菌药物前进行咽拭子培养可发现致病菌。链球菌引起者可于感染2～3周后血中ASO滴度增高。

五、诊断和鉴别诊断

根据临床表现不难诊断,但应与以下疾病相鉴别。

(一)流行性感冒

流行性感冒由流感病毒、副流感病毒所致,有明显的流行病史。局部症状轻,全身症状重,常有发热、头痛、咽痛、四肢肌肉酸痛等,病程较长。

(二)急性传染病早期

上呼吸道感染常为急性传染病的前驱症状,如麻疹、流行性脑脊髓膜炎、脊髓灰质炎、猩红热、百日咳、伤寒等,应结合流行病史、临床表现及实验室资料等综合分析,并观察病情演变加以鉴别。

(三)急性阑尾炎

上呼吸道感染同时伴有腹痛应与急性阑尾炎鉴别,本病腹痛常先于发热,腹痛部位以右下腹为主,呈持续性,有肌紧张和固定压痛点,白细胞及中性粒细胞数增高。

六、治疗

(一)一般治疗

(1)注意适当休息,多饮水,发热期间宜给流质或易消化食物。

(2)保持室内空气新鲜及适当的温度、湿度。

(3)加强护理,注意呼吸道隔离,预防并发症。

(二)抗感染治疗

1.抗病毒药物应用

病毒感染时不宜滥用抗生素。常用抗病毒药物以下几种。

(1)利巴韦林(病毒唑):具有广谱抗病毒作用,$10\sim15$ mg/(kg·d),口服或静脉滴注,或2 mg含服,1 次/2 小时,6 次/天,疗程为 $3\sim5$ 天。

(2)局部可用 1% 的利巴韦林滴鼻液,4 次/天;病毒性结膜炎可用 0.1% 的阿昔洛韦滴眼,1 次/$1\sim2$ 小时。

2.抗生素类药物

如果细菌性上呼吸道感染病情较重,有继发细菌感染,或有并发症者可选用抗生素治疗,常用者有青霉素和大环内酯类抗生素,疗程 $3\sim5$ 天。如证实为溶血性链球菌感染或既往有风湿热、肾炎病史者,青霉素疗程应为 $10\sim14$ 天。

(三)对症治疗

(1)退热:高热应积极采取降温措施,通常可用物理降温如冷敷、冷生理盐水灌肠、温湿敷或擦浴等方法,或给予阿司匹林、对乙酰氨基酚、布洛芬制剂口服或小儿退热栓(吲哚美辛栓)肛门塞入,均可取得较好的降温效果。非超高热最好不用糖皮质激素类药物治疗。

(2)高热惊厥者可给予镇静、止惊等处理。

(3)咽痛者可含服咽喉片。

(4)鼻塞者可在进食前或睡前用 0.5% 的麻黄素液滴鼻。用药前应先清除鼻腔分泌物,每次每侧鼻孔滴入 $1\sim2$ 滴,可减轻鼻黏膜充血肿胀,使呼吸道通畅,便于呼吸和吮乳。

(四)中医疗法

常用中成药如银翘散、板蓝根冲剂、感冒退热冲剂、小柴胡冲剂、藿香正气散等。上呼吸道感染在中医称伤风感冒,根据临床辨证分为风寒感冒和风热感冒,分别选用辛温解表方剂和宜辛凉解表方剂,疗效可靠。

七、预防

(1)加强锻炼,以增强机体抵抗力和防止病原体入侵。

(2)提倡母乳喂养,经常到户外活动,多晒阳光,防治营养不良及佝偻病。

(3)患者应尽量不与健康小儿接触,在呼吸道发病率高的季节,避免去人多拥挤的公共场所。

(4)避免发病诱因,注意卫生,保持居室空气新鲜,在气候变化时注意增减衣服,避免交叉感染。

（5）对反复呼吸道感染的小儿可用左旋咪唑每天 2.5 mg/kg，每周服 2 天，3 个月 1 个疗程。或用转移因子，每周注射 1 次，每次 4 U，连用 3～4 月。中药黄芪每天 6～9 g，连服 2～3 个月，对减少复发次数也有一定效果。

（王玉兵）

第三节 急性毛细支气管炎

急性毛细支气管炎是 2 岁以下婴幼儿特有的一种呼吸道感染性疾病，尤其以 6 个月内的婴儿最为多见，是此年龄最常见的一种严重的急性下呼吸道感染，以呼吸急促、三凹征和喘鸣为主要临床表现。本病主要为病毒感染，50% 以上为呼吸道合胞病毒（RSV），其他副流感病毒、腺病毒亦可引起，RSV 是本病流行时唯一的病原。寒冷季节发病率较高，多为散发性，也可成为流行性。发病率男女相似，但男婴重症较多。早产儿、慢性肺疾病及先天性心脏病患儿为高危人群。

一、诊断

（一）表现

1.症状

（1）2 岁以内婴幼儿，急性发病。

（2）上呼吸道感染后 2～3 天出现持续性干咳和发作性喘憋，咳嗽和喘憋同时发生，症状轻重不等。

（3）无热、低热、中度发热，少见高热。

2.体征

（1）呼吸浅快，60～80 次/分，甚至 100 次/分以上；脉搏快而细，常达 160～200 次/分。

（2）鼻翕明显，有三凹征；重症面色苍白或发绀。

（3）胸廓饱满呈桶状胸，叩诊过清音，听诊呼气相呼吸音延长，呼气性喘鸣。毛细支气管梗阻严重时，呼吸音明显减低或消失，喘憋稍缓解时，可闻及弥漫性中、细湿啰音。

（4）因肺气肿的存在，肝脾被推向下方，肋缘下可触及，合并心力衰竭时肝脏可进行性增大。

（5）因不显性失水量增加和液体摄入量不足，部分患儿可出现脱水症状。

（二）辅助检查

1.胸部 X 线检查

胸部 X 线检查可见不同程度的梗阻性肺气肿（肺野清晰，透亮度增加），约 1/3 的患儿有肺纹理增粗及散在的小点片状实变影（肺不张或肺泡炎症）。

2.病原学检查

取鼻咽部洗液做病毒分离检查，呼吸道病毒抗原的特异性快速诊断，呼吸道合胞病毒感染的血清学诊断，都可对临床诊断提供有力佐证。

二、鉴别诊断

患儿年龄偏小，在发病初期即出现明显的发作性喘憋，体检及 X 线检查在初期即出现明显肺气肿,故与其他急性肺炎较易区别。但本病还需与以下疾病鉴别。

(一)婴幼儿哮喘

婴儿的第一次感染性喘息发作,多数是毛细支气管炎。毛细支气管炎当喘憋严重时,毛细支气管接近于完全梗阻,呼吸音明显降低,此时湿啰音也不易听到,不应误认为是婴幼儿哮喘发作。如有反复多次喘息发作,亲属有变态反应史,则有婴幼儿哮喘的可能。婴幼儿哮喘一般不发热,表现为突发突止的喘憋,可闻及大量哮鸣音,对支气管扩张药及皮下注射小剂量肾上腺素效果明显。

(二)喘息性支气管炎

喘息性支气管炎发病年龄多见于1~3岁幼儿,常继发于上感之后,多为低至中等度发热,肺部可闻及较多不固定的中等湿啰音、喘鸣音。病情多不重,呼吸困难、缺氧不明显。

(三)粟粒性肺结核

粟粒性肺结核有时呈发作性喘憋,发绀明显,多无啰音。有结核接触史或家庭病史,结核中毒症状,PPD试验阳性,可与急性毛细支气管炎鉴别。

(四)可发生喘憋的其他疾病

其他疾病如百日咳、充血性心力衰竭、心内膜弹力纤维增生症、吸入异物等。

(1)因肺脏过度充气,肝脏被推向下方,可在肋缘下触及,且患儿的心率与呼吸频率均较快,应与充血性心力衰竭鉴别。

(2)急性毛细支气管炎一般多以上呼吸道感染症状开始,此点可与充血性心力衰竭、心内膜弹力纤维增生症、吸入异物等鉴别。

(3)百日咳为百日咳鲍特杆菌引起的急性呼吸道传染病,人群对百日咳普遍易感。目前我国百日咳疫苗为计划免疫接种,发病率明显下降。百日咳典型表现为阵发性、痉挛性咳嗽,痉咳后伴1次深长吸气,发出特殊的高调鸡鸣样吸气性吼声,俗称"回勾"。咳嗽一般持续2~6周。发病早期外周血白细胞计数增高,以淋巴细胞为主。采用鼻咽拭子法培养阳性率较高,第1周可达90%。百日咳发生喘憋时需与急性毛细支气管炎鉴别,典型的痉咳、鸡鸣样吸气性吼声、白细胞计数增高以淋巴细胞为主、细菌培养百日咳鲍特杆菌阳性可鉴别。

三、治疗

该病最危险的时期是咳嗽及呼吸困难发生后的48~72小时,主要死因是过长的呼吸暂停、严重的失代偿性呼吸性酸中毒、严重脱水。病死率为1%~3%。

(一)对症治疗

吸氧、补液、湿化气道、镇静、控制喘憋。

(二)抗生素

考虑有继发细菌感染时,应想到金黄色葡萄球菌、大肠埃希杆菌或其他院内感染病菌的可能。对继发细菌感染的重症患儿,应根据细菌培养结果选用敏感抗生素。

(三)并发症的治疗

及时发现和处理代谢性酸中毒、呼吸性酸中毒、心力衰竭及呼吸衰竭。并发心力衰竭时应及时采用快速洋地黄药物,如毛花苷C。对疑似心力衰竭的患儿,也可及早试用洋地黄药物观察病情变化。

(1)监测心电图、呼吸和血氧饱和度,通过监测及时发现低氧血症、呼吸暂停及呼吸衰竭的发生。一般吸入氧气浓度在 40％以上即可纠正大多数低氧血症。当患儿出现吸气时呼吸音消失,严重三凹征,吸入氧气浓度在 40％仍有发绀,对刺激反应减弱或消失,血二氧化碳分压升高,应考虑做辅助通气治疗。病情较重的小婴儿可有代谢性酸中毒,需做血气分析。约 1/10 的患者有呼吸性酸中毒。

(2)毛细支气管炎患儿因缺氧、烦躁而导致呼吸、心跳增快,需特别注意观察肝脏有无在短期内进行性增大,从而判断有无心力衰竭的发生。小婴儿和有先天性心脏病的患儿发生心力衰竭的机会较多。

(3)过度换气及液体摄入量不足的患儿要考虑脱水的可能。观察患儿哭时有无眼泪,皮肤及口唇黏膜是否干燥,皮肤弹性及尿量多少等,以判断脱水程度。

(四)抗病毒治疗

利巴韦林、中药双黄连。

1.利巴韦林

常用剂量为每天 10～15 mg/kg,分 3～4 次。利巴韦林是 1972 年首次合成的核苷类广谱抗病毒药,最初的研究认为它在体外有抗 RSV 作用,但进一步的试验却未能得到证实。目前美国儿科协会不再推荐常规应用这种药物,但强调对某些高危、病情严重患儿可以用利巴韦林治疗。

2.中药双黄连

北京儿童医院采用双盲随机对照方法的研究表明,双黄连雾化吸入治疗 RSV 引起的下呼吸道感染是安全有效的方法。

(五)呼吸道合胞病毒(RSV)特异治疗

1.静脉用呼吸道合胞病毒免疫球蛋白(RSV-IVIG)

在治疗 RSV 感染时,RSV-IVIG 有两种用法:①一次性静脉滴注 RSV-IVIG 1 500 mg/kg;②吸入疗法,只在住院第 1 天给予 RSV-IVIG 制剂吸入,共 2 次,每次 50 mg/kg,约 20 分钟,间隔 30～60 分钟。两种用法均能有效改善临床症状,明显降低鼻咽分泌物中的病毒含量。

2.RSV 单克隆抗体

用法为每月肌内注射 1 次,每次 15 mg/kg,用于整个 RSV 感染季节,在 RSV 感染开始的季节提前应用效果更佳。

(六)支气管扩张药及肾上腺糖皮质激素

1.支气管扩张药

过去认为支气管扩张药对毛细支气管炎无效,目前多数学者认为,用 β 受体兴奋药治疗毛细支气管炎有一定的效果。综合多个研究表明,肾上腺素为支气管扩张药中的首选药。

2.肾上腺糖皮质激素

长期以来对糖皮质激素治疗急性毛细支气管炎的争议仍然存在,目前尚无定论。但有研究表明,糖皮质激素对毛细支气管炎的复发有一定的抑制作用。

四、疗效分析

(一)病程

一般为 5～15 天。恰当的治疗可缩短病程。

(二)病情加重

如果经过合理治疗病情无明显缓解,应考虑以下方面:①有无并发症出现,如合并心力衰竭者病程可延长;②有无先天性免疫缺陷或使用免疫抑制剂;③小婴儿是否输液过多,加重喘憋症状。

五、预后

预后大多良好。婴儿期患毛细支气管炎的患儿易于在病后半年内反复咳喘,随访2～7年有20%～50%发生哮喘。其危险因素为过敏体质、哮喘家族史、先天小气道等。

（王玉兵）

第四节　支气管扩张症

支气管扩张症是以感染及支气管阻塞为根本病因的慢性支气管病患,分为先天性与后天性两种。前者因支气管发育不良,后者常继发于麻疹、百日咳、毛细支气管炎、腺病毒肺炎、支气管哮喘、局部异物堵塞或肿块压迫。

一、诊断要点

(一)临床表现

慢性咳嗽,痰多,多见于清晨起床后或变换体位时,痰量或多或少,含稠厚脓液,臭味不重,痰液呈脓性,静置后可分层,反复咳血,时有发热。患儿发育差,发绀,消瘦,贫血。病久可有杵状指(趾)、胸廓畸形,最终可致肺源性心脏病。

(二)实验室检查

1.血常规

血红蛋白降低,急性感染时白细胞总数及中性粒细胞增高。可见核左移。

2.痰培养

痰培养可获致病菌,多为混合感染。

3.X线胸部平片

早期见肺纹理增多,粗而紊乱。典型后期变化可见环状透光影,呈两中下肺野蜂窝状阴影,常伴肺不张、心脏及纵隔移位。继发感染时可见支气管周围炎症改变,必要时可行肺部CT检查。

4.支气管造影

支气管造影示支气管呈柱状、梭状、囊状扩张,是确诊及决定是否手术与手术范围的重要手段,宜在感染控制后进行。

二、鉴别诊断

本病与慢性肺结核、慢性支气管炎、肺脓肿、先天性肺囊肿、肺隔离症、肺吸虫病等的鉴别主要在于X线表现不同。此外,痰液检查、结核菌素试验、肺吸虫抗原皮试等亦可帮助诊断。

三、西医治疗

(一)一般治疗

多晒太阳,呼吸新鲜空气,注意休息,加强营养。

(二)排除支气管分泌物

(1)顺位排痰法每天进行 2 次,每次 20 分钟。

(2)痰稠者可服氯化铵,30～60 mg/(kg·d),分 3 次口服。

(3)雾化吸入,在雾化液中加入异丙肾上腺素有利痰液排出。

(三)控制感染

急性发作期选用有效抗生素,针对肺炎链球菌及流感嗜血杆菌有效的抗生素,如阿莫西林、磺胺二甲嘧啶、新的大环内酯类药物、二代头孢菌素是合理的选择。疗程不定,至少 7 天。

(四)人免疫球蛋白

对于低丙种球蛋白血症的患儿,人免疫球蛋白替代治疗能够防止支气管扩张病变的进展。

(五)咳血的处理

一般可予止血药,如酚磺乙胺、卡巴克络等。大量咳血可用垂体后叶素 0.3 U/kg,溶于 10%葡萄糖注射液内缓慢静脉滴注。

(六)手术治疗

切除病肺为根本疗法。手术指征为病肺不超过一叶或一侧、反复咳血或反复感染用药物不易控制、体位引流不合作、小儿内科治疗 9～12 个月以上无效、病儿一般情况日趋恶化者。

(王玉兵)

第五节　支气管哮喘

支气管哮喘是一种以嗜酸性粒细胞、肥大细胞、T 细胞等多种炎性细胞及细胞组分共同参与的气道慢性炎症性疾病,患者气道具有对各种激发因子刺激的高反应性。临床以反复发作性喘息、呼吸困难、胸闷或咳嗽为特点。本病常在夜间和/或清晨发作或加剧,多数患者可自行缓解或治疗后缓解。

一、病因

(一)遗传因素

遗传过敏体质(特异反应性体质,Atopy-特应质)对本病的形成关系很大,多数患儿有婴儿湿疹、过敏性鼻炎和/或食物(药物)过敏史。本病多数属于多基因遗传病,遗传度 70%～80%,家族成员中气道的高反应性普遍存在,双亲均有遗传基因者哮喘患病率明显增高。国内报道约 20% 的哮喘患儿家族中有哮喘患者。

(二)环境因素

1.感染

最常见的是呼吸道感染。其中主要是病毒感染,如呼吸道合胞病毒、腺病毒、副流感病毒等,此外支原体、衣原体及细菌感染都可引起。

2.吸入变应原

吸入变应原如灰尘、花粉、尘螨、烟雾、真菌、宠物、蟑螂等。

3.食入变应原

食入变应原主要是摄入异类蛋白质如牛奶、鸡蛋、鱼、虾等。

4.气候变化

气温突然下降或气压降低,刺激呼吸道,可激发哮喘。

5.运动

运动性哮喘多见于学龄儿童,运动后突然发病,持续时间较短。病因尚未完全明了。

6.情绪因素

情绪过于激动,如大笑、大哭引起深吸气,过度吸入冷而干燥的空气可激发哮喘。另外情绪紧张时也可通过神经因素激发哮喘。

7.药物

如阿司匹林可诱发儿童哮喘。

二、发病机制

20世纪70年代和80年代初的"痉挛学说",认为支气管平滑肌痉挛导致气道狭窄是引起哮喘的唯一原因,因而治疗的宗旨是解除支气管痉挛。20世纪80年代和90年代初的"炎症学说",认为哮喘发作的重要机制是炎性细胞浸润,炎性介质引起黏膜水肿,腺体分泌亢进,气道阻塞。因此,在治疗时除强调解除支气管平滑肌痉挛外,还要针对气道的变应性炎症,应用抗炎药物。这是对发病机制认识的一个重大进展。变应原进入机体可引发两种类型的哮喘反应。

(一)速发型哮喘反应

进入机体的抗原与肥大细胞膜上的特异性IgE抗体结合,而后激活肥大细胞内的一系列酶促反应,释放多种介质,引起支气管平滑肌痉挛而发病。患儿接触抗原后10分钟内产生反应,10~30分钟达高峰,1~3小时变应原被机体清除,自行缓解,往往表现为突发突止。

(二)迟发型哮喘反应

变应原进入机体后引起变应性炎症,嗜酸粒细胞、中性粒细胞、巨噬细胞等浸润,炎性介质释放,一方面使支气管黏膜上皮细胞受损、脱落,神经末梢暴露,另一方面使肺部的微血管通透性增加、黏液分泌增加,阻塞气道,使呼吸道狭窄,导致哮喘发作。患儿在接触抗原后一般3小时发病,数小时达高峰。24小时后变应原才能被清除。

此外,无论轻患者或是急性发作的患者,其气道反应性均高,都可有炎症存在,而且这种炎症在急性发作期和无症状的缓解期均存在。

三、临床表现

起病可急可缓。婴幼儿常有1~2天的上呼吸道感染表现,年长儿起病较急。发作时患儿主要表现为严重的呼气性呼吸困难,严重时端坐呼吸,患儿焦躁不安,大汗淋漓,可出现发绀。肺部检查可有肺气肿的体征,两肺满布哮鸣音(有时不用听诊器即可听到),呼吸音减低。部分患儿可闻及不同程度的湿啰音,且多在发作好转时出现。

根据年龄及临床特点分为婴幼儿哮喘、儿童哮喘和咳嗽变异性哮喘。

哮喘持续发作超过 24 小时,经合理使用拟交感神经药物和茶碱类药物,呼吸困难不能缓解者,称为哮喘持续状态。但需要指出,小儿的哮喘持续状态不应过分强调时间的限制,而应以临床症状持续严重为主要依据。

四、辅助检查

(一)血常规
白细胞数大多正常,若合并细菌感染可增高,嗜酸性粒细胞增高。

(二)血气分析
一般为轻度低氧血症,严重患者伴有二氧化碳潴留。

(三)肺功能检查
呼气峰流速(peak expiratory,PEF)减低,PEF 指肺在最大充满状态下,用力呼气时所产生的最大流速;1 秒钟最大呼气量降低。

(四)变应原测定
变应原测定可作为发作诱因的参考。

(五)X 线检查
在发作期间可见肺气肿及肺纹理增重。

五、诊断

支气管哮喘可通过详细询问病史做出诊断。不同类型的哮喘诊断条件如下。

(一)婴幼儿哮喘
(1)年龄小于 3 岁,喘憋发作不低于 3 次。

(2)发作时双肺闻及以呼气相为主的哮鸣音,呼气相延长。

(3)具有特异性体质,如湿疹、过敏性鼻炎等。

(4)父母有哮喘病等过敏史。

(5)除外其他疾病引起的哮喘。

符合(1)、(2)、(5)即可诊断哮喘;如喘息发作 2 次,并具有(2)、(5)可诊断为疑哮喘或喘息性支气管炎;若同时有(3)和/或(4)者,给予哮喘诊断性治疗。

(二)儿童哮喘
(1)年龄不低于 3 岁,喘息反复发作。

(2)发作时双肺闻及以呼气相为主的哮鸣音,呼气相延长。

(3)支气管舒张剂有明显疗效。

(4)除外其他可致喘息、胸闷和咳嗽的疾病。

疑似病例可选用 1‰ 肾上腺素皮下注射,0.01 mL/kg,最大量不超过每次 0.3 mL,或用沙丁胺醇雾化吸入,15 分钟后观察,若肺部哮鸣音明显减少,或 FEV 上升不低于 15%,即为支气管舒张试验阳性,可诊断支气管哮喘。

(三)咳嗽变异性哮喘
各年龄均可发病。

(1)咳嗽持续或反复发作超过 1 个月,特点为夜间(或清晨)发作性的咳嗽,痰少,运动后加重,临床无感染征象,或经较长时间的抗生素治疗无效。

(2)支气管扩张剂可使咳嗽发作缓解(基本诊断条件)。

(3)有个人或家族过敏史,变应原皮试可阳性(辅助诊断条件)。

(4)气道呈高反应性,支气管舒张试验阳性(辅助诊断条件)。

(5)除外其他原因引起的慢性咳嗽。

六、鉴别诊断

(一)毛细支气管炎

此病多见于1岁以内的婴儿,病原体为呼吸道合胞病毒或副流感病毒,也有呼吸困难和喘鸣现象,但其呼吸困难发生较慢,对支气管扩张剂反应差。

(二)支气管淋巴结核

支气管淋巴结核可引起顽固性咳嗽和哮喘样发作,但阵发性发作的特点不明显,结核菌素试验阳性,X线检查有助于诊断。

(三)支气管异物

患儿会出现哮喘样呼吸困难,但患儿有异物吸入或呛咳史,肺部X线检查有助于诊断,纤维支气管镜检可确诊。

七、治疗

(一)治疗原则

坚持长期、持续、规范、个体化的治疗原则。

1.发作期

快速缓解症状、抗炎、平喘。

2.持续期

长期控制症状、抗炎、降低气道高反应性、避免触发因素、自我保健。

(二)发作期治疗

1.一般治疗

注意休息,去除可能的诱因及致敏物。保持室内环境清洁,适宜的空气湿度和温度,良好的通风换气和日照。

2.平喘治疗

(1)肾上腺素能 β_2 受体激动剂:松弛气道平滑肌,扩张支气管,稳定肥大细胞膜,增加气道的黏液纤毛清除力,改善呼吸肌的收缩力。①沙丁胺醇(舒喘灵,喘乐宁)气雾剂每撤 $100~\mu g$。每次 $1\sim2$ 撤,每天 $3\sim4$ 次。0.5% 水溶液每次 $0.01\sim0.03~mL/kg$,最大量 $1~mL$,用 $2\sim3~mL$ 生理盐水稀释后雾化吸入,重症患儿每 $4\sim6$ 小时一次。片剂每次 $0.10\sim0.15~mg/kg$,每天 $2\sim3$ 次。或小于5岁每次 $0.5\sim1.0~mg$,$5\sim14$ 岁每次 $2~mg$,每天3次;②特布他林每片 $2.5~mg$,$1\sim2$ 岁每次 $1/4\sim1/3$ 片,$3\sim5$ 岁每次 $1/3\sim2/3$ 片,$6\sim14$ 岁每次 $2/3\sim1$ 片,每天3次;③其他 β_2 受体激动剂,如丙卡特罗等。

(2)茶碱类:氨茶碱口服每次 $4\sim5~mg/kg$,每 $6\sim8$ 小时一次,严重者可静脉给药,应用时间长者,应监测血药浓度。

(3)抗胆碱类药:可抑制支气管平滑肌的M样受体,引起支气管扩张,也能抑制迷走神经反射所致的支气管平滑肌收缩。以 β_2 受体阻滞剂更为有效。可用异丙托溴铵,对心血管系统作用弱,用药后峰值出现在 30～60 分钟,其作用部位以大中气道为主,而 β₂ 受体激动剂主要作用于小气道,故两种药物有协同作用。气雾剂每撤 20 μg,每次 1～2 撤,每天 3～4 次。

3.糖皮质激素的应用

糖皮质激素可以抑制特应性炎症反应,减低毛细血管通透性,减少渗出及黏膜水肿,降低气道的高反应性,故在哮喘治疗中的地位受到高度重视。除在严重发作或持续状态时可予短期静脉应用地塞米松或氢化可的松外,多主张吸入治疗。常用的吸入制剂:①丙酸培氯松气雾剂(BDP),每撤 200 μg。②丙酸氟替卡松气雾剂(FP),每撤 125 μg。以上药物根据病情每天 1～3 次,每次 1～2 撤。现认为每天 200～400 μg 是很安全的剂量,重度年长儿可达到 600～800 μg,病情一旦控制,可逐渐减少剂量,疗程要长。③布地奈德气雾剂:每次 100 μg,2～4 次/天。

4.抗过敏治疗

(1)色甘酸钠(sodium cromoglycate,SOG):能稳定肥大细胞膜,抑制释放炎性介质,阻止迟发性变态反应,抑制气道高反应性。气雾剂每撤 2 mg,每次 2 撤,每天 3～4 次。

(2)酮替芬:碱性抗过敏药,抑制炎性介质释放和拮抗介质,改善 β 受体功能。对儿童哮喘疗效较成人好,对已发作的哮喘无即刻止喘作用。每片 1 mg。小儿每次 0.25～0.50 mg,1～5 岁 0.5 mg,5～7 岁 0.5～1.0 mg,7 岁以上 1 mg,每天 2 次。

(3)孟鲁司特钠:适用于 2 岁至 14 岁儿童哮喘的预防和长期治疗,包括预防白天和夜间的哮喘症状,治疗对阿司匹林敏感的哮喘患者及预防运动诱发的支气管收缩。2～5 岁患儿每天一次,每次 4 mg;6～14 岁患儿每天一次,每次 5 mg。

5.哮喘持续状态的治疗

哮喘持续状态是支气管哮喘的危症,需要积极抢救治疗,否则会因呼吸衰竭导致死亡。

(1)一般治疗:保证液体入量。因机体脱水时呼吸道分泌物黏稠,阻塞呼吸道使病情加重。一般补 1/4～1/5 张液即可,补液的量根据病情决定,一般 24 小时液体需要量为 1 000～1 200 mL/m²。如有代谢性酸中毒,应及时纠正,注意保持电解质平衡。如患儿烦躁不安,可适当应用镇静剂,但应避免使用抑制呼吸的镇静剂(如吗啡、哌替啶)。如合并细菌感染,应用抗生素。

(2)吸氧:保证组织细胞不发生严重缺氧。

(3)迅速解除支气管平滑肌痉挛:静脉应用氨茶碱,肾上腺皮质激素,超声雾化吸入,沙丁胺醇。若经上述治疗仍无效,可用异丙肾上腺素静脉滴注,剂量为 0.5 mg 加入 10% 葡萄糖 100 mL 中(5 μg/mL),开始以每分钟 0.1 μg/kg 缓慢静脉滴注,在心电图及血气监测下,每 15～20 分钟增加 0.1 μg/kg,直到氧分压及通气功能改善,或达 6 μg/(kg·min),症状减轻后,逐渐减量维持用药 24 小时。如用药过程中心率达到或超过 200 次/分或有心律失常应停药。

(4)机械通气:严重患者应用呼吸机辅助呼吸。

(三)缓解期治疗及预防

(1)增强抵抗力,预防呼吸道感染,可减少哮喘发病的机会。

(2)避免接触变应原。

(3)根据不同情况选用适当的免疫疗法,如转移因子、胸腺肽、脱敏疗法、气管炎菌苗、死卡介苗。

(4)可用丙酸培氯松吸入,每天不超过 400 μg,长期吸入,疗程达 1 年以上;酮替芬用量同前所述,疗程 3 个月;色甘酸钠长期吸入。

总之,哮喘是一种慢性疾病,仅在发作期治疗是不够的,需进行长期的管理,提高对疾病的认识,配合防治、控制哮喘发作、维持长期稳定,提高患者生活质量,这是一个非常复杂的系统工程。

（王玉兵）

第六节　反复呼吸道感染

一、定义和诊断标准

呼吸道感染是儿童尤其婴幼儿最常见的疾病,据统计发展中国家每年每个儿童患 $4.2\sim$ 8.7 次的呼吸道感染,其中多数是上呼吸道感染,肺炎的发生率则为每年每 100 个儿童 10 次。反复呼吸道感染是指一年内发生呼吸道感染次数过于频繁,超过一定范围。根据反复感染的部位可分为反复上呼吸道感染和反复下呼吸道感染(支气管炎和肺炎),对于反复上呼吸道感染或反复支气管炎国外文献未见有明确的定义或标准,反复肺炎国内外较为一致的标准是 1 年内患 2 次或 2 次以上肺炎,或在任一时间框架内患 3 次或 3 次以上肺炎,每次肺炎的诊断需要有胸部 X 线的证据。我国儿科学会呼吸学组于 1987 年制订了反复呼吸道感染的诊断标准,并于 2007 年进行了修订,如表 4-1。

表 4-1　反复呼吸道感染判断条件

年龄(岁)	反复上呼吸道感染(次/年)	反复下呼吸道感染(次/年)	
		反复气管支气管炎	反复肺炎
0～2	7	3	2
3～5	6	2	2
6～14	5	2	2

注:①两次感染间隔时间至少 7 天以上。②若上呼吸道感染次数不够,可以将上、下呼吸道感染次数相加,反之则不能。但若反复感染是以下呼吸道为主,则应定义为反复下呼吸道感染。③确定次数须连续观察 1 年。④反复肺炎指 1 年内反复患肺炎≥2 次,肺炎须由肺部体征和影像学证实,两次肺炎诊断期间肺炎体征和影像学改变应完全消失。

二、病因和基础疾病

小儿反复呼吸道感染病因复杂,除了与小儿时期本身的呼吸系统解剖生理特点及免疫功能尚不成熟有关外,微量元素和维生素缺乏、环境因素、慢性上气道病灶等也是反复上呼吸道感染常见原因。对于反复下呼吸道感染尤其是反复肺炎患儿,多数存在基础疾病,我们对北京儿童医院 106 例反复肺炎患儿回顾性分析发现其中88.7％存在基础病变,先天性或获得性呼吸系统解剖异常是最常见的原因,其次为呼吸道吸入、先天性心脏病、哮喘、免疫缺陷病和原发纤毛不动综合征等。

(一)小儿呼吸系统解剖生理特点

小儿鼻腔短,后鼻道狭窄,没有鼻毛,对空气中吸入的尘埃及微生物过滤作用差,同时鼻黏膜嫩弱又富于血管,极易受到损伤或感染,鼻道狭窄经常引起鼻塞而张口呼吸。鼻窦黏膜与鼻腔黏膜相连续,鼻窦口相对比较大,鼻炎常累及鼻窦。小儿鼻咽部较狭小,喉狭窄而且垂直,其周围的淋巴组织发育不完善,防御功能较弱。婴幼儿的气管、支气管较狭小,软骨柔软,缺乏弹力组织,支撑作用薄弱,黏膜血管丰富,纤毛运动较差,清除能力薄弱,易引起感染,并引起充血、水肿、分泌物增加,易导致呼吸道阻塞。小儿肺的弹力纤维发育较差,血管丰富,间质发育旺盛,肺泡数量较少,造成肺含血量丰富而含气量相对较少,故易感染,并易引起间质性炎症或肺不张等。同时,小儿胸廓较短,前后径相对较大呈桶状,肋骨呈水平位,膈肌位置较高,使心脏呈横位,胸腔较小而肺相对较大,呼吸肌发育不完善,呼吸时胸廓活动范围小,肺不能充分地扩张、通气和换气,易因缺氧和 CO_2 潴留而出现面色青紫。以上特点容易引起小儿呼吸道感染,分泌物容易堵塞且感染容易扩散。

(二)小儿反复呼吸道感染的基础病变

1.免疫功能低下或免疫缺陷病

小儿免疫系统在出生时发育尚未完善,随着年龄增长逐渐达到成人水平,故小儿特别是婴幼儿处于生理性免疫低下状态,是易患呼吸道感染的重要因素。新生儿外周血 T 细胞数量已达成人水平,其中 CD4 细胞数较多,但 CD4 辅助功能较低且具有较高的抑制活性,一般 6 个月时 CD4 的辅助功能趋于正常。与细胞免疫相比,体液免疫的发育较为迟缓,新生儿 B 细胞能分化为产生 IgM 的浆细胞,但不能分化为产生 IgG 和 IgA 的浆细胞,有效的 IgG 类抗体应答需在生后 3 个月后才出现,2 岁时分泌 IgG 的 B 细胞才达成人水平,而分泌 IgA 的 B 细胞 5 岁时才达成人水平。婴儿自身产生的 IgG 从 3 个月开始增多,1 岁时达成人的 60%,6~7 岁时接近成人水平。IgG 有 IgG1、IgG2、IgG3 和 IgG4 四个亚类,在正常成人血清中比率为 70%、20%、6% 和 4%,其中 IgG1、IgG3 为针对蛋白质抗原的主要抗体,而 IgG2、IgG4 为抗多糖抗原的重要抗体成分,IgG1 在 5~6 岁,IgG3 在 10 岁左右,IgG2 和 IgG4 在 14 岁达成人水平。新生儿 IgA 量极微,1 岁时仅为成人的 20%,12 岁达成人水平。另外,婴儿期非特异免疫如吞噬细胞功能不足,铁蛋白、溶菌酶、干扰素、补体等的数量和活性不足。

除了小儿时期本身特异性和非特异性免疫功能较差外,许多研究表明反复呼吸道感染患儿(复感儿)与健康对照组相比多存在细胞免疫、体液免疫或补体某种程度的降低,尤其是细胞免疫功能异常在小儿反复呼吸道感染中起重要作用,复感儿外周血 CD3+ 细胞、CD4+ 细胞百分率及 CD4+/CD8+ 比值降低,这种异常标志着辅助性 T 细胞功能相对不足,不利于对病毒等细胞内微生物的清除,也不利于抗体产生,因只有在抗原和辅助性 T 细胞信号的协同作用下,B 细胞才得以进入增殖周期。在 B 细胞应答过程中,辅助性 T 细胞(Th)除提供膜接触信号外,还分泌多种细胞因子,影响 B 细胞的分化和应答特征。活化的 Th_1 细胞可通过分泌白细胞介素 2(IL-2),使 B 细胞分化为以分泌 IgG 抗体为主的浆细胞;而活化的 Th_2 细胞则通过分泌白细胞介素 4(IL-4),使 B 细胞分化为以分泌 IgE 抗体为主的浆细胞。活化的抑制性 T 细胞(Ts)可通过分泌白细胞介素 10(IL-10)而抑制 B 细胞应答,就功能分类而言,CD8 T 细胞属于抑制性 T 细胞。反复呼吸道感染患儿 CD8 细胞百分率相对升高必然会对体液免疫反应产生不利影响,有报道复感儿对肺炎链球菌多糖抗原产生抗体的能力不足。分泌型 IgA(SIgA)是呼吸道的第一道免疫屏障,能抑制细菌在气道上皮的黏附及定植,直接刺激杀伤细胞的活性,可特异性或非特异性地防御呼吸道细菌及病毒的侵袭,因此对反复呼吸道感染患儿注意 SIgA 的检测。IgM 在早期感染中发挥重要的免疫防御作用,且 IgM 是通过激活补体来杀死微生物的。补体系统活化后可通过溶解细胞、细菌和病毒发挥抗感染免疫作用,补体成分降低或缺陷时,机体的吞噬和杀菌作用明显减弱。

呼吸系统是免疫缺陷病最易累及的器官,因此需要特别注意部分反复呼吸道感染患儿不是免疫功能低下或紊乱,而是存在各种类型的原发免疫缺陷病,最常见的是 B 淋巴细胞功能异常导致体液免疫缺陷病,如 X 连锁无丙种球蛋白血症(XLA),常见变异型免疫缺陷病(CVID)、IgG亚类缺乏症和选择性 IgA 缺乏症等。106 例反复肺炎患儿发现 6 例原发免疫缺陷病,其中 5 例为体液免疫缺陷病,年龄均在 8 岁以上,反复肺炎病程在 2～9 年,均在 2 岁后发病,表现为间断发热、咳嗽和咳痰,肝脾大 3 例,胸部 X 线合并支气管扩张 3 例,诊断根据血清免疫球蛋白的检查,2 例常见变异性免疫缺陷病反复检查血 IgG、IgM 和 IgA 测不出或明显降低。1 例 X 链锁无丙种球蛋白血症为 11 岁男孩,2 岁起每年肺炎 4～5 次,其兄 3 岁时死于多发性骨结核;查体扁桃体未发育,多次测血 IgG、IgM 和 IgA 含量极低,外周血 B 淋巴细胞明显减少,细胞免疫功能正常。1 例选择性 IgA 缺乏和 1 例 IgG 亚类缺陷年龄分别为 10 岁和 15 岁,经检测免疫球蛋白和 IgG 亚类诊断,这例 IgG 亚类缺陷患儿反复发热、咳嗽 6 年半,每年患肺炎住院 7～8 次。查体:双肺可闻及大量中等水泡音,杵状指(趾)。免疫功能检查 IgG 略低于正常低限,IgG2,IgG4未测出。肺 CT 提示两下肺广泛支气管扩张。慢性肉芽肿病是一种原发吞噬细胞功能缺陷病,由于遗传缺陷导致吞噬细胞杀菌能力低下,临床表现婴幼儿期反复细菌或真菌感染(以肺炎为主)及感染部位肉芽肿形成,四唑氮蓝(NBT)试验可协助诊断,近年来我们发现多例反复肺炎和曲霉菌肺炎患儿存在吞噬细胞功能缺陷。

继发性免疫缺陷多考虑恶性肿瘤、免疫抑制剂治疗和营养不良,目前 HIV 感染已成为获得性免疫缺陷的常见原因,2 例艾滋病患儿年龄分别为 4 岁和 6 岁,病程分别为 3 月和 2 年,均表现间断发热、咳嗽,1 例伴腹泻和营养不良,2 例均有输血史,X 线表现为两肺间质性肺炎,经查血清 HIV 抗体阳性确诊。

2.先天气道和肺发育畸形

气道发育异常包括喉气管支气管软化、气管性支气管、支气管狭窄和支气管扩张,其中以喉气管支气管软化症最为常见,软化可发生于局部或整个气道,气道内径正常,但由于缺乏足够的软骨支撑这些患儿在呼气时气道发生内陷,气道阻力增加,气道分泌物排出不畅,易于感染,41 例反复肺炎患儿中 16 例经纤维支气管镜诊断为气管支气管软化症,其中 1 例 2 岁男孩,1 年内患"肺炎"5 次,纤支镜检查提示左总支气管软化症。气管性支气管是指气管内额外的或异常的支气管分支,通常来自气管右侧壁,这种异常损害了右上肺叶分泌物的排出或造成气管的严重狭窄。先天性支气管狭窄导致的肺部感染可发生于主干支气管或中叶支气管,而肺炎和肺不张后的支气管扩张发生于受累支气管狭窄部位的远端。

支气管扩张是先天或获得性损害。获得性支气管扩张多是由于肺的严重细菌感染后导致的局部气道损害,麻疹病毒、腺病毒、百日咳杆菌、结核分枝杆菌是最常见的病原,近年发现支原体感染也是支气管扩张的常见病原。支气管扩张分为柱状和囊状扩张,早期柱状扩张损害仅涉及弹性和气道肌肉支撑组织,积极治疗可部分或完全恢复。晚期囊状扩张损害涉及气道软骨,这时支气管形成圆形的盲囊,不再与肺泡组织交流。抗菌药物不能渗入到扩张区域的脓汁和潴留的黏液中,囊状支气管扩张属于不可逆性,易形成反复或持续的肺部感染。

肺发育异常包括左或右肺发育不良、肺隔离症、肺囊肿和先天性囊性腺瘤畸形均可引起反复肺炎。肺隔离症是一块囊实性成分组成的非功能性肺组织团块异常连接到正常肺,其血供来自主动脉而不是肺血管,通常表现为学龄儿童反复肺炎。支气管源性肺囊肿常位于气管周围或隆突下,囊肿被覆纤毛柱状上皮、平滑肌、黏液腺和软骨,感染可发生于囊肿本身或被囊肿压迫的周围肺。很多患者在婴儿期表现呼吸困难,这些患儿肺炎的发生往往是邻近正常肺蔓延而来,而一旦感染发生,由于与正常的支气管树缺乏连接使感染难于清除。先天性囊性腺瘤畸形约 80% 出生前的经超声诊断,表现为生后不久出现的呼吸窘迫,一小部分表现为由于支气管压迫和分泌物清除障碍引起的反复肺炎。

3.原发纤毛不动综合征

本病是由于纤毛先天结构异常导致纤毛运动不良,气道黏液纤毛清除功能障碍,表现反复呼吸道感染和支气管扩张,可同时合并鼻窦炎、中耳炎。部分病例有右位心或内脏转位称为 Kartagener 综合征。

4.囊性纤维化

囊性纤维化属遗传性疾病,遗传缺陷引起跨膜传导调节蛋白功能障碍,气道和外分泌腺液体及电解质转运失衡,呼吸道分泌稠厚的黏液并清除障碍,在儿童典型表现为反复肺炎、慢性鼻窦炎、脂肪痢和生长落后。囊性纤维化是欧洲和美洲白人儿童反复肺炎的常见原因,在我国则很少见。

5.先天性心脏病

先天性心脏病的患儿易患反复肺炎有几个原因:心脏扩大的血管或房室压迫气管,引起支气管阻塞和肺段分泌物的排出受损,导致肺不张和继发感染;左向右分流和肺血流增加增加了反复呼吸道感染的易感性,其机制尚不清楚;长期肺水肿伴肺静脉充血使小气道直径变小,肺泡通气减少和分泌物排出减少易于继发感染等。

(三)反复呼吸道感染的原因

1.反复呼吸道吸入

许多原因可以造成反复呼吸道吸入,可能是由于结构或功能的原因不能保护气道,或由于不能把口腔分泌物(食物、液体和口腔分泌物)传送到胃,或由于不能防止胃内容物反流。肺浸润的部位取决于吸入发生时患儿的体位,立位时多发生于中叶或肺底,而仰卧位时则易累及上叶。

吞咽功能障碍可由中枢神经系统疾病、神经肌肉疾病或环咽部的解剖异常引起。闭合性脑损伤或缺氧性脑损伤形成的完全性中枢神经系统功能障碍经常发生口咽分泌物控制不良,通常伴有严重的智能落后和脑性瘫痪。慢性反复发作的癫痫也可导致反复吸入发生。外伤、肿瘤、血管炎、神经变性等引起的脑神经损伤或功能障碍也与吞咽功能受损有关。某些婴儿吞咽反射成熟延迟可引起环咽肌肉不协调导致反复吸入。神经肌肉疾病如肌营养不良可以有吞咽功能异常,气道保护反射如咳嗽呕吐反射减弱或缺乏,易于反复的微量吸入和感染。上气道的先天性或获得性的解剖损害(如腭裂、喉裂和黏膜下裂)引起吸入与吞咽反射不协调、气道清除能力下降和喂养困难有关。

食管阻塞或动力障碍也可引起呼吸道反复的微量吸入,血管环是外源性的食管阻塞最常见的原因,经肺增强 CT 和血管重建可确诊。其他较少见原因有肠源性的重复畸形、纵隔囊肿、畸胎瘤、心包囊肿、淋巴瘤和神经母细胞瘤等。食管异物是内源性食管阻塞的最常见原因,最重要的主诉是吞咽困难、吞咽痛和口腔分泌物潴留,部分患儿表现为反复喘鸣和胸部感染。食管蹼和食管狭窄也可引起食管内容物的吸入,表现为反复下呼吸道感染。

气管食管瘘与修复前和修复后的食管运动障碍有关,多数的气管食管瘘在出生后不久诊断,但小的 H 型的瘘可引起慢性吸入导致儿童期反复下呼吸道感染。许多儿童在气管食管瘘修复后仍有吸入是由于残留的问题如食管狭窄、食管动力障碍、胃食管反流和气管食管软化持续存在。胃食管反流的儿童可表现出慢性反应性气道疾病或反复肺炎。

2.支气管腔内阻塞或腔外压迫

(1)腔内阻塞:异物吸入是儿科患者腔内气道阻塞最常见的原因。常发生于6个月~3岁,窒息史或异物吸入史仅见于40%的患者,肺炎可发生于异物吸入数天或数周,延迟诊断或异物长期滞留于气道是肺炎反复或持续的原因。例如,1例2岁女孩,临床表现反复发热、咳嗽4个月,家长否认异物吸入史,外院反复诊断左下肺炎。查体左肺背部可闻及管状呼吸音及细湿啰音,杵状指(趾)。胸片可见左肺广泛蜂窝肺改变,右肺大叶气肿,纤维支气管镜检查为左下异物(瓜子壳)。造成腔内阻塞的其他原因有支气管结核、支气管腺瘤和支气管内脂肪瘤等。

(2)腔外压迫:肿大的淋巴结是腔外气道压迫最常见的原因。感染发生是由于管外压迫导致局部气道狭窄引起黏液纤毛清除下降,气道分泌物在气道远端至阻塞部位的潴留,这些分泌物充当了感染的根源,同时反复抗生素治疗可引起耐药病原菌的感染。

气道压迫最常见原因是结核分枝杆菌感染引起的淋巴结肿大,肿大淋巴结可以发生在支气管旁、隆突下和肺门周围区域。在某些地区真菌感染如组织胞浆菌病或球孢子菌病也可引起气道压迫和继发细菌性肺炎。

非感染原因引起的肺淋巴结肿大也可导致外源性气道压迫。结节病可引起淋巴组织慢性非干酪性肉芽肿样损害,往往涉及纵隔淋巴结。纵隔的恶性疾病如淋巴瘤偶然引起腔外气道压迫,但以反复肺炎为主要表现并不常见。

心脏和大血管的先天异常也可导致大气道的管外压迫,压迫导致气道狭窄或引起局部的支气管软化,感染的部位取决于血管压迫的区域。这些异常包括双主动脉弓、由右主动脉弓组成的血管环、左锁骨下动脉来源异常、动脉韧带、无名动脉压迫和肺动脉索,其中最常见的是双主动脉弓包围气管和食管,症状通常始于婴儿早期,除了感染并发症外,可能包括喘息、咳嗽和吞咽困难。肺动脉索为一实体,左肺动脉缺如,供应左肺的异常血管来自右肺动脉,这一血管压迫了右支气管。

3.支气管哮喘

支气管肺炎是哮喘的一个常见并发症,同时也有部分反复肺炎患儿实际上是未诊断的哮喘,这在临床并不少见。造成哮喘误诊为肺炎的原因是部分哮喘患儿急性发作时,临床表现不典型,如以咳嗽为主要表现,无明显的喘息症状,由于黏液栓阻塞胸部X线表现为肺不张,也有部分原因是对哮喘的认识不够。

4.营养不良、微量元素及维生素缺乏

营养不良能引起广泛免疫功能损伤,由于蛋白质合成减少,胸腺、淋巴结萎缩,各种免疫激活剂缺乏,免疫功能全面降低,尤其是细胞免疫异常,营养不良引起免疫功能低下容易导致感染;反复感染又可引起营养吸收障碍而加重营养不良,造成恶性循环。

钙剂能增强气管、支气管纤毛运动,使呼吸道清除功能增强,同时又可提高肺巨噬细胞的吞噬能力,加强呼吸道防御功能。因此血钙降低必然会影响机体免疫状态导致机体抵抗力下降,以及易致呼吸道感染。当患维生素D缺乏性佝偻病时,患儿可出现肋骨串珠样改变、赫氏沟、肋骨外翻、鸡胸等骨骼的改变,能使胸廓的生理活动受到限制而影响小儿呼吸,并加重呼吸肌的负担。

微量元素锌、铁缺乏可影响机体的免疫功能与反复呼吸道感染有关。锌对免疫系统的发育和免疫功能的正常会产生一定的影响。锌参与体内40多种酶的合成,并与200多种酶的活性有关。缺锌可引起体内相关酶的活性下降,导致核酸、蛋白、糖、脂肪等多种代谢障碍。同时缺锌可使机体的免疫器官(胸腺、脾脏)和全身淋巴器官重量减轻、甚至萎缩,致使 T 细胞功能下降,体液免疫功能受损而削弱机体免疫力,导致反复呼吸道感染。

铁是人体中最丰富的微量元素,婴幼儿正处在生长发育的黄金时期,对铁的需要相对增多,若体内储蓄铁减少,不及时补充,可导致铁缺乏。铁也与多种酶的活性有关,如过氧化氢酶、过氧化物酶、单氨氧化酶等。缺铁时这些酶的活性降低,影响机体的代谢过程及肝内 DNA 的合成,儿茶酚胺的代谢受抑制,并且铁能直接影响淋巴组织的发育和对感染的抵抗力。缺铁性贫血或铁缺乏症儿童的特异性免疫功能(包括细胞和体液免疫功能)和非特异性免疫功能均有一定程度的损害,故易发生反复呼吸道感染。有研究表明反复呼吸道感染患儿急性期血清铁水平明显低于正常,感染发生频率与血清铁下降程度有关,补充铁剂后感染次数明显减少,再感染症状也明显减轻。

铅暴露对儿童及青少年健康可产生多方面危害,除了对神经系统、精神记忆功能、智商及行为能力等方面的影响外,铅暴露对幼儿免疫系统功能也有影响,且随着血铅水平的增高,这种影响越显著;有研究表明铅能抑制某些免疫细胞的生长和分化,削弱机体的抵抗力,使机体对细菌、病毒感染的易感性增加;血铅含量与血 IgA、IgG 水平存在较明显的负相关,因此血铅升高也是反复呼吸道感染的一个原因。

维生素 A 对维持呼吸道上皮细胞的分化及保持上皮细胞的完整性具有重要的作用。正常水平的维生素 A 对维持小儿的免疫功能具有重要的作用。而当维生素 A 缺乏时,呼吸道黏膜上皮细胞的生长和组织修复发生障碍,带纤毛的柱状上皮细胞纤毛消失,上皮细胞出现角化、脱落阻塞气道管腔,而且腺体细胞功能丧失,分泌减少,呼吸道局部的防御功能下降。此时病毒和细菌等微生物易于侵入造成感染。有研究表明反复呼吸道感染患儿血维生素 A 的水平降低,且降低水平与疾病严重程度呈正相关,回升情况与疾病的恢复水平平行,补充维生素 A 可降低呼吸道感染的发生率。

5.环境因素

环境的变化与呼吸道的防卫有密切关系,尤其是小儿对较大的气候变化的调节能力较差,在北方多见于冬春时,南方多见于夏秋两季气温波动较大时。当白天与夜间温差加大、气温多变、忽冷忽热时,小儿机体内环境不稳定,对外界适应力差,很易患呼吸道感染。此外空气污染程度与小儿的呼吸道感染密切相关,居住在城镇比在农村儿童发病率高,与城镇内汽车尾气、工业污水、废气等对空气污染有关,家庭内化纤地毯、室内装修、油漆和被动吸烟等,有害气体吸入呼吸道,直接破坏支气管黏膜的纤毛上皮,降低呼吸道黏膜抵抗力,易患呼吸道感染。居住人口密集、人员流动多,空气流动差,也会增加发病率。

家庭中有呼吸系统病患者、入托幼机构、家里饲养宠物也是易患反复呼吸道感染的环境因素,原因是这些情况下儿童易受生活环境中病原体的传染、变应原刺激,以及脱离家庭进入陌生的环境(托儿所)发生心理、生理、免疫方面的改变和缺少了家里父母的悉心照顾。

6.上呼吸道慢性病灶

小儿上呼吸道感染如治疗不及时,可形成慢性病灶如慢性扁桃体炎、鼻炎和鼻窦炎,细菌长期处于隐伏状态,一旦受凉、过劳或抵抗力下降时,就会引起反复发病。小儿鼻窦炎症状表现不典型,常因鼻涕倒流入咽以致流涕症状不明显,而以咳嗽为主要症状。脓性分泌物流入咽部或吸入支气管导致咽炎、腺样体炎、支气管炎等疾病。因此慢性扁桃体炎,慢性鼻-鼻窦炎和过敏性鼻炎是部分患儿反复呼吸道感染的原因。

三、诊断思路

对于反复呼吸道感染患儿首先是根据我国儿科呼吸组制订的标准确定诊断,然后区分该患儿是反复上呼吸道感染,还是反复下呼吸道感染(支气管炎,肺炎),或者是二者皆有。

对于反复上呼吸道感染患儿,多与免疫功能不成熟或低下、护理不当、入托幼机构的起始阶段、环境因素(居室污染和被动吸烟)、营养因素(微量元素缺乏,营养不良)有关,部分儿童与慢性病灶有关,如慢性扁桃体炎、慢性鼻窦炎和过敏性鼻炎等,进一步检查包括血常规、微量元素和免疫功能检查,摄鼻窦片,请五官科会诊等。

对于反复支气管炎的学前儿童,多由于反复上呼吸道感染治疗不当,使病情向下蔓延,少数有潜在基础疾病,如先天性喉气管支气管软化症,伴有反复喘息的患儿尤其应与婴幼儿哮喘、支气管异物相鉴别。反复支气管炎的学龄儿童,多与反复上呼吸道感染治疗不当、鼻咽部慢性病灶、咳嗽变应性哮喘和免疫功能低下引起一些病原体反复感染有关;进一步的检查包括血常规、免疫功能、变应原筛查、病原学检查(咽培养,支原体抗体等)、肺功能、五官科检查(纤维喉镜),必要时行支气管镜检查。

反复肺炎患儿多数存在基础疾病,应进行详细检查,首先根据胸部 X 线平片表现区分是反复或持续的单一部位肺炎还是多部位肺炎,在此基础上结合病史和体征选择必要的辅助检查。对于反复单一部位的肺炎,诊断第一步应进行支气管镜检查,对于支气管异物可达到诊断和治疗目的。也可发现其他的腔内阻塞如结核性肉芽肿、支气管腺瘤或某些支气管先天异常如支气管软化、狭窄,开口异常或变异。如果支气管镜正常或不能显示,胸部 CT 增强和气管血管重建可以明确腔外压迫造成支气管阻塞(纵隔肿物、淋巴结或血管环),支气管扩张和支气管镜不能发现的远端支气管腔阻塞,以及先天性肺发育异常如肺发育不良、肺隔离症、先天性肺囊肿和先天囊腺瘤样畸形等。

对于反复或持续的多部位的肺炎,如果患儿为婴幼儿,以呛奶、溢奶或呕吐为主要表现,考虑呼吸道吸入为反复肺炎的基础原因,应进行消化道造影、24 小时食管 pH 检测。心脏彩超检查可以排除有无先天性心脏病。免疫功能检查除了常规的 CD 系列和 Ig 系列外,应进行 IgG 亚类、SIgA、补体及 NBT 试验检查。年长儿自幼反复肺炎伴慢性鼻窦炎或中耳炎,应考虑免疫缺陷病、原发纤毛不动综合征或囊性纤维化,进行免疫功能检查、纤毛活检电镜超微结构检查或汗液试验。反复肺炎伴右肺中叶不张,应考虑哮喘,进行变应原筛查、气道可逆性试验或支气管激发试验有助于诊断。反复间质性肺炎有输血史应考虑 HIV 感染,进行血 HIV 抗体检测。反复肺炎伴贫血应怀疑特发性肺含铁血黄素沉着症,应进行胃液或支气管肺泡灌洗液含铁血黄素细胞检查。

四、鉴别诊断

(一)支气管哮喘

哮喘常因呼吸道感染诱发,因此常被误诊为反复支气管炎或肺炎。鉴别主要是哮喘往往有家族史,患儿多为特应性体质如易患湿疹、过敏性鼻炎,肺部可多次闻及喘鸣音,变应原筛查阳性,肺功能检查可协助诊断。

(二)特发性肺含铁血黄素沉着症

急性出血等易误诊为反复肺炎,特点为反复发作的小量咯血,往往为痰中带血,同时伴有小细胞低色素性贫血,咯血和贫血不成比例,胸片双肺浸润病灶短期内消失。慢性反复发作后胸片呈网点状或粟粒状阴影,易误诊为粟粒型肺结核。

(三)闭塞性毛细支气管炎并(或)机化性肺炎

闭塞性毛细支气管炎(BO)、闭塞性毛细支气管炎并机化性肺炎(BOOP)多为特发性,感染、有毒气体或化学物质吸入等也可诱发,临床表现为反复咳嗽、喘息、肺部听诊可闻及喘鸣音和固定的中小水泡音。肺功能提示严重阻塞和限制性通气障碍。肺片和高分辨CT表现为过度充气,细支气管阻塞及支气管扩张。BOOP并发肺实变,有时呈游走性。

(四)肺结核

小儿肺结核临床多以咳嗽和发热为主要表现,如纵隔淋巴结明显肿大可压迫气管、支气管出现喘息症状,易于误诊为反复肺炎和肺不张。鉴别主要通过结核接触史、卡介苗接种史和结核菌素试验,以及肺CT上有无纵隔和肺门淋巴结肿大等。

五、治疗

小儿反复呼吸道感染病因复杂,因此积极寻找病因,进行针对性的病因治疗是这类患儿的基本的治疗原则。

(一)免疫调节治疗

当免疫功能检查发现患儿存在免疫功能低下时,可使用免疫调节剂进行免疫调节治疗。所谓免疫调节剂泛指调节、增强和恢复机体免疫功能的药物。此类药物能激活一种或多种免疫活性细胞,增强机体的非特异性和特异性免疫功能,包括增强淋巴细胞对抗原的免疫应答能力,提高机体内IgA、IgG水平,从而使患儿低下的免疫功能好转或恢复正常,以达到减少呼吸道感染的次数。目前常用的免疫调节剂有以下几种,在临床中可以根据经验和患儿具体情况选用。

1.细菌提取物

(1)必思添:含有两个从克雷伯肺炎杆菌中提取的糖蛋白,能增强巨噬细胞的趋化作用和使白细胞介素-1(IL-1)分泌增加,从而提高特异性和非特异性细胞免疫及体液免疫,增加T、B淋巴细胞活性,提高NK细胞、多核细胞、单核细胞的吞噬功能。用法为每月服用8天,停22天,第1个月为1 mg,2次/天;第2,3个月为1 mg,1次/天,空腹口服,连续3个月为1个疗程。这种疗法是通过反复刺激机体免疫系统,使淋巴细胞活化,并产生免疫回忆反应,达到增强免疫功能的作用。

(2)泛福舒:自8种呼吸道常见致病菌(流感嗜血杆菌、肺炎链球菌、肺炎和臭鼻克雷伯杆菌、金黄色葡萄球菌、化脓性和绿色链球菌、脑膜炎奈瑟菌)提取,具有特异和非特异免疫刺激作用,能提高反复呼吸道感染患儿T淋巴细胞反应性及抗病毒活性,能激活黏膜源性淋巴细胞,刺激补体和细胞活素生成及促进气管黏膜分泌分泌型免疫球蛋白。实验表明,口服泛福舒后能提高IgA在小鼠血清中的浓度及肠、肺中的分泌。用法为每天早晨空腹口服1粒胶囊(3.5 mg/cap),连服10天,停20天,3个月为1个疗程。

(3)兰菌净为呼吸道常见的6种致病菌(肺炎链球菌、流感嗜血杆菌b型、卡他布兰汉姆菌、金黄色葡萄球菌、A组化脓性链球菌和肺炎克雷伯杆菌)经特殊处理而制成的含有细菌溶解物和核糖体提取物的混悬液,抗原可透过口腔黏膜,进入白细胞丰富的黏膜下层,通过刺激巨噬细胞,释放淋巴因子,激活 T 淋巴细胞和促进 B 淋巴细胞成熟,并向浆细胞转化产生 IgA。研究证实,舌下滴入兰菌净可提高唾液分泌型 IgA(SIgA)水平,尤适用于婴幼儿 RRI。用法为将药液滴于舌下或唇与牙龈之间,<10 岁 7 滴/次,早晚各 1 次,直至用完 1 瓶(18 mL),≥10 岁 15 滴/次,早晚各 1 次,直至用完 2 瓶(36 mL)。用完上述剂量后停药 2 周,不限年龄再用 1 瓶。

(4)卡介苗是减毒的卡介苗及其膜成分的提取物,能调节体内细胞免疫、体液免疫、刺激单核-吞噬细胞系统,激活单核-巨噬细胞功能,增强 NK 细胞活性,诱生白细胞介素、干扰素来增强机体抗病毒能力,可用于 RRI 治疗。2～3 次/周,0.5 mL/次(0.5 mg/支),肌内注射,3 个月为 1 个疗程。

2.生物制剂

(1)丙种球蛋白(IVIG):其成分 95％为 IgG 及微量 IgA、IgM。IgG 除能防止某些细菌(金葡菌、白喉杆菌、链球菌)感染外,对呼吸道合胞病毒(RSV)、腺病毒(ADV)、埃可病毒引起的感染也有效。IVIG 的生物功能主要是识别、清除抗原和参与免疫反应的调节。用于替代治疗性连锁低丙种球蛋白血症或 IgG 亚类缺陷症,血清 IgG<2.5 g/L 者,常用剂量为 0.2～0.4 g/(kg·次),1 次/月,静脉滴注。也可短期应用于继发性免疫缺陷患儿,补充多种抗体,防治感染或控制已发生的感染。但选择性 IgA 缺乏者禁用。另外需注意掌握适应证,避免滥用。

(2)干扰素(IFN):能诱导靶器官的细胞转录出翻译抑制蛋白(TIP)-mRNA 蛋白,它能指导合成 TIP,TIP 与核蛋白体结合使病毒的 mRNA 与宿主细胞核蛋白体的结合受到抑制,因而妨碍病毒蛋白、病毒核酸及复制病毒所需要的酶合成,使病毒的繁殖受到抑制。其还具有明显的免疫调节活性及增强巨噬细胞功能。1 次/天,10 万～50 万单位/次,肌内注射,3～5 天为 1 个疗程。也可用干扰素雾化吸入防治呼吸道感染。

(3)转移因子是从健康人白细胞、脾、扁桃体提取的小分子肽类物质,作用机制可能是诱导原有无活性的淋巴细胞合成细胞膜上的特异性受体,使之成为活性淋巴细胞,这种致敏淋巴细胞遇到相应抗原后能识别自己,排斥异己而引起一系列细胞反应,致敏的小淋巴细胞变为淋巴母细胞,并进一步增殖、分裂,并释放出多种免疫活性介质,以提高和触发机体的免疫防御功能,改善机体免疫状态。用法为 1～2 次/周,2 mL/次,肌内注射或皮下注射,3 个月为 1 个疗程。转移因子口服液含有多种免疫调节因子,与注射制剂有相似作用,且无明显不良反应,更易被患儿接受。

(4)胸腺肽:从动物(小牛或猪)或人胚胸腺提取纯化而得。它可使由骨髓产生的干细胞转变成 T 淋巴细胞,诱导 T 淋巴细胞分化发育,使之成为效应 T 细胞,也能调节 T 细胞各亚群的平衡,并对白细胞介素、干扰素、集落刺激因子等生物合成起调节作用,从而增强人体细胞免疫功能,用于原发或继发细胞免疫缺陷病的辅助治疗。

(5)分泌型 IgA(SIgA):对侵入黏膜中的多种微生物有局部防御作用,当不足时,可补充 SIgA 制剂。临床应用的 SIgA 制剂如乳清液,为人乳初乳所制成,富含 SIgA。SIgA 可防止细菌、病毒吸附、繁殖,对侵入黏膜中的细菌、病毒、真菌、毒素等具有抗侵袭的局部防御作用。每次 5 mL,2 次/天口服,连服 2～3 周。

3.其他免疫调节剂

(1)西咪替丁:H_2 受体阻断剂,近年发现其有抗病毒及免疫增强作用。15～20 mg/(kg·d),分 2～3 次口服,每 2 周连服 5 天,3 个月为 1 个疗程。

(2)左旋咪唑:小分子免疫调节剂,可激活免疫活性细胞,促进 T 细胞有丝分裂,长期服用可使 IgA 分泌增加,增强网状内皮系统的吞噬能力,因此能预防 RRI。2～3 mg/(kg•d),分 1～2 次口服,每周连服 2～3 天,3 个月为 1 个疗程。

(3)卡慢舒:又名羧甲基淀粉,可使胸腺增大,胸腺细胞增多,选择性刺激 T 细胞,提高细胞免疫功能,增加血清 IgG、IgA 浓度。3 岁以下 5 mL/次,3～6 岁 10 mL/次,7 岁以上 15 mL/次,口服,3 次/天,3 个月为 1 个疗程。

(4)匹多莫德:一种人工合成的高纯度二肽,能促进非特异性和特异性免疫反应,可作用于免疫反应的不同阶段,在快反应期,它可刺激非特异性自然免疫,增强自然杀伤细胞的细胞毒作用,增强多形性中性粒细胞和巨噬细胞的趋化作用、吞噬作用及杀伤作用;在免疫反应中期,它可调节细胞免疫,促进白介素-2 和 γ-干扰素的产生;诱导 T 淋巴细胞母细胞化,调节 TH/TS 的比例使之正常化;在慢反应期,可调节体液免疫,刺激 B 淋巴细胞增殖和抗体产生。该药本身不具有抗菌活性,但与抗生素治疗相结合,可有效地改善感染的症状和体征,缩短住院日,因此该药不仅可用于预防感染,也可用于急性感染发作的控制。

4.中药制剂

黄芪是一种常用的扶正中药,具有增强机体和非特异免疫功能的作用,能使脾脏重量及其细胞数量增加,促进抗体生成,增加 NK 细胞活性和单核细胞吞噬功能。其他常用的中成药有玉屏风散(生黄芪、白术、防风等)、黄芪防风散(生黄芪、生牡蛎、山药、白术、陈皮、防风)、健脾粉(黄芪、党参、茯苓、白术、甘草)等。

(二)补充微量元素和各种维生素

铁、锌、钙及维生素 A、B 族维生素、维生素 C、维生素 D 等,可促进体内各种酶及蛋白的合成,促进淋巴组织发育,维持体内正常营养状态和生理功能,增强机体的抗病能力。

(三)去除环境因素

合理饮食;避免被动吸烟及异味刺激,保持室内空气新鲜,适当安排户外活动及身体锻炼;治疗慢性鼻窦炎和过敏性鼻炎,手术治疗先天性肺囊性病和先心病等。

(四)接种疫苗

根据儿童自身情况及流行病学调查病原菌流行情况及时接种疫苗。

(五)合理使用抗病毒药及抗菌药物

应严格掌握各种抗菌和抗病毒药的适应证、应用剂量和方法,防止产生耐药性或混合感染。避免滥用激素导致患儿免疫功能下降继发新的感染。

(六)对症处理

根据不同年龄和病情,正确选择应用祛痰、平喘、镇咳药物,雾化治疗、肺部体位引流和肺部物理治疗等。

(闫金凤)

第七节　哮喘持续状态

哮喘持续状态是指哮喘发作时出现严重呼吸困难,持续 12～24 小时以上,合理应用拟交感神经药及茶碱类药物仍不见缓解者。其主要病理改变为广泛而持续的气道平滑肌痉挛、黏膜水肿和黏液栓塞,而导致明显的通气功能障碍,如不及时治疗可发展成呼吸衰竭甚至死亡。

一、病因

(一)持续的变应原刺激

变态反应为支气管哮喘的主要原因。具有过敏体质者接触特异性抗原后,体内立即产生特异性反应素抗体(IgE),IgE与支气管黏膜和黏膜下层的肥大细胞及血液中嗜碱性粒细胞等靶细胞表面的Fc段受体结合,即产生致敏作用。当机体再次接触抗原时,抗原即与IgE分子的Fab段结合,通过一系列反应而激活磷酸二酯酶,水解环磷酸腺苷(cAMP)。由于cAMP浓度下降,导致肥大细胞脱颗粒而释放其内的活性物质,如组胺、5-羟色胺、慢反应物质、缓激肽和嗜酸性细胞趋化因子等。这些物质可直接或间接通过刺激迷走神经引起支气管平滑肌收缩,组织水肿及分泌增加。当有持续的变应原刺激时,上述过程不断发生,而致哮喘不能被控制或自然缓解。

(二)感染

病毒感染为内源性哮喘的发病原因,有外源性变应原所致的哮喘病儿,亦常因呼吸道感染而诱发哮喘。且在儿科其他感染所致的喘息性疾病如毛细支气管炎、喘息性支气管炎与哮喘关系密切,三者都表现为气道高反应性,有不少病儿以后发展成哮喘。感染因素中以病毒为主,细菌感染无论在哮喘发作还是在支气管哮喘的继发感染中均不占重要地位。有学者通过检测呼吸道合胞病毒(RSV)和副流感病毒感染病儿鼻咽分泌物中的特异性IgE发现,感染RSV和副流感病毒后发生喘鸣的病儿,其鼻咽分泌物中IgE滴度明显高于只患肺炎或上呼吸道感染而无喘鸣者,且前者在3个月的观察中IgE滴度持续上升。以上结果表明,病毒感染可引起与外源性哮喘类似的I型变态反应。病毒感染还可使气道反应性增高,可能通过以下几种途径。

(1)引起支气管黏膜上皮损伤,抗原物质易渗入上皮间隙与致敏的靶细胞结合;同时上皮损伤暴露了气道上皮下的激惹受体或胆碱能受体,当其与刺激物接触时被活化,可引起气道的广泛收缩。

(2)某些病毒能部分抑制β受体,还可使循环血中的嗜碱性细胞容易释放组胺和免疫活性介质。

(3)病毒感染可刺激神经末梢受体,引起自主神经功能紊乱,副交感神经兴奋,支气管收缩。

(4)RSV与抗RSV抗体复合物可引起白细胞释放花生四烯酸代谢产物,引起支气管平滑肌收缩。

病毒感染引起哮喘发作原因可能是多方面的,一方面引起炎症反应和气管高反应性,另一方面可引起机体免疫功能紊乱伴IgE合成过多。因此当感染持续存在时,哮喘发作常难以控制。

(三)脱水及酸碱平衡失调

哮喘持续状态时,由于张口呼吸、出汗及茶碱类的利尿作用等使体液大量丢失,易造成脱水。失水可致痰黏稠形成痰栓阻塞小支气管,同时脱水状态下,对肾上腺素常呈无反应状态。肺通气障碍造成缺氧及高碳酸血症可致呼吸性酸中毒及代谢性酸中毒,均可使支气管扩张剂失效。因此当哮喘发作合并脱水及酸中毒时常常不易控制。

(四)呼吸道热量和/或水分的丢失

急性哮喘初发阶段常呈过度通气状态,造成气道局部温度下降及失水,成为对呼吸道的持续刺激,引起支气管反应性收缩,使呼吸困难进一步加重。

(五)其他因素

如精神因素、合并心力衰竭、肾上腺皮质功能不全或长期应用皮质激素而耐药时,发作常不易控制而呈持续状态。

二、诊断要点

哮喘持续状态时临床表现为严重呼吸困难,端坐呼吸,呼吸表浅,呼吸节律变慢,哮鸣音减低甚至消失,发绀,面色苍白,表情惊恐,大汗淋漓。当发作持续时间较长时,病儿可呈极度衰竭状态,发绀严重,持续吸氧不能改善,肢端发冷,脉搏细速,咳嗽无力,不能说话,甚至昏迷。若不及时治疗或治疗不当,则可发生呼吸衰竭或因支气管持续痉挛、痰栓阻塞窒息死亡。

当病儿出现上述表现,并且经合理应用拟交感神经药及茶碱类药物治疗 12～24 小时仍不缓解,再结合以往反复发作史及过敏史,排除其他可造成呼吸困难的疾病如毛细支气管炎、喘息性支气管炎、气管异物等即可做出哮喘持续状态的诊断。

三、病情判断

虽然近年来对哮喘的治疗有了一系列改进,但病死率并没有下降,在某些国家反而有所上升。原因可能在于对哮喘持续状态患者的严重性认识不足,对哮喘病儿的监测不够,没有对病儿的病情做出明确判断或没有给予进一步的治疗,亦没有充分重视发作间期的预防,以及哮喘急性发作时支气管扩张剂及皮质激素用量不足。重症哮喘持续状态可发生呼吸衰竭、心力衰竭、严重水电解质及酸碱平衡紊乱,易窒息而导致死亡。哮喘持续状态预后不佳,应予充分重视。

四、治疗

(一)吸氧

氧气吸入可改善低氧血症,防止并纠正代谢性酸中毒。一般以 4～5 L/min 流量为宜,氧浓度以 40％为宜,相当于氧流量 6～8 L/min,使 PaO_2 保持在 9.3～12.0 kPa(70～90 mmHg),如用面罩将雾化吸入剂与氧气同时吸入,更为理想。

(二)纠正脱水及酸碱平衡失调

脱水及酸中毒常常是造成哮喘持续难以控制的重要原因,因此补液及纠正酸中毒是控制哮喘的有效方法。补液量可根据年龄及失水程度计算。开始以 1/3～1/2 张含钠液体,最初 2 小时内给 5～10 mL/(kg·h),以后用 1/4～1/3 张含钠液维持,有尿后补钾。呼吸性酸中毒应该靠加强通气来改善,轻度代谢性酸中毒可通过给氧及补液纠正,只有在明显的代谢性酸中毒时才使用碱性液。计算公式:碱性液用量(mmol)＝0.15×体重(kg)×(－BE)(碱缺乏),稀释至等张比碳酸氢钠为 1.4％,乳酸钠为 1.87％,三羟甲基氨基甲烷(THAM)为 3.6％。当应用碳酸氢钠来纠正代谢性酸中毒时,机体内必将产生大量碳酸,加重了呼吸性酸中毒,因此加强通气才是防止和治疗酸中毒的根本措施。从此考虑,碱性液应先选用乳酸钠及 THAM,可避免体内产生大量的碳酸。

(三)支气管扩张剂的应用

1.β 受体兴奋剂

β 受体兴奋剂通过直接兴奋支气管平滑肌上的 β 受体,而使支气管扩张。可雾化吸入,也可全身用药。

（1）沙丁胺醇（舒喘灵）：溶液雾化吸入，舒喘灵几乎为纯 β_2 受体兴奋剂，对心血管不良反应小，雾化吸入为治疗急性哮喘的首选方法，常用的气雾剂因微粒不够细，不易进入气道深处而效果不满意。可将 0.5％舒喘灵溶液根据年龄按下表 4-2 剂量加入超声雾化器中，面罩吸入。

表 4-2　不同年龄患者吸入舒喘灵雾化浓度的配制

年龄（岁）	0.5％舒喘灵（mL）	蒸馏水（mL）
1～4	0.25	1.75
～8	0.5	1.5
～12	0.75	1.25

如病情严重，开始时每隔 1～2 小时吸入 1 次，并注意心率和呼吸情况的监护，好转后 6～8 小时吸入 1 次。亦可用克伦特罗雾化吸入，4 mg/100 mL，每次吸入 10～15 mL，一般每天 2～3 次。

（2）舒喘灵静脉注射：应用本药雾化吸入及静脉滴注氨茶碱无效时，可考虑静脉注射舒喘灵。学龄儿剂量为 5 μg/（kg·次），病情严重时，亦可将舒喘灵 2 mg 加入 10％葡萄糖溶液 250 mL 中静脉滴注，速度为 8 μg/min（即 1 mL/min）左右，静脉滴注 20～30 分钟。严密观察病情，注意心率变化，若病情好转应减慢滴速。6～8 小时后可重复用药，学龄前儿童舒喘灵剂量应减半。

（3）异丙肾上腺素：经用茶碱类、皮质激素及其他支气管扩张剂无效时，可考虑异丙肾上腺素静脉滴注。将本药 0.5 mg 加入 10％葡萄糖液 100 mL 中，最初以每分 0.1 μg/kg 的速度缓慢滴注，在心电和血气监护下，可每 10～15 分钟增加 0.1 μg/（kg·min），直至 PaO_2 及通气功能改善，或心率达到 180～200 次/分时停用。症状好转后可维持用药 24 小时。

（4）抗胆碱药：异丙托溴铵与 β_2 受体激动剂联合吸入，可增加后者的疗效，该药主要通过降低迷走神经张力而舒张支气管，哮喘持续状态时与舒喘灵溶液混合一起吸入，不大于 2 岁者，125 μg（0.5 mL）/次；2 岁以上者，250 μg（1 mL）/次，其他用法同舒喘灵。

（5）硫酸镁：主要通过干扰支气管平滑肌细胞内钙内流起到松弛气道平滑肌的作用，在用上述药物效果不佳时，往往能收到较好疗效。其用法为 0.025 g/kg（即 25％硫酸镁 0.1 mL/kg）加入 10％葡萄糖液 30 mL 内，20～30 分钟内静脉滴注，每天 1～2 次。给药期间应注意呼吸、血压变化，如有过量表现可用 10％葡萄糖酸钙拮抗。

（6）特布他林：每片 2.5 mg，儿童每次 1/4～1/2 片，每天 2 次，亦可用作雾化吸入治疗，对喘息患者取得一定疗效。

2.茶碱

茶碱类扩张支气管平滑肌的作用机制尚未完全明了，过去普遍认为是通过抑制磷酸二酯酶，减少 cAMP 的水解，使细胞内 cAMP 浓度升高，而产生平滑肌松弛作用。近来研究表明，茶碱的作用是多方面的：支气管平滑肌上存在腺苷受体，腺苷受体兴奋可使平滑肌收缩，茶碱类可与腺苷竞争支气管平滑肌上的腺苷受体，使支气管扩张；茶碱还可抑制变态反应中介质的释放并增加 cAMP 与 cAMP 结合蛋白的亲和力，使 cAMP 作用加强；还可刺激肾上腺髓质释放肾上腺素及去甲肾上腺素。茶碱的最适治疗血药浓度为 10～20 μg/mL，血药浓度超过 20 μg/mL 时将随着血药浓度的增加出现各种不良反应。茶碱的有效血药浓度范围窄，因此有条件最好做血药浓度监测。哮喘持续状态时氨茶碱负荷量为 4 岁以下 6 mg/kg，5～10 岁 5.5 mg/kg，10 岁以上 4.5 mg/kg，稀释后在 20 分钟内缓慢静脉注入。如 6 小时内已用过茶碱类药物，应酌情减量（如用 1/3～1/2），然后再以维持量持续静脉点滴,速度为 1~9 岁 1 mg/(kg·h),9 岁以上 0.8 mg/(kg·h)。因茶碱清除率个体差异大,最好有血药浓度监测,以调整剂量,使血药浓度维持在 10~20 μg/mL。

3.其他支气管扩张药

(1)普鲁卡因:曾有报道应用普鲁卡因静脉滴注进行治疗,有效率为 100%。其作用机制尚不明确,可能是通过提高腺苷酸环化酶的活性使细胞内 cAMP 浓度升高或是直接对平滑肌有抑制作用。剂量为 1 次 3~5 mg/kg,1 次最大不超过 10 mg/kg,加入 10% 葡萄糖液 50~100 mL 内静脉滴注,每天 1 次,严重者 6 小时后可重复 1 次。

(2)维生素 K$_1$:作用机制不明,实验证明有解除平滑肌痉挛的作用。剂量为 2 岁以内每次 2~4 mg,2 岁以上 5~10 mg/次,肌内注射,每天 2~3 次。

(四)肾上腺皮质激素

肾上腺皮质激素无论对慢性哮喘还是哮喘急性发作都有很好的疗效。皮质激素可能通过以下几种途径发挥作用:①通过抗炎及抗过敏作用,降低毛细血管通透性减轻水肿,稳定溶酶体膜和肥大细胞膜,防止释出水解酶及肥大细胞脱颗粒。②增加 β 肾上腺素能受体的活性。在哮喘持续状态时应早期大剂量应用本药,可选用氢化可的松 1 次 4~8 mg/kg 或甲泼尼龙 1 次 1~2 mg/kg 静脉滴注,每 6 小时 1 次,病情缓解后改口服泼尼松 1~2 mg/(kg·d),症状控制后力争在 1 周内停药,对慢性哮喘尽量在 1~2 月内停药或逐渐用皮质激素吸入剂替代。

(五)机械通气

机械通气的指征:①持续严重的呼吸困难。②呼吸音减低到几乎听不到哮鸣音及呼吸音。③因过度通气和呼吸肌疲劳而使胸廓运动受阻。④意识障碍,烦躁或抑制甚至昏迷。⑤吸入 40% 氧后发绀仍无改善。⑥PaCO$_2$≥8.6 kPa(65 mmHg)。有学者建议有 3 项或 3 项以上上述指征时用机械呼吸。呼吸器以定容型为好。

机械通气时应注意以下几点:①潮气量应较一般标准偏大而频率偏慢。②改变常规应用的吸/呼时比 1∶1.5 为 1∶2 或 1∶3,以保证有较长的呼气时间。③可并用肌肉松弛剂,同时应用支气管扩张剂雾化吸入并经常吸出呼吸道黏液以降低气道的高阻力。有学者报道采用持续气道正压(CPAP)治疗急性哮喘,当 CPAP 为 0.52±0.27 kPa(M±SD)(5.3±2.8 cmH$_2$O)时患者感觉最为舒适。吸气时间(T$_1$)减少 8.65%(P<0.01),T$_1$ 缩短反映了吸气肌工作负荷减少,从而改善了气体交换。急性哮喘应用低至中度的 CPAP 可改善气促症状。

(六)祛痰剂

祛痰剂可清除呼吸道痰液,改善通气,防止发生痰栓阻塞,常用祛痰药有以下几种。

1.乙酰半胱氨酸

乙酰半胱氨酸使痰液中黏蛋白的二硫键断裂,黏蛋白分解,痰液黏稠度下降,易于咳出。常用 10% 溶液 1~3 mL 雾化吸入,每天 2~3 次。

2.溴己新

溴己新使痰液中黏多糖纤维分解和断裂,以降低痰液黏稠度,使之易于咳出,剂量为每次 0.2~0.3 mg,3~4 次/天,口服;或用 0.1% 溶液 2 mL 雾化吸入,每天 1~2 次。

3.糜蛋白酶

糜蛋白酶使痰液内蛋白分解黏度降低易于咳出,按 5 mg/次,肌内注射,1~2 次/天;或 5 mg/次加生理盐水 10 mL 雾化吸入,1~2 次/天。

(七)镇静剂

一般不主张应用。病儿烦躁不安时可用水合氯醛,在有呼吸监护的情况下可用地西泮,其他镇静剂应禁用。

(八)强心剂

有心力衰竭时可给予洋地黄强心治疗。

(九)抗生素

合并细菌感染时应选用有效抗生素。

(十)中医中药

对重度发作的哮喘持续状态可用人参 3～10 g,蛤蚧 1 对煎服,每天 1/2 剂,连服 1～2 天,症状缓解后改用上药研粉,每天服 2～5 g。针刺鱼际、关元、气海、足三里、大椎等穴位可解除支气管平滑肌痉挛,降低气道阻力,对改善肺功能有一定疗效。

(十一)呼吸衰竭的治疗

哮喘是否发生呼吸衰竭,可根据动脉血气分析加以判断。急性哮喘时血气改变见表 4-3。

表 4-3　哮喘持续状态的血气判断

气道阻塞	PaO_2	$PaCO_2$	pH
程度	正常为 12.0～13.3 kPa	4.7～6.0 kPa	7.35～7.45
↑	正常	↓	>7.45 呼吸性碱中毒
↑↑	↓	↓↓	>7.45 呼吸性碱中毒
↑↑↑	↓↓	正常	正常
↑↑↑	↓↓↓	↑↑↑	<7.35 呼吸性酸中毒

注:↑表示加重或增高,↓表示降低。

如无条件做血气分析,亦可参考 Wood 等提出的哮喘临床评分法做出诊断,见下表 4-4。

表 4-4　Wood 哮喘临床评分法

观察项目	0分	1分	2分
PaO_2(kPa)	9.33～13.3 (吸入空气时)	≤9.33 (吸入空气时)	≤9.33 (吸 40％氧时)
发绀	无	有	有
吸气性呼吸音	正常	变化不等	减低→消失
辅助呼吸肌的使用	无	中等	最大
吸气性喘鸣	无	中等	显著
脑功能	正常	抑制或烦躁	昏迷

当得分不低于 5 分时提示将要发生呼吸衰竭;当得分不低于 7 分或 $PaCO_2 \geqslant 8.6$ kPa (64.5 mmHg),则为呼吸衰竭的指征。

(十二)缓解期的治疗

为了进一步减轻症状和预防再次严重发作,长期应用皮质激素及维持茶碱的有效血浓度的作用是肯定的,但其不良反应及茶碱类药物较短的半衰期使其临床应用受到限制。应避免接触变应原,并给予脱敏治疗;避免或减少呼吸道感染;应用中医中药治疗等。

1.丙酸培氯松气雾剂(BDA)

丙酸培氯松气雾剂是人工合成的皮质激素,局部作用异常强大而全身作用轻微。有人认为较监测血浓度的氨茶碱疗法更为有效,更安全。由于用药后7~10天才能发挥作用,故仅适用于缓解期的治疗。对于长期应用大量皮质激素或对其产生依赖的病儿,吸入本药可减少皮质激素的用量乃至停用。吸入本药的主要不良反应为引起口及咽部真菌感染,同时辅用酮康唑气雾剂可阻止真菌生长。

2.免疫疗法

机制尚不清楚,可能与下列因素有关:①小剂量抗原进入机体后使体内产生相应的抗体(主要为 IgG),从而减少或阻断了抗原与 IgE 结合的机会。②使 IgE 生成受抑制。③使释放介质的细胞反应性减低。应用方法为选择引起临床症状,且皮试呈阳性反应,又无法避免的变应原,按浓度逐渐递增的方法分 10 次经皮下注入体内,每周 1~2 次,直至不引起明显的局部和全身反应的最大浓度为止,然后维持此剂量并逐渐延长用药间隔至 4 周,这样再继续用药 3~5 年,待哮喘症状消失后即可停用。

还有人报道用人脾转移因子 1 mL 或猪脾转移因子 4 mL 皮下注射,每周 1 次,共 9~12 次,有效率为 78%~98%。

3.中医中药治疗

补肾或健脾对预防儿童哮喘有重要作用,脾虚时可采用参苓白术散或六君子汤,肾虚者可给予六味地黄丸或附桂八味丸等。亦可用黄芪浸出液双侧足三里穴位注射疗法,有人观察其有效率为86.4%。

4.长效支气管扩张药

(1)Bambuterol Sandstrom:据报道每天下午 6~7 时按0.27 mg/kg服用一次本药,可明显减少白天及夜间的喘息症状。此药为间羟舒喘宁的双二甲基氨基甲酸酯,吸收后经肝脏水解和氧化为间羟喘舒宁,通过内源性慢释放,可维持持久而稳定的血浓度。

(2)茶碱控释片:此药口服后在肠道内缓慢释放出茶碱,可维持较长时间的有效血浓度,用法为16 mg/(kg·d),分 2 次口服。

(闫金凤)

第八节 呼吸衰竭

由于直接或间接原因导致的呼吸功能异常,使肺脏不能满足机体代谢的气体交换需要,造成动脉血氧下降和/或二氧化碳潴留称为呼吸衰竭。呼吸衰竭有着明确的病理生理含义,单靠临床难以确诊,要根据血气分析做诊断。正常人动脉氧分压(PaO_2)为 11.3~14.0 kPa(85~105 mmHg),二氧化碳分压($PaCO_2$)为 4.7~6.0 kPa(35~45 mmHg),pH 为 7.35~7.45。若 PaO_2 < 10.6 kPa(80 mmHg),$PaCO_2$ > 6.0 kPa(45 mmHg),可认为呼吸功能不全。如 PaO_2 低于 8.0 kPa(60 mmHg),$PaCO_2$ 高于 6.7 kPa(50 mmHg),即可诊断呼吸衰竭。应指出这是成人和儿童的标准,婴幼儿 PaO_2 及 $PaCO_2$ 均较年长儿低,诊断标准也应有所不同。在婴幼儿大致可以 PaO_2 < 6.7 kPa(50 mmHg),$PaCO_2$ > 6.0 kPa(45 mmHg)作为诊断呼吸衰竭的标准。在不同类型呼吸衰竭和不同具体情况也不能一概套用上述标准。如低氧血症型呼吸衰竭 $PaCO_2$ 可不增高,呼吸衰竭患儿吸氧后 PaO_2 可不减低。

小儿呼吸衰竭主要发生在婴幼儿,尤其是新生儿时期。它是新生儿和婴幼儿第一位死亡原因。由于对小儿呼吸生理的深入了解和医疗技术的进步,小儿呼吸衰竭的治疗效果已较过去明显提高,本节重点介绍新生儿和婴幼儿呼吸衰竭有关问题。

一、病因

呼吸衰竭的病因可分三大类,即呼吸道梗阻、肺实质性病变和呼吸泵异常。

(一)呼吸道梗阻

上呼吸道梗阻在婴幼儿多见。喉是上呼吸道的狭部,是发生梗阻的主要部位,可因感染、神经体液因素(喉痉挛)、异物、先天因素(喉软骨软化)引起。下呼吸道梗阻包括哮喘、毛细支气管炎等引起的梗阻。重症肺部感染时的分泌物、病毒性肺炎的坏死物,均可阻塞细支气管,造成下呼吸道梗阻。

(二)肺实质疾病

1.一般肺实质疾病

一般肺实质疾病包括各种肺部感染如肺炎、毛细支气管炎、间质性肺疾病、肺水肿等。

2.新生儿呼吸窘迫综合征(RDS)

RDS 主要由于早产儿肺发育不成熟,肺表面活性物质缺乏引起广泛肺不张所致。

3.急性呼吸窘迫综合征(ARDS)

ARDS 常在严重感染、外伤、大手术或其他严重疾病时出现,以严重肺损伤为特征。两肺间质和肺泡弥散的浸润和水肿为其病理特点。

(三)呼吸泵异常

呼吸泵异常包括从呼吸中枢、脊髓到呼吸肌和胸廓各部位的病变。共同特点是引起通气不足。各种原因引起的脑水肿和颅内高压均可影响呼吸中枢。神经系统的病变可以是软性麻痹,如急性感染性多发性神经根炎,也可以是强直性痉挛,如破伤风。呼吸泵异常还可导致排痰无力,造成呼吸道梗阻、肺不张和感染,使原有的呼吸衰竭加重。胸部手术后引起的呼吸衰竭也常属此类。

二、类型

(一)低氧血症型呼吸衰竭

低氧血症型呼吸衰竭又称Ⅰ型呼吸衰竭或换气障碍型呼吸衰竭,主要因肺实质病变引起。血气主要改变是动脉氧分压下降,这类患儿在疾病早期常伴有过度通气,故动脉 $PaCO_2$ 常降低或正常。若合并呼吸道梗阻因素或疾病后期,$PaCO_2$ 也可增高。由于肺部病变,肺顺应性都下降,换气功能障碍是主要的病理生理改变,通气/血流比例失调是引起血氧下降的主要原因,也大多有不同程度的肺内分流增加。

(二)通气功能衰竭

通气功能衰竭又称Ⅱ型呼吸衰竭。动脉血气改变特点是 $PaCO_2$ 增高,同时 PaO_2 下降,可由肺内原因(呼吸道梗阻,生理无效腔增大)或肺外原因(呼吸中枢、呼吸肌或胸廓异常)引起。基本病理生理改变是肺泡通气量不足。这类病儿若无肺内病变,则主要问题是 CO_2 潴留及呼吸性酸中毒。单纯通气不足所致的低氧血症不会很重,而且治疗较易。因通气不足致动脉氧分压低到危险程度以前,$PaCO_2$ 的增高已足以致命。

三、临床表现

(一)呼吸的表现

因肺部疾病所致呼吸衰竭,常有不同程度呼吸困难、三凹征、鼻煽等。呼吸次数多增快,到晚期可减慢。中枢性呼吸衰竭主要为呼吸节律的改变,严重者可有呼吸暂停。应特别指出,呼吸衰竭患儿呼吸方面表现可不明显,而类似呼吸困难的表现也可由非呼吸方面的原因引起,如严重代谢性酸中毒。单从临床表现难以对呼吸衰竭做出准确诊断。

(二)缺氧与二氧化碳潴留的影响

早期缺氧的重要表现是心率增快,缺氧开始时血压可升高,继则下降。此外,尚可有面色发青或苍白。急性严重缺氧开始时烦躁不安,进一步发展可出现神志不清、惊厥。当 $PaCO_2$ 在 5.3 kPa(40 mmHg)以下时,脑、心、肾等重要器官供氧不足,严重威胁生命。

二氧化碳潴留的常见症状有出汗、烦躁不安、意识障碍等。由于体表毛细血管扩张,可有皮肤潮红、嘴唇暗红,眼结膜充血。早期或轻症心率快,血压升高,严重时血压下降,年长儿可伴有肌肉震颤等,但小婴儿并不多见。二氧化碳潴留的确切诊断要靠血液气体检查。以上临床表现仅供参考,并不经常可见。一般认为 $PaCO_2$ 升高到 10.6 kPa(80 mmHg)左右,临床可有嗜睡或谵妄,重者出现昏迷,其影响意识的程度与 $PaCO_2$ 升高的速度有关。若 $PaCO_2$ 在数天内逐渐增加,则机体有一定的代偿和适应,血 pH 可只稍低或在正常范围,对病儿影响较小。若通气量锐减,$PaCO_2$ 突然增高,则血 pH 可明显下降,当降至 7.20 以下时,严重影响循环功能及细胞代谢,危险性极大。二氧化碳潴留的严重后果与动脉 pH 的下降有重要关系。缺氧和二氧化碳潴留往往同时存在,临床所见常是二者综合的影响。

(三)呼吸衰竭时其他系统的变化

1.神经系统

烦躁不安是缺氧的早期表现,年长儿可有头痛。动脉 pH 下降,CO_2 潴留和低氧血症严重者均可影响意识,甚至昏迷、抽搐,症状轻重与呼吸衰竭发生速度有关。因肺部疾病引起的呼吸衰竭可导致脑水肿,发生中枢性呼吸衰竭。

2.循环系统

早期缺氧心率加快,血压也可升高,严重者血压下降,也可有心律不齐。北医大报告婴幼儿肺炎极期肺动脉压增高,可能与缺氧所致血浆内皮素增加有关。唇和甲床明显发绀是低氧血症的体征,但贫血时可不明显。

3.消化系统

严重呼吸衰竭可出现肠麻痹,个别病例可有消化道溃疡、出血,甚至因肝功能受损,谷丙转氨酶增高。

4.水和电解质平衡

呼吸衰竭时血钾多偏高,血钠改变不大,部分病例可有低钠血症。呼吸衰竭时有些病例有水潴留倾向,有时发生水肿,呼吸衰竭持续数天者,为代偿呼吸性酸中毒,血浆氯多降低。长时间重度缺氧可影响肾功能,严重者少尿或无尿,甚至造成急性肾衰竭。

四、诊断

虽然血气分析是诊断呼吸衰竭的主要手段,但对患儿病情的全面诊断和评价,不能只靠血气,还要根据病史、临床表现和其他检查手段做出全面的诊断分析。

(一)病史

在有众多仪器检查手段的当前,仍应详细了解病史,对呼吸衰竭诊断的重要性在于它仍是其他诊断手段所不能代替的,不但有助于我们了解病情发生的基础,还便于有针对性地治疗。以下是需要注意询问了解的内容。

(1)目前患何种疾病,有无感染或大手术,这都是容易发生 ARDS 的高危因素;有无肺、心、神经系统疾病,这些疾病有可能导致呼吸衰竭;有无代谢疾病,尿毒症或糖尿病酸中毒的呼吸表现可酷似呼吸衰竭,要注意鉴别。

(2)有无突然导致呼吸困难的意外情况,如呕吐误吸或异物吸入,这在婴幼儿尤易发生,是否误服了可抑制呼吸的药物。

(3)有无外伤史,颅脑外伤、胸部外伤均可影响呼吸,有无溺水或呼吸道烧伤。

(4)患儿曾接受何种治疗处理,是否用过抑制呼吸的药物,是否进行了气管插管或气管切开,有无因此导致气胸。

(5)有无发生呼吸困难的既往史,有无哮喘或呼吸道过敏史。

(6)新生儿要注意围产期病史,如母亲用药情况,分娩是否顺利,有无早产,是否有宫内窒息,是否引起呼吸窘迫的先天畸形(如横膈疝、食管闭锁)。

(二)可疑呼吸衰竭的临床表现

呼吸困难和气短的感觉、鼻煽,呼吸费力和吸气时胸骨上、下与肋间凹陷都反映呼吸阻力增大,患儿在竭力维持通气量,但并不都表明已发生呼吸衰竭,而呼吸衰竭患儿也不一定都有上述表现。呼吸衰竭时呼吸频率改变不一,严重者减慢,但在肺炎和 ARDS 早期,可以呼吸增快。胸部起伏情况对判断通气量有参考价值,呼吸衰竭时呼吸多较浅,呼吸音减弱,有经验者从呼吸音大致能粗略估计进气量的多少。

(三)血气分析

婴幼儿时期 PaO_2、$PaCO_2$ 和剩余碱(BE)的数值均较儿童低,不同年龄患儿呼吸衰竭的诊断应根据该年龄组血气正常值判断;忽略婴幼儿与儿童的不同,应用同一标准诊断呼吸衰竭是不妥当的。

通常 $PaCO_2$ 反映通气功能,PaO_2 反映换气功能,若 PaO_2 下降而 $PaCO_2$ 不增高表示为单纯换气障碍;$PaCO_2$ 增高表示通气不足,同时可伴有一定程度 PaO_2 下降,但是否合并有换气障碍,应计算肺泡动脉氧分压差。比较简便的方法是计算 PaO_2 与 $PaCO_2$ 之和,此值小于 14.6 kPa(110 mmHg)(包括吸氧患儿),提示换气功能障碍。

对于通气不足引起的呼吸衰竭,要根据病史和临床区别为中枢性还是外周性。中枢性通气不足常表现为呼吸节律改变或呼吸减弱;外周通气不足,常有呼吸道阻塞,气体分布不均匀或呼吸幅度受限制等因素,大多有呼吸困难。对于换气障碍引起的呼吸衰竭,可根据吸入不同浓度氧后血氧分压的改变,判断换气障碍的性质和程度。吸入低浓度(30%)氧时,因弥散功能障碍引起的 PaO_2 下降可明显改善;因通气/血流比例失调引起者可有一定程度改善;因病理的肺内分流增加引起者,吸氧后 PaO_2 升高不明显。根据吸入高浓度(60%以上)氧后动脉 PaO_2 的改变,可从有关的图中查知肺内分流量的大小。

(四)对呼吸衰竭患儿病情的全面评价

除肺功能外,要结合循环情况和血红蛋白数值对氧运输做出评价。患儿是否缺氧,不能只看 PaO_2,而要看组织氧供应能否满足代谢需要。组织缺氧时乳酸堆积。根据北京儿童医院对肺炎患儿乳酸测定结果,Ⅱ型呼吸衰竭乳酸增高者在婴幼儿占 54.2%,新生儿占 64.2%。临床诊断可参考剩余碱(BE)的改变判断有无组织缺氧。

要在病情演变过程中根据动态观察做出诊断。对呼吸性酸中毒患儿要注意代偿情况,未代偿者血液 pH 下降,对患儿影响大。代偿能力受肾功能、循环情况和液体平衡各方面影响。急性呼吸衰竭的代偿需 5～7 天。因此,若患儿发病已数天,要注意患儿既往呼吸和血气改变,才能对目前病情做出准确判断。如发病 2 天未代偿的急性呼吸衰竭与发病 8 天已代偿的呼吸衰竭合并代谢性酸中毒可有同样的血气改变($PaCO_2$ 增高,BE 正常)。

五、呼吸衰竭病程及预后

急性呼吸衰竭的病程视原发病而定,严重者可于数小时内导致死亡,亦可持续数天到数周,演变成慢性呼吸衰竭。原发病能治愈或自行恢复,现代呼吸衰竭抢救技术能使大多数患儿获救,关键在于防止抢救过程中的一系列并发症和医源性损伤,尤其是呼吸道感染。患儿年龄可影响病程,婴儿呼吸衰竭常在短时间内即可恢复或导致死亡,年长儿通常不致发展到呼吸衰竭地步,一旦发生,则治疗较难,且所需时间常比婴儿长。开始抢救的时间对病程长短也有重要影响,并直接影响预后。错过时机的过晚抢救,会造成被动局面,大大延长治疗时间,甚至造成脑、肾、心等重要生命器官的不可逆损害。

呼吸衰竭的预后与血气和酸碱平衡的改变有密切关系。有研究曾对 28 例血氧分压<4.7 kPa (36 mmHg)和 202 例 pH<7.2 的危重患儿进行分析。结果表明:危重低氧血症多见于新生儿 (52.6%)和婴儿(44.9%),1 岁以上小儿仅占 2.5%。危重低氧血症的病死率高达 41%,危重低氧血症发生后 24 小时内死亡的病例占死亡总人数的 53%,可见其严重威胁患儿生命。

危重酸中毒的总病死率为 51%,其中单纯呼吸性酸中毒为 32%,危重呼吸衰竭患儿常有混合性酸中毒,其病死率高达 84%,危重酸中毒的严重性还表现在从发病到死亡的时间上,血液 pH 越低,病死率越高,存活时间也越短。如以死亡患儿测定 pH 后平均存活时间计,pH 7.100～7.199 患儿平均为 31.7 小时,pH 7.000～7.099 者 21.4 小时,pH 6.900～6.999 者 18.5 小时,pH 在 6.900 以下仅 11.2 小时。虽然危重酸中毒有很高的病死率,但 pH 在 7.1 以下的 71 例患儿中仍有 21 例存活,其关键在于能否得到及时合理治疗。

六、治疗

呼吸衰竭治疗的目的在于改善呼吸功能,维持血液气体正常或近于正常,争取时间渡过危机,更好地对原发病进行治疗。近代呼吸衰竭的治疗是建立在对病理生理规律深刻了解的基础上,并利用一系列精密的监测和治疗器械,需要的专业知识涉及呼吸生理、麻醉科、耳鼻喉科、胸内科各方面,其发展日趋专业化,治疗效果也较过去有明显提高。处理急性呼吸衰竭,首先要对病情做出准确判断,根据原发病的病史及体检分析引起呼吸衰竭的原因及程度,对病情做出初步估计,看其主要是通气还是换气障碍(二者处理原则不同),然后决定治疗步骤和方法。要对早期呼吸衰竭进行积极处理,这样常可预防发生严重呼衰,减少并发症。严重濒危者则需进行紧急抢救,不要因等待检查结果而耽误时间。呼吸衰竭的治疗只是原发病综合治疗中的一部分,因此要强调同时进行针对原发病的治疗,有时原发病虽无特效疗法,但可自行恢复,则呼吸衰竭的治疗对患儿预后起决定性作用。

改善血气的对症治疗有重要作用,呼吸功能障碍不同,侧重点亦不同。呼吸道梗阻患者重点在改善通气,帮助 CO_2 排出;ARDS 患者重点在换气功能,须提高血氧水平;而对肺炎患儿则要兼顾两方面,根据不同病例特点区别对待。本节重点讨论呼吸衰竭的一般内科治疗,呼吸急救技术和呼吸衰竭治疗的新方法。

要重视一般内科治疗,包括呼吸管理,应用得当,可使多数早期呼吸功能不全患儿,不致发展到呼吸衰竭。一旦发生呼吸衰竭,须应用呼吸急救技术时,要尽量从各方面减少对患儿的损伤,尽可能选用无创方法,充分发挥患儿自身恢复的能力。通过气管插管应用呼吸机是现代呼吸急救的重要手段,但可带来一系列不良影响。应用呼吸机时为减少肺损伤,近年特别强调"肺保护通气",值得重视。不同病情患儿,选用不同治疗呼吸衰竭的新方法,可解决一些过去不能解决的问题,减少或避免对患儿应用损伤更大的治疗,但临床上多数严重呼吸衰竭患儿,还是主要靠常规呼吸机治疗。

七、一般内科治疗

(一)呼吸管理

1.保持呼吸道通畅

呼吸道通畅对改善通气功能有重要作用。由积痰引起的呼吸道梗阻常是造成或加重呼吸衰竭的重要原因,因此在采用其他治疗方法前首先要清除呼吸道分泌物及其他可能引起呼吸道梗阻的因素,以保持呼吸道通畅。口、鼻、咽部的黏痰可用吸痰管吸出,气管深部黏痰常需配合湿化吸入,翻身拍背,甚至气管插管吸痰。昏迷患儿头部应尽量后仰,以免舌根后倒,阻碍呼吸。容易呕吐的患儿应侧卧,以免发生误吸和窒息。昏迷患儿为使舌根向前,唇齿张开,可用口咽通气道保持呼吸道通畅。要选择合适大小的通气道,以防管道太长堵塞会厌部,还要防止因管道刺激引起呕吐误吸。

2.给氧

(1)给氧对新生儿的作用:给氧可提高动脉氧分压,减少缺氧对机体的不良影响。此外,给氧对新生儿尚有下列作用:①吸入高浓度氧可使动脉导管关闭。②低氧血症时肺血管收缩导致肺动脉高压,给氧后肺动脉压下降,可减轻右心负担。③早产儿周期性呼吸和呼吸暂停可因给氧而减少或消失。④有利于肺表面活性物质的合成。⑤防止核黄疸。⑥防止体温不升。新生儿在 32～34 ℃环境下氧消耗量最小,低于此温度,为了维持体温,氧消耗量增加,若同时氧供应不足,则氧消耗量难以增加,不能产生足够热量维持体温,因而体温下降,给氧后可避免发生此种改变。

(2)给氧的指征与方法:严重呼吸窘迫患儿决定给氧多无困难,中等严重程度患儿是否需要给氧最好进行血氧分压测定。发绀和呼吸困难都是给氧的临床指征。心率快和烦躁不安是早期缺氧的重要表现,在排除缺氧以外的其他原因后,可作为给氧的指征。由于医用氧含水分很少,不论任何方法给氧,都需对吸入氧进行充分湿化。常用给氧方法:①鼻导管给氧。氧流量儿童 1～2 L/min,婴幼儿 0.5～1 L/min,新生儿 0.3～0.5 L/min,吸入氧浓度 30%～40%。②开式口罩给氧。氧流量在儿童 3.5 L/min,婴幼儿 2～4 L/min,新生儿 1～2 L/min,氧浓度 45%～60%左右。③氧气头罩。氧浓度可根据需要调节,通常 3～6 L/min,氧浓度 40%～50%。

(3)持续气道正压给氧:经鼻持续气道正压(CPAP)是 20 世纪 70 年代初开始用于新生儿的一种给氧方法,其特点是设备简单,操作容易,通常对患儿无损伤,效果明显优于普通给氧方法。最初 CPAP 通过气管插管进行,由于新生儿安静时用鼻呼吸,这是在新生儿可用经鼻 CPAP 的基础。经验表明,婴幼儿用经鼻 CPAP 也可取得良好效果。近十年来国外在 CPAP 仪器的改进和临床应用方面都有不少新进展。国内许多单位正规应用 CPAP 都取得满意效果,但还不够普遍,远未发挥 CPAP 应有的作用。①基本原理和作用。CAPA 的主要作用:当肺实变、肺不张、肺泡内液体聚集时,肺泡不能进行气体交换,形成肺内分流。进行 CPAP 时,由于持续气流产生的气道正压,可使病变肺泡保持开放,使减少的功能残气增加,其增加量可达正常值的 $1/3 \sim 2/3$,并减少肺泡内液体渗出,从而使肺内分流得到改善,血氧上升。CPAP 对血气的影响。CPAP 的作用与单纯提高吸入氧浓度的普通给氧方法有本质的不同,它是通过改善换气功能而提高血氧的,而不必使用过高的吸入氧浓度。CPAP 时 PaO_2 的增高与 CPAP 的压力值并非直线关系,而是与肺泡开放压有关,当 CPAP 压力增加到一定程度,大量肺泡开放时,PaO_2 可有明显升高。应用 CPAP 对 $PaCO_2$ 影响与肺部病变性质和压力大小有关;有些气道梗阻患儿由于应用 CPAP 后气道扩张,$PaCO_2$ 可下降;若气道梗阻严重或 CPAP 压力过高,可影响呼气,使 $PaCO_2$ 增高。CPAP 对肺功能影响。应用 CPAP 时由于肺泡扩张,可使肺顺应性增加,呼吸省力,减少呼吸功,由于鼻塞增加气道阻力,也可使呼吸功增加。在正常新生儿 $0.1 \sim 0.5$ kPa($1 \sim 5$ cmH$_2$O)的 CPAP 可使声门上吸气和呼气阻力均减低,这是 CPAP 用于治疗上呼吸道梗阻所致呼吸暂停的基础。近年研究还表明,CPAP 有稳定胸壁活动、减少早产儿常见的胸腹呼吸活动不协调的作用,这有利于小婴儿呼吸衰竭的恢复。早期应用 CPAP 的作用:CPAP 早期应用,可及时稳定病情,避免气管插管带来不良影响,还可减少高浓度氧吸入的肺损伤,并减少呼吸机的应用,使感染、气胸等并发症减少。CPAP 还可作为撤离呼吸机时向自主呼吸过度的手段,使患儿较早脱离呼吸机。②应用 CPAP 的适应证。新生儿及婴幼儿肺部疾病、肺炎、肺不张、胎粪吸入综合征、肺水肿等所致低氧血症用普通给氧效果不好者,是应用 CPAP 最主要的适应证。新生儿呼吸窘迫综合征(RDS)是应用 CPAP 最合适的适应证。在 20 世纪 70 年代,由于 CPAP 的应用,使 RDS 病死率有较明显下降,但在危重 RDS 患儿,效果仍不理想,而需应用呼吸机。20 世纪 80 年代后期以来肺表面活性物质气管内滴入是治疗 RDS 的一大进步,肺表面活性物质与经鼻 CPAP 联合早期应用,为在基层医院治疗中等病情的 RDS 提供了有效的新疗法。③仪器装置和用法。用简单的自制装置进行 CPAP 氧疗,虽然也可起一定作用,但效果较差。为取得良好效果,要应用专业的 CPAP 装置。CPAP 氧疗器包括适用于新生儿到儿童的不同型号鼻塞、呼气阀、连接管道、水柱压差计、加温湿化器和支架等部分,应用时需要电源和瓶装氧气,该装置的主要不足是目前缺乏氧浓度控制。鼻塞由硅胶制成,外形乳头样,应用时选择适合鼻孔大小鼻塞,保证鼻孔密封不漏气。加温湿化器可向患儿提供温暖潮湿的吸入气,水柱压差计有利于监测气道压力,同时在压力过高时使气体逸出,起到安全阀作用。应用方法:CPAP 的应用方法简易,但要在理解基本原理和仪器性能基础上再应用,以免发生误差。应用前将管道连接妥当,清除患儿鼻孔分泌物,开启氧气 $3 \sim 4$ L/min,将鼻塞置于鼻孔内。开始时压力可保持在 $0.3 \sim 0.4$ kPa($3 \sim 4$ cmH$_2$O),最大可达 0.8 kPa(8 cmH$_2$O)。原则上用能保持血氧分压至 8.0 kPa(60 mmHg)以上的最低压力。压力大小由氧流量(最大可达 $8 \sim 10$ L/min)和呼气阀开口控制,也与患儿口腔和鼻塞密闭程度有关。④不良影响与并发症。正确应用 CPAP 对患儿大都没有不良影响,发生不良影响主要与持续气道正压有关,压力过大可导致气压伤、气胸,但在经鼻 CPAP 时,由于口腔经常开放,压力不至过高,故很少造成气压伤。由于大量气体进入胃内,在胃肠动力功能不良的小婴儿,易有腹胀(可通过胃管排气),在先天性胃壁肌层不全患儿,曾有胃穿孔的个例报告。由于长期应用鼻塞,可造成鼻前庭溃疡。国外报告在病情危重的早产儿可损伤鼻翼和鼻小柱,严重者坏死,形成狭窄,日后需整形手术。鼻损伤发生率不高,其发生与鼻塞应用时间长短和护理有密切关系。CPAP可增加气道阻力,从而增加呼吸功,使患儿呼吸费力,可成为导致治疗失败的原因。

(4)氧中毒:长期应用氧气治疗,要注意氧中毒。新生儿尤其是早产儿对高浓度氧特别敏感,吸入氧浓度大于60%,超过24小时肺内即有渗出、充血、水肿等改变,更长时间吸入高浓度氧,用呼吸机进行正压呼吸的患儿,肺部含气量逐渐减少,可出现增生性改变,严重者表现为广泛的间质性纤维化和肺组织破坏,即所谓"支气管肺结构不良",肺氧中毒直接受吸入氧浓度影响,而与动脉氧分压无直接关系。新生儿,特别是早产儿长时间吸入高浓度氧,导致高于正常的动脉氧分压,主要影响视网膜血管,开始为血管收缩,继则血管内皮损害,引起堵塞,日后发生增生性变化,血管进入玻璃体,引起出血、纤维化,即晶体后纤维增生症,约30%可致盲。早产儿视网膜病与用氧时间长短和出生体重密切相关,吸入氧浓度也是一个重要因素。在小婴儿应用CPAP时氧浓度不应超过60%,过高的吸入氧浓度不宜超过24小时。

3.雾化与湿化吸入

呼吸道干燥时,气管黏膜纤毛清除功能减弱。通过向呼吸道输送适当水分,保持呼吸道正常生理功能,已成为呼吸衰竭综合治疗中必不可少的内容。湿化的方式有加温和雾化两种。加温湿化是利用电热棒将水加热到60 ℃左右,使吸入气接近体温并含有将近饱和水蒸气的温热、潮湿气体。此法比较适合于生理要求,对患儿不良反应少。应用时要注意水温不可过高,以防呼吸道烧伤。雾化的方法是将水变为直径 $1\sim10\ \mu m$ 大小的雾粒,以利进入呼吸道深部。通常应用的是以高压气体为动力的喷射式雾化器,可在给氧同时应用。雾化器内还可加入药物,最常用的是支气管扩张剂,进行呼吸道局部治疗。但同时可能增加将感染带入呼吸道深部的机会,故必须注意雾化液的无菌和雾化器的消毒。对呼吸道局部进行以药物治疗为目的的雾化吸入只需短时间间断应用,以湿化呼吸道为目的时持续应用加湿器较好。超声波雾化器雾量大,有较好的促进排痰作用,由于治疗时水雾的刺激,发生咳喘机会较多,不宜长时间应用,每次应用 0.5 小时,每天数次即可。为了有效地引流黏痰,湿化吸入必须与翻身、拍背、鼓励咳嗽或吸痰密切配合,才能充分发挥作用。

胸部物理治疗包括体位引流、勤翻身、拍击胸背、吸痰等内容。翻身、拍背对防止肺不张,促进肺循环,改善肺功能有重要作用,方法简单而有效,但常被忽视。重症患儿活动少,尤应注意进行,通常3~4小时即应进行一次。湿化呼吸道只有与胸部物理治疗密切配合,才能确实起到保证呼吸道通畅的作用。

(二)控制感染

呼吸道感染常是引起呼吸衰竭的原发病或诱因,也是呼吸衰竭治疗过程中的重要并发症,其治疗成败是决定患儿预后的重要因素。应用呼吸机的患儿,呼吸道感染的病原以革兰阴性杆菌多见。抗生素治疗目前仍是控制呼吸道感染的主要手段。除抗生素治疗外,要采用各种方法增加机体免疫力。近年静脉输注丙种球蛋白取得较好效果。营养支持对机体战胜感染和组织修复都有极重要的作用。此外,还要尽量减少患儿重复受感染的机会,吸痰时工作人员的无菌操作和呼吸机管道的消毒(最好每天进行)必须认真做好,并在条件许可时尽早拔除气管插管。

(三)营养支持

营养支持对呼吸衰竭患儿的预后起重要作用。合理的营养支持有利于肺组织的修复,可增强机体免疫能力,减少呼吸肌疲劳。合理的营养成分还可减少排出 CO_2 的呼吸负担。首先要争取经口进食保证充足的营养,这对保持消化道正常功能有重要作用。呼吸衰竭患儿可因呼吸困难、腹胀、呕吐、消化功能减弱等原因,减少或不能经口进食,对此需通过静脉补充部分或全部营养。可通过外周静脉输入,必要时可经锁骨下静脉向中央静脉输入。

(四)药物治疗

1.呼吸兴奋剂

呼吸兴奋剂的主要作用是兴奋呼吸中枢,增加通气量,对呼吸中枢抑制引起的呼吸衰竭有一定效果,对呼吸道阻塞,肺实质病变或神经、肌肉病变引起的呼吸衰竭效果不大。在重症或晚期呼吸衰竭,呼吸兴奋剂是在没有进行机械呼吸条件时起辅助作用,因其疗效不确实,在急性呼吸衰竭的现代治疗中已不占重要地位。常用的呼吸兴奋剂有尼可刹米(可拉明)和山梗菜碱(洛贝林),二甲弗林也有较好兴奋呼吸中枢的效果,可以皮下、肌肉或静脉注射,应用时若无效则应停止,不可无限制地加大剂量。多沙普仑为较新的呼吸兴奋剂,大剂量时直接兴奋延髓呼吸中枢与血管运动中枢,安全范围宽,不良反应少,可取代尼可刹米。用于镇静、催眠药中毒,$0.5 \sim 1.5$ mg/kg,静脉滴注,不宜用于新生儿。

2.纠正酸中毒药物的应用

呼吸性酸中毒的纠正,主要应从改善通气功能入手,但当合并代谢性酸中毒,血液 pH 低于 7.20 时,应适当应用碱性液纠正酸中毒,常用 5% 碳酸氢钠溶液,用量为每次 $2 \sim 5$ mL/kg,必要时可重复 1 次,通常稀释为 1.4% 等渗溶液静脉滴注,只在少数情况下才直接应用。需注意碳酸氢钠只在有相当的通气功能时才能发挥其纠正酸中毒的作用,否则输入碳酸氢钠将使 $PaCO_2$ 更高。使用碱性液纠正代谢性酸中毒时计算药物剂量的公式如下:

$$所需碱性液(mmol) = 0.3 \times BE(mmol) \times 体重(kg)$$

5% 碳酸氢钠溶液 1.68 mL = 1 mmol,要密切结合临床病情掌握用量,而不能完全照公式计算。最好在开始只计划总量的 1/2 左右,在治疗过程中再根据血液酸碱平衡检查结果随时调整,以免治疗过度。

(五)呼吸肌疲劳的防治

目前儿科临床确诊呼吸肌疲劳还不易做到,难以进行针对性的特异治疗,但要在呼吸衰竭治疗的全程中把减少呼吸肌疲劳的发生和增强呼吸肌的能力作为一项重要工作,为此需注意以下几点。

(1)补充足够营养,以利呼吸肌组织的恢复和能源供应。

(2)注意呼吸肌的休息,也要适当锻炼。应用呼吸机也要尽可能发挥自主呼吸的作用。

(3)改善肺的力学特性(减少气道阻力,增加肺顺应性),减少呼吸功,减轻呼吸肌的负担。

(4)改善循环,让呼吸肌能有充足血液供应能源和养料。

(5)增加呼吸肌收缩能力,目前尚无理想药物能有效治疗呼吸肌疲劳,现有药物效果都不确切。氨茶碱和咖啡因类药物作用于骨骼肌细胞,抑制磷酸二酯酶,从而改变 cAMP 代谢,可使膈肌收缩力加强,预防和治疗膈肌疲劳。

八、建立人工呼吸道

当呼吸衰竭时,若一般内科处理难以维持呼吸道通畅时,就要建立人工呼吸道,这是保证正常气体交换的基本措施。根据病情和需要时间的长短,可有不同选择。共同的适应证:①解除上呼吸道梗阻;②引流下呼吸道分泌物;③咽麻痹或深昏迷时防止误吸;④应用呼吸机。常用的人工呼吸道是气管插管或气管切开;应用人工呼吸道时气管直接与外界交通,对患儿不良影响包括吸入气失去上呼吸道的生理保护作用,易于造成下呼吸道感染,不能有效咳嗽,不能讲话。

(一)气管插管

气管插管操作简单,便于急救时应用,对患儿创伤较气管切开小。但因对咽喉刺激强,清醒患儿不易接受,且吸痰和管理不如气管切开方便。插管后要尽量避免触碰导管,减少对咽喉的刺激。导管管腔易被分泌物堵塞,须注意定时吸痰,保护管腔和呼吸道的通畅。要将气管插管和牙垫固定好,保持插管的正确位置,防止其滑入一侧总支气管(插管常滑入右侧总支气管,使左侧呼吸音减弱或消失)或自气管脱出。气管插管可经口或经鼻进行。经口插管操作较简单,但插管较易活动,进食不便。经鼻插管容易固定,脱管机会少,便于口腔护理,但是插管操作和吸痰不如经口插管方便,插管可压迫鼻腔造成损伤,并将鼻部感染带入下呼吸道。决定插管留置时间主要应考虑的是喉损伤,影响因素包括患者一般状况,插管操作是否轻柔,插管的活动及插管质量。应用刺激性小的聚氯乙烯插管可留置1周左右或更长时间。婴儿喉部软骨细胞成分多而间质少,较柔软,而年长儿则纤维性间质多,喉软骨较硬,故婴儿耐受气管插管时间较长。近年我们对新生儿和婴幼儿呼吸衰竭抢救都是进行气管插管,不做气管切开。年长儿呼吸衰竭的抢救,也可用气管插管代替气管切开,但长时间插管发生永久性喉损伤的严重性不容忽视。对于插管时间,由于病情不同,以及呼吸管理技术水平的差异,很难做出统一的、可允许的插管时限,在年长儿以不超过2周为宜。

凡呼吸衰竭病情危重、内科保守治疗无效需进行呼吸机治疗者,气管插管是建立人工呼吸道的首选方法。气管插管材料常用聚氯乙烯(一次性制品),硅橡胶管则可重复应用,过去的橡胶制品因刺激性大已不再用。各年龄选用气管插管大小见表4-5。实际上每个患儿用的号码可略有差别,总的原则是不要管径过大,以免压迫声门,但又不要太细,以防漏气太多。带气囊的气管插管多用于成人,小儿很少应用。经鼻气管插管比经口者略长,其长度大致可按耳屏到鼻孔的2倍计算。为保证气管插管发挥作用和治疗成功,根据多年经验,必须认真、细致地做好日常护理工作,包括呼吸道湿化,吸痰操作轻柔,注意无菌,防止脱管、堵管、插管滑入右侧和喉损伤。

表 4-5 不同年龄患儿气管插管的内径及长度

年龄	气管插管内经(mm)	最短长度(mm)
新生儿	3.0	110
6 月	3.5	120
1 岁半	4.0	130
3 岁	4.5	140
5 岁	5.0	150
6 岁	5.5	160
8 岁	6.0	180
12 岁	6.5	200
16 岁	7.0	210

注:法制号=3.14(Ⅱ)×气管内径。

(二)气管切开

由于成功应用气管插管,气管切开在呼吸急救中的应用较过去减少。与气管插管比较,切开可减少呼吸道解剖无效腔,便于吸痰,可长时间应用,不妨碍经口进食,但是手术创伤较大,肺部感染和气管损伤等并发症机会增多,更不能多次使用。气管切开适应证随年龄和病种不同而异。小婴儿气管切开并发症较多,且易使病程拖延,目前已很少应用。在儿童可望1~2周内病情有明显好转者,也大多用气管插管。若病情虽有好转,仍需继续用呼吸机治疗时,则应考虑气管切开。病情难以在短时间恢复的神经肌肉系统疾病病儿由于气管切开对保持呼吸道通畅和患儿安全有重要作用,切开不宜过迟,以免贻误治疗时机。严重呼吸衰竭患儿最好在气管插管和加压给氧下进行手术,气管切开后即应用呼吸机辅助呼吸,以确保安全。

目前国内大医院较多应用塑料气管切开套管,进口的塑料套管与套囊合而为一,没有内管,质地较柔软,对患儿较舒适,但要防止痰痂堵管。婴儿应用也有不带套囊的塑料套管,包括内、外管的银制套管已很少用。在年长儿机械通气应用时要外加套囊充气,以防漏气。气管切开的并发症较气管插管明显为多,包括感染、出血、气胸等,气管黏膜可因套管长期压迫而水肿、缺血、坏死。

九、呼吸衰竭治疗新进展

(一)肺表面活性物质(PS)治疗

1.成分、作用、制剂

PS是一个极为复杂的系统,它是肺脏本身维持其正常功能而产生的代谢产物,主要成分是饱和卵磷脂,还有少量蛋白,其主要作用是降低肺泡气液界面表面张力,但其作用远不止于此,其他方面的作用还包括防止肺水肿、保持气道通畅和防御感染等。

PS的应用可以从力学结构改善肺功能,使因PS缺乏而萎陷的肺容易扩张,这比现有的方法用呼吸机使肺在正压下吹张,更接近生理要求,从而减少或缩短呼吸机应用时间及并发症。肺表面活性物质治疗还可阻断因其缺乏引起的恶性循环,提供体内合成的原料,为PS缺乏引起的呼吸衰竭提供了全新的治疗途径。

2.临床应用

RDS早期气管内滴入已成为西方先进国家治疗常规,它能改善氧合,缩短应用呼吸机时间,减少并发症,降低病死率。注入的PS能被肺组织吸收再利用,通常只需给药1~2次,最多3次。给药后由于肺泡扩张,换气功能改善,血氧分压迅速升高,肺的静态顺应性也有所改善,$PaCO_2$下降,胸片肺充气改善是普遍现象;应用呼吸机所需通气压力和吸入氧浓度也因肺部情况好转而下降,使肺损伤机会减少。

由于气道持续正压(CPAP)对RDS肯定的治疗作用,且所需设备简单,已有多篇报告肯定了PS和CPAP联合应用的治疗效果,它可成为减少或不用呼吸机治疗RDS的新方法,这对体重较大、中等病情早期患儿更适用。有对照的研究表明,PS+CPAP与PS+IMV的治疗方法比较,气胸和颅内出血在前者均较少,需治疗时间也较短。

PS在其他疾病所致呼吸衰竭患儿的应用效果不如RDS。肺表面活性物质减少在ARDS或其他肺损伤时的改变是继发的,肺Ⅱ型细胞受损害影响PS的合成与分泌,肺内渗出成分(血浆蛋白、纤维蛋白原等)和炎性产物对PS的抑制也是一个重要原因。

(二)吸入 NO

1.临床应用

通常与呼吸机联合应用,目前的趋势是应用偏低的浓度,为 10~20 ppm,甚至 1~5 ppm 也有效果。治疗反应与吸入浓度是否平行,文献报告结果不一,重要的是根据具体患者的反应调整浓度。

在呼吸衰竭患儿吸入 NO 改善氧合的效果与患儿肺部情况和呼吸机的应用方法有关。通常在早期应用或致病因素较单一者中,效果较好。ARDS 致病因素复杂,低氧血症不是影响预后的唯一因素,其应用效果较差。但吸入 NO 是否有良好反应可作为判断患儿预后的参考指标。肺的通气情况影响治疗效果。在有病变的肺,用高频通气或肺表面活性剂使肺泡扩张,有利于 NO 的进入,能达到较好治疗效果。在有肺病变时,吸入 NO 可有改善通气作用。因 NO 使肺血管扩张,可改善有通气、无血流肺泡的呼吸功能,使无效腔减少。

2.吸入 NO 的不良影响

吸入 NO 的浓度必须严格控制,因为浓度过高会对患儿造成危害。

(1)高铁血红蛋白增加:NO 吸入后,进入体循环与血红蛋白结合而失活,不再有扩张血管作用,同时形成没有携氧能力的高铁血红蛋白。因此,在 NO 吸入时要注意监测高铁血红蛋白的变化。临床应用的 NO 浓度 20~40 ppm 或更低,高铁血红蛋白的生成通常不会超过 2%。

(2)对肺的毒性:NO 与 O_2 结合生成 NO_2 红色气体,对肺有明显刺激,可产生肺水肿。NO_2 生成速度与吸入 NO 浓度、氧浓度及氧与 NO 接触时间有关,也受呼吸机类型的影响。根据美国职业安全和卫生管理局规定,工作环境中 NO 的安全浓度应小于 6 ppm。

(3)其他毒副作用:进入体循环的 NO 与血红蛋白结合产生高铁血红蛋白,或 NO 与氧结合产生 NO_2,对肺有损伤作用,由于应用技术的改进,目前已大都不成问题,但吸入 NO 可延长出血时间。新生儿肺动脉高压(PPHN)吸入 40 ppm,NO15 分钟,出血时间延长 1 倍(血小板计数与血小板聚集正常),停用 NO 后可于短时间内恢复。长时间吸入 NO 产生脂类过氧化反应及 NO 浓度过高对肺表面活性物质失活的影响值得重视。

十、并发症及其防治

呼吸衰竭的并发症包括呼吸衰竭时对机体各系统正常功能的影响及各种治疗措施(主要是呼吸机治疗)带来的危害,以下列举常见并发症。

(1)呼吸道感染。

(2)肺不张。

(3)呼吸肌与肺损伤。

(4)气管插管及气管切开的并发症。

(5)肺水肿与水潴留。

(6)循环系统并发症。

(7)肾脏和酸碱平衡。

十一、婴幼儿呼吸衰竭

本部分介绍发病最多,有代表性的是重症婴幼儿肺炎呼吸衰竭。肺炎是婴幼儿时期重要的常见病,也是住院患儿最重要的死因;主要死于感染不能控制而导致的呼吸衰竭及其并发症。对婴幼儿肺炎呼吸衰竭病理生理的深入认识和以此为基础的合理治疗,是儿科日常急救中的一项重要工作。

(一)通气功能障碍

肺炎病儿呼吸改变的特点首先是潮气量小,呼吸增快、表浅(与肺顺应性下降有关)。病情发展较重时,潮气量进一步减小。因用力加快呼吸,每分通气量虽高于正常,由于生理无效腔增大,实际肺泡通气量却无增加,仅保持在正常水平或略低;动脉血氧饱和度下降,二氧化碳分压稍有增高。病情危重时,病儿极度衰竭,无力呼吸,呼吸次数反减少,潮气量尚不及正常的1/2,生理无效腔更加增大,通气效果更加低下,结果肺泡通气量大幅度下降(仅为正常的1/4),以致严重缺氧,二氧化碳的排出也严重受阻,动脉血二氧化碳分压明显增高,呈非代偿性呼吸性酸中毒,pH降到危及生命的水平,平均在7.20以下。缺氧与呼吸性酸中毒是重症肺炎的主要死因。在危重肺炎的抢救中,关键是改善通气功能,纠正缺氧和呼吸性酸中毒。

(二)动脉血气检查

婴幼儿肺炎急性期动脉血氧下降程度依肺炎种类而不同,以毛细支气管炎最轻,有广泛实变的肺炎最重,4个月以下小婴儿肺炎由于代偿能力弱、气道狭窄等因素,PaO_2下降较明显。换气功能障碍是引起PaO_2下降最重要的原因,肺内分流引起的缺氧最严重,合并先天性心脏病则PaO_2下降更低。肺炎患儿动脉$PaCO_2$改变与PaO_2并不都一致,$PaCO_2$增加可有肺和中枢两方面原因。

(三)顺应性与肺表面活性物质

肺炎时肺顺应性大多有不同程度下降,病情越重,下降越明显,其原因是多方面的,炎症渗出、水肿、组织破坏均可使弹性阻力增加。另外,炎症破坏肺Ⅱ型细胞,使肺表面活性物质减少和其功能在炎性渗出物中的失活,均可使肺泡气液界面的表面张力增加,降低肺顺应性。我们观察到肺病变的轻重与顺应性及气管吸出物磷脂的改变是一致的,肺病变越重,饱和卵磷脂(肺表面活性物质主要成分)越低,顺应性也越差。顺应性下降是产生肺不张,引起换气障碍和血氧下降,以及肺扩张困难,通气量不足的一个基本原因。肺顺应性明显下降的肺炎患儿提示肺病变严重预后不良。上述改变为这类患儿用肺表面活性物质治疗提供了依据。

(四)两种不同类型的呼吸衰竭

1.呼吸道梗阻为主

这类患儿肺部病变并不一定严重,由于分泌物堵塞和炎症水肿造成细支气管广泛阻塞,呼吸费力导致呼吸肌疲劳,通气量不能满足机体需要。缺氧的同时都合并有较重的呼吸性酸中毒,引起脑水肿,较早就出现中枢性呼吸衰竭,主要表现为呼吸节律的改变或暂停,这种类型多见于小婴儿。

2.肺部广泛病变为主

此类患儿虽然也可能合并严重的呼吸道梗阻,但缺氧比二氧化碳潴留更为突出。因这类病儿肺内病变广泛、严重,一旦应用呼吸机,常需要较长时间维持。

以上是较典型的情况,临床常见的是混合型,难以确切区分,但不论何种类型,若得不到及时治疗,不能维持足够通气量将是最终导致死亡的共同原因。

(五)几个有关治疗的问题

1.针对病情特点的治疗原则

近年来重症肺炎患儿的呼吸衰竭,因广泛严重病变引起者已较少见,而主要是呼吸道梗阻、呼吸肌疲劳引起的通气功能障碍,如果及时恰当处理,大多能经一般内科保守治疗解决,少数需做气管插管进行机械呼吸。对后者应掌握"早插快拔"的原则,即气管插管时机的选择不要过于保守(要根据临床全面情况综合判断,而不能只靠血气分析),这样可及时纠正呼吸功能障碍,保存患儿体力,避免严重病情对患儿的进一步危害。由于通气和氧合有了保证,病情会很快好转,而病情改善后又要尽早拔管,这样可最大限度地减少并发症。

2.应用呼吸机特点

由于重症肺炎患儿肺顺应性差,气道阻力大,应用呼吸机的通气压力偏高,通常在 2.0～2.5 kPa(20～25 cmH$_2$O),不宜超过 3.0 kPa(30 cmH$_2$O)。为避免肺损伤,潮气量不应过大,为避免气体分布不均匀,机械呼吸频率不宜太快,一般在 25～30 次/分。为发挥自主呼吸能力,开始即可应用间歇强制通气(IMV 或 SIMV),并加用适当的 PEEP,吸入氧的浓度要根据血氧分压调节,宜在 30%～60%。由于呼吸机的应用保证了必要的通气量,不需再用呼吸兴奋剂,如患儿烦躁,自主呼吸与机械呼吸不协调,可适当应用镇静剂(安定、水合氯醛),很少需用肌肉松弛剂。

3.肺水肿

肺炎患儿多数有肺水肿,轻者仅见于间质,难以临床诊断,重者液体渗出至肺泡。肺水肿与炎症和缺氧引起的肺毛细血管渗透性改变有关。肺水肿还可发生于输液过多、气胸复张后或支气管梗阻解除后;胸腔积液短时间大量引流也可发生严重肺水肿。应用快速利尿剂(呋塞米1 mg/kg,肌内注射或静脉注射),可明显减轻症状。严重肺水肿应及时应用呼吸机进行间歇正压呼吸,并加用 PEEP,以利肺泡内水分回吸收。为防止肺水肿,液体摄入量应偏少,尤其静脉入量不宜多,婴幼儿通常以每天总入量在 60～80 mL/kg为好。

4.难治的肺炎

目前难治的肺炎主要是那些有严重并发症的肺炎,其治疗重点应针对病情有所不同。合并先天性心脏病的患儿由于肺血多,伴肺动脉高压,心功能差,感染反复不愈,应积极改善心功能,对肺动脉高压可应用酚妥拉明,必要时试用吸入一氧化氮,其根本问题的解决在于手术矫正畸形。合并营养不良的患儿,由于呼吸肌力弱,呼吸肌疲劳更易发生,同时免疫能力低下,影响机体战胜感染,应特别注意营养支持和增强免疫力。严重感染合并脓气胸者在成功的胸腔引流情况下,必要时仍可应用呼吸机,但压力宜偏低或应用高频通气,以利气胸愈合。强有力的抗生素和一般支持疗法必不可少。病变广泛严重,低氧血症难以纠正的可试用肺表面活性物质,也可试用吸入 NO,但这方面尚缺乏足够经验。

(吴园园)

第九节　急性肺损伤

急性肺损伤和急性呼吸窘迫综合征是儿科常见和潜在危害极大的疾病之一。ALI 是 ARDS 的早期阶段,重度的 ALI 即发展为 ARDS。国内最新调查显示,ARDS 患儿的病死率达 60% 以上。只有在疾病早期有效地控制 ALI 的发展进程,才能遏制 ARDS 的产生和发展,提高 ARDS 的存活率。小儿 ALI/ARDS 正成为临床危重医学的研究重点。

自 1988 年 Murray 等拓展了急性呼吸窘迫综合征(ARDS)的定义以来,便针对它的分期(急性/慢性）、基础疾病和急性肺损伤（ALI）的严重程度等三个方面问题，并提出了一个依据胸片上肺浸润的程度、PaO_2/FiO_2 值、维持 PaO_2/FiO_2 所需的 PEEP 水平和肺顺应性等四个方面来评价 Au 程度的评分系统。鉴于 ARDS 的病理特征就是 ALI，所以许多学者提出，为了认识和定义这一连续的病理生理过程，应用 ALI 一词似乎更为合适，因为它在更大范围上涵盖了这一病理过程的全部，同时又感到 ARDS 只是这一过程的最严重的结局，即 ARDS 是 ALI 的一个阶段。故所有 ARDS 患者都有 ALI，但并非所有具有 ALI 的患者都是 ARDS。尽管 ALI 与 ARDS 之间不能完全划等号，但两者都不是特别的病种。基于这一认识，欧美专家经商讨共同为 ALI 下了一个定义：①ALI 是一炎症和通透性增加综合征，其汇集临床、放射和生理的异常，不能用左心房或肺毛细血管高压来解释，但可复合存在；②脓毒综合征、多发性创伤、误吸、原发性肺炎是最多见的原因，其次还有体外循环、输血过多、脂肪栓塞和胰腺炎等；③ALI 和 ARDS 起病急骤，发病持续，其发病常与一种或多种高危因素有关，并以单纯给氧难以纠正的低氧血症和弥漫性双肺浸润为特征；④间质性肺纤维化、结节病等慢性肺疾病不在此列。ALI 这一概念总是与全身炎症反应综合征（SIRS）和 ARDS 联系在一起，认为 ALI 是 SIRS 的继发性损伤，重症 ALI 就是 ARDS。

一、病因及发病机制

引起 ALI 的病因可分为直接和继发两个方面，一个是吸入胃内容物、毒性气体和毒性液体、严重的肺部感染等，可直接造成弥漫性肺泡毛细血管膜（ACM）损伤；另一个是全身炎症反应继发性损伤 ACM。近年来特别强调炎症反应在 ALI 发病中的地位。这一地位虽已确定，但仍有许多问题尚不明了，如诸多细胞因子具有广泛的生物活性，在炎症反应中相互刺激诱生，形成复杂的调控网络。各种原因引起的炎性肺损伤都有大量细胞因子产生，如 TNF、IL-1、IL-6、IL-8、IL-10、IL-12 等，这些细胞因子引起一系列的炎症级链反应，参与肺损伤过程。

肿瘤坏死因子（TNF）是重要的启动因子，TNF 主要由单核细胞、巨噬细胞产生，它可活化中性粒细胞（PMN），使 PMN 黏附并脱颗粒及呼吸暴发，释放氧自由基，趋化并促进 Fb 分裂，刺激 IL-1、IL-6、IL-8、IL-12 及血小板活化因子（PAF）的产生。静脉或腹腔注射内毒素后可产生大量的 TNF，用 TNF 可复制出急性肺损伤模型。单核细胞、PMN 等细胞可产生 IL-1，IL-1 能趋化 PMN，刺激内皮细胞产生 PAF 并表达细胞间黏附分子-1（ICAM-1），促进 Fb 分裂。健康人外周血单核细胞受 LPS 刺激后 IL-1、IL-2 产生明显上升。TNF 还可影响再构建或脱酰基-再酰基来降低棕榈酸和卵磷脂酯的合成，降低磷脂酰胆碱的合成，从而抑制肺泡Ⅱ型细胞表面活性物质的合成。

炎症过程中黏附分子起重要作用，黏附分子大致可分为 4 类，即免疫球蛋白超家族、选择素家族、整合素家族和血管附着素家族。PMN 黏附血管壁时，首先是在血管内皮上滚动，这是由内皮细胞表面的 E-选择素、P-选择素和 PMN 表面的 L-选择素之间相互介导产生的并不强的作用，使 PMN 在内皮细胞上难以黏附；在滚动的基础上，PMN 表面的 CD11/CD18 与内皮细胞表面的 ICAM-1 相互作用，加强了 PMN 与血管内皮细胞的黏附作用。ICAM-1 又称 CD54，是免疫球蛋白超家族成员，可出现在活化的 T 细胞、巨噬细胞、血管内皮细胞、胸腺上皮细胞及成纤维细胞等细胞表面，它由 5 个同源区的单链糖蛋白构成，相对分子质量为 90～115 kD，其受体是淋巴细胞功能相关抗原-1（LFA-1），LFA-1 主要表达在淋巴细胞及 PMN。已知 ICAM-1 和 LFA-1 参与淋巴细胞间、白细胞与内皮细胞间、嗜酸性粒细胞与内皮细胞间的黏附。人类 PMN 用金黄色葡萄球菌或 TNF 刺激，经细胞荧光分析法证实，ICAM-1 表达上升。

肺部细胞能产生多种环氧化物和脂氧化物的代谢产物,参与肺损伤的病理过程。患者肺泡灌洗液(BALF)中白三烯(LTB_4)、LTC_4、LTD_4 及血中血栓素(TXB_2)和 6-Keto-$PGF_{1\alpha}$ 增加。LTs 类是强力炎症介质,可明显增加小气道的通透性,LTB_4 可致 PMN 聚集并脱颗粒,还可直接导致肺水肿。TXB_2 能促进血小板与 PMN 在微血管床中聚集,并引起血管收缩。PGI_2 可引起血管扩张,抵抗其他缩血管物质的作用。PAF 由 PMN、内皮细胞、血小板、肥大细胞等产生,是很强的趋化因子,能促进炎性细胞聚集,激活 PMN 释放氧自由基等。

内毒素可刺激内皮细胞产生过量的 NO,NO 可导致内皮细胞损伤和死亡。内毒素、TNF、IL-1 等可诱导 NOs 表达,使 NO 生成过量,导致血管过度扩张,并失去对去甲肾上腺素等缩血等物质的反应。有实验证明 NO 参与了肺损伤过程。

氧自由基亦是重要的炎症介质,PMN、单核细胞、巨噬细胞及嗜酸性粒细胞均能产生氧自由基,并参与肺损伤,它可引起脂质过氧化,形成新的氧自由基;脂质产物丙二醛与蛋白酶发生交链反应,并与毗邻的蛋白质交链,使氨基酸遭到破坏;氧自由基增加 PLA_2 的活性,催化花生四烯酸的合成和释放;激活并释放 PMN 溶酶体酶,以损伤血管内皮细胞,使肺毛细血管通透性增加。

机体存在炎症反应的同时又存在着代偿性抗炎症反应,由单核细胞等炎性细胞产生的 PGE_2 便具有抑制炎症反应的作用。PGE_2 可抑制 Th 细胞分化成 Th_1 细胞而促使其分化成 Th_2 细胞,还能抑制 IL-1、IL-2、TNF 和 IFN 的释放,并诱导单核细胞和 Th_2 细胞产生 IL-4、IL-10、IL-11、IL-13 和 GM-CSF 等抗炎介质。

NO 既参与肺损伤,又具有抗炎作用,能阻止血小板、PMN 黏附于内皮细胞,并能抑制 IL-4、IL-6、IL-8 的释放。

糖皮质激素通过受体能抑制 PMN 的黏附,抑制 TNF、IL-1 的释放及淋巴细胞的凋亡。在细胞内与胞浆受体结合成复合物,进入核内抑制 IFN、白细胞介素类和细胞黏附分子的基因转录。去甲肾上腺素对 LPs 诱导的炎症介质的释放也有抑制作用。IL-1 受体阻滞药、可溶性 TNF-α 受体、超氧化物歧化酶、α_1 蛋白酶抑制剂等的存在,可不同程度地阻断或减轻细胞因子等炎性介质的作用,使炎症反应适度,不致造成严重组织损伤。炎症过程自始至终贯穿着致炎与抗炎这一对基本矛盾。

Fehrenbach 于 1998 年报道了包括板层小体(LBs)在内的肺泡 II 型上皮细胞(AT II)的早期变化。2005 年报道了内毒素(LPS)诱导的急性肺损伤(ALI)时新生幼鼠及成年幼鼠 AT II 细胞超微结构的对比研究。肺表面活性物质系统的系列变化是 ALL/ARDS 的主要发病机制之一。地塞米松可以抑制由 Fas 抗体和 INF-γ 诱导的肺泡上皮细胞的凋亡。

急性肺损伤时以 LBs、细胞核、核仁等连续变化为主要特征的 AT II 细胞超微结构的改变是时间依赖性的。AT II 细胞在 48 小时和 72 小时破坏严重,这可能导致肺表面活性物质合成不足和肺动态平衡的不稳定造成 ALI。地塞米松可能促进 AT II 型上皮细胞的胞吐作用,增加 LBs 数量,使 LBs 重新绕核排列以便增强防御能力,保持肺的动态平衡。

合成和分泌肺表面活性物质的肺泡 II 型上皮细胞是肺泡上皮最重要的组成部分。肺泡 II 型上皮细胞的正常结构和肺表面活性物质合成与代谢的动态平衡是肺正常生理活动所必需的。

Tesfaigzi 和其同事报道在 ALI 早期由 LPS 诱导的肺泡 II 型上皮细胞的凋亡明显增强。由 LPS 所致的肺泡 II 型上皮细胞凋亡的诱导不需要 TNF-α。在 ALI 时,由 LPS 所致的肺泡 I 型上皮细胞的损伤不能靠肺泡 I 型上皮细胞自身再生,肺泡 I 型上皮细胞的恢复依赖于肺泡 II 型上皮细胞的转化。LPS 产生的对肺泡 II 型上皮细胞的损伤是 Au 发展和恢复的关键环节。

二、诊断条件的评价

AU 的诊断条件：①急性起病；②$PaO_2/FiO_2 \leqslant 40.0$ kPa(300 mmHg)；③正位 X 线胸片显示双肺有弥漫浸润影；④肺动脉楔压$\leqslant 2.4$ kPa(18 mmHg)或无左心房压力增高的临床证据。该标准主要特点是 ALI 包括过去 ARDS 早期至终末期全部动态连续过程，并未将机械通气和 PEEP 水平纳入诊断标准，这样有利于早期诊断。参考上述标准，诊断肺炎合并 ALI 应有以下条件：①急性肺炎；②病情迅速恶化，或一度好转后又明显加重；③正位 X 线胸片显示，在肺炎的基础上，双肺出现弥漫浸润阴影；④$PaO_2/FiO_2 \leqslant 40.0$ kPa(300 mmHg)；⑤排除左心衰竭。若将上述标准中的 PaO_2/FiO_2 测值改为 26.7 kPa(200 mmHg)，就成为 ARDS 的诊断条件。

诊断条件十分明确，但在实际运用过程中却有许多困惑，如急性起病是指几小时还是指几天；反映肺气体交换功能的 PaO_2/FiO_2 不具有特异性；严重肺炎可因肺微血管通透性增加而造成双肺浸润影，但未必都是 ALI；ARDS 病例中有一部分患者可伴有心功能异常，并使肺动脉楔压>2.4 kPa(18 mmHg)，因而使 ALI 或 ARDS 被排除而出现假阴性。上述情况提示，符合上述标准未必一定是 ALI，可见"标准"带有一定局限性或机械性，应用"标准"最重要的还是要结合临床进行综合分析。肺组织病理检查有助于确诊，因系创伤性检查而不常用于临床。各种反映血管内皮损伤的标志物，包括内皮素、循环内皮细胞、Ⅷ因子相关抗原和血管紧张素转化酶等，在 ALI 时血中水平明显增高，可预测 ALI 或 ARDS 的发生，但又不具有特异性。测定肺血管外水分含量的各种方法，对 ALI 早期诊断无意义。放射性核素标记流动体外检测技术，测量 ACM 通透性超过正常值 5 倍，虽有助于 ALI 的早期诊断，但尚不能普及。

三、治疗

地塞米松治疗：实验发现地塞米松能够抑制由 Fas 抗体和 IFN-γ 诱导的肺上皮的凋亡。地塞米松除能够抑制炎症介质和细胞因子相互作用外，还能够抑制抗原和抗体的结合，干扰 LPS 引发的杀菌素的激活。地塞米松同时也能够稳定细胞膜和溶酶体膜，致使上皮组织被保护。一份研究提示，肺泡Ⅱ型上皮细胞的"胞吐"现象证明在应用地塞米松 24 小时肺表面活性物质的合成和分泌被激活并被加速。线粒体为肺表面活性物质的合成与分泌，以及板层小体的排列提供了大量能量，以至于线粒体在 48 小时受到严重损害。线粒体的过度代偿导致线粒体的肿胀和嵴断裂。由线粒体提供能量使板层小体像指环一样围绕核排列。这些表明地塞米松的作用减少了肺损伤程度，并促进肺泡上皮从损伤向恢复方向发展和肺功能的恢复。肺泡Ⅱ型上皮细胞是肺上皮的干细胞，其为肺上皮从损伤向恢复和重建提供了可能性。在地塞米松治疗组临床表现与肺泡Ⅱ型上皮细胞的改善相一致。

按 ARDS 的原则治疗：器官系统的功能障碍是 SIRS 的常见并发症，其中包括 ALI、休克、肾衰竭和多系统器官功能衰竭(MSOF)等。据认为，约有 25% 的 SIRS 患者发生 ARDS。近年来提出，应从 SIRS→器官功能障碍→多器官功能衰竭，这一动态过程去考虑 ALI 和 ARDS，认为肺是这一连串病理过程中最容易受损害的首位靶器官，MSOF 则是这一过程的严重结局。因此，维护和支持肺及肺外器官功能至关重要。治疗 ALI 与处理 ARDS 的原则基本相同，强调积极处理原发病、机械通气、纠正缺氧，包括液体通气、注意液体管理、防治感染等综合性措施。值得提出的是，近年来有一些新的见解，如机械通气主张应用较小潮气量(5～9 mL/kg)、气道压力限制在 2.9 kPa(30 cmH₂O)以下，以避免大潮气量、高气道压 2.9～3.9 kPa(30～40 cmH₂O)引起的肺泡过度膨胀,进而加重 ALI。亦不主张吸入高浓度氧,因为氧中毒时肺脏首先受累。更不主张作血液透析,因为当白细胞通过透析膜时被激活,并扣押于肺毛细血管内,释放炎性介质,损伤 ACM。近年来主张应用持续静脉-静脉血液过滤法,可清除血液中的炎性介质,减轻炎症反应,改善预后。

(吴园园)

第十节 肺　炎

肺炎为小儿时期的常见病。引起肺炎的病因是细菌和病毒感染,病毒以呼吸道合胞病毒、腺病毒、流感病毒、副流感病毒为常见,细菌以肺炎链球菌、金黄色葡萄球菌、溶血链球菌、B 型流感杆菌为常见。此外,霉菌、肺炎支原体、原虫、误吸异物及机体变态反应也是引起肺炎的病因。

目前临床上尚无统一的肺炎分类方法,按病理分类可分为大叶性肺炎、支气管肺炎、间质性肺炎;按病原分类分为细菌性、病毒性、霉菌性、肺炎支原体性肺炎等。实际应用中若病原确定,即按确诊的病原分类,不能确定病原时按病理形态分类。对上述两种分类方法诊断的肺炎还可按病程分类,病程在 1～3 个月为迁延性肺炎,3 个月以上为慢性肺炎。

不同病因引起的肺炎,其临床表现的共同点为发热、咳嗽、呼吸急促或呼吸困难、肺部啰音,而其病程、病理特点、病变部位及体征、X 射线检查表现各有特点,现分述如下。

一、支气管肺炎

支气管肺炎是婴幼儿期最常见的肺炎,全年均可发病,以冬春寒冷季节多发,华南地区夏季发病为数亦不少。先天性心脏病、营养不良、佝偻病患儿及居住条件差、缺少户外活动或空气污染较严重地区的小儿均较易发生支气管肺炎。

(一)病因
支气管肺炎的病原微生物为细菌和病毒。细菌感染中大部分为肺炎链球菌感染,其他如金黄色葡萄球菌、溶血性链球菌、流感嗜血杆菌、大肠埃希杆菌、绿脓杆菌亦可致病,但杆菌类较为少见;病毒感染主要为腺病毒、呼吸道合胞病毒、流感病毒、副流感病毒的感染。此外,亦可继发于麻疹、百日咳等急性传染病。

(二)病理
支气管肺炎的病理改变因病原微生物不同可表现为两种类型。

1.细菌性肺炎

细菌性肺炎以肺泡炎症为主要表现。肺泡毛细血管充血,肺泡壁水肿,炎性渗出物中含有中性粒细胞、红细胞、细菌。病变侵袭邻近的肺泡呈小点片状灶性炎症,故又称为小叶性肺炎,此时间质病变往往不明显。

2.病毒性肺炎

病毒性肺炎以支气管壁、细支气管壁及肺泡间隔的炎症和水肿为主,局部可见单核细胞浸润。细支气管上皮细胞坏死,管腔被黏液和脱落的细胞、纤维渗出物堵塞,形成病变部位的肺泡气肿或不张。

上述两类病变可同时存在,见于细菌和病毒混合感染的肺炎。

(三)病理生理

由于病原体产生的毒素为机体所吸收,因而存在全身性毒血症。

(1)肺泡间质炎症使通气和换气功能均受到影响,导致缺氧和二氧化碳潴留。若肺部炎症广泛,机体的代偿功能不能缓解缺氧和二氧化碳潴留,则病情加重,血氧分压及氧饱和度下降,二氧化碳潴留加剧,出现呼吸功能衰竭。

(2)心肌对缺氧敏感,缺氧及病原体毒素两者作用可导致心肌劳损及中毒性心肌炎,使心肌收缩力减弱,又因缺氧、二氧化碳潴留引起肺小动脉收缩、右心排出阻力增加,可导致心力衰竭。

(3)中枢神经系统对缺氧十分敏感,缺氧和二氧化碳潴留致脑血管扩张、血管通透性增高,脑组织水肿、颅内压增高,表现有神态改变和精神症状,重症者可出现中枢性呼吸衰竭。

(4)缺氧可使胃肠道血管通透性增加,病原体毒素又可影响胃肠道功能,出现消化道症状,重症者可有消化道出血。

(5)肺炎早期由于缺氧,反射性地增加通气,可出现呼吸性碱中毒。机体有氧代谢障碍,酸性代谢产物堆积,加之高热,摄入水分和食物不足,均可导致代谢性酸中毒。二氧化碳潴留、血中H^+浓度不断增加,pH降低,产生呼吸性酸中毒。在酸中毒纠正时二氧化碳潴留改善,pH上升,钾离子进入细胞内,血清钾下降,可出现低钾血症。

(四)临床表现

肺炎为全身性疾病,各系统均有症状。病情轻重不一,病初均有急性上呼吸道感染症状。

主要表现为发热、咳嗽、气急。发热多数为不规则型,热程短者数天,长者可持续1~2周;咳嗽频繁,婴幼儿常咳不出痰液,每在吃乳时呛咳,易引起乳汁误吸而加重病情;气急、呼吸频率增加至每分钟40~60次以上,鼻翼翕动、呻吟并有三凹征,口唇、鼻唇周围及指、趾端发绀,新生儿常口吐泡沫。肺部听诊早期仅为呼吸音粗糙,继而可闻及中、细湿啰音,哭闹时及吸气末期较为明显。病灶融合、肺实变时出现管状呼吸音。若一侧呼吸音降低伴有叩诊浊音时应考虑胸腔积液。体弱婴儿及新生儿的临床表现不典型,可无发热、咳嗽,早期肺部体征亦不明显,但常有呛乳及呼吸频率增快,鼻唇区轻度发绀。重症患儿可表现呼吸浅速,继而呼吸节律不齐,潮式呼吸或叹息样、抽泣样呼吸,呼吸暂停,发绀加剧等呼吸衰竭的症状。

1.循环系统

轻症出现心率增快,重症者心率增快可达140~160次/分,心音低钝,面色苍白且发灰,呼吸困难和发绀加剧。若患儿明显烦躁不安,肝脏短期内进行性增大,上述症状不能以体温升高或肺部病变进展解释,应考虑心功能不全。此外,重症肺炎尚有中毒性心肌炎、心肌损害的表现,或由于微循环障碍引起弥散性血管内凝血(DIC)的症状。

2.中枢神经系统

轻者可表现烦躁不安或精神萎靡,重者由于存在脑水肿及中毒性脑病,可发生痉挛、嗜睡、昏迷,重度缺氧和二氧化碳潴留可导致眼球结膜及视神经盘水肿、呼吸不规则、呼吸暂停等中枢性呼吸衰竭的表现。

3.消化系统

轻者胃纳减退、轻微呕吐和腹泻,重症者出现中毒性肠麻痹、腹胀,听诊肠鸣音消失,伴有消化道出血症状(呕吐咖啡样物并有黑便)。

(五)辅助检查

血白细胞总数及中性粒细胞百分比增高提示细菌性肺炎,病毒性肺炎时白细胞计数大多正常。

1.病原学检查

疑为细菌性肺炎,早期可做血培养,同时吸取鼻咽腔分泌物做细菌培养,若有胸腔积液可做穿刺液培养,这有助于细菌病原体的确定。疑病毒性肺炎可取鼻咽腔洗液做免疫荧光检查、免疫酶检测、病毒分离或双份血清抗体测定以确定病原体。

2.血气分析

对气急显著伴有轻度中毒症状的病儿,均应做血气分析。病程中还需进行监测,有助于及时给予适当处理,并及早发现呼吸衰竭的病儿。肺炎患儿常见的变化为低氧血症、呼吸性酸中毒或混合性酸中毒。

3.X线检查

X线检查多见于双肺内带及心膈角区、脊柱两旁小斑片状密度增深影,其边缘模糊,中间密度较深,病灶互相融合成片,其中可见透亮、规则的支气管充气影,伴有广泛或局限性肺气肿。间质改变则表现两肺各叶纤细条状密度增深影,行径僵直,线条可互相交错或呈两条平行而中间透亮影称为双轨征;肺门区可见厚壁透亮的环状影为袖口征,并有间质气肿,在病变区内可见分布不均的小圆形薄壁透亮区。

(六)诊断与鉴别诊断

根据临床表现有发热、咳嗽、气急,体格检查肺部闻及中、细水泡音即可做出诊断,还可根据病程、热程、全身症状及有无心功能不全、呼吸衰竭、神经系统的症状来判别病情轻重,结合X线摄片结果及辅助检查资料初步做出病因诊断。免疫荧光抗体快速诊断法可及时做出腺病毒、呼吸道合胞病毒等病原学诊断。

支气管肺炎应与肺结核及支气管异物相鉴别。肺结核及肺炎临床表现有相似之处,均有发热、咳嗽,粟粒性肺结核患者尚有气促、轻微发绀,但一般起病不如肺炎急,且肺部啰音不明显,X线摄片有结核的特征性表现,结核菌素试验及结核接触史亦有助于鉴别。气道异物患儿有呛咳史,有继发感染或病程迁延时亦可有发热及气促,X线摄片在异物堵塞部位出现肺不张及肺气肿,若有不透光异物影则可明确诊断。此外,尚需与较少见的肺含铁血黄素沉着症等相鉴别。

(七)并发症

以脓胸、脓气胸、心包炎及败血症(包括葡萄球菌脑膜炎、肝脓疡)为多见,常由金黄色葡萄球菌引起,肺炎链球菌、大肠埃希杆菌亦可引起化脓性并发症。患儿体温持续不降,呼吸急促且伴中毒症状,应摄胸片及作其他相应检查以了解并发症存在情况。

(八)治疗

1.护理

病儿应置于温暖舒适的环境中,室温保持在 20 ℃左右,湿度以 60% 为佳,并保持室内空气流通。做好呼吸道护理,清除鼻腔分泌物、吸出痰液,每天 2 次做超声雾化使痰液稀释便于吸出,以防气道堵塞影响通气。配置营养适当的饮食并补充足够的维生素和液体,经常给患儿翻身、拍背、变换体位或抱起活动以利分泌物排出及炎症吸收。

2.抗生素治疗

根据临床诊断考虑引起肺炎的可能病原体,选择敏感的抗菌药物进行治疗。抗生素主要用于细菌性肺炎或疑为病毒性肺炎但难以排除细菌感染者。根据病情轻重和病儿的年龄决定给药途径,对病情较轻的肺炎链球菌性肺炎和溶血性链球菌性肺炎、病原体未明的肺炎可选用青霉素肌内注射,对年龄小而病情较重的婴幼儿应选用两种抗生素静脉用药。疑为金黄色葡萄球菌感染的患儿选用青霉素 P$_{12}$、头孢菌素、红霉素,革兰阴性杆菌感染选用第三代头孢菌素或庆大霉素、阿米卡星、氨苄西林,绿脓杆菌肺炎选用羧苄西林、阿米卡星或头孢类抗生素,支原体肺炎选用大环内酯类抗生素。一般宜在热降、症状好转、肺炎体征基本消失或 X 线摄片、胸透病变明显好转后 2～7 天才能停药。病毒性肺炎应用抗生素治疗无效,但合并或继发细菌感染需应用抗生素治疗。

3.对症处理

(1)氧疗:无明显气促和发绀的轻症患儿可不予氧疗,但需保持安静。烦躁不安、气促明显伴有口唇发绀的患儿应给予氧气吸入,经鼻导管或面罩、头罩给氧,一般氧浓度不宜超过 40%,氧流量 1～2 L/min。

(2)心力衰竭的治疗:对重症肺炎出现心力衰竭时,除即给吸氧、镇静剂及适当应用利尿剂外,应给快速洋地黄制剂,可选用:①地高辛口服饱和量＜2 岁为 0.04～0.05 mg/kg,＞2 岁为 0.03～0.04 mg/kg,新生儿、早产儿为 0.02～0.03 mg/kg;静脉注射量为口服量的 2/3～3/4。首次用饱和量的 1/3～1/2 量,余量分 2～3 次给予,每 4～8 小时 1 次。对先天性心脏病及心力衰竭严重者,在末次给药后 12 小时可使用维持量,为饱和量的 1/5～1/4,分 2 次用,每 12 小时 1 次。应用洋地黄制剂时应慎用钙剂。②毛花苷 C(西地兰),剂量为每次 0.01～0.015 mg/kg,加入 10%葡萄糖液 5～10 mL 中静脉推注,必要时间隔 2～3 小时可重复使用,一般用 1～2 次后改用地高辛静脉饱和量法,24 小时饱和。此外,亦可选用毒毛花苷 K,饱和量 0.007～0.010 mg/kg,加入 10%葡萄糖 10～20 mL 中缓慢静脉注射。

(3)降温与镇静:对高热患儿应用物理降温,头部冷敷,冰袋或乙醇擦浴。对乙酰氨基酚 10～15 mg/kg 或布洛芬 5～10 mg/kg 口服,亦可用安乃近 5～10 mg/kg 肌内注射或口服,烦躁不安者应用镇静剂,氯丙嗪(冬眠灵)和异丙嗪(非那根)各 0.5～1.0 mg/kg,或用苯巴比妥(鲁米那)5 mg/kg,肌内注射,亦可用地西泮(安定)每次 0.2～0.3 mg/kg(呼吸衰竭者应慎用)。

(4)祛痰平喘:婴幼儿咳嗽及排痰能力较差,除及时清除鼻腔分泌物及吸出痰液外,可用祛痰剂稀释痰液,用沐舒坦口服或乙酰半胱氨酸雾化吸入,亦可选用中药。对咳嗽伴气喘者应用氨茶碱、复方氯喘、爱纳灵等解除支气管痉挛。

(5)对因低钾血症引起腹胀患儿应纠正低钾,必要时可应用胃肠减压。

4.肾上腺皮质激素的应用

一般肺炎不需应用肾上腺皮质激素,尤其疑为金黄色葡萄球菌感染时不应使用,以防止感染播散。重症肺炎、有明显中毒症状或喘憋较甚者,可短期使用,选用地塞米松或氢化可的松,疗程不超过 5 天。

5.维持液体和电解质平衡

肺炎病儿应适当补液,按每天 60～80 mL/kg 计算,发热、气促或入液量少的患儿应适当增加入液量,采用生理维持液(1∶4)均匀静脉滴注,适当限制钠盐。肺炎伴腹泻有重度脱水者应按纠正脱水计算量的 3/4 补液,速度宜稍慢。对电解质失衡的患儿亦应适当补充。

6.脑水肿的治疗

纠正缺氧,使用脱水剂减轻脑水肿,减低颅压。可采用 20%甘露醇每次 1.0～1.5 g/kg,每

4～6 小时静脉注射,或短程使用地塞米松每天 5～10 mg,一般疗程不超过 3 天。

7.支持治疗

对重症肺炎、营养不良、体弱患儿应用少量血或血浆做支持疗法。

8.物理疗法

病程迁延不愈者使用理疗,帮助炎症吸收。局部使用微波、超短波或红外线照射,每天 1 次,7～10 天为 1 个疗程,或根据肺部炎症部位不同采用不同的体位拍击背部亦有利于痰液引流和分泌物排出。

9.并发症的治疗

并发脓胸及脓气胸时应给予适当抗生素,供给足够的营养,加强支持治疗,胸腔穿刺排脓,脓液多或稠厚时应作闭合引流。并发气胸时应做闭合引流,发生高压气胸情况紧急时可在第二肋间乳线处直接用空针抽出气体以免危及生命。

(九)预后

轻症肺炎经治疗都能较快痊愈。重症肺炎处理及时,大部分患儿可获痊愈。体弱、营养不良、先天性心脏病、麻疹、百日咳等急性传染病合并肺炎或腺病毒及葡萄球菌肺炎者病情往往危重。肺炎病死者大部分为重症肺炎。

(十)预防

首先应加强护理和体格锻炼,增强小儿的体质,防止呼吸道感染,按时进行计划免疫接种,预防呼吸道传染病,均可减少肺炎的发病。

二、腺病毒肺炎

腺病毒肺炎是小儿发病率较高的病毒性肺炎之一,其特点为重症患者多,病程长,部分患儿可留有后遗症。腺病毒上呼吸道感染及肺炎可在集体儿童机构中流行,出生 6 个月～2 岁易发本病,我国北方发病率高于南方,病情亦较南方为重。

(一)病因

病原体为腺病毒,我国流行的腺病毒肺炎多数由 3 型及 7 型引起,但 11、5、9、10、21 型亦有报道。临床上 7 型重于 3 型。

(二)病理

腺病毒肺炎病变广泛,表现为灶性或融合性、坏死性肺浸润和支气管炎,两肺均可有大片实变坏死,以两下叶为主,实变以外的肺组织可有明显气肿。支气管、毛细支气管及肺泡有单核细胞及淋巴细胞浸润,上皮细胞损伤,管壁有坏死、出血,肺泡上皮细胞显著增生,细胞核内有包涵体。

(三)临床表现

潜伏期为 3～8 天,起病急骤,体温在 1～2 天内升高至 39 ℃,呈稽留不规则高热,轻症者7～10 天退热,重者持续 2～3 周。咳嗽频繁,多为干咳;同时出现不同程度的呼吸困难及阵发性喘憋。疾病早期即可呈现面色灰白、精神萎靡、嗜睡,伴有纳呆、恶心、呕吐、腹泻等症状,疾病到第 1～2 周可并发心力衰竭,重症者晚期可出现昏迷及惊厥。

肺部体征常在高热 4～7 天后才出现,病变部位出现湿啰音,有肺实变者出现呼吸音减低,叩诊呈浊音,明显实变期闻及管状呼吸音。肺部体征一般在病程第 3～4 周渐渐减少或消失,重症者至第 4～6 周才消失,少数病例可有胸膜炎表现,出现胸膜摩擦音。

部分病儿皮肤出现淡红色斑丘疹,肝、脾肿大,DIC 时表现皮肤、黏膜、消化道出血症状。

(四)辅助检查

早期胸部 X 线摄片无变化,一般在 2～6 天出现,轻者为肺纹理增粗或斑片状炎症影,重症可见大片状融合影,累及节段或整个肺叶,以两下肺为多见,轻者 3～6 周,重者 4～12 周病变才逐渐消失。部分病儿可留有支气管扩张、肺不张、肺气肿、肺纤维化等后遗症。

周围血象在病变初期白细胞总数大多减少或正常,以淋巴细胞为主,后期有继发感染时白细胞及中性粒细胞可增多。

(五)诊断

主要根据典型的临床表现、抗生素治疗无效、肺部 X 线摄片显示典型病变来诊断。病原学确诊要依据鼻咽洗液病毒检测、双份血清抗体测定,目前采用免疫荧光法及免疫酶技术作快速诊断有助于及时确诊。

(六)治疗

对腺病毒肺炎尚无特效治疗方法,以综合治疗为主。对症治疗、支持疗法有镇静、退热、吸氧、雾化吸入,纠正心力衰竭,维持水、电解质平衡。若发生呼吸衰竭应及早进行气管插管,并使用人工呼吸机。有继发感染时应适当使用抗生素,早期患者可使用利巴韦林。

腺病毒肺炎病死率为 5%～15%,部分患者易遗留迁延性肺炎、肺不张、支气管扩张等后遗症。

三、金黄色葡萄球菌肺炎

金黄色葡萄球菌肺炎是儿科临床常见的细菌性肺炎之一,病情重,易发生并发症。由于耐药菌株的出现,治疗亦较为困难。全年均可发病,以冬春季为多。近年来发病率有下降。

(一)病因与发病机制

病原菌为金黄色葡萄球菌,具有很强的毒力,能产生溶血毒素、血浆凝固酶、去氧核糖核酸分解酶、杀白细胞素。病原菌由人体体表或黏膜进入体内,由于上述毒素和酶的作用,使其不易被杀灭,并随血液循环播散至全身,肺脏极易被累及。尚可有其他迁徙病灶,亦可由呼吸道感染后直接累及肺脏导致肺部炎症。

(二)病理

金黄色葡萄球菌肺炎好发于胸膜下组织,以广泛的出血坏死及多个脓肿形成特点。细支气管及其周围肺泡发生的坏死使气道内气体进入坏死区周围肺间质和肺泡,由于脓性分泌物充塞细支气管,成为活瓣样堵塞,使张力渐增加而形成肺大泡(肺气囊肿)。邻近胸膜的脓肿破裂出现脓胸、气胸或脓气胸。

(三)临床表现

本病多见于婴幼儿,病初有急性上呼吸道感染的症状,或有皮肤化脓性感染。数天后突然高热,呈弛张型,新生儿或体弱婴儿可低热或无热。病情发展迅速,有较明显的中毒症状,面色苍白,烦躁不安或嗜睡,呼吸急促,咳嗽频繁伴气喘,伴有消化道症状如纳呆、腹泻、腹胀,重者可发生惊厥或休克。

患儿发绀、心率增快。肺部体征出现较早,早期有呼吸音减低或散在湿啰音,并发脓胸、脓气胸时表现呼吸音减低,叩诊浊音,语颤减弱。伴有全身感染时因播散的部位不同而出现相应的体征。部分患者皮肤有红色斑丘疹或猩红热样皮疹。

(四)辅助检查

实验室检查白细胞总数及中性粒细胞均增高,部分婴幼儿白细胞总数可偏低,但中性粒细胞百分比仍高。痰液、气管吸出物及脓液细菌培养获得阳性结果,有助于诊断。

X线摄片早期仅为肺纹理增多,一侧或两侧出现大小不等、斑片状密度增深影,边缘模糊。随着病情进展可迅速出现肺大泡、肺脓肿、胸腔积脓、气胸、脓气胸。重者可有纵隔积气、皮下积气、支气管胸膜瘘。病变持续时间较支气管肺炎为长。

(五)诊断与鉴别诊断

根据病史起病急骤、有中毒症状及肺部X线检查显示,一般均可做出诊断,脓液培养阳性可确诊病原菌。临床上需与肺炎链球菌、溶血性链球菌及其他革兰阴性杆菌引起的肺部化脓性病变相鉴别,主要依据病情和病程及病原菌培养阳性结果。

(六)治疗

金黄色葡萄球菌肺炎一般的治疗原则与支气管肺炎相同,但由于病情均较重,耐药菌株增多,应选用适当的抗生素积极控制感染并辅以支持疗法。及早、足量使用敏感的抗生素,采用静脉滴注以维持适当的血浓度,选用青霉素 P_{12} 或头孢菌素如头孢唑啉加用氨基糖苷类药物,用药后应观察 3~5 天,无效再改用其他药物。对耐甲氧西林或耐其他药物的菌株(MRSA)宜选用万古霉素。经治疗症状改善者,需在热降、胸片显示病变吸收后再巩固治疗 1~2 周才能停药。

并发脓胸需进行胸腔闭合引流,并发气胸当积气量少者可严密观察,积气量多或发生高压气胸应即进行穿刺排出气体或闭合引流。肺大泡常随病情好转而吸收,一般不需外科治疗。

(七)预后

由于近年来新的抗生素在临床应用,病死率已有所下降,但仍是儿科严重的疾病,体弱儿及新生儿预后较差。

四、衣原体肺炎

衣原体是一类专一细胞内寄生的微生物,能在细胞中繁殖,有独特的发育周期及独特的酶系统,是迄今为止最小的细菌,包括沙眼衣原体、鹦鹉热衣原体、肺炎衣原体和猪衣原体四个种。其中,肺炎衣原体和沙眼衣原体是主要的人类致病源。鹦鹉热衣原体偶可从动物传给人,而猪衣原体仅能使动物致病。衣原体肺炎主要是指由沙眼衣原体和肺炎衣原体引起的肺炎,目前也有鹦鹉热衣原体引起肺炎的报道,但较为少见。

衣原体都能通过细菌滤器,均含有 DNA、RNA 两种核酸,具有细胞壁,含有核糖体,有独特的酶系统,许多抗生素能抑制其繁殖。衣原体的细胞壁结构与其他的革兰阴性杆菌相同,有内膜和外膜,但都缺乏肽聚糖或胞壁酸。衣原体种都有共同抗原成分脂多糖(LPS)和独特的发育周期,包括具有感染性、细胞外无代谢活性的原体和无感染性、细胞内有代谢活性的网状体。具有感染性的原体可通过静电吸引特异性的受体蛋白黏附于宿主易感细胞表面,被宿主细胞通过吞噬作用摄入胞质。宿主细胞膜通过空泡将 EB 包裹,接受环境信号转化为 RB。EB 经摄入 9~12 小时后,即分化为 RB,后者进行二分裂,形成特征性的包涵体,约 36 小时后,RB 又分化为 EB,整个生活周期为 48~72 小时。释放过程可通过细胞溶解或细胞排粒作用或挤出整个包涵体而离开完整的细胞。RB 在营养不足、抗生素抑制等不良条件下并不转化为 EB,从而不易感染细胞,这可能与衣原体感染不易清除有关。这一过程在不同衣原体种间存在着差异,是衣原体长期感染及亚临床感染的生物学基础。

衣原体在人类致病是与免疫相关的病理过程。人类感染衣原体后,诱发机体产生细胞和体液免疫应答,但这些免疫应答的保护作用不强,因此常造成持续感染、隐性感染及反复感染。衣原体在人类致病是与迟发型超敏反应相关的病理过程。有关衣原体感染所造成的免疫病理损伤,现认为至少存在两种情况:①衣原体繁殖的同时合并反复感染,对免疫应答持续刺激,最终表现为迟发型超敏反应(DTH);②衣原体进入一种特殊的持续体(PB),PB形态变大,其内病原体的应激反应基因表达增加,产生应激反应蛋白,而应激蛋白可参与迟发型超敏反应,且在这些病原体中可持续检测到多种基因组。当应激条件去除,PB可转换为正常的生长周期,如EB。现发现宿主细胞感染愈合后,可像正常未感染细胞一样,当给予适当的环境条件,EB可再度生长。有关这一衣原体感染的隐匿过程,尚待阐明。

(一)沙眼衣原体肺炎

沙眼衣原体用免疫荧光法可分为12个血清型,即A～K加B$_6$型,A、B、B$_6$、C型称眼型,主要引起沙眼,D～K型称眼-泌尿生殖型,可引起成人及新生儿包涵体结膜炎(副沙眼)、男性及女性生殖器官炎症、非细菌性膀胱炎、胃肠炎、心肌炎及新生儿肺炎、中耳炎、鼻咽炎和女婴阴道炎。

1.发病机制

所有沙眼衣原体感染均可趋向于持续性、慢性和不显性的形式。CT主要是人类沙眼和生殖系统感染的病原,偶可引起新生儿、小婴儿和成人免疫抑制者的肺部感染。分娩时胎儿通过CT感染的宫颈可出现新生儿包涵体性结膜炎和新生儿肺炎。CT主要经直接接触感染,使易感的无纤毛立方柱状或移行的上皮细胞(如结膜、后鼻咽部、尿道、子宫内膜和直肠黏膜)发生感染。常引起上皮细胞的淋巴细胞浸润性急性炎症反应。一次感染不能产生防止再感染的免疫力。

2.临床表现

活动性CT感染妇女分娩的婴儿有10%～20%出现肺炎。出生时CT可直接感染鼻咽部,以后下行至肺引起肺炎,也可由感染结膜的CT经鼻泪管下行到鼻咽部,再到下呼吸道。大多数CT感染表现为轻度上呼吸道症状,而症状类似流行性感冒,而肺炎症状相对较轻,某些患者表现为急性起病伴一过性的肺炎症状和体征,但大多数起病缓慢。上呼吸道症状可自行消退,咳嗽伴下呼吸道症状感染体征可在首发症状后数天或数周出现,使本病有一个双病程的表现。CT肺炎有非常特征性的表现,常见于6个月以内的婴儿,往往发生在1～3个月龄,通常在生后2～4周发病。但目前已经发现有生后2周即发病者。本病常起病隐匿,大多数无发热,起始症状通常是鼻炎,伴鼻腔黏液分泌物和鼻塞。随后发展为断续的咳嗽,也可表现为持续性咳嗽、呼吸急促,听诊可闻及湿啰音,喘息较少见。一些CT肺炎病例主要表现为呼吸增快和阵发性单声咳嗽。有时呼吸增快为唯一线索,约半数患儿可有急性包涵体结膜炎,可同时有中耳炎、心肌炎和胸腔积液。

与成熟儿比较,极低出生体重儿的CT肺炎更严重,甚至是致死性的,需要长期辅以机械通气,易产生慢性肺部疾病,从免疫力低下的CT下呼吸道感染患者体内,可在感染后相当一段时间仍能分离到CT,现发现毛细支气管炎患者CT感染比例较多,CT是启动抑或加重了毛细支气管炎症状尚待研究。已发现新生儿CT感染后,在学龄期发展为哮喘。对婴幼儿CT感染7～8年再进行肺功能测试,发现大多数表现为阻塞性肺功能异常。CT与慢性肺部疾病间的关系有待阐明。

3.实验室检查

CT肺炎患儿外周血的白细胞总数正常或升高,嗜酸性粒细胞计数增多,超过$400/\mu L$。

CT 感染的诊断为从结膜或鼻咽部等病损部位取材涂片或刮片(取材要带柱状上皮细胞,而不是分泌物)发现 CT 或通过血清学检查确诊。新生儿沙眼衣原体肺炎可同时取眼结膜刮屑物培养和/或涂片直接荧光法检测沙眼衣原体。经吉姆萨染色能确定患者有否特殊的胞质内包涵体,其阳性率分别为:婴儿中可高达 90%,成人包涵体结膜炎为 50%,但在活动性沙眼患者中仅有 10%～30%。对轻症患者做细胞检查无帮助。

早在 20 世纪 60 年代已经开展了 CT 的组织细胞培养,采用组织培养进行病原分离是衣原体感染诊断的金标准。一般都是将传代细胞悬液接种在底部放有玻片的培养瓶中,待细胞长成单层后,将待分离的标本种入。经在 CO_2 温箱中孵育并进行适当干预后再用异硫氰酸荧光素标记的 CT 特异性单克隆抗体进行鉴定。常用来观察细胞内形成特异的包涵体及其数目、CT 感染细胞占细胞总数的百分率或折算成使 50% 的组织细胞出现感染病变的 CT 量(TCID50)等指标。研究发现,因为取材木杆中的可溶性物质可能对细胞培养有毒性作用。用以取样的拭子应该是塑料或金属杆,如果在 24 小时内不可能将标本接种在细胞上,应保存在 4 ℃或置－70 ℃储存待用。用有抗生素的培养基作为衣原体转运培养基能最大限度地提高衣原体的阳性率和减少其他细菌过度生长。培养 CT 最常用的细胞为用亚胺环己酮处理的 McCoy 或 Hela 细胞。离心法能促进衣原体吸附到细胞上。培养 72 小时后用 CT 种特异性免疫荧光单克隆抗体和姬姆萨或碘染色可查到胞浆内包涵体。

血清抗体水平的测定是目前应用最广泛的诊断衣原体感染的依据。

(1)衣原体微量免疫荧光法:衣原体最敏感的血清学检测方法,最常作为回顾性诊断。该试验先用鸡胚或组织细胞培养衣原体,并进一步纯化抗原,将浓缩的抗原悬液加在一块载玻片上,按特定模式用抗原进行微量滴样。将患者的血清进行系列倍比稀释后加在抗原上,然后用间接免疫荧光方法测定每一种衣原体的特异抗原抗体反应。通用的诊断标准:①急性期和恢复期的两次血清抗体滴度相差 4 倍,或单次血清标本的 IgM 抗体滴度≥1：16 和/或单次血清标本的 IgG 抗体滴度＞1：512 为急性衣原体感染。②IgM 滴度＞1：16 且 1：16＜IgG＜1：512 为既往有衣原体感染。③单次或双次血清抗体滴度＜1：16 为从未感染过衣原体。

(2)补体结合试验:可检测患者血清中的衣原体补体结合抗体,恢复期血清抗体效价较急性期增高4倍以上有确诊意义。

(3)酶联免疫吸附法(ELISA):可用于血清中 CT 抗体的检测,由于衣原体种间有交叉反应,不主张单独应用该方法检测血清标本。

微量免疫荧光法检查衣原体类抗体是目前国际上标准的且最常用的衣原体血清学诊断方法,由于可检测出患儿血清中存在的高水平的非母体 IgM 抗体,尤其适用于新生儿和婴儿沙眼衣原体肺炎的诊断。由于不同的衣原体种间可能存在着血清学交叉反应,血清标本应同时检测三种衣原体的抗体并比较抗体滴度,以滴度最高的作为感染的衣原体种,但是不能广泛采用这种检查法。新生儿肺炎患者 IgM 增高,而结膜炎患儿则无 IgM 抗体增高。

分子生物学方法正成为诊断 CT 感染的主要技术手段之一,采用荧光定量聚合酶链反应技术和巢式聚合酶链反应技术是诊断 CT 感染的新途径,可早期快速、特异地检测出标本中的 CT 核酸。

4.影像学表现

胸片和肺 CT 表现为肺气肿伴间质或肺泡浸润影,多为间质浸润和肺过度充气,也可见支气管肺炎或网状、结节样阴影,偶见肺不张(图 4-1)。

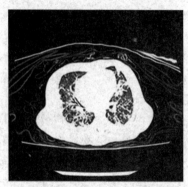

图 4-1　双肺广泛间、实质浸润

5.诊断

根据患儿的年龄、相对特异的临床症状及 X 线非特异性征象,并有赖于从结膜或鼻咽部等分离到 CT 或通过血清学检查等实验室手段确定诊断。

6.鉴别诊断

(1)RSV 肺炎:多见于婴幼儿,大多数病例伴有中高热,持续 4～10 天,初期咳嗽、鼻塞,常出现气促、呼吸困难和喘憋,肺部听诊多有细小或粗、中啰音。少数重症病例可并发心力衰竭。胸片多数有小点片状阴影,可有不同程度的肺气肿。

(2)粟粒性肺结核:多见于婴幼儿初染后 6 个月内,特别是 3 个月内,起病可急可缓,缓者只有低热和结核中毒症状,多数急性起病,症状以高热和严重中毒症状为主,常无明显的呼吸道症状,肺部缺乏阳性体征,但 X 线检查变化明显,可见在浓密的网状阴影上密度均匀一致的粟粒结节,婴幼儿病灶周围反应显著及易于融合,点状阴影边缘模糊,大小不一而呈雪花状,病变急剧进展可形成空洞。

(3)白色念珠菌肺炎:多发生在早产儿、新生儿、营养不良儿童、先天性免疫功能缺陷及长期应用抗生素、激素及静脉高营养患者,常表现为低热、咳嗽、气促、发绀、精神萎靡或烦躁不安,胸部体征包括叩诊浊音和听诊呼吸音增强,可有管音和中小水泡音。X 线检查有点状阴影、大片实变,少数有胸腔积液和心包积液,同时有口腔鹅口疮,皮肤或消化道等部位的真菌病。可同时与大肠埃希菌、葡萄球菌等共同致病。

7.治疗

治疗药物主要为红霉素,新生儿和婴儿的用量为红霉素每天 40 mg/kg,疗程 2～3 周,或琥乙红霉素每天 40～50 mg/kg,分 4 次口服,连续 14 天;如果对红霉素不能耐受,度过新生儿期的小婴儿应立即口服磺胺类药物,可用磺胺异噁唑每天 100 mg/kg,疗程 2～3 周。有报道应用阿莫西林、多西环素治疗,疗程 1～2 周;或有报道用氧氟沙星,疗程 1 周,但国内目前不主张此类药物用于小儿。

现发现,红霉素疗程太短或剂量太小,常使全身不适、咳嗽等症状持续数天。单用红霉素治疗的失败率是 10%～20%,一些婴儿需要第 2 个疗程的治疗。有研究发现阿奇霉素短疗程 20 mg/(kg·d),每天顿服连续 3 天与红霉素连续应用 14 天的疗效是相同的。

此外,要强调呼吸道管理和对症支持治疗也很重要。

由于局部治疗不能消灭鼻咽部的衣原体,不主张对包涵体结膜炎进行局部治疗,这种婴儿仍有发生肺炎或反复发生结膜炎的危险。对 CT 引起的小婴儿结膜炎或肺炎均可用红霉素治疗

10～14天,红霉素用量为每天50 mg/kg,分4次口服。

对确诊为衣原体感染患儿的母亲(及其性伴)也应进行确定诊断和治疗。

8.并发症和后遗症

衣原体能在宿主细胞内长期处于静止状态。因此多数患者无症状,如果未治疗或治疗不恰当,衣原体结膜炎能持续数月,且发生轻的瘢痕形成,但能完全吸收。慢性结膜炎可以单独发生,也可作为赖特尔(Reiter)综合征的一部分,赖特尔(Reiter)综合征包括尿道炎、结膜炎、黏膜病和反应性关节炎。

9.预防

为了防止孕妇产后并发症和胎儿感染应在妊娠后3个月做衣原体感染筛查,以便在分娩前完成治疗。对孕妇CT生殖道感染应进行治疗。产前进行治疗是预防新生儿感染的最佳方法。红霉素对胎儿无毒性,可用于治疗。新生儿出生后,立即涂红霉素眼膏,可有效预防结膜炎。

美国CDC推荐对于CT感染孕妇可阿奇霉素1次1 g或阿莫西林500 mg口服,每天3次连续7天,作为一线用药,也可红霉素250 mg每天4次连续14天,或乙酰红霉素800 mg每天4次连续14天是一种可行的治疗手段。

(二)肺炎衣原体肺炎

肺炎衣原体仅有一个血清型,称TWAR型,是1986年从患急性呼吸道疾病的大学生呼吸道中分离到的。目前认为CP是一个主要的呼吸道病原,CP感染与哮喘及冠心病的发生存在着一定的关系。CP在体内的代谢与CT相同,在微生物学特征上与CT不同的是,其原体为梨形,原体内没有糖原,主要外膜蛋白上没有种特异抗原。

CP可感染各年龄组人群,不同地区CP感染CAP的比例是不同的,在2%～19%波动,与不同人群和选用的检测方法不同有关。大多数研究选用的是血清学方法,儿童下呼吸道感染率的报道波动在0～18%,一个对3～12岁采用培养方法的CAP多中心研究发现的CP感染率为14%,而MP感染率是22%,其中小于6岁组CP感染率是15%。大于6岁组CP感染率是18%,有20%的儿童同时存在CP和MP感染,有报道CP感染镰状细胞贫血患者10%～20%出现急性胸部综合征,10%支气管炎症和5%～10%儿童出现咽炎。

1.发病机制

CP广泛存在于自然界,但迄今感染仅见于人类。这种微生物能在外界环境生存20～30小时,动物实验证明:要直接植入才能传播,空气飞沫传播不是CP有效的传播方式。临床研究报道发现,呼吸道分泌物传播是其主要的感染途径,无症状携带者和长期排菌状态可能促进这种传播。其潜伏期较长,传播比较缓慢,平均潜伏期为30天,最长可达3个月。感染没有明显的季节性,儿童时期其感染的性别差异不明显。现已发现,在军队、养老院等同一居住环境中出现人与人之间的CP传播和CP感染暴发流行。在某些家庭内CP的暴发流行中,婴幼儿往往首先发病,并占发患者数中的多数,甚至有时感染仅在幼儿间传播。初次感染多见于5～12岁小儿,但从抗体检查证明整个青少年期和成人期可以又有新的或反复感染,老年期达到顶峰,其中70%～80%血清为阳性反应。血清学流行病学调查显示学龄儿童抗体阳性率开始增加,青少年达30%～45%,提示存在无症状感染。大约在15岁前感染率无性别差异。15岁以后男性多于女性。流行周期为6个月到2～3年,有少数地方性流行报道。大概成年期感染多数是再感染,同时可能有多种感染。也有研究发现:多数家庭或集体成员中仅有一人出现CP感染,这说明不易发生传播。

在 CP 感染的症状期及无症状期均可由呼吸道检出 CP。已经证明在症状性感染后培养阳性的时间可长达 1 年,无症状性感染时常见抗体反应阳性。尚不清楚症状的存在是否会影响病原的传播。

与 CT 仅侵犯黏膜上皮细胞不同,CP 可感染包括巨噬细胞、外周血细胞、动脉血管壁内皮细胞及平滑肌在内的几种不同的细胞。CP 可在外周血细胞中存活并可通过血液循环及淋巴循环到达全身各部位。CP 感染后,细胞中有关炎细胞因子 IL-1、IL-8、IFN-a 等及黏附因子 ICAM-1 表达增多,并可诱导白细胞向炎症部位趋化,既可有利于炎症反应的局部清除,同时也会造成组织的损伤。

2.临床表现

青少年和年轻成人 CP 感染可以为流行性,也可为散发性,CP 以肺炎最常见。青少年中约 10％的肺炎、5％的支气管炎、5％的鼻窦炎和 1％的喉炎和 CP 感染有关。Saikku 等在菲律宾 318 名 5 岁以下的急性下呼吸道感染患者中,发现 6.4％为急性 CP 感染,3.2％为既往感染。Hammerschlag 等对下呼吸道感染的患者,经培养确定 5 岁以下小儿 CP 感染率为 24％,5～18 岁为 41％,最小的培养阳性者仅为 14 个月大。CP 感染起病较缓慢,早期多为上呼吸道感染症状,类似流行性感冒,常合并咽喉炎、声音嘶哑和鼻窦炎,无特异性临床表现。1～2 周后上感症状逐渐减轻而咳嗽逐渐加重,并出现下呼吸道感染征象,肺炎患者症状轻到中等,包括发热、不适、头痛、咳嗽,常有咽炎,多数表现为咽痛、发热、咳嗽,以干咳为主,可出现胸痛、头痛、不适和疲劳。听诊可闻及湿啰音并常有喘鸣音。CP 肺炎临床表现相差悬殊,可从无症状到致死性肺炎。儿童和青少年感染大部分为轻型病例,多表现为上呼吸道感染和支气管炎,肺炎患者较少。而成人则肺炎较多,尤其是在已有慢性疾病或 CP(TWAR)重复感染的老年患者。CP 在免疫力低下的人群可引起重症感染,甚至呼吸衰竭。

CP 感染的潜伏期为 15～23 天,再感染的患者呼吸道症状往往较轻,且较少发展为肺炎。与支原体感染一样,CP 感染也可引起肺外的表现,如结节性红斑、甲状腺炎、脑炎和 Gullain-Barre 综合征等。

CP 可激发哮喘患者喘息发作,囊性纤维化患者病情加重,有报道从急性中耳炎患者的渗液中分离出 CP,CP 往往与细菌同时致病。有 2％～5％的儿童和成人可表现为无症状呼吸道感染,持续 1 年或 1 年以上。

3.实验室检查

诊断 CP 感染的特异性诊断依据组织培养的病原分离和血清学检查。CP 在经亚胺环己酮处理的 HEP-2 和 HL 细胞培养基上生长最佳。标本的最佳取材部位为鼻咽后部,如检查 CT 那样用金属丝从胸腔积液中也分离到该病原。有报道经胰酶和/或乙二胺四乙酸钠(EDTA)处理后的标本 CP 培养的阳性率高。已有从胸腔积液中分离到 CP 的报道。

用荧光抗体染色可能直接查出临床标本中的衣原体,但不是非常敏感和特异。用 EIA 法可检测一些临床标本中的衣原体抗原,因 EIAs 采用的是多克隆抗体或属特异单克隆抗体,可同时检测 CP 和 CT。而微量免疫荧光法(MIF),可使用 CP 单一抗原,而不出现同时检测其他衣原体种。急性 CP 感染的血清学诊断标准为:患者 MIF 法双份血清 IgG 滴度 4 倍或 4 倍以上升高或单份血清 IgG 滴度≥1∶512;和/或 IgM 滴度≥1∶16 或以上,在排除类风湿因子所致的假阳性后可诊断为近期感染;如果 IgG≥1∶16 但≤1∶512 提示曾经感染。这一标准主要根据成人资料而定。肺炎和哮喘患者的 CP 感染研究显示有 50％测不到 MIF 抗体。不主张单独应用 IgG 进行诊断。IgG 滴度 1∶16 或以上仅提示既往感染。IgA 或其他抗体水平需双份血清进行回顾分析才能进行诊断,不能提示既往持续感染。

MIF 和补体结合试验方法敏感性在各种方法不一致,CDC 建议应严格掌握诊断标准。

由于与培养的结果不一致,不主张血清酶联免疫方法进行 CP 感染诊断,有关 CP 儿童肺炎和哮喘儿童 CP 感染的研究发现,有 50% 儿童培养证实为 CP 感染,而并无血清学抗体发现。而且,单纯应用血清学方法不能进行临床微生物评价。

采用各种聚合酶链反应技术(PCR)如荧光定量 PCR 和 Nested PCR 等可早期快速并特异地进行 CP 感染的诊断,已有不少关于其应用并与培养和血清学方法进行对比的研究,有研究报道以 16SrRNA 特异靶序列为目的基因的荧光定量 PCR 方法诊断 CP 感染具有较好的特异性,操作较为简单,且能将标本中的病原体核酸量化,但目前尚无此 PCR 商品药盒。

4.影像学表现

开始主要表现为单侧肺泡浸润,位于肺段和亚段,可见于两肺的任何部位,下叶及肺的周边部多见。以后可进展为双侧间质和肺泡浸润。胸部 X 线表现多较临床症状重。胸片示肺叶浸润影,并可有胸腔积液。

5.诊断及鉴别诊断

临床表现上不能与 MP 等引起的非典型肺炎区分开来,听诊可发现啰音和喘鸣音,胸部影像常较患儿的临床表现重,可表现为轻度、广泛的或小叶浸润,可出现胸腔积液,可出现白细胞数稍高和核左移,也可无明显的变化。培养是诊断 CP 感染的特异方法,最佳的取材部位是咽后壁标本,也可从痰、咽拭子、支气管灌洗液、胸腔积液等标本中取材进行培养。

CP 感染的表现与 MP 不好区分,CP 肺炎患者常表现为轻到中度的全身症状,如发热、乏力、头痛、咳嗽、持续咽炎,也可出现胸腔积液和肺气肿,重症患者常出现肺气肿。

MP 肺炎:多见于学龄儿童及青少年,婴幼儿也不少见,潜伏期 2~3 周,症状轻重不等,主要特点是持续剧烈咳嗽,婴幼儿可出现喘息,全身中毒症状相对较轻,可伴发多系统、多器官损害,X 线所见远较体征显著,外周血白细胞数大多数正常或增高,血沉增快,血清特异性抗体测定有诊断价值。

6.治疗

其治疗与肺炎支原体肺炎相似,但不同之处在于治疗的时间要长,以防止复发和清除存在于呼吸道的病原体。体外药物敏感试验显示四环素、红霉素及一些新的大环丙酯类(阿奇霉素和克拉红霉素)和喹诺酮类(氧氟沙星)抗生素有活性。对磺胺类耐药。首选治疗为红霉素,新生儿和婴儿的用量为红霉素每天 40 mg/kg,疗程 2~3 周,一般用药 24~48 小时体温下降,症状开始缓解。有报道单纯应用 1 个疗程,部分病例仍可复发,如果无禁忌,可进行第二疗程治疗。也可采用克拉霉素和阿奇霉素治疗,其中阿奇霉素的疗效要优于克拉霉素,用法为克拉霉素疗程 21 天,阿奇霉素疗程 5 天,也可应用利福平、罗红霉素、多西环素进行治疗。

有研究发现,选用红霉素治疗 2 周,甚至四环素或多西环素治疗 30 天者仍有复发病例。可能需要 2 周以上长期的治疗,初步资料显示 CP 肺炎患儿服用红霉素悬液 40~50 mg/(kg·24 h),连续 10~14 天,可清除鼻咽部病原的有效率达 80% 以上。克拉霉素每天 10 mg/kg,分 2 次口服,连续 10 天,或阿奇霉素每天 10 mg/kg,口服 1 天,第 2~5 天阿奇霉素每天 5 mg/kg,对肺炎患者的鼻咽部病原的清除率达 80% 以上。

7.预后

CP 感染的复发较为常见,尤其抗生素治疗不充分时,但较少累及呼吸系统以外的器官。

8.预防

CP 肺炎按一般呼吸道感染预防即可。

(三)鹦鹉热衣原体肺炎

病原为鹦鹉热衣原体,CPs 和 CT 沙眼衣原体仅有 10% 的 DNA 同源。可通过 CPs 包涵体不含糖原、包涵体形态和对磺胺类药物的敏感性与 CT 沙眼衣原体相鉴别。CPs 有多个不同的种,可感染大多数的鸟类和包括人在内的哺乳动物,目前认为 CPs 菌株至少有 5 个生物变种,单克隆抗体测定显示鸟生物变种至少有 4 个血清型,其中鹦鹉和火鸡血清型是美国鸟类感染的最重要血清型。

1.发病机制

虽然原先命名为鹦鹉热,实际上所有的鸟类,包括家鸟和野鸟均是 CPs 的天然宿主。对人类威胁最大的是家禽加工厂(特别是火鸡加工厂)、饲养鸽子和笼中宠鸟。近几年在美国通过对家禽喂含四环素的饲料和对进口鸟在检疫期用四环素治疗,这种感染率已经降低。这种病原体可存在于鸟排泄物、血、腹腔脏器和羽毛内。引起人类感染的主要机制大概是由于吸入干的排泄物;吸入粪便气溶胶、粪尘和含病原的动物分泌物是感染的主要途径。作为感染源的鸟类可无症状或表现拒食、羽毛竖立、无精打采和排绿水样便。受染的鸟类可以是无症状或仅有轻微症状,但在感染后仍能排菌数月。易患鹦鹉热的高危人群包括养鸟者、鸟的爱好者、宠物店的工作人员。人类感染常见于长期或密切接触者,但据报道约 20% 的鹦鹉热患者无鸟类接触史。但是在家禽饲养场发生鹦鹉热流行时,也有仅接触死家禽、切除死禽内脏者发病。已有报道人类发生反复感染者可持续携带病原体达 10 年之久。

鹦鹉热几乎只是成人的疾病,可能因为小儿接触鸟类或加工厂或在家庭内接触的可能性较少。

病原体吸入呼吸道,经血液循环侵入肝、脾等单核-吞噬细胞系统,在单核吞噬细胞内繁殖后,再血行播散至肺和其他器官。肺内病变常开始于肺门区域,血管周围有炎症反应,并向周围扩散小叶性和间质性肺炎,以肺叶或肺段的下垂部位最为明显,细支气管及支气管上皮引起脱屑和坏死。早期肺泡内充满中性粒细胞及水肿渗出液,不久即被多核细胞所代替,病变部位可产生实变及少量出血,肺实变有淋巴细胞浸润,可出现肺门淋巴结肿大。有时产生胸膜炎症反应。肝脏可出现局部坏死,脾常肿大,心、肾、神经系统及消化道均可受累产生病变。

有猜测存在人与人之间的传播,但尚未证实。

2.临床表现

鹦鹉热既可以是呼吸道感染,也可以是以呼吸系统为主的全身性感染。儿童鹦鹉热的临床表现可从无症状感染到出现肺炎、多脏器感染不等。潜伏期平均为 15 天,一般为 5~21 天,也可长达 4 周。起病多隐匿,病情轻时如流感样,也可突然发病,出现发热、寒战、头痛、出汗和其他许多常见的全身和呼吸道症状,如不适无力、关节痛、肌痛、咯血和咽炎。发热第一周可达 40 ℃ 以上,伴寒战和相对缓脉,常有乏力,肌肉关节痛,畏光,鼻出血,可出现类似伤寒的玫瑰疹,常于病程 1 周左右出现咳嗽,咳嗽多为干咳,咳少量黏痰或痰中带血等。肺部很少有阳性体征,偶可闻及细湿啰音和胸膜摩擦音,双肺广泛受累者可有呼吸困难和发绀。躯干部皮肤可见一过性玫瑰疹。严重肺炎可发展为谵妄、低氧血症甚至死亡。头痛剧烈,可伴有呕吐,常被疑诊为脑膜炎。

3.实验室检查

白细胞数常不升高或可出现轻度白细胞数升高,同时可有门冬氨酸氨基转移酶(谷丙转氨酶)、碱性磷酸酶和胆红素增高。

有报道 25%鹦鹉热患者存在脑膜炎,其中半数脑脊液蛋白增高(400~1 135 mg/L),未见脑脊液中白细胞数增加。

4.影像学表现

CPs 肺炎胸片常有异常发现,肺部主要表现为不同程度的肺部浸润,如弥漫性支气管肺炎或间质性肺炎,可见由肺门向外周放射的网状或斑片状浸润影,多累及下叶,但无特异性。单侧病变多见,也可双侧受累,肺内病变吸收缓慢,偶见大叶实变或粟粒样结节影及胸膜渗出。可出现胸腔积液。肺内病变吸收缓慢,有报道治疗 7 周后有 50%的患者病灶不能完全吸收。

5.诊断

由于临床表现各异,鹦鹉热的诊断困难。本病与鸟类的接触史非常重要,但 20%的鹦鹉热患者接触史不详,尚无人与人之间传播的证据。出现高热、严重头痛和肌痛症状的肺炎患者,结合患者有鸟接触史等阳性流行病学资料和血清学检查确定诊断。

从胸腔积液和痰中可培养出病原体,CPs 与 CP、CT 的培养条件是相同的,由于其潜在的危险,鹦鹉热衣原体除研究性实验室外一般不能培养。

实验室检查诊断多数是靠特异性补体结合性抗体检测。特异性补体结合试验或微量免疫荧光试验阳性,恢复期(发病第 2~3 周)血清抗体效价比急性期增高 4 倍或单次效价为 1∶32 或以上即可确定诊断。诊断的主要方法是血清补体结合试验,是种特异性的。

补体结合抗体试验不能区别是 CP 还是 CPs,如小儿抗体效价增高,更多可能是 CP 感染的血清学反应。

CDC 认为鹦鹉热确诊病例需要符合临床疾病过程、鸟类接触病史,采用以下三种方法之一进行确定:呼吸道分泌物病原学培养阳性,相隔 2 周血 CF 抗体 4 倍上升或 MIF 抗体 4 倍以上升高,MIF 单份血清 IgM 抗体滴度大于或等于 16。

可疑病例必须在流行病学上与确诊病例密切相关,或症状出现后单份 CF 或 MIF 抗体在 1∶32 以上。

由于 MIF 也用于诊断 CP 感染,用 MIF 检测可能存在与其他衣原体种或细菌感染间的交叉反应,早期针对鹦鹉热采用四环素进行治疗,可减少抗体反应。

6.鉴别诊断

(1)MP 肺炎:多见于学龄儿童及青少年,婴幼儿也不少见,潜伏期 2~3 周,症状轻重不等,主要特点是持续剧烈咳嗽,婴幼儿可出现喘息,全身中毒症状相对较轻,可伴发多系统、多器官损害,X 线所见远较体征显著,外周血白细胞数大多数正常或增高,血沉增快,血清特异性抗体测定有诊断价值。

(2)结核病:小儿多有结核病接触史,起病隐匿或呈现慢性病程,有结核中毒症状,肺部体征相对较少,X 线所见远较体征显著,不同类型结核有不同特征性影像学特点,结核菌素试验阳性、结核菌检查阳性,可较早出现全身结核播散病灶等明确诊断。

(3)真菌感染:不同的真菌感染的临床表现多样,根据患者有无免疫缺陷等基础疾病、长期应用抗生素、激素等病史、肺部影像学特征、病原学组织培养、病理等检查,经试验和诊断性治疗明确诊断。

7.治疗

CPs 对四环素、氯霉素和红霉素敏感,但不主张四环素在 8 岁以下小儿应用。新生儿和婴儿的用量为红霉素每天 40 mg/kg,疗程 2~3 周。也有采用新型大环内酯类抗生素,应注意鹦鹉热的治疗显效较慢,发热等临床症状一般要在 48~72 小时方可控制,有报道红霉素和四环素这两种抗生素对青少年的用量为每天 2 g,用 7~10 天或热退后继续服用 10 天。复发者可进行第二个疗程,发生呼吸衰竭者,需氧疗和进一步机械呼吸治疗。

多西环素 100 mg 每天 2 次或四环素 500 mg 每天 4 次在体温正常后再继续服用 10~14 天,对危重患者可用多西环素 4.4 mg/(kg·d)每 12 小时口服 1 次,每天最大量是 100 mg。对 9 岁以下不能用四环素的小儿,可选用红霉素 500 mg 每天 4 次口服。由于初次感染往往并不能产生长久的免疫力,有治疗 2 个月后病情仍复发的报道。

8.预后

鹦鹉热患者应予隔离,痰液应进行消毒;应避免接触感染的鹦鹉等鸟类或禽类可预防感染;加强国际进口检疫和玩赏鸟类的管理。未经治疗的死亡率是 15%~20%,若经适当治疗的死亡率可降至 1%以下,严重感染病例可出现呼吸衰竭,有报道孕妇感染后可出现胎死宫内。

9.预防

病原体对大多数消毒剂、热等敏感,对酸和碱抵抗。严格鸟类管理,应用鸟笼,并避免与病鸟接触;对可疑鸟类分泌物应进行消毒处理,并对可疑鸟隔离观察 30~45 天;对眼部分泌物多、排绿色水样便或体重减轻的鸟类应隔离;避免与其他鸟类接触,不能买卖。接触的人应严格防护,穿隔离衣,并戴 N95 型口罩。

五、支原体肺炎

(一)病因

支原体是细胞外寄生菌,属暗细菌门、柔膜纲、支原体目、支原体科(Ⅰ、Ⅱ)、支原体属(Ⅰ、Ⅱ)。支原体广泛寄居于自然界,迄今已发现支原体有 60 余种,可引起动物、人、植物等感染。支原体的大小介于细菌与病毒之间,是能独立生活的病原微生物中最小者,能通过细菌滤器,需要含胆固醇的特殊培养基,在接种 10 天后才能出现菌落,菌落很小,病原直径为 125~150 nm,与黏液病毒的大小相仿,含 DNA 和 RNA,缺乏细胞壁,呈球状、杆状、丝状等多种形态,革兰染色阴性。目前肯定对人致病的支原体有 3 种,即肺炎支原体、解脲支原体及人型支原体。其中肺炎支原体是人类原发性非典型肺炎的病原体。

(二)流行病学

MP 是儿童时期肺炎或其他呼吸道感染的重要病原之一。本病主要通过呼吸道飞沫传播。全年都有散发感染,秋末和冬初为发病高峰季节,每 2~6 年可在世界范围内同时发生流行。MP 感染的发病率各地报道差异较大,一般认为 MP 感染所致的肺炎在肺炎总数中所占的比例可因年龄、地区、年份及是否为流行年而有所不同。

(三)发病机制

直接损害:肺炎支原体缺乏细胞壁,且没有其他与黏附有关的附属物,故其依赖自身的细胞膜与宿主靶细胞膜紧密结合。当肺炎支原体侵入呼吸道后,借滑行运动定位于纤毛毡的隐窝内,以其尖端特殊结构(即顶器)牢固的黏附于呼吸道黏膜上皮细胞的神经氨酸受体上,抵抗黏膜纤毛的清除和吞噬细胞的吞噬。与此同时,MP 会释放有毒代谢产物,如氨、过氧化氢、蛋白酶及神经毒素等,从而造成呼吸道黏膜上皮的破坏,并引起相应部位的病变,这是 MP 的主要致病方式。P1 被认为是肺炎支原体的主要黏附素。

免疫学发病机制:人体感染 MP 后体内先产生 IgM,后产生 IgG、SIgA。由于 MP 膜上的甘油磷脂与宿主细胞有共同抗原成分,感染后可产生相应的自身抗体,形成免疫复合物,如在出现心脏、神经系统等并发症的患者血中,可测到针对心肌、脑组织的抗体。另外,人体感染 MP 后炎性介质、酸性水解酶、中性蛋白水解酶和溶酶体酶、氧化氢等产生增加,导致多系统免疫损伤,出现肺及肺外多器官损害的临床症状。

肺炎支原体多克隆激活 B 淋巴细胞,产生非特异的与支原体无直接关联的抗原和抗体,如冷凝集素的产生。比较而言,肺炎支原体引起的非特异性免疫反应比特异性免疫反应明显。

由于肺炎支原体与宿主细胞有共同抗原成分,可能会被误认为是自身成分而允许寄生,逃避了宿主的免疫监视,不易被吞噬细胞摄取,从而得以长时间寄居。

肺炎支原体肺炎的发病机制尚未完全阐明,目前认为肺炎支原体的直接侵犯和免疫损伤均存在,是二者共同作用的结果,但损害的严重程度及作用时间长短不清。

(四)病理表现

支原体肺炎主要病理表现为间质性肺炎和细支气管炎,有些病例病变累及肺泡。局部黏膜充血、水肿、增厚,细胞膜损伤,上皮细胞纤毛脱落,有淋巴细胞、嗜酸性粒细胞、中性粒细胞、巨噬细胞浸润。

(五)临床表现

潜伏期 2～3 周,高发年龄为 5 岁以上,婴幼儿也可感染,目前认为肺炎支原体感染有低龄化趋势。起病一般缓慢,主要症状为发热、咽痛和咳嗽。热度不一,可呈高热、中等度热或低热。咳嗽有特征性,病程早期以干咳为主,呈阵发性,较剧烈,类似百日咳,影响睡眠和活动。后期有痰,黏稠,偶含少量血丝。支原体感染可诱发哮喘发作,一些患儿伴有喘息。若合并中等量以上胸腔积液,或病变广泛尤其以双肺间质性浸润为主时,可出现呼吸困难。婴幼儿的临床表现可不典型,多伴有喘鸣和呼吸困难,病情多较严重,可发生多系统损害。肺部体征少,可有呼吸音减低,病程后期可出现湿性啰音,肺部体征与症状及影像学表现不一致,为支原体肺炎的特征。我们在临床上发现,肺炎支原体可与细菌、病毒混合感染,尤其是与肺炎链球菌、流感嗜血杆菌、EB 病毒等混合感染,使病情加重。

(六)影像学表现

胸部 X 线表现如下。①间质病变为主:局限性或普遍性肺纹理增浓,边界模糊有时伴有网结状阴影或较淡的斑点阴影,或表现单侧或双侧肺门阴影增大,结构模糊,边界不清,可伴有肺门周围斑片阴影(图 4-2)。②肺泡浸润为主:病变的大小形态差别较大,以节段性浸润常见,其内可夹杂着小透光区,形如支气管肺炎。也可呈肺段或大叶实变,发生于单叶或多叶,可伴有胸膜积液(图 4-3、图 4-4)。③混合病变:同时有上两型表现。

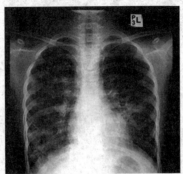

图 4-2 支原体肺炎(间质病变为主)

双肺纹理增浓,边界模糊,伴有网结状阴影和左肺门周围片状阴影

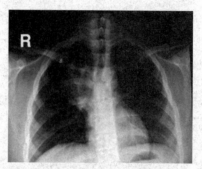

图 4-3　支原体肺炎(肺泡浸润为主)

右上肺浸润,其内夹杂着小透光区

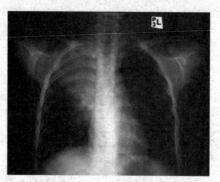

图 4-4　右上肺实变

由于支原体肺炎的组织学特征是急性细支气管炎,胸部 CT 除上述表现外,可见网格线影、小叶中心性结节、树芽征及支气管管壁增厚、管腔扩张(图 4-5)。树芽征表现反映了有扩大的小叶中心的细支气管,它们的管腔为黏液、液体所嵌顿。在 HRCT 上除这些征象外,还可见马赛克灌注、呼气时空气潴留的气道阻塞。

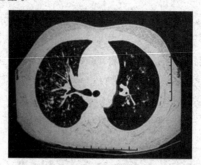

图 4-5　小叶中心性结节、树芽征、支气管管壁增厚、管腔扩张

重症支原体肺炎可发生坏死性肺炎,胸部 CT 强化扫描后可显示坏死性肺炎。影像学完全恢复的时间长短不一,有的肺部病变恢复较慢,病程较长,甚至发生永久性损害。国外文献报道及临床发现,在相当一部分既往有支原体肺炎病史的儿童中,HRCT 上有提示为小气道阻塞的异常表现,包括马赛克灌注、支气管扩张、支气管管壁增厚、血管减少,呼气时空气潴留,病变多累及两叶或两叶以上(图 4-6),即遗留 BO 或单纯支气管扩张征象,其部位与全部急性期时胸片所示的浸润区位置一致,这些异常更可能发生于支原体抗体滴度较高病例。

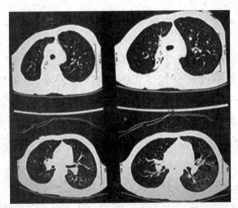

图 4-6 CT 显示马赛克灌注、右肺中叶支气管扩张

难治性或重症支原体肺炎：根据我们的病例资料分析，肺炎支原体肺炎的临床表现、病情轻重、治疗反应及胸部 X 线片表现不一。一些病例发病即使早期应用大环内酯类抗生素治疗，体温持续升高，剧烈咳嗽，胸部 X 线片示一个或多个肺叶高密度实变、不张或双肺广泛间质性浸润（图 4-7，图 4-8），常合并中量胸腔积液，支气管镜检查发现支气管内黏稠分泌物壅塞，或伴有坏死黏膜，病程后期亚段支气管部分或完全闭塞，致实变、肺不张难于好转，甚至出现肺坏死，易遗留闭塞性细支气管炎和局限性支气管扩张。双肺间质性改变严重者可发生肺损伤和呼吸窘迫，并可继发间质性肺炎。这些病例为难治性或重症支原体肺炎。

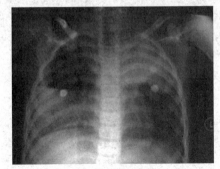

图 4-7 双肺实变

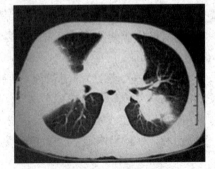

图 4-8 双肺实变

肺外并发症有如下几种。

神经系统疾病：在肺炎支原体感染的肺外并发症中，无论国内国外，报道最多的为神经系统疾病。发生率不明。与肺炎支原体感染相关的神经系统疾病可累及大脑、小脑、脑膜、脑血管、脑干、脑神经、脊髓、神经根、周围神经等，表现为脑膜脑炎、急性播散性脑脊髓膜炎、横断性脊髓炎、无菌性脑膜炎、周围神经炎、吉兰-巴雷综合征、脑梗死、Reye 综合征等。我们在临床发现，肺炎支原体感染引起的脑炎最常见。近期我们收治 1 例肺炎支原体肺炎合并胸腔积液患儿，发生右颈内动脉栓塞，导致右半侧脑组织全部梗死，国外有类似的病例报道。神经系统疾病可发生于肺炎支原体呼吸道感染之前、之中、之后，少数不伴有呼吸道感染而单独发生。多数病例先有呼吸道症状，相隔 1~3 周出现神经系统症状。临床表现因病变部位和程度不同而异，主要表现为发热、惊厥、头痛、呕吐、神志改变、精神症状、脑神经障碍、共济失调、瘫痪、舞蹈-手足徐动等。脑脊液检查多数正常，异常者表现为白细胞数升高、蛋白升高、糖和氯化物正常，类似病毒性脑炎。脑电图可出现异常。CT 和 MRI 多数无明显异常。病情轻重不一，轻者很快缓解，重者可遗留后

遗症。

泌尿系统疾病:在与肺炎支原体感染相关的泌尿系统疾病中,最常见的为急性肾小球肾炎综合征,类似链球菌感染后急性肾小球肾炎,表现为血尿、蛋白尿、水肿、少尿、高血压,血清补体可降低。与链球菌感染后急性肾小球肾炎相比,潜伏期一般较短,血尿恢复快。文献认为与肺炎支原体感染相关的肾小球肾炎的发生率有升高趋势,预后与其病理损害有关,病理损害重,肾功能损害也重,病程迁延,最终可进展为终末期肾衰竭。病理类型可多种多样,有膜增生型、系膜增生型、微小病变型等。肺炎支原体感染也可引起 IgA 肾病,小管性-间质性肾炎,少数患者可引起急性肾衰竭。

心血管系统疾病:肺炎支原体感染可引起心肌炎和心包炎,甚至心功能衰竭。常见的表现为心肌酶谱升高、心律失常(如传导阻滞、室性期前收缩等)。肺炎支原体肺炎可合并川崎病或肺炎支原体感染单独引起川崎病,近年来有关肺炎支原体感染与川崎病的关系已引起国内的关注。此外,肺炎支原体肺炎可引起心内膜炎,我们曾收治肺炎支原体肺炎合并心内膜炎的患儿,心内膜出现赘生物。

血液系统:以溶血性贫血多见。另外,也可引起血小板数减少、粒细胞减少、再生障碍性贫血、凝血异常,出现脑、肢体动脉栓塞及 DIC。国外文献有多例报道肺炎支原体感染合并噬血细胞综合症、类传染性单核细胞增多症。由于目前噬血细胞综合征、传染性单核细胞增多症的发病率有增多趋势,除与病毒感染相关外,肺炎支原体感染的致病作用不容忽视。由于肺炎支原体可与 EB 病毒混合感染,当考虑肺炎支原体为传染性单核细胞增多症的病因时,应慎重。

皮肤黏膜表现:皮疹多见,形态多样,有红斑、斑丘疹、水疱、麻疹样或猩红热样丘疹、荨麻疹及紫癜等,但以斑丘疹和疱疹为多见,常发生在发热期和肺炎期,持续 1~2 周。最严重的为 Stevens-Johnson 综合征。

关节和肌肉病变:表现为非特异性肌痛、关节痛、关节炎。非特异性肌痛多为腓肠肌疼痛。有时关节痛明显,关节炎以大中关节多见,可游走。

胃肠道系统:可出现腹痛、腹泻、呕吐、肝损害。肺炎支原体肺炎引起的肝功能损害较常见,经保肝治疗,一般能恢复,目前尚未见肝坏死的报道。也可引起上消化道出血、胰腺炎、脾大。

(七)实验室检查

目前国内外采用的 MP 诊断方法主要包括经典的培养法、血清学抗体检测和核酸检测方法。

MP 的分离培养和鉴定可客观反映 MP 感染的存在,作为传统的检测手段,至今仍是支原体鉴定的金标准。其缺点是费时耗力,由于 MP 对培养条件要求苛刻,生长缓慢,做出判定需 3~4 周。当标本中 MP 数量极少、培养基营养标准不够或操作方法不当时,均会出现假阴性。由于 MP 培养困难、花费时间长,多数实验室诊断均采用血清学方法,如补体结合试验、颗粒凝集试验、间接血凝试验和不同的 ELISA 法等。近年多采用颗粒凝集法(PA)测定 MP 抗体,值得注意其所测得的抗体 90% 为 MP IgM,但也包含了 10% 左右的 MP IgG,PA 法阳性为滴度>1:80。除 MP IgM 外还可检测 MP IgA 抗体,其出现较 IgM 稍晚,但持续时间长、特异性强,测定 MP IgA 可提高 MP 感染诊断的敏感性和特异性。

PCR 的优点在于可检测经过处理用于组织学检测的组织,或已污染不能进行分离培养的组织。只需一份标本,1 天内可完成检测,与血清学方法比较,可检测更早期的感染,并具有高敏感性的优势,检测标本中的支原体无须是活体。已有报道将实时 PCR(real time PCR)技术应用于

MP感染诊断,该技术将PCR的灵敏性和探针杂交的特异性合二为一,是目前公认的准确性和重现性最好的核酸分子技术。Matezou等应用此方法在痰液中检测MP,发现22%MP IgM阴性的MP感染病例。有学者认为如果将实时PCR和EIA检测MP IgM相结合,则在MP感染急性期可达到83%阳性检出率。Daxboeck等对29例MP感染致CAP患者的血清用实时PCR技术与常规PCR技术作对比研究显示:所有标本常规PCR均阴性,但实时PCR检出15例MP感染(52%阳性率),该研究不仅证明实时PCR的敏感性,更对传统观念做了修正,即MP感染存在支原体血症。

(八)诊断

血清IgG抗体呈4倍以上升高或降低,同时MP分离阳性者,有绝对诊断意义。血清IgM抗体阳性伴MP分离阳性者,也可明确MP感染诊断。如仅有4倍以上抗体改变或下降至原来的1/4,或IgM阳性(滴度持续>1:160),推测有近期感染,应结合临床表现进行诊断。目前国内在阳性标准上并不统一,这直接影响到对MP流行病学的评估和资料间比较。

(九)鉴别诊断

1.细菌性肺炎

重症支原体肺炎患儿影像学表现为大叶实变伴胸腔积液,外周血中性粒细胞数升高,CRP明显升高,与细菌性肺炎难于鉴别。支原体肺炎的肺泡炎症与间质炎症常混合存在,即在大片实变影周围或对侧有网点状、网结节状阴影,常有小叶间隔增厚、支气管血管束增粗和树芽征等间质性改变,这在细菌性肺炎少见。另外,支原体肺炎的胸腔积液检查常提示白细胞数轻度升高,以淋巴细胞为主。病原学检查如支原体抗体阳性,痰液和胸腔积液细胞培养是可靠的鉴别诊断依据。

2.肺结核

浸润性肺结核见于年长儿,临床表现为发热、咳嗽,肺部体征不多,重者可出现肺部空洞和支气管播散。支气管播散表现为小叶中心结节、树芽征、支气管壁增厚、肺不张等征象。由于浸润性肺结核和支原体肺炎的发病年龄、临床和影像表现相似,二者易混淆。鉴别点:浸润性肺结核出现支气管播散表现病程相对较长,起病缓慢,浸润阴影有空洞形成。支原体肺炎支原体抗体阳性,而浸润性肺结核PPD皮试阳性、痰液结核分枝杆菌检查阳性。支原体肺炎经大环内酯类抗生素有效。另外,因支原体肺炎可引起肺门淋巴结肿大,易误诊为原发性肺结核,但原发性肺结核除肺门淋巴结肿大外,往往伴有气管或支气管旁淋巴结肿大,并彼此融合、PPD皮试阳性。支原体肺炎也可引起双肺类似粟粒样阴影,易误诊为急性血行播散性肺结核,但支原体肺炎粟粒阴影的大小、密度、分布不均匀,肺纹理粗乱、增多或伴网状阴影,重要的鉴别依据仍是PPD皮试、支原体抗体检测及对大环内酯类抗生素的治疗反应。

(十)后遗症

国外文献报道,支原体肺炎后可以导致长期的肺部后遗症,如支气管扩张、肺不张、闭塞性细支气管炎、闭塞性细支气管炎伴机化性肺炎、单侧透明肺、肺间质性纤维化。

(十一)治疗

小儿MPP的治疗与一般肺炎的治疗原则基本相同,宜采用综合治疗措施。包括一般治疗、对症治疗、抗生素、糖皮质激素等。

1.抗生素

大环内酯类抗生素、四环素类抗生素、氟喹诺酮类等,均对支原体有效,但儿童主要使用的是大环内酯类抗生素。

大环内酯类药物中的红霉素仍是治疗 MP 感染的主要药物,红霉素对消除支原体肺炎的症状和体征明显,但消除 MP 效果不理想,不能消除肺炎支原体的寄居。常用剂量为 50 mg/(kg·d),轻者可分次口服,重症可考虑静脉给药,疗程一般主张不少于 2 周,停药过早易于复发。红霉素对胃肠道刺激大,并可引起血胆红素及转氨酶升高,以及有耐药株产生的报道。

近年来使用最多的不是红霉素而是阿奇霉素,阿奇霉素在人的细胞内浓度高而在细胞外浓度低。阿奇霉素口服后 2～3 小时达血药峰质量浓度,生物利用率为 37%,具有极好的组织渗透性,组织水平高于血药浓度 50～100 倍,而血药浓度只有细胞内水平的 1/10,服药 24 小时后巨噬细胞内阿奇霉素水平是红霉素的 26 倍,在中性粒细胞内为红霉素的 10 倍。其剂量为 10 mg/(kg·d),1 次/天。

文献中有许多关于治疗 MPP 的疗效观察文章,有学者认为红霉素优于阿奇霉素;有学者认为希舒美(阿奇霉素)可代替红霉素静脉滴注;有学者认为克拉霉素在疗程、依从性、不良反应上均优于阿奇霉素;也有学者认为与红霉素比较,阿奇霉素可作为治疗 MPP 的首选药物,但目前这些观察都不是随机、双盲、对照研究,疗效标准几乎都是临床症状的消失,无病原清除率的研究。

2.肾上腺糖皮质激素的应用

目前认为在支原体肺炎的发病过程中,有支原体介导的免疫损伤参与,因此,对重症 MP 肺炎或肺部病变迁延而出现肺不张、支气管扩张、BO 或有肺外并发症者,可应用肾上腺皮质激素治疗。根据国外文献及临床总结,糖皮质激素在退热、促进肺部实变吸收、减少后遗症方面有一定作用。可根据病情,应用甲泼尼龙、氢化可的松、地塞米松或泼尼松。

3.支气管镜治疗

根据临床观察,支原体肺炎病程中呼吸道分泌物黏稠,支气管镜下见黏稠分泌物阻塞支气管,常合并肺不张。因此,有条件者,可及时进行支气管镜灌洗。

4.肺外并发症的治疗

目前认为并发症的发生与免疫机制有关。因此,除积极治疗肺炎、控制 MP 感染外,可根据病情使用激素,针对不同并发症采用不同的对症处理办法。

(吴园园)

第十一节 重症肺炎

重症肺炎除了有严重的呼吸功能障碍以外,由于缺氧、病原毒素或坏死组织释放及全身性炎症反应,导致其他脏器的结构和功能异常。临床上除了严重的呼吸困难外,还伴有呼吸衰竭、心力衰竭、中毒性肠麻痹、中毒性脑病、休克及弥漫性血管内凝血等多脏器多系统功能障碍,以及全身中毒症状,属于儿科危重疾病,应积极处理。

一、临床表现

(一)一般临床表现

多起病急,骤起高热,但新生儿、重度营养不良患儿可以不发热,甚至体温不升。此外,还可有精神萎靡、面色苍白、纳差等表现。

(二)呼吸系统的临床表现

1.气促与呼吸困难

患儿有明显的气促和呼吸困难,呼吸频率加快,并可伴有鼻翼翕动、三凹症、唇周发绀等表现。不同年龄段有不同表现:①新生儿与小婴儿突出表现为点头状呼吸、呻吟、口吐白沫和呼吸暂停。②婴幼儿易出现气促、呼吸困难,这与肺代偿功能差、气道较为狭窄有关,不能完全反映肺实质的炎症程度;但大龄儿童如出现明显的气促与呼吸困难,除非为哮喘样发作,否则提示有广泛的肺部病变或严重的并发症。肺部体征因感染的病原类型、病变性质和部位不同有所差别,可以有局限性吸气末细湿啰音;如有肺大片实变或不张,局部叩诊呈浊音、语颤增强、呼吸音减弱或出现支气管呼吸音,但小婴儿由于哭吵、不配合、潮气量小等原因,有时很难发现,需要仔细、反复的检查。

2.呼吸衰竭

呼吸衰竭是由于广泛肺泡病变或严重的气道阻塞,不能进行有效的气体交换,吸入氧气和呼出二氧化碳能力不能满足机体代谢需要,从而引起机体各脏器的一系列生理功能和代谢紊乱。呼吸困难持续恶化,出现呼吸节律紊乱,严重时可出现呼吸暂停,并伴有嗜睡或躁动等精神症状。根据发病机制及临床表现,可以把呼吸衰竭分为两种类型。

(1)呼吸道梗阻为主。这类患儿肺部病变并不一定很严重,由于分泌物、黏膜炎性肿胀造成小气道广泛阻塞,以及气道阻塞的不均一性引起的通气血流比例失调;缺氧明显的同时合并有较重的二氧化碳潴留,易伴发脑组织水肿,比较早出现中枢性呼吸功能异常,如呼吸节律改变或暂停,多见于小婴儿,血气改变属于Ⅱ型呼吸衰竭:$PaO_2 \leqslant 6.7$ kPa(50 mmHg),$PaCO_2 \geqslant 6.7$ kPa(50 mmHg)。

(2)肺实质病变为主。肺内广泛实质病变,影响肺的弥散功能,缺氧症状比二氧化碳潴留明显,有时由于缺氧引起的每分通气量增加,反而导致二氧化碳分压降低。血气改变符合Ⅰ型呼吸衰竭:$PaO_2 \leqslant 6.7$ kPa(50 mmHg),$PaCO_2 < 6.7$ kPa(50 mmHg)。

3.呼吸窘迫综合征

ARDS又称成人型呼吸窘迫综合征,重症肺炎是ARDS发生的主要原因之一。肺部感染时,肺泡萎陷、肺透明膜及肺微血栓形成,导致肺弥散功能障碍和通气血流比例失调;表现出进行性呼吸困难,难以纠正的低氧血症,肺部胸片显示磨玻璃样改变,甚至白肺样改变。血气分析呈持续性低氧血症,$PaO_2 \leqslant 6.7$ kPa(50 mmHg),$(A\text{-}a)DO_2 > 26.7$ kPa(200 mmHg),$PaO_2/FiO_2 \leqslant 26.7$ kPa(200 mmHg)。

4.肺炎并发症

常见肺炎并发症为肺大泡、脓胸和脓气胸。其多见于肺部葡萄球菌感染,感染与炎症破坏毛细支气管上皮组织,造成不完全性阻塞和气体呼出障碍,产生肺大泡;肺大泡破裂入胸腔,导致气胸与脓气胸。肺炎患儿在治疗观察期间,如果出现呼吸困难加重,应考虑到出现并发症的可能,可作体检及胸部X线检查。

(三)肺外脏器的临床表现

1.循环系统

常见心肌炎和急性充血性心力衰竭,缺氧、病原毒素可引起心肌炎;而缺氧引起的肺小动脉收缩、肺动脉高压则是引起急性充血性心力衰竭的主要因素,尤其见于有心脏疾病的患儿(如先天性心脏病)。急性充血性心力衰竭主要表现:①呼吸困难突然加重,呼吸频率超过 60 次/分,而不能以肺炎或其他原因解释。②心率突然加快,160～180 次/分,不能以发热、呼吸困难等原因解释;部分患儿可出现心音低钝或奔马律。③肝脏进行性增大,排除肺气肿引起的膈肌下移所致,在大龄儿童可见颈静脉怒张。④骤发极度烦躁不安、面色发灰、发绀加重。⑤少尿或无尿,颜面眼睑或双下肢浮肿。

2.神经系统

缺氧、二氧化碳潴留、毒素和各种炎症因子作用于脑组织与细胞,脑血管痉挛、脑组织与细胞水肿,颅内压增高,可引起精神萎靡、嗜睡或烦躁不安,严重者有中毒性脑病表现,如昏睡或昏迷、抽搐、一过性失语、视力障碍,甚至呼吸不规则、瞳孔对光反射迟钝或消失。患儿可有脑膜刺激症状、前囟隆起、眼底视神经盘水肿,脑脊液检查除了压力和蛋白增高外,其他均正常。

3.消化系统

低氧血症、病原毒素及应激反应导致胃肠道血液供应减少,易使胃肠黏膜受损。轻者表现为胃肠道功能紊乱,食纳差、呕吐、腹泻及轻度腹胀,肠鸣音减弱;重者可有中毒性肠麻痹,多在呼吸衰竭没有及时纠正,并出现心力衰竭和休克的基础上,腹胀进行性加重、呕吐咖啡样物、肠鸣音消失。由于膈肌上抬,影响呼吸运动,可进一步加重呼吸困难。

4.休克及弥漫性血管内凝血

细菌感染,特别是革兰阴性菌感染,一些细菌毒素,全身性炎症反应及缺氧等因素,导致微循环功能障碍。在原发肺部疾病恶化的基础上,表现出四肢冰凉、皮肤花纹、脉搏细速、血压降低、尿量减少,眼底动脉痉挛、静脉迂曲扩张;如未经及时处理可引起弥漫性血管内凝血,皮肤黏膜出现瘀点瘀斑,以及便血呕血等消化道出血。终末期可以出现肺出血。血小板进行性下降、外周血涂片有大量破碎的红细胞、异型红细胞超过 2% 、凝血酶原时间延长、纤维蛋白原含量下降、3P 试验和血 D-二聚体阳性。

二、辅助检查

(一)外周血常规

细菌性肺炎时可以出现白细胞总数增加,中性粒细胞比例增高,并有核左移现象。对有弥漫性血管内凝血倾向或临床表现的患儿,应反复随访血常规。血小板进行性降低,应注意弥漫性血管内凝血的可能性。

(二)血气分析

血气分析可以了解呼吸功能状态,判断呼吸衰竭的类型,用以指导临床治疗及疗效判断。此外,患儿出现难治性代谢性酸中毒,应考虑有早期休克的可能性。

(三)X 线检查

X 线检查可以了解肺部病变的程度与性质,一些病原引起的肺炎具有特殊的影像学特征。如肺大泡、脓胸、脓气胸及肺脓肿是金黄色葡萄球菌的影像学特点;大叶性肺炎多由肺炎链球菌感染所致;支原体肺炎可表现出游走性云雾状浸润影;而病毒性肺炎更多表现出小斑片状渗出影或融合影及肺气肿表现。如果患儿病情突然加重,应及时摄片以排除并发症出现的可能性,如肺大泡、脓胸、脓气胸及纵隔气肿等。

(四)C 反应蛋白和前降钙素原的测定

两者血清水平升高,提示细菌感染。血清水平的动态观察有助于了解疾病的发展与治疗效果。

(五)病原学检查

细菌检查可以做鼻咽部分泌物、气道分泌物(插管患儿)、胸腔穿刺液革兰染色涂片和细菌培养,以及血培养检查。

1.涂片

发现形态和染色单一的病原及白细胞中较多的病原菌,对治疗有一定的指导价值。肺炎链球菌为呈镰刀状成串排列的双球菌,金黄色葡萄球菌为成簇分布的革兰阳性球菌,流感嗜血杆菌为革兰阴性球杆菌,肺炎克雷伯杆菌或肠杆菌为革兰阴性杆菌。

2.细菌培养

有 $25\%\sim50\%$ 的获得性肺炎痰培养阳性;有菌血症的患儿,痰培养阳性率为 $40\%\sim60\%$。血液、胸腔积液或肺泡灌洗液中分离出的病原菌具有高度的特异性,但住院肺炎患儿的血培养阳性率仅为 $5\%\sim20\%$,伴有胸腔积液的肺炎只占住院肺炎患儿 15%。病毒学检查可用鼻咽部灌洗液病毒分离或免疫荧光检查,或双份血清病毒抗体检查;非典型病原可用鼻咽部灌洗液抗原(免疫荧光或酶联免疫法)或 DNA(PCR 方法)测定,或双份血清非典型病原抗体测定。

三、诊断与鉴别诊断

肺炎患儿若同时合并有全身中毒症状、呼吸衰竭及肺外各脏器功能异常,可以诊断为重症肺炎。临床上应排除其他疾病引起的肺部炎性改变,以及治疗肺炎时药物对各脏器的不良反应;同时为了及时有效地进行临床治疗,应根据患儿的临床特点、初步实验室检查,需要进行肺炎的病原学诊断。

(一)金黄色葡萄球菌肺炎

本病为支气管肺组织的化脓性炎症,多见于婴幼儿。起病急,进展快,有弛张高热或稽留热,以及精神萎靡、面色苍白等全身中毒症状,皮肤常见猩红热样或荨麻疹样皮疹。肺部体征出现较早,易发生循环、神经及消化系统功能障碍;并发症以肺大泡、气胸、脓气胸及肺脓肿比较常见。外周血白细胞数明显增高($>15\times10^9/L$),以中性粒细胞增高为主,可见中毒颗粒;部分患儿外周血白细胞数偏低($<5\times10^9/L$),提示预后不良。进一步痰液、胸腔液及血液细菌培养可以明确诊断。

(二)肺炎双球菌肺炎

重症患儿多为大叶性或节段性肺炎,大龄儿童常见,起病急,突发高热、寒战、胸痛,以及咳嗽、气急,少数患儿咳铁锈色痰,胸部体检有肺实变体征。胸部 X 线检查显示大叶性或节段性实变阴影。

(三)支原体肺炎

支原体肺炎是由肺炎支原体引起,重症患儿多见于 5 岁以上儿童,以高热及刺激性剧咳为主要表现;但由于肺炎支原体与人体某些组织存在部分共同抗原,感染后可引起相应组织的自身抗体,导致多系统的免疫损害,如溶血性贫血、血小板减少、格林-巴利综合征及肝脏、肾脏的损害。

胸部 X 线显示节段性实变阴影或游走性淡片状渗出影,可伴有少量胸膜渗出,外周血白细胞数及分类均正常,冷凝集试验阳性有助于诊断,但确诊需要双份血清特异性抗体或胸腔积液特异性抗体检查,以及鼻咽部分泌物、胸腔积液支原体抗原或 DNA 检查。

(四)腺病毒肺炎

腺病毒肺炎多由 3、7 两型腺病毒引起,其次为 11、21 型腺病毒。其为支气管肺实质出血坏死改变,支气管上皮广泛坏死、管腔闭塞及肺实质严重炎性改变,往往有明显的中毒症状及喘憋表现。多见于 6 个月到 2 岁的儿童,骤起时稽留高热、剧咳,伴有明显的感染中毒症状,如面色苍白、精神萎靡、嗜睡,剧烈咳嗽伴喘憋、气急、发绀。易并发中毒性心肌炎和心力衰竭,但肺部体征出现较晚,发热 3～5 天出现肺部湿啰音,胸部 X 线较早显示片状或大片状阴影,密度不均,可有胸膜反应。外周血白细胞数降低,鼻咽分泌物病毒分离或抗原测定,以及双份血清特异性抗体检查有助于病原学诊断。

(五)呼吸道合胞病毒性肺炎

由呼吸道合胞病毒引起,炎症主要波及毛细支气管,导致不同程度的小气道阻塞,引起弥漫性肺气肿及部分肺不张,肺部渗出性改变较轻。多见于 6 个月以下患儿、早产儿、支气管肺发育不良、先天性心脏病患儿病情重。中毒症状轻,但有明显喘憋及呼气性呼吸困难,双肺广泛哮鸣音,喘息缓解后可闻较多湿啰音。胸片显示高度肺气肿及少许斑片状渗出影。外周血白细胞数降低,鼻咽分泌物病毒分离或抗原测定,以及双份血清特异性抗体检查有助于病原学诊断。

(六)革兰阴性杆菌肺炎

常见大肠艾希杆菌、肺炎克雷伯杆菌、铜绿假单孢菌等,多见于新生儿、婴儿,以及气管插管或切开、大量使用抗生素的患儿,起病相对较缓,但细菌耐药性强,治疗不当会导致疾病进行性恶化。

四、处理措施

(一)呼吸支持与护理

近年来,由于广泛肺实质病变的重症肺炎患儿已经减少,而低龄儿童因呼吸道阻塞、呼吸肌疲劳引起的通气功能障碍逐渐增多,及时有效的呼吸支持和护理尤为重要。

1.保持呼吸道通畅

气道分泌物黏稠、黏膜水肿及支气管痉挛导致气道梗阻,分泌物排泄不通畅,会加重呼吸肌疲劳,促进呼吸衰竭的发生与发展。尽可能避免气道分泌的干结,促进分泌物的排泄,缓解气道黏膜肿胀与痉挛,维护气道有效的功能状态。

(1)保持环境合适的温度(室温 20 ℃)与湿度(相对湿度 50％～60％)。

(2)保证液体摄入,液体的摄入量应考虑当时的脱水情况、是否存在心功能异常、发热等因素,过多的液体摄入会加重心脏的负担,并促进肺水肿的发生,反而会加重病情。一般重症肺炎的患儿的静脉液体按每天 60～80 mL/kg 给予。

(3)给予超声雾化或祛痰药物,反复拍背吸痰及体位引流,能够减少痰液黏稠度,促进痰液排出。

(4)对有喘憋、肺气肿比较明显的患儿可以吸入支气管扩张药物,解除气道痉挛和黏膜水肿。

2.氧疗

重症肺炎患儿应给氧,以减缓呼吸肌疲劳、减轻心脏负荷及肺动脉高压。可以鼻导管给氧,氧流量 0.75～1.50 L/min,维持动脉血氧分压在 8.0～12.0 kPa(60～90 mmHg)或血氧饱和度在 92％以上;缺氧明显的可以面罩或头罩给氧,若出现呼吸衰竭或病情进行性恶化可考虑机械通气。

3.气管插管与机械通气

对于明显呼吸肌疲劳、呼吸衰减进行加重的患儿,可及时给予气管插管与机械通气,以去除由于呼吸肌疲劳、分泌物堵塞造成的通气功能障碍,同时也可以改善气体的肺内分布,减少通气血流比例失调,促进气体的弥散,缓解机体的缺氧和二氧化碳潴留。

(二)抗感染治疗

重症肺炎细菌感染多见,应积极尽早抗感染治疗。根据患儿的年龄、临床表现和胸部 X 线特点,结合本地区病原流行病学资料、是否有基础疾病、社区抑或院内感染,立即进行经验性药物选择;同时进行必要的病原学检查,根据治疗效果、病原学检查结果和药物敏感试验调整药物。

(三)血管活性药物的应用

重症肺炎对机体的影响除了缺氧和二氧化碳潴留外,病原毒素及炎症因子造成的局部或全身微循环障碍,是肺炎并发中毒性脑病、中度性肠麻痹、休克及 DIC 的重要因素,因此积极改善机体的微循环状态是治疗重症肺炎的重要环节。常用的药物包括多巴胺、酚妥拉明和山莨菪碱。

(四)糖皮质激素的应用

对于全身炎症反应强烈,中毒症状明显,伴有严重喘憋、中毒性脑病、休克的患儿应使用糖皮质激素抑制炎症反应,改善机体各脏器的功能状态,减轻全身中毒症状。可以选用甲基强的松龙、地塞米松和氢化可的松。

(五)对症处理

1.急性充血性心力衰竭

(1)强心:强心药首选地高辛,口服饱和量为小于 2 岁者 0.04～0.06 mg/kg,大于 2 岁者 0.03～0.04 mg/kg;多选择静脉给药,剂量为 3/4 口服量。首剂为 1/2 饱和量,以后每 6～8 小时 1 次,每次给 1/4 饱和量。维持量为 1/5 饱和量,每天分 2 次给药,于洋地黄化后 12 小时给予。

(2)扩管:可选用酚妥拉明、多巴胺及血管紧张素转换酶抑制剂(卡托普利、依那普利)。

(3)利尿:可以减少充血性心力衰竭导致的水钠潴留,减轻心脏的负荷量。对于洋地黄药物治疗效果不满意或伴有明显水肿的患儿,宜加用快速强效利尿药,如呋塞米或依他尼酸。

(4)镇静:休息,尽可能避免患儿哭吵,以降低耗氧量;必要时可适当使用镇静药,如苯巴比妥、异丙嗪、水合氯醛等。

2.中毒性肠麻痹

应禁食、胃肠减压,加用多巴胺、山莨菪碱或酚妥拉明,改善肠道循环和功能。

3.中毒性脑病

用甘露醇或甘油果糖减轻颅内压,减少液体量每天 30～60 mL/kg。必要时可以加用利尿药物。

(吕霄琳)

第十二节 肺 水 肿

肺水肿是一种肺血管外液体增多的病理状态,浆液从肺循环中漏出或渗出,当超过淋巴引流时,多余的液体即进入肺间质或肺泡腔内,形成肺水肿。

一、临床表现

起病或急或缓。胸部不适,或有局部痛感。呼吸困难和咳嗽为主要症状。常见苍白、青紫及惶恐神情,咳嗽时往往吐出泡沫性痰液,并可见少量血液。初起时,胸部物理征主要见于后下胸,如轻度浊音及多数粗大水泡音,逐渐发展到全肺。心音一般微弱,脉搏速而微弱,当病变进展可出现倒气样呼吸,呼吸暂停,周围血管收缩,心搏过缓。

二、病理生理

基本原因是肺毛细血管及间质的静水压力差(跨壁压力差)和胶体渗透压差间的平衡遭到破坏所致。肺水肿常见病因如下。

(1)肺毛细血管静水压升高即血液动力性肺水肿。①血容量过多。②左室功能不全、排血不足,致左房舒张压增高。③肺毛细管跨壁压力梯度增加。

(2)血浆蛋白渗透压降低。

(3)肺毛细血管通透性增加,亦称中毒性肺水肿或非心源性肺水肿。

(4)淋巴管阻塞,淋巴回流障碍也是肺水肿的原因之一。

(5)肺泡毛细血管膜气液界面表面张力增高。

(6)其他原因形成肺水肿:①神经源性肺水肿。②高原性肺水肿。③革兰阴性菌败血症。④呼吸道梗阻,如毛细支气管炎和哮喘。

间质性肺水肿及肺泡角新月状积液时,多不影响气体交换,但可能引起轻度肺顺应性下降。肺泡大量积液时可出现下列变化:①肺容量包括肺总量、肺活量及残气量减少。②肺顺应性下降,气道阻力及呼吸功能增加。③弥散功能障碍。④气体交换障碍导致动静脉分流,结果动脉血氧分压减低。气道出现泡沫状液体时,上述通气障碍及换气障碍更进一步加重,大量肺内分流出现,低氧血症加剧。当通气严重不足时,动脉血二氧化碳分压升高,血液氢离子浓度增加,出现呼吸性酸中毒。若缺氧严重,心排血量减低,组织血灌注不足,无氧代谢造成乳酸蓄积,可并发代谢性酸中毒。

三、诊断

间质肺水肿多无临床症状及体征。肺泡水肿时,肺顺应性减低,首先出现症状为呼吸增快,动脉血氧降低,PCO_2 由于通气过度可下降,表现为呼吸性碱中毒。肺泡水肿极期时,上述症状及体征进展,缺氧加重,如抢救不及时可因呼吸循环衰竭而死亡。

X线检查间质肺水肿可见索条阴影,淋巴管扩张和小叶间隔积液各表现为肺门区斜直线条和肺底水平条状的 Kerby A 和 B 线影。肺泡水肿则可见小斑片状阴影。随病程进展,阴影多融合在肺门附近及肺底部,形成典型的蝴蝶状阴影或双侧弥漫片絮状阴影,致心影模糊不清。可伴叶间及胸腔积液。

四、鉴别诊断

肺水肿需与急性肺炎、肺不张及成人呼吸窘迫综合征等相鉴别。

五、治疗

治疗的目的是改善气体交换,迅速减少液体蓄积和去除病因。

(一)改善肺脏通气及换气功能、缓解缺氧

首先抽吸痰液保持气道通畅,对轻度肺水肿缺氧不严重者可给鼻导管低流量氧。如肺水肿严重,缺氧显著,可相应提高吸氧浓度,甚至开始时用 100%氧吸入。在下列情况用机械通气治疗:①有大量泡沫痰、呼吸窘迫。②动静脉分流增多时,当吸氧浓度虽增至 50%~60%而动脉血氧分压仍低于 6.7~8.0 kPa(50~60 mmHg)时,表示肺内动静脉分流量超过 30%。③动脉血二氧化碳分压升高。应用人工通气前,应尽量将泡沫吸干净。如间歇正压通气用 50%氧吸入而动脉氧分压仍低 8.0 kPa(60 mmHg)时,则应用呼气末正压呼吸。

(二)采取措施,将水肿液驱回血循环

(1)快速作用的利尿剂如呋塞米对肺水肿有良效,在利尿前症状即有好转,这是由于肾外效应,血重新分布,血从肺循环到体循环去。注射呋塞米 5~15 分钟后,肺毛细血管压可降低,然后较慢出现肾效应,即利尿及排出钠、钾,大量利尿后,肺血量减少。

(2)终末正压通气,提高了平均肺泡压,使肺毛细血管跨壁压力差减少,使水肿液回流入毛细血管。

(3)肢体缚止血带及头高位以减少静脉回心血量,可将增多的肺血量重新分布到周身。

(4)吗啡引起周围血管扩张,减少静脉回心血量,降低前负荷。又可减少焦虑,降低基础代谢。

(三)针对病因治疗

如针对高血容量采取脱水疗法;针对左心衰竭应用强心剂,用 α 受体阻滞剂如酚妥拉明 5 mg静脉注射,使血管扩张,减少周围循环阻力及肺血容量,效果很好。近年来有用静脉滴注硝普钠以减轻心脏前后负荷,加强心肌收缩能力,降低高血压。

(四)降低肺毛细血管通透性

激素对毛细血管通透性增加所致的非心源性肺水肿,如吸入化学气体、呼吸窘迫综合征及感染性休克的肺水肿有良效。可用氢化可的松 5~10 mg/(kg·d)静脉滴注。病情好转后及早停用。使用抗生素对因感染中毒引起的肺毛细血管通透性增高所致肺水肿有效。

(五)其他治疗

严重酸中毒若适当给予碳酸氢钠或三羟甲基氨基甲烷(THAM)等碱性药物,酸中毒纠正后收缩的肺血管可舒张,肺毛细血管静水压降低,肺水肿减轻。

当肺损伤可能因有毒性的氧自由基引起时可用抗氧化剂治疗,以清除氧自由基,减轻肺水肿。

(吕霄琳)

第十三节 肺泡蛋白沉着症

肺泡蛋白沉积症是一种儿科少见病,以肺泡腔内充满大量过碘酸雪夫反应阳性的蛋白物质

为主要病理特征,多见于20~50岁人群,男女比例为2∶1~4∶1。患者因肺泡内过量聚集蛋白物质而造成肺通气和换气功能异常,出现呼吸困难。多数病例为获得性(特发性)PAP,少部分可继发于其他疾病或因吸入化学物质而引起。

一、肺泡表面活性物质的功能和代谢

肺泡表面活性物质的功能主要在于降低肺泡气水界面张力,防止肺泡萎陷。而发挥这一作用的主要是脂质成分,它约占表面活性物质成分的90%,其余10%为蛋白质类。这些肺泡表面活性脂质、蛋白由肺泡Ⅱ型上皮细胞产生、储存并分泌入肺泡内,由Ⅱ型细胞和肺泡巨噬细胞吞噬吸收,并经由板层小体来循环。肺泡Ⅱ型细胞、肺泡巨噬细胞均参与了循环的过程。

肺泡表面活性物质的蛋白质类成分中有四种表面活性蛋白完成了该类物质的功能,分别是两种水溶性蛋白质SP-A、SP-D,两种疏水蛋白SP-B、SP-C。SP-A和SP-B与游离钙连接,构成管状鞘磷脂(表面活性物质形成过程的过度结构)的骨架。疏水蛋白SP-B和SP-C的主要功能在于催化磷脂进入肺泡气水界面,为磷脂层提供分子构架,并维持管状鞘磷脂的稳定(SP-B与SP-A联合作用)。

粒细胞-巨噬细胞集落刺激因子可由肺泡上皮细胞产生,是一种23 kDa的生长因子,在中性粒细胞、单核-巨噬细胞系统的增殖和分化方面起重要促进作用。它通过与肺泡巨噬细胞表面的特异性受体结合,促进肺泡巨噬细胞的最终分化,刺激其对表面活性物质的降解、病原的识别和吞噬、细菌杀灭等功能,达到对肺泡内脂质和蛋白物质的吞噬和降解作用,维持表面活性物质的代谢稳态。

二、病因和发病机制

自1958年Rosen SH等人首次对PAP进行总结报道以来,国内外学者经过大量实验研究,认识到PAP是肺泡表面活性物质代谢异常的一种疾病,与肺泡巨噬细胞清除表面活性物质的功能下降有关。

基于目前对PAP发病机制的认识,可大致将该病分为先天性、继发性和获得性(特发性)3种。

(一)先天性PAP

组织病理学表现与年长儿和成年人病例相似。大部分先天性PAP为常染色体隐性遗传致病,常因SP-B基因纯合子结构移位突变(121ins2)导致不稳定SP-B mRNA出现,引起SP-B水平下降,并继发SP-C加工过程的异常,出现SP-C增高。SP-B缺乏造成板层小体和管状鞘磷脂生成的减少及肺泡腔内蛋白物质的沉积,从而引起发病。有资料显示,SP-B基因突变出现的频率为1/3 000~1/1 000。SP-C和SP-D的基因变异引起PAP,也可以引起新生儿呼吸窘迫,但是这两种情况的组织病理学变化与先天性SP-B缺乏不同,且SP-B缺乏合并的SP-C异常加工在SP-D缺乏时不出现。

另外,一部分先天性PAP患儿并不存在上述缺陷,却发现GM-CSF特异性受体βc链的缺陷。GM-CSF的受体包括2部分:α链(绑定单位)和β链(信号转导单位,它同时也是IL-3和IL-5的受体组成部分),该受体存在于肺泡巨噬细胞和肺泡Ⅱ型细胞表面,且在一些造血细胞表面也有这些受体存在。编码GM-CSF/IL-3/IL-5受体βc链的基因突变会导致PAP发病,且先天性PAP患者单核细胞与中性粒细胞的绑定,以及细胞对GM-CSF和白介素3的反应在体外试验中有受损表现。大量临床资料证明这一类传导通路的异常与 PAP 发病有关。

Mohammed Tredano 等人对 40 例不明原因呼吸窘迫的患儿进行了研究和分析,结果认为先天性 SP-B 缺乏是因 SFTPB 基因突变(常见 1549C 到 GAA 或 121ins2)造成的,具有常染色体隐性遗传特性,这一缺陷引起板层小体和管状鞘磷脂生成减少及肺泡腔内蛋白物质沉积;而先天性 PAP 不一定存在 SP-B 缺乏,且存在 SP-B 缺乏者也不一定存在 SFTPB 基因突变;并主张将先天性 SP-B 缺乏与先天性 PAP 分别定义。

然而不论是 SFTPB 基因还是编码 GM-CSF/IL-3/IL-5 受体 βc 链的基因突变,均有大量资料证明此二者会导致肺泡内沉积大量脂质蛋白物质,且都有明显的常染色体隐性遗传倾向。故先天性 SP-B 缺乏是否为先天性 PAP 的一个亚型或本身就是一种独立的疾病,尚需进一步研究鉴别来建立统一的诊断和分类标准。

(二)继发性 PAP

个体暴露在能够使肺泡巨噬细胞在数目减少或功能受损的条件下,引起表面活性物质清除功能异常即可产生 PAP,称继发性 PAP。长时间以来,人们发现很多可引起 PAP 的疾病,如赖氨酸尿性蛋白耐受不良、急性硅肺病和其他吸入综合征、免疫缺陷病、恶性肿瘤、造血系统疾病(如白血病)等。

赖氨酸尿性蛋白耐受不良作为一种少见的常染色体隐性遗传病,存在"y＋L 氨基酸转移因子 1"基因突变,造成质膜转运氨基二羧酸能力缺陷,引起精氨酸、赖氨酸、鸟氨酸转运障碍,并出现多系统表现。BALF 超微结构检查可见多发的板层结构、致密体,这些都是在 PAP 患者中可见的,提示了本病同时存在有磷脂代谢的问题。本病尚可引起造血系统受累,使 βc 链的表达异常,最终导致 PAP。

急性硅肺病,与短期内大量接触高浓度的可吸入游离硅有关,最早是在 19 世纪 30 年代发现的一种少见的硅肺,为强调其在组织学上与 PAP 的相似,后来被称为"急性硅-蛋白沉着症"。其他吸入性物质如水泥尘、纤维素纤维、铝尘、二氧化钛等,均被证实与 PAP 的发生有关。但这些关联是否真的为发病原因尚不完全清楚。

一些潜在的免疫缺陷病,如胸腺淋巴组织发育不良、重症联合免疫缺陷、选择性 IgA 缺乏,或实质脏器移植后的类似医源性免疫抑制状态下,无功能的 T、B 淋巴细胞可能会直接干扰肺泡巨噬细胞和肺泡Ⅱ型上皮细胞调节的表面活性物质代谢稳态,从而出现 PAP。

PAP 还与潜在的恶性病有关,特别是造血系统恶性病。PAP 最常见继发于髓系白血病和骨髓增生异常综合征,在这二者中,肺泡巨噬细胞可能衍生自其自身的恶性克隆,或造血系统的异常造成其功能的特异性缺陷,使清除表面活性物质的功能受损。也有证据证明在髓系白血病患者中有 GM-CSF 信号转导的缺陷如 βc 表达的缺失,造成肺泡巨噬细胞对 GM-CSF 无反应,从而影响表面活性物质正常代谢引起 PAP 的发生。上述缺陷在造血功能成功重建后可被纠正,突出了造血系统异常在继发性 PAP 病因中的重要作用。另外研究还发现了另一重要机制:对 GM-CSF 无反应的异常白血病细胞替代或置换了正常的肺泡巨噬细胞,引起 PAP 发病。

(三)获得性(特发性)PAP

获得性 PAP 为最常见类型,约占 PAP 患者总数的 90%。随着多年来人们对肺泡表面活性物质代谢稳态、调节因素等研究的深入,逐渐认识到获得性 PAP 的发病与 GM-CSF 的作用密切相关。

通过培育 GM-CSF-和 βc-的小鼠进行试验,证实了 GM-CSF 的生理学作用,并发现这些小鼠不存在造血功能的异常,却有肺泡巨噬细胞清除表面活性物质功能的障碍,伴有肺部的淋巴细胞浸润。而同时表面活性物质的产生则不受影响,进一步论证了 PAP 并非表面活性物质生成过多,而是因清除障碍引起的过度沉积。

早在多年前就发现获得性 PAP 患者的支气管肺泡灌洗液和血清在体外可阻断单核细胞对促细胞分裂剂的反应,但一直未能找到原因。直到 Nakata 等在获得性 PAP 患者支气管肺泡灌洗液和血清中发现一种能中和 GM-CSF 的自身抗体,而这种抗体是先天性和继发性 PAP 及其他肺疾病患者所没有的。

这种自身抗体可竞争性地抑制内源性 GM-CSF 与其受体 βc 链结合,从而阻断了 GM-CSF 的信号转导,造成一种活性 GM-CSF 缺乏的状态,引起肺泡巨噬细胞的吞噬功能、趋向能力、微生物杀灭能力的减低。且随后的研究中又证实在获得性 PAP 患者中不存在 GM-CSF 基因和受体 βc 的缺陷,更加明确了这一自身抗体在发病机制中的重要角色。这种抗体在全身循环系统中广泛存在,解释了进行双肺移植后病情复发的原因。GM-CSF 仅在肺泡巨噬细胞的最终分化和功能上是必要的,而在其他组织的巨噬细胞却不是必需的,解释了仅有肺部产生病变的原因。

正常人在生理状态下产生这种自身抗体的概率很小,仅有 0.3%(4/1258)可以检测到。有自身免疫性疾病的患者比正常人更易产生这种自身抗体。

Thomassen 等人还发现 PAP 患者 BALF 中 GM-CSF 减低,同时,抑制性细胞因子 IL-10(一种 B 细胞刺激因子,它刺激 B 细胞的增殖和 GM-CSF 抗体的生成)增高。正常状态下单核细胞和肺泡巨噬细胞在黏多糖刺激下可分泌 GM-CSF,而 IL-10 可抑制这一现象。对 PAP 患者的 BALF 给予 IL-10 抗体来中和 IL-10 后,会使 GM-CSF 的生成得到增加。

三、病理改变

纤维支气管镜下气管支气管一般无特殊异常,部分患者可有慢性感染的黏膜水肿表现。支气管肺泡灌洗液外观为米汤样混浊,可呈乳白色或淡黄色,静置后管底可见与灌洗液颜色相同的泥浆样沉淀物。BALF 涂片光镜下可见到大量无定形碎片,其内有巨噬细胞,PAS 染色阳性。

取肺组织活检,肉眼可见肺组织质地变硬,病变区肺组织可呈现小叶中心结节、腺泡结节及大片状改变,病变区与正常肺组织或代偿性肺气肿混合并存,切面可见白色或黄色液体渗出。光镜下,肺泡结构基本正常,其内 PAS 染色阳性的磷脂蛋白样物质充盈(图 4-9,图 4-10),肺泡间隔淋巴细胞浸润、水肿、成纤维细胞增生及胶原沉积形成小叶内间隔和小叶间隔增厚。电镜下可见肺泡腔中有絮状及颗粒状沉着物,肺泡Ⅱ型上皮细胞增生,胞质中可见板层小体,肺泡腔内有大量肺泡Ⅱ型细胞分泌的嗜锇性和絮状物质,肺间质变宽,可见成纤维细胞增生和大量胶原及弹性纤维,还可见淋巴细胞和肥大细胞浸润。

四、临床表现

PAP 临床表现多样,多数患者均隐匿起病,临床症状缺乏特异性,主要表现为进行性加重的气促和呼吸困难。早期多在中等量活动后自觉症状明显,随病情进展而出现呼吸困难、发绀、杵状指(趾)等表现;咳嗽也是 PAP 主要表现之一,多为干咳,偶尔可有咯血,合并呼吸道感染时可有脓性痰。干咳和呼吸困难的严重程度与肺泡内沉积物的量有关,但临床症状一般较影像学表现为轻。另外可有乏力、盗汗、体重下降、食欲缺乏等一般症状。

查体可见慢性缺氧体征,如毛细血管扩张、发绀、杵状指(趾)等,肺部听诊呼吸音粗,多无干湿性啰音,部分病例可闻及捻发音或小爆裂音。

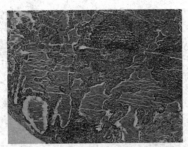

图 4-9　肺泡腔内填充均质粉染物质(HE 染色光镜×40)

2 岁女童,主因"气促干咳 8 个月,加重伴指趾端青紫、肿胀 6 个月"住院,经肺活检确诊 PAP

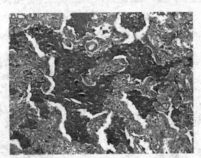

图 4-10　肺泡腔内填充均质粉染物质(PAS 染色光镜×100)

2 岁女童,主因"气促干咳 8 个月,加重伴指趾端青紫、肿胀 6 个月"住院,经肺活检确诊 PAP

五、实验室检查

血常规多正常,部分患者可见由慢性缺氧引起的红细胞和血红蛋白增高,合并感染者可有白细胞增高。大部分患者有乳酸脱氢酶不同程度上升。

血气分析呈现不同程度的低氧血症,可有过度通气。pH 大多正常。

肺功能检查可见多数患者肺总量、残气量降低,以弥散功能降低为主,部分患者可有通气功能障碍。

六、影像学特点

(一)胸部 X 线

X 线表现可为云絮状密度增高影,高密度阴影内可见肺纹理影和增厚的网格状小叶间隔,病灶多对称分布于双侧中、下肺野,呈弥漫性磨玻璃样改变;有些病例高密度影呈自肺门向外发散状(蝶翼征),有支气管充气相,类似急性肺水肿表现。也可为两肺广泛分布的结节状阴影,其密度不均匀,大小不等,边缘模糊,部分融合,伴有小透亮区(图 4-11)。

(二)HRCT 特征(图 4-12,图 4-13)

(1)"碎石路"征由弥漫性磨玻璃影及其内部的网格状小叶间隔增厚组成。病理学上,磨玻璃影系低密度的磷脂蛋白充填肺泡腔所致。网格状阴影的形成多数认为是小叶间隔和小叶内间隔因水肿、细胞浸润或纤维化而增厚。

(2)病变累及的范围和分布与肺段或肺叶的形态无关,其斑片状或补丁状阴影可跨段或跨叶、可累及部分或全部肺叶,病变可随机分布于肺野中央区、周围区或全肺野。病灶与正常肺组织之间分界清楚,且边缘形态各异,如直线状、不规则或成角等,呈典型的地图样分布。

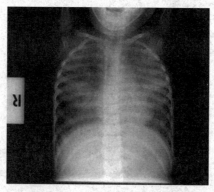

图 4-11　肺泡蛋白沉积症胸片

女,2岁,经肺活检确诊 PAP,胸部 X 线片示双肺弥漫性磨玻璃样改变

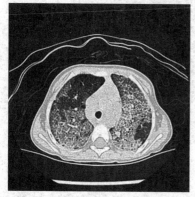

图 4-12　肺泡蛋白沉积症 HRCT

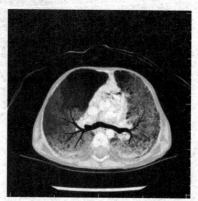

图 4-13　肺泡蛋白沉积症 HRCT

(3)实变区内可见支气管充气征,但表现为充气管腔细小且数量和分支稀少,这可能与充盈肺泡腔的磷脂蛋白密度较低和部分小气道被填充等有关。

(4)病变形态学特征在短时间内不发生明显改变。

(5)不伴有空洞形成、蜂窝改变、淋巴结肿大、胸腔积液和明显的实变区等。

目前认为 CPA 仅为疾病在病程某一阶段内特定的影像改变,而并非 PAP 特征性表现,凡具有形成磨玻璃影和小叶间隔增厚等病理机制的疾病均可呈现 CPA,如多种原因的肺炎(卡氏肺囊虫性肺炎、外源性脂类肺炎、阻塞性肺炎、急性放射性肺炎和药物性肺炎等)、肺结核、肺出血、特发性间质性肺炎、外源性脂质性肺炎、肺炎型肺泡癌、弥漫性癌性淋巴管炎、成人呼吸窘迫综合征等多种肺弥漫性间质和实质性疾病。尚需结合患者临床表现和 HRCT 其他征象做好鉴别。

七、诊断及鉴别诊断

PAP 的确诊需以纤支镜或肺活检的病理检查结果为依据,结合患儿临床特点、影像学检查,可对大多数患者做出诊断。应注意与闭塞性细支气管炎、肺水肿、特发性肺含铁血黄素细胞沉着症、肺纤维化、结节病、肺泡细胞癌等相鉴别。

血清中表面活性蛋白含量增高可见于多数 PAP 患者,但缺乏特异性。特发性肺纤维化、肺炎、肺结核、泛细支气管炎患者中也可见。

八、治疗

以往曾针对 PAP 脂质蛋白沉积的病理特点使用糖皮质激素治疗、碘化钾溶液和胰蛋白酶雾化等方法,但效果均不肯定。也曾采用肺移植治疗 PAP,但有排异反应、并发症多、难度大、费用高,且临床观察和动物实验均发现移植肺仍会继续发生肺泡内表面活性物质的大量沉积,不但不能解决根本问题,而且在改善患者临床症状方面效果也不理想。

(一)全肺灌洗

WLL 是目前为止公认行之有效的正规治疗方法。WLL 最早在 1960 年由 Ramirez-Rivera 提出,即在患者口服可待因的基础上,经皮-气管穿刺置入导管,以温生理盐水滴入,并通过改变患者体位来达到灌洗液各个肺段的目的。事实证明这种物理清除沉积物的方法在改善症状和肺功能方面作用显著,可提高 5 年存活率。随着全肺灌洗概念被广泛接受、纤维支气管镜技术的不断成熟、全身麻醉技术的常规应用,这一灌洗疗法逐渐被优化,安全性显著提高,每次灌洗液量逐渐加大,在同样一个治疗过程中完成双肺的连续灌洗,缩短治疗时间,减少患者痛苦。若灌洗过程中有低氧血症,必要时还可辅以部分体外膜式人工氧合法。

另外,局部肺叶肺段的灌洗是近来在灌洗治疗方法上的一个演变,操作简单安全,在大部分医院都可以开展。适用于不能耐受常规麻醉下全肺灌洗的患者,或那些轻症的仅用少量灌洗液就可以清除沉积物者。这一操作不需要气管插管、术后特殊护理和常规麻醉,常见的不良反应是剧烈咳嗽,可能因此中断操作,且灌洗液量限制在 2 L,约为全肺灌洗量的 1/10,因此需要更多的治疗次数,增加了患者痛苦。全肺灌洗可以增加巨噬细胞迁徙能力,并防止机会性致病菌感染,但肺叶灌洗不存在这些特点。

虽然大量文献证实了这种方法的有效性,但关于疗效评估目前尚无统一标准。全肺灌洗并不能做到一劳永逸,它只是物理性地清除沉积在肺泡腔的物质,并没有从根本上解决 PAP 的发病,故在灌洗治疗后虽有暂时性的病情缓解,但会复发,可能需要再次灌洗。病情缓解的平均持续时间约为 15 个月,仅有少于 20% 的患者在 1 次灌洗后的 3 年随访时间内未再次出现 PAP 的症状。

全肺灌洗治疗可能出现的并发症包括低氧血症、血流动力学改变、肺炎、脓毒症、呼吸窘迫综合征和气胸。最常见的是低氧血症,特别是灌洗液的清空阶段,会减低气道压力,增加灌洗肺的灌注。血流动力学的不稳定在治疗过程中也可能出现,这使有创血压监测成为必要的配置并应该伴随灌洗治疗过程。全肺灌洗需要常规麻醉,并需要有经验的麻醉师和手术小组,且术后需要相应的护理配置。另外反复的气管插管会造成患者气管内肉芽肿的形成和狭窄。

总之,目前全肺灌洗仍是治疗 PAP 的标准方法之一,且有较好的发展前景。

(二)GM-CSF 的应用

随着特发性 PAP 患者有高滴定度的 GM-CSF 抗体的发现,引出了补充 GM-CSF 的治疗方法。

在既往多项研究中,给予患者 $5\sim9\ \mu g/(kg \cdot d)$ 的剂量皮下注射 GM-CSF,累计共 10/21 例患者对这种初始剂量反应好,也有一些患者对高剂量的用药反应好。疗效持续时间平均 39 周。但这一治疗的方法有效率比灌洗治疗低很多,且即使反应好的患者也需要 4~6 周的时间方能提高动脉氧分压,显然对重症 PAP 患者不能作为应急手段来应用。

GM-CSF 疗法一般耐受很好,既往报道的不良反应包括注射部位的皮肤红斑或硬结、粒细胞减少症(停药后可恢复)、发热、寒战、恶心、呕吐、低氧低血压综合征、面红、心动过速、肌肉骨骼痛、呼吸困难、僵直、不随意的腿部痉挛和晕厥等。虽然没有迟发毒性作用的报道,但是长时间监测对于明确其效果和不良反应仍是十分重要的。

GM-CSF 作为一种针对获得性 PAP 发病机制的治疗,有确定效果,但探索最适剂量、最适疗程、与抗体滴度的关系、最适给药途径,需要进一步积累经验。

(三)造血干细胞和骨髓移植

实验证明 βc 链基因突变小鼠应用野生型小鼠的骨髓进行骨髓移植和造血系统重建可逆转肺部的病理改变;而仅仅进行肺移植,大多数小鼠在不久以后复发,提示骨髓移植有可能对部分继发于血液系统疾病的 PAP 患者有效。作为小儿或青少年少见的遗传性疾病,范科尼贫血和 PAP 均与 GM-CSF/IL-3/IL-5 受体 β 链功能缺失有关,目前有报道用同种异体造血干细胞移植来治疗这两种疾病。该方法作为治疗少见的单基因遗传病的一种新的手段,其疗效尚待进一步证实。

(四)基因治疗

针对先天性 PAP 表面活性蛋白 B 缺乏或 GM-CSF/IL-3/IL-5 受体 βc 链基因突变的 PAP 患者,在人上皮细胞的体外试验和小鼠的体内试验中,将带有 SP-B 和 SP-A 的 DNA 转入细胞体内,均有相应的表面活性蛋白的表达。GM-CSF 缺乏的小鼠肺泡Ⅱ型细胞经过基因重组技术后,可选择性表达 GM-CSF,改善 PAP 症状,提示基因治疗有可能成为 PAP 治疗的新途径(图 4-14)。

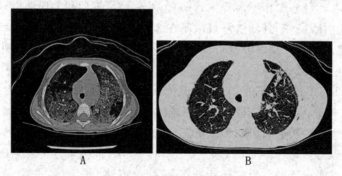

图 4-14 治疗前后 CT 对比

A.治疗前;B.治疗后

两肺广泛间质改变及少许实质浸润,肺内病变大部吸收

(五)支持治疗

Uchida 等人曾报道了 GM-CSF 抗体对中性粒细胞功能的影响。他们的研究表明 PAP 患者中性粒细胞抗微生物功能在基础状态和受 GM-CSF 激活后的状态都存在缺陷。尤其是 PAP 患者中性粒细胞的吞噬指数和吞噬功能分别低于正常对照组的 90% 和 30%。中性粒细胞的基础黏附功能、全血的超氧化能力、对金葡菌的杀灭能力均减低。而且在体外实验中,中性粒细胞受 GM-CSF 活化后的功能也受损。因此,PAP 患者继发感染很常见,多见奴卡菌。任何感染征象的出现都应该给予强有力的治疗,包括支气管肺泡灌洗。

氧疗、支气管扩张剂、抗生素、呼吸支持等支持治疗是防止感染、支气管痉挛和呼吸衰竭发生的有效措施。

双肺移植对那些肺灌洗无效的先天性 PAP 或 PAP 关联肺纤维化如硅沉着症或灌洗时反复气胸者适用。但有文献报道,移植后的肺仍可能再次发生 PAP 的改变。

九、预后

PAP 预后包括病情稳定但症状持续存在,进行性加重,自行缓解。

有文献统计了 343 例 PAP 患者自确诊(包括最后尸检确诊的病例)之日起的生存时间,平均为 18 个月,最长的是 26 年。2 年、5 年和 10 年的实际生存率分别为 78.9%±8.2%、74.7%±8.1% 和 68.3%±8.6%。总体生存率在性别上相差不大(5 年,男 74% 女 76%)。5 岁以下的患者很少见,且预后差。

共有 24/303(7.9%)PAP 患者自发缓解。从诊断或出现症状到自发缓解的平均时间分别为 20 个月和 24 个月,没有人症状反复或加重,没有死亡。这些患者中 PAP 处于一种"休眠状态",是疾病的病理生理过程被逆转,还是仅仅在功能、症状和影像学上的严重程度减轻了,尚不明确。目前还没有一个非侵袭性的简单检查可以鉴别到底是病理生理学上的"治愈"了,还是疾病转入了一个亚临床状态。

如上述北京儿童医院确诊的 1 例 PAP 患儿(图 4-14A),放弃治疗 2 年后随访,在当地未予任何医疗干预,呼吸困难症状自行好转,杵状指(趾)和肢端发绀等体征减轻,活动耐量与正常儿童无异。复查肺 HRCT 如图 4-14B,可见肺内病变明显吸收好转,但仍有广泛间质病变;复查肺功能未见显著异常。

(吕霄琳)

第十四节　特发性间质性肺炎

特发性间质性肺炎是一组原因不明的间质性疾病,主要病变为弥漫性的肺泡炎,最终可导致肺的纤维化,临床主要表现为进行性的呼吸困难、干咳,肺内可闻及 Velcro 啰音,常有杵状指(趾),胸部 X 线示双肺弥漫性的网点状阴影,肺功能为限制性的通气功能障碍。曾称为弥漫性间质性肺炎、弥漫性肺间质纤维化、特发性肺纤维化和隐原性致纤维化性肺泡炎。在欧洲,称为隐原性致纤维化性肺泡炎,但通常还包括结缔组织疾病导致的肺纤维化,不含结缔组织疾病导致的肺纤维化则称为孤立性 CFA(lone CFA)。特发性间质性肺炎过去均称为特发性肺纤维化(IPF),但随着人们认识的提高,发现特发性肺纤维化仅指普通间质性肺炎,不包括其他分型,因此,病理学家建议用特发性间质性肺炎作为称谓更为贴切。

一、病因

病因不明,可能与病毒和细菌感染、吸入的粉尘或气体、药物过敏、自身免疫性疾病有关,但均未得到证实。近年认为是自身免疫性疾病,可能与遗传因素有关,因有些病例有明显的家族史。

二、发病机制

特发性间质性肺炎的病理基础为肺泡壁的慢性炎症。肺损伤起因于肺组织对未知的创伤和刺激因素的一种炎症反应。首先肺泡上皮的损伤,随后大量的血浆蛋白成分的渗出,通过纤维化的方式愈合。最后导致了肺组织的重建,即完全被纤维组织取代。

在肺纤维化的发病过程中,肺泡上皮的损伤为启动因素。损伤发生后,肺脏可出现炎症、组织成型和组织重塑,为正常的修复过程。如果损伤严重且慢性化,则组织炎症和成型的时间延长,导致肺纤维化和肺功能的丧失。单核巨噬细胞在疾病的发生中起重要作用,可分泌中性粒细胞趋化因子,趋化中性粒细胞至肺泡壁,并释放细胞因子破坏细胞壁,引起肺泡炎的形成起重要的作用。目前研究认为肿瘤坏死因子、白细胞介素-1 在启动炎症的反应过程中起重要作用。单核巨噬细胞还能分泌血小板源性生长因子,而后者可刺激成纤维细胞增生和胶原产生。

三、病理及分型

1972 年 Liebow 基于特定的组织病理所见,将间质性肺炎分为 5 种不同的类型:①普通性间质性肺炎(UIP)。②脱屑性间质性肺炎(DIP)。③闭塞性细支气管炎伴间质性肺炎(BIP)。④淋巴细胞样间质性肺炎(LIP)。⑤巨细胞间质性肺炎(GIP)。

随着开胸肺活检和电视胸腔镜手术肺活检的开展,1998 年 Katzenstein 提出病理学的新分类。新的分类方法将间质性肺炎分为 4 类:①普通性间质性肺炎(UIP)。②脱屑性间质性肺炎(DIP)。③急性间质性肺炎(AIP)。④非特异性间质性肺炎(NSIP)。

因为淋巴细胞间质性肺炎多与反应性或肿瘤性的淋巴细胞增殖性疾病有关。因此将其剔除。闭塞性细支气管炎伴间质性肺炎(BIP)或 BOOP 因为原因不明,一部分与感染、结缔组织疾病、移植相关,并且对激素治疗反应好、预后好,因此不包括在内。

ATS/ERS 新的病理分型将 IIP 分为七型,包括了 LIP 和 BOOP,并且提出了所有的最后诊断由病理医师和呼吸医师、放射科医师共同完成,即临床-影像-病理诊断(CRP 诊断)(表 4-6)。

表 4-6 ATS/ERS 特发性间质性肺炎分型

过去(组织学诊断)	现在(组织学诊断)	CRP 诊断(临床、放射、病理的诊断)
普通间质性肺炎	普通间质性肺炎	特发性肺纤维化,也称为致纤维化性肺泡炎
非特性异性间质性肺炎	非特性异性间质性肺炎	非特性异性间质性肺炎
闭塞性细支气管炎伴机化性肺炎	机化性肺炎	隐原性机化性肺炎
急性间质性肺炎	弥漫性肺损害	急性间质性肺炎
呼吸性细支气管炎伴间质性肺炎	呼吸性细支气管炎	呼吸性细支气管炎伴间质性肺炎
脱屑性间质性肺炎	脱屑性间质性肺炎	脱屑性间质性肺炎
淋巴细胞间质性肺炎	淋巴细胞间质性肺炎	淋巴细胞间质性肺炎

四、临床表现

间质性肺炎往往起病不易被发现,自有症状到明确诊断往往需数月到数年。临床表现主要为呼吸困难、呼吸快及咳嗽。呼吸快而常见,尤其是婴儿,可表现为三凹征、喂养困难。而年长儿主要表现为不能耐受运动。咳嗽多为干咳,也是常见的症状,有时可以是小儿间质性肺疾病的唯一表现。其他症状包括咯血、喘息,年长儿可诉胸痛。还有全身的表现如生长发育停止、食欲缺乏、乏力、体重减少。感染者可有发热、咳嗽、咳痰的表现。急性间质性肺炎起病可快,很快出现呼吸衰竭。

深吸气时肺底部和肩胛区部可闻细小清脆的捻发音,又称 Velcro 啰音。很快出现杵状指(趾)。合并肺动脉高压的病例可有右心肥厚的表现如第二心音亢进和分裂。

五、实验室检查

(1)血气分析示低氧血症。

(2)肺功能:呈限制性通气功能障碍,部分患者为混合性通气功能障碍。

(3)KL-6:KL-6 的功能为成纤维细胞的趋化因子,KL-6 的增高反映间质纤维化的存在。KL-6 是具有较高敏感性和特异性的反映成人间质性肺疾病的指标,并能反应疾病的严重性。

(4)支气管肺泡灌洗液:特发性间质性肺炎时,支气管肺泡灌洗液(BALF)的细胞分析可帮助判断预后。淋巴细胞高可能对糖皮质激素反应好,中性粒细胞、嗜酸性粒细胞高可能对细胞毒性药比激素效果好。支气管肺泡灌洗液的肺泡巨噬细胞的数目也与预后有关。如前所述,<63%的患者预示高死亡率。

(5)肺活检多采用开胸或经胸腔镜肺活检,有足够的标本有利于诊断。肺活检不仅可排除其他间质性肺疾病,还可对特发性间质性肺炎进行病理分型。

六、影像学检查

(一)胸片

主要为弥漫性网点状的阴影,或磨玻璃样影。

(二)肺高分辨 CT(HRCT)或薄层 CT

CT 可发现诊断 ILD 的一些特征性的表现,可决定病变的范围。高分辨 CT(HRCT)可显示肺的次小叶水平,主要表现为磨玻璃样影、网状影、实变影,可显示肺间隔的增厚。晚期可出现蜂窝肺,主要见于 UIP。含气腔的实变影主要见于 BOOP 和 AIP,很少见于其他间质性肺炎。结节影主要见于 BOOP,很少见于其他间质性肺炎。不同类型的间质性肺炎其影像学的表现不同。

七、诊断

间质性肺炎的临床无特异的表现,主要靠呼吸困难、呼吸快、运动不耐受引起注视,影像学的检查提供诊断线索。可结合病原学检查排除感染因素,如 HIV、CMV、EBV 的感染。可结合血清学的检查排除结缔组织病、血管炎、免疫缺陷病。确诊主要靠肺活检。

辅助检查(非侵入性)血沉、细菌培养、病毒抗体检查等病原检查、自身抗体、24 小时食管 pH 监测,以排除其他原因引起的弥漫性肺疾病。

侵入性的检查如纤维支气管镜的肺泡灌洗液的获取、肺组织病理检查。侵入性检查可分为非外科性(如 BALF、TBLB、经皮肺活检)和外科性(如 VATS 和开胸肺活检)的肺活检。

肺活检为确诊的依据,肺活检可提供病理分型。根据病变的部位、分布范围,选取活检的方法。最后得到病理诊断。根据 ATS/ERS 的要求,所有的病例诊断由病理医师和呼吸医师、放射科医师共同完成,其临床-影像-病理诊断(CRP 诊断)。

八、鉴别诊断

(一)继发性的间质性肺疾病

病毒感染如 CMV、EBV、腺病毒感染均可导致间质性肺炎,但病毒感染均有感染的症状和体征,如发热、肝脾淋巴结的肿大，以及血清病毒学的证据。结缔组织疾病也可导致间质性肺炎的表现，但多根据其全身表现如多个脏器受累、关节的症状，以及自身抗体和 ANCA 阳性可协助鉴别诊断。

(二)组织细胞增生症

组织细胞增生症可有咳嗽、呼吸困难、肺部湿性啰音的表现，影像学肺内有弥漫的结节影和囊泡影。但同时多有发热、肝脾大及皮疹。多根据皮肤活检见大量的朗汉斯巨细胞确诊。

(三)闭塞性细支气管炎

闭塞性细支气管炎为小儿时期较常见的小气道阻塞性疾病。多有急性肺损伤的病史如严重的肺炎、重症的渗出性多形红斑等，之后持续咳嗽、喘息为主要表现，肺内可闻及喘鸣音。肺高分辨 CT 可见马赛克灌注、过度通气、支气管扩张等表现。肺功能为阻塞性的通气功能障碍。

九、治疗

无特异治疗。

(1)常用肾上腺糖皮质激素，在早期病例疗效较好，晚期病例则疗效较差。①一般应用泼尼松，开始每天用 $1\sim2$ mg/kg，症状缓解后可逐渐减量，小量维持，可治疗 $1\sim2$ 年。如疗效不佳，可加用免疫抑制剂。②也有应用甲泼尼龙，每天 $10\sim30$ mg/kg，连用 3 天，每月 1 次，连用 3 次。

(2)其他免疫抑制剂：对激素治疗效果不好的病例，可考虑选用免疫抑制剂如羟氯喹、硫唑嘌呤、环孢素、环磷酰胺等。①羟氯喹 10 mg/(kg·d)口服，硫酸盐羟氯喹不要超过 400 mg/d。②硫唑嘌呤按 $2\sim3$ mg/(kg·d)给药，起始量 1 mg/(kg·d)，每周增加 0.5 mg，直至 2.5 mg/(kg·d)出现治疗反应，成人最大量 150 mg。③环磷酰胺 $5\sim10$ mg/kg 静脉注射，每 $2\sim3$ 周 1 次；不超过成人用量范围 1 800 mg/次。

(3)N-乙酰半胱氨酸(NAC)：IPF 的上皮损伤可能是氧自由基介导，因此推测抗氧化剂可能有效。欧洲多中心、大样本、随机的研究发现 NAC 可延缓特发性肺纤维化患者的肺功能下降的速度。

其他还有干扰素、细胞因子抑制剂治疗特发性肺纤维化取得满意的报道。

其他对症及支持疗法，可适当给氧治疗。有呼吸道感染时，可给抗生素。

十、不同类型 IIP 的特点

(一)急性间质性肺炎

急性间质性肺炎是一种不明原因的暴发性的疾病，常发生于既往健康的人，组织学为弥漫性的肺泡损害。AIP 病理改变为急性期(亦称渗出期)和机化期(亦称增殖期)。急性期的病理特点为肺泡上皮乃至上皮基底膜的损伤，炎性细胞进入肺泡腔内，在受损的肺泡壁上可见Ⅱ型上皮细胞再生并替代Ⅰ型上皮细胞，可见灶状分布的由脱落的上皮细胞和纤维蛋白所构成的透明膜充填在肺泡腔内。另可见肺泡隔的水肿和肺泡腔内出血。此期在肺泡腔内逐渐可见成纤维细胞成分，进而导致肺泡腔内纤维化。机化期的病理特点是肺泡腔内及肺泡隔内呈现纤维化并有显著的肺泡壁增厚。其特点为纤维化是活动的，主要由增生的成纤维细胞和肌成纤维细胞组成，伴有轻度胶原沉积。此外还有细支气管鳞状上皮化生(图 4-15)。

AIP 发病无明显性别差异，平均发病年龄 49 岁，$7\sim77$ 岁病例均有报道。无明显性别差异。起病急剧，表现为咳嗽、呼吸困难，随之很快进入呼吸衰竭，类似 ARDS。多数病例 AIP 发病前有"感冒"样表现，半数患者有发热。常规实验室检查无特异性。AIP 病死率极高($>60\%$)，多数在 $1\sim2$ 个月内死亡。

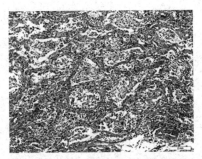

图 4-15 急性间质性肺炎机化期

男性,10 岁,主因咳嗽伴气促乏力入院,入院后患儿呼吸困难,出现Ⅱ型呼吸衰竭。图中可见弥漫性肺泡损伤,肺泡腔内有泡沫细胞渗出

急性间质性肺炎 CT 表现主要为弥漫的磨玻璃影和含气腔的实变影(图 4-16)。Johkoh T 等的报道中,36 例患者中均有区域性的磨玻璃样改变,见牵拉性的支气管扩张。33 例(92%)有含气腔的实变,并且区域性的磨玻璃改变和牵拉性的支气管扩张与疾病的病程有关。

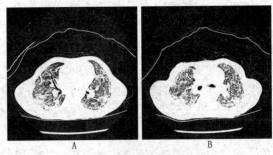

图 4-16 急性间质性肺炎

男性,10 岁,病理诊断为急性间质性肺炎。入院后 4 天,肺 CT 可见两肺弥漫的磨玻璃改变、实变影、牵拉性支气管扩张

AIP 治疗上无特殊方法,死亡率极高,如果除外尸检诊断的 AIP 病例,死亡率可达 50%～88%(平均 62%),平均生存期限短,多在 1～2 个月死亡。近年应用大剂量的糖皮质激素冲击治疗有成功的报道。

(二)特发性肺纤维化

特发性肺纤维化即普通间质性肺炎,其病理特点为出现片状、不均一、分布多变的间质改变。每个低倍镜下都不一致,包括间质纤维化、间质炎症及蜂窝变与正常肺组织间呈灶状分布、交替出现。可见成纤维细胞灶分布于炎症区、纤维变区和蜂窝变区,为 UIP 诊断所必需的条件,但并不具有特异病理意义。成纤维细胞灶代表纤维化正在进行,并非既往已发生损害的结局。由此可见成纤维细胞灶、伴胶原沉积的瘢痕化和蜂窝变组成的不同时相病变共存构成诊断 UIP 的重要特征。

主要发生在成年人,男女比例约为 2∶1。起病过程隐袭,主要表现为干咳气短,活动时更明显。全身症状有发热、倦怠、关节痛及体重下降。50% 患者体检发现杵状指(趾),大多数可闻及细小爆裂音(velcro 啰音)。儿科少见。

实验室检查常出现异常,如血沉增快,抗核抗体阳性,冷球蛋白阳性,类风湿因子阳性等。

UIP 的胸片和 CT 可发现肺容积缩小、线状、网状阴影、磨玻璃样改变及不同程度蜂窝状变。

上述病变在肺底明显。Johkoh T 报道,UIP 患者中,46％有磨玻璃样的改变,33％有网点状的影,20％有蜂窝状的改变,1％有片状实变,并且病变主要累及外周肺野和下肺区域。

肺功能呈中至重度的限制性通气障碍及弥散障碍。BALF 见中性粒细胞比例升高,轻度嗜酸性粒细胞增多。

治疗:尽管只有 10％～20％患者可见到临床效果,应用糖皮质激素仍是主要手段;有证据表明环磷酰胺/硫唑嘌呤也有一定效果,最近有报道秋水仙碱效果与激素相近。对治疗无反应的终末期患者可以考虑肺移植。

UIP 预后不良,死亡率为 59％～70％,平均生存期为 2.8～6 年。极少数患者自然缓解或稳定,多需治疗。而在儿童报道的 100 多例的 IPF 中,并无成纤维细胞灶的存在,因此,多数学者认为,小儿并无 UIP/IPF 的报道。并且在小儿诊断为 UIP 的患儿中,多数预后较好,也与成人的 UIP/IPF 不符合。

(三)脱屑性间质性肺炎

组织学特点为肺泡腔内肺泡巨噬细胞均匀分布,见散在的多核巨细胞。同时有轻中度肺泡间隔增厚,主要为胶原沉积而少有细胞浸润。在低倍镜下各视野外观呈单一均匀性分布,而与 UIP 分布的多样性形成鲜明对比。在成人多见于吸烟的人群。在小儿诊断的 DIP,与成人不同,与吸烟无关,并且比成人的 DIP 预后差。

DIP 男性发病是女性的 2 倍。主要症状为干咳和呼吸困难,通常隐匿起病。半数患者出现杵状指(趾)。实验室通常无特殊发现。肺功能表现为限制性通气功能障碍,弥散功能障碍,但不如 UIP 明显。

DIP 的主要影像学的改变在中、下肺区域,有时呈外周分布。主要为磨玻璃样改变,有时可见不规则的线状影和网状结节影。以广泛性磨玻璃状改变和轻度纤维化的改变多提示脱屑性间质性肺炎。与 UIP 不同,DIP 通常不出现蜂窝变,即使高分辨 CT(HRCT)上也不出现。

儿童治疗主要多采用糖皮质激素治疗,成人首先要戒烟和激素治疗。对糖皮质激素治疗反应较好。10 年生存率在 70％以上。在 Carrington 较大样本的研究中,27.5％的患者在平均生存 12 年后死亡,更有趣的是 22％的患者未经治疗而改善;在接受治疗的患者中 60％对糖皮质激素治疗有良好反应。小儿 DIP 较成人预后差。

(四)呼吸性细支气管相关的间质性肺炎

呼吸性细支气管相关的间质性肺炎与 DIP 极为相似。病理为呼吸性细支气管炎伴发周围的气腔内大量含色素的巨噬细胞聚积,与 DIP 的病理不同之处是肺泡巨噬细胞聚集只局限于这些区域而远端气腔不受累,而有明显的呼吸性细支气管炎。间质肥厚与 DIP 相似,所伴气腔改变只限于细支气管周围肺实质。近年来认为 DIP/RBILD 可能为同一疾病的不同结果,因为这两种改变并没有明确的组织学上的区别,而且表现和病程相似。

RBILD 发病平均年龄 36 岁,男性略多于女性,所有患者均是吸烟者,主要症状是咳嗽气短。杵状指(趾)相对少见。影像学上 2/3 出现网状-结节影,未见磨玻璃影;胸部影像学也可以正常。BALF 见含色素沉着的肺泡巨噬细胞。成人病例戒烟后病情通常可以改变或稳定;经糖皮质激素治疗的少数病例收到明显效果。可以长期稳定生存。

(五)非特异性的间质性肺炎

非特异性的间质性肺炎是近年提出的新概念,起初包括那些难以分类的间质性肺炎,随后不断加以摒除,逐渐演变为独立的临床病理概念。虽然 NSIP 的病因不清,但可能与下列情况相关:某些潜在的结缔组织疾病、药物反应、有机粉尘的吸入、急性肺损伤的缓解期等,也可见于 BOOP 的不典型的活检区域。这种情形类似于 BOOP,既可能是很多病因的继发表现,又可以是特发性的。所以十分强调结合临床影像和病理资料来诊断 NSIP。NSIP 的特点是肺泡壁内出现不同程度的炎症及纤维化,但缺乏诊断 UIP、DIP 或 AIP 的特异表现,或表现炎症伴轻度纤维化,或表现为炎症及纤维化的混合。病变可以呈灶状,间隔未受波及的肺组织,但病变在时相上是均一的,这一点与 UIP 形成强烈的对比。肺泡间隔内由淋巴细胞和浆细胞混合构成的慢性炎性细胞浸润是 NSIP 的特点。浆细胞通常很多,这种病变在细支气管周围的间质更明显(图 4-17)。

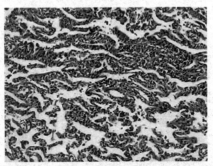

图 4-17 非特异性的间质性肺炎

可见肺泡间隔的增厚和淋巴细胞的浸润

在 NSIP,近 50%病例可见腔内机化病灶,显示 BOOP 的特征表现,但通常病灶小而显著,仅占整个病变的 10%以下;30%病例有片状分布的肺泡腔内炎性细胞聚积,这一点容易与 DIP 相区别,因为 NSIP 有其灶性分布和明显的间质纤维化;1/4 的 NSIP 可出现淋巴样聚合体伴发中心(所谓淋巴样增生),这些病变散在分布,为数不多;罕见的还有形成不良灶性分布的非坏死性肉芽肿。

NSIP 主要发生于中年人,平均年龄 49 岁,NSIP 也可发生于儿童,男:女=1:1.4。起病隐匿或呈亚急性经过。主要临床表现为咳嗽气短,渐进性呼吸困难。10%有发热。肺功能为限制性通气功能障碍。

NSIP 的影像学的改变主要为广泛的磨玻璃样改变和网状影,少数可见实变影。磨玻璃改变为主要的 CT 改变。其网点改变较 UIP 为细小。NSIP 和 UIP 之间的影像学有相当的重叠。BALF 见淋巴细胞增多。

NSIP 治疗用皮质激素效果好,复发时仍可以继续使用。与 UIP 相比,大部分 NSIP 患者对皮质激素有较好的反应和相对较好的预后,5 年内病死率为 15%~20%。Katzenstein 和 Fiorelli 研究中,11%死于本病,然而有 45%完全恢复,42%保持稳定或改善。预后取决于病变范围。

(六)隐原性机化性肺炎

病理为以闭塞性细支气管炎和机化性肺炎为主要特点的病理改变,两者在肺内均呈弥漫性分布。主要表现为终末细支气管、呼吸性细支气管、肺泡管及肺泡内均可见到疏松的结缔组织渗出物,其中可见到单核细胞、巨噬细胞、淋巴细胞及少量的嗜酸性粒细胞、中性粒细胞、肥大细胞,此外尚可见到成纤维细胞浸润。在细支气管、肺泡管及肺泡内可形成肉芽组织,导致管腔阻塞,可见肺泡间隔的增厚,组织纤维化机化后,并不破坏原来的肺组织结构,因而无肺泡壁的塌陷及蜂窝状的改变。

COP 多见于 50 岁以上的成年人,男女均可发病,大多病史在 3 个月内,近期多有上感的病史。病初有流感样的症状如发热、咳嗽、乏力、周身不适和体重降低等,常可闻及吸气末的爆裂音。肺功能为限制性通气功能障碍。

COP 患者胸片最常见、最特征性的表现为游走性、斑片状肺泡浸润影,呈磨玻璃样,边缘不清。典型患者在斑片状阴影的部位可见支气管充气征,阴影在早期多为孤立性,随着病程而呈多发性,在两肺上、中、下肺野均可见到,但以中、下肺野多见。CT 扫描显示阴影大部分分布在胸膜下或支气管周围,斑片状阴影的大小一般不超过小叶范围。COP 患者的 CT 可见结节影。同时有含气腔的实变、结节影和外周的分布为 COP 患者的 CT 特点。BALF 见淋巴细胞的比例升高。

COP 对激素治疗反应好,预后较好。

(七)淋巴间质性肺炎

病理为肉眼上间质内肺静脉和细支气管周围有大小不等黄棕色的结节,坚实如橡皮。结节有融合趋势。镜下可见肺叶间隔、肺泡壁、支气管、细支气管和血管周围可见块状混合性细胞浸润,以成熟淋巴细胞为主,有时可见生发中心,未见核分裂,此外还有浆细胞、组织细胞和大单核细胞等。浆细胞为多克隆,可有 B 细胞和 T 细胞,但是以一种为优势(图 4-18)。

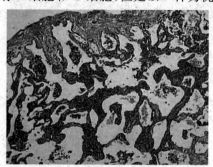

图 4-18　淋巴细胞间质性肺炎
男性,5 岁 8 个月,主因咳嗽、气促 1 年余,加重 3 个月入院,肺组织
示肺泡间隔增厚,有大量的淋巴细胞浸润,纤维组织增生

年龄为 50~60 岁,在婴儿和老人也可见到。儿童多与 HIV、EBV 感染有关。LIP 的临床表现为非特异性,包括咳嗽和进行性的呼吸困难。肺外表现为体重减轻、乏力。发热、胸痛和咯血少见。从就诊到确诊往往需要 1 年左右的时间。一些症状如咳嗽可在 X 线异常出现发生前出现。

肺部听诊可闻及肺底湿啰音,杵状指(趾),肺外淋巴结肿大、脾大少见。

最常见的实验室异常为异常丙种球蛋白血症,其发生率可达 80%。通常包括多克隆的高丙种球蛋白病。单克隆的高丙种球蛋白病和低丙球血症虽少见但也有描述。肺功能示限制性的肺功能障碍。一氧化碳弥散能力下降,氧分压下降。

淋巴间质性肺炎的影像学为网状结节状的渗出,边缘不整齐的小结。有时可见片状实变,大的多发结节。在小儿,可见双侧间质或网点状的渗出,通常有纵隔增宽,和肺门增大显示淋巴组织的过度发育。蜂窝肺在 1/3 成人病例中出现。胸腔渗出不常见。肺 CT 多示 2~4 mm 结节或磨玻璃样阴影。CT 可用于疾病的随访,长期的随访可显示纤维化的发展、支气管扩张的出现、微小结节、肺大疱、囊性变(图 4-19)。

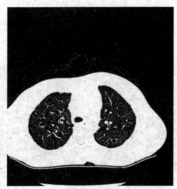

图 4-19 淋巴细胞间质性肺炎

男性,5 岁 8 个月,病理诊断为淋巴细胞间质性肺
炎,2 年后肺内可见磨玻璃影和小囊泡影

治疗:目前尚无特效的疗法,主要为糖皮质激素治疗,有时可用细胞毒性药物。激素治疗有的病例症状改善,有的病例示肺部浸润进展,不久后恶化。用环磷酰胺和长春新碱等抗肿瘤治疗,效果不确实。

预后:33%~50%的患者在诊断的 5 年内死亡,大约 5%LIP 转化为淋巴瘤。

(吕霄琳)

第五章

小儿循环系统疾病

第一节　先天性心脏病

一、室间隔缺损

室间隔缺损是胎儿期室间隔发育不完全而造成的室间隔某一部分的缺失,形成左右心室间的异常交通,导致左心室腔内的血液向右心室分流。室间隔缺损可单独存在,也可合并其他心脏畸形。

胎儿早期,原心腔开始分隔,原始心室间孔的下方沿心室壁的前缘和后缘向上生长形成肌部及窦部室间隔。同时,房室管的前、后、背侧心内膜垫以及圆锥嵴在生长发育中汇合,并与窦部间隔融合形成膜部室间隔。若室间隔各部分在交界处发育不好或融合不好,即可形成缺损。若肌部室间隔本身发育不完善,即可形成较小的肌部室间隔缺损。若窦部和膜部均发育不良而缺如,则形成较大的混合型室间隔缺损。

(一)分型

根据解剖形态学特征将室间隔缺损大体分为 3 种类型。

1.膜部缺损

包括 4 种亚型。

(1)单纯膜部缺损:为局限于膜部间隔的小缺损,缺损四周均有白色纤维组织,有时三尖瓣隔瓣瓣膜缺损,周围的纤维组织将缺损遮盖,遮盖的纤维组织突向右心室,形成瘤样膨出,其上的缺损并非为实际的室间隔缺损。

(2)膜部嵴下型缺损:室上嵴下方较大的膜部缺损,后上方紧邻主动脉瓣右叶。

(3)膜周窦部型缺损:缺损累及膜部及窦部室间隔,缺损常较大。

(4)左心室右心房通道型缺损:由于室间隔的膜部后上缘位于左心室与右心房之间,此部位缺损时造成左心室右心房通道型缺损,临床较为少见。

2.漏斗部缺损

为漏斗部间隔发育不良造成的缺损,分为两种亚型。

(1)干下型缺损:位于肺动脉瓣下,缺损上缘为肺动脉瓣环,经缺损可见主动脉瓣叶,缺损较大时,主动脉瓣因失去支持而脱垂造成主动脉瓣关闭不全。

(2)嵴内型缺损:位于室上嵴内,缺损四周为肌性组织。

3.肌部缺损

缺损位于肌部室间隔的光滑部或小梁化部,位置较低。临床比较少见。

(二)临床表现

室间隔缺损较小的患儿常无症状,或仅在运动时呼吸急促。室间隔缺损较大的患儿体重增加迟缓,喂养困难,发育不良,多汗,呼吸急促,易患呼吸道感染及心力衰竭。在小婴儿,心室水平左向右分流量较大时,呼吸道感染及心力衰竭不易控制。

(三)诊断及鉴别诊断

大部分室间隔缺损患儿根据体征、心电图、X线检查结果及超声心动图检查结果做出明确诊断。合并其他心脏畸形尤其是复杂畸形时应做心导管检查及心血管造影以明确室间隔缺损的位置及大小,为手术治疗提供重要的参考。

1.全身检查

缺损较小的患儿,生长发育多为正常。缺损较大的患儿,营养发育状况较差。中度以上肺动脉压力增高的患儿哭闹后出现发绀,重度肺动脉高压的患儿安静时可见口周发绀。

2.心脏检查

缺损较小的患儿,心脏大小多为正常,心尖冲动并不剧烈。缺损较大的患儿,心脏扩大明显时,望诊可见心前区膨隆,心尖冲动点在锁骨中线外侧,搏动剧烈。触诊于胸骨左缘第3、4肋间可扪及收缩期震颤,叩诊心界范围扩大。典型的室间隔缺损杂音在胸骨左缘第3、4肋间,可听到较为响亮而粗糙的全收缩期杂音。分流量较大者,肺动脉瓣区第二心音均有不同程度的亢进,二尖瓣听诊区可听到舒张期隆隆样杂音。肺动脉压力重度增高时,收缩期杂音减弱或消失,肺动脉瓣第二心音明显亢进。干下型缺损的震颤及杂音位置较高且震颤的感觉较为表浅。

3.X线检查

缺损较小者的胸部X线平片上心肺显示基本正常或肺纹理稍增多。缺损较大者肺纹理明显增粗增多,肺动脉段突出,左右心室增大。合并重度肺动脉高压者,肺动脉段明显突出呈瘤样扩张,肺门血管呈残根状而肺野外围血管纤细。

4.心电图检查

缺损较小者的心电图表现为正常或仅有左心室高电压。中等缺损者的心电图显示左心室肥厚。缺损较大者,心电图由左心室肥厚转为双心室肥厚或右心室肥厚,提示肺动脉压已明显增高。

5.超声心动图检查

其可直接探测到室间隔缺损的大小以及各心腔扩大的程度。缺损较小者各心腔改变不明显。缺损较大者左心房、左心室明显扩大。肺动脉高压时右心室腔也扩大伴有右心室壁增厚。通过测量室间隔回声脱失的距离可得知较为准确的心室间隔缺损直径以及缺损的部位。

6.心导管检查

右心导管检查在较大的室间隔缺损继发肺动脉高压症时,对测量肺动脉高压的确切程度、评估是否有手术适应证及判断治疗预后有较重要的参考意义。大多数室间隔缺损患儿经超声心动图检查即可确诊,一般不需要心导管检查术。疑有合并其他心脏畸形时也应考虑做心导管检查确诊。

7.心血管造影

单纯室间隔缺损者通常不需要做心血管造影检查。左心室造影可显示室间隔缺损的确切位置及大小,对于可疑的病例及合并其他心脏畸形,必要时可根据条件施行心血管造影术进行鉴别诊断。

本病需与以下疾病相鉴别:①动脉导管未闭听诊室间隔缺损为收缩期或伴有舒张期杂音,动脉导管未闭则为连续性杂音,后者X线显示主动脉结粗大,一般经超声心动图检查可予以鉴别;②房间隔缺损杂音较为柔和,且位于胸骨左缘第2、3肋间,一般经心脏超声波及多普勒检查可予以鉴别;③肺动脉瓣狭窄听诊肺动脉瓣区第二心音减弱,X线显示肺血减少,肺动脉干狭窄后扩张。

(四)治疗方案及原则

1.内科治疗

内科治疗的目的是治疗并发症,为手术做准备。分流量较大的患儿,常反复患呼吸道感染合并心力衰竭,应给予积极的抗炎及强心剂抗心衰治疗。合并重度肺动脉高压的患儿,除积极控制肺部的感染及强心治疗之外,还应辅以血管扩张药物及吸氧,以改善肺循环状况。

2.外科治疗

绝大部分室间隔缺损患儿需外科手术治疗。缺损较小的病例最佳手术年龄在2岁左右。左向右分流量较大、症状比较严重的病例,在诊断明确后应立即接受闭合室间隔缺损的治疗,不受年龄限制,尤其对反复患肺炎及心力衰竭且经内科治疗不奏效的小婴儿,应考虑为其施行急诊手术治疗。症状不明显的病例若有要求,可以适当延缓治疗时间。重度肺动脉高压已伴有心室水平右向左分流的病例,闭合室间隔缺损常伴有较高死亡率并且不能改善症状。

外科手术治疗常规在低温体外循环下闭合室间隔缺损。室间隔缺损直径较小者可直接缝合,直径较大者需补片修补闭合心室间隔缺损。

(五)预后

室间隔膜部较小的缺损可自行愈合。愈合的室间隔缺损并非缺损边缘的生长发育而汇合,而是缺损周围瓣膜组织的增生粘连遮盖或缺损边缘心内膜纤维结缔组织增生,从而粘连形成的假性愈合,临床中前者较为常见。

缺损较大的患儿随着年龄的增长,肺血管病变逐渐加重,肺动脉压力重度增高,心内分流转为右向左的逆向分流,临床出现发绀,形成艾森门格综合征。最终因右心衰竭而死亡。

一些室间隔缺损很大的婴儿,在婴儿早期即可出现重度肺动脉高压,临床表现为顽固性肺炎及心衰。这类患儿若不及时手术治疗,在早期即可丧失手术机会,自然死亡率极高。

二、房间隔缺损

房间隔缺损是一种常见的先天性心脏病。房间隔缺损可位于房间隔的不同部位。可以是单发的,也可合并其他畸形。缺损大小各异。房间隔缺损对心功能的影响取决于缺损的部位、大小,以及有无合并其他畸形。

房间隔缺损分为继发孔型房间隔缺损和原发孔型房间隔缺损。

(一)继发孔型房间隔缺损

占先天性心脏病发病率的7%～24%,女性多于男性,为(1.6～2):1。

1.病因

胚胎期第 4~8 周,由于内因或外因影响房间隔发育,使第一隔(原发隔)吸收过多,或第二个隔生长停顿而成继发孔型房间隔缺损。内因为遗传因素如单基因突变、多基因突变或染色体异常等。外因为病毒感染、药物、放射性物质、宫内缺氧及代谢性疾病。

2.病理

根据房间隔缺损发生的部位,可分为中央型(或卵圆孔)房间隔缺损,下腔型房间隔缺损,上腔型房间隔缺损(静脉窦型缺损)和混和型房间隔缺损四型。

典型的中央型(或卵圆孔)房间隔缺损位于卵圆窝及其边缘的区域,其四周房间隔组织完整。缺损大小差异很大。房间隔缺损多为单发,也可多发,多发时房间隔可呈筛孔状。此型占76%。

下腔型房间隔缺损位于房间隔的后下方,缺损和下腔静脉入口相延续,左心房后壁构成缺损的下缘,下腔静脉的下端和缺损的边缘相连。常存在后缘发育不良或右肺静脉异位引流。此型占12%。

上腔型房间隔缺损(静脉窦型缺损)位于房间隔后上方与上腔静脉口没有明确的界限,常合并有右上肺静脉异位引流。此型占3.5%。

混合型房间隔缺损通常合并有上述两种以上的缺损,缺损通常较大。此型占8.5%。另外还有冠状窦缺损,其特征是部分或完全缺乏冠状窦顶部与左心房之间的共同壁,也称之为无顶冠状窦。这类患者多有左上腔静脉残存。房间隔缺损的分流量不仅与缺损的大小有关,与左右心室的充盈阻力亦有关,新生儿期,左右心室的顺应性差别很小,分流量也很少,随着年龄的增长,右心室的壁变薄,右心室充盈阻力下降,而左心室的充盈阻力增加,左向右分流量逐渐增加。小缺损时多无明显的血流动力学变化。中到大缺损时肺循环血流量/体循环血流量大于 2:1,心房水平的左向右分流,使右心血容量增加,早期表现为右心室扩大。肺循环血流量进一步增多,肺血管扩张,肺动脉压力升高,产生动力性肺动脉高压;晚期肺小动脉内膜增厚,中层平滑肌增生,肺血管阻力增加而发生阻力型肺动脉高压。此时,右心后负荷增加,使右心室心肌肥厚。右心房压力高于左心房,产生右向左分流,患者出现艾森门格综合征表现,但病程进展较缓慢。中至大分流的房间隔缺损,因左向右分流,体循环血流量减少,可影响生长发育。

3.临床表现

小缺损可无明显症状,查体时可发现杂音。中到大分流,可有反复肺炎甚至心衰病史。

中到大量分流的患儿身高和体重常低于正常,大分流的患者可有心前区膨隆。新生儿期可有轻度发绀,主要是右心房压力高于左心房,产生房水平右向左分流所致。下腔静脉型房间隔缺损也可出现发绀,是因为下腔静脉与右心房的连接稍偏向左缘,下腔静脉血流易通过房间隔缺损直接进入左心房。偶见一个大的下腔静脉瓣突向房间隔缺损,将下腔静脉血流直接引入左心房。

中到大量左向右分流房间隔缺损在肺动脉区(胸骨左缘第 2~3 肋间)可闻收缩期杂音,这个杂音开始于第一心音稍后,高峰在收缩早到中期。通常不伴震颤。出现震颤常常是因大分流或者合并肺动脉瓣狭窄。大的左向右分流、肺动脉压正常的房间隔缺损患者可闻及固定的第二心音分裂。部分型肺静脉异位引流伴房间隔完整的患者无第二心音固定分裂,大的房间隔缺损通常可闻及高血流量通过三尖瓣而产生的柔和的舒张期杂音。

房间隔缺损患者合并肺动脉高压时,三尖瓣高流量杂音消失,第二心音的肺动脉成分增强而第二心音分裂缩短,也可出现肺动脉关闭不全的舒张期杂音及三尖瓣关闭不全的全收缩期杂音。

心电图检查可见房间隔缺损患者电轴右偏 95°~135°,P 波可高尖,QRS 时间轻微延长,V_1

导联 QRS 波呈 rsr'或 rsR',即不完全性右束支传导阻滞。合并肺动脉高压时 rSr'波形消失,出现一个单一的高 R 波伴深的倒 T 波。

X 线检查可见左向右分流大的患者心影扩大,呈梨形心。肺血管增粗、增多,肺动脉主干扩张。

超声心动图检查可见右心室扩大,室间隔反向运动。二维超声可观察到房间隔断端及右心房、右心室和肺动脉的大小。也可探查到肺静脉的连接,通过多普勒的证实以明确有无肺静脉异位引流。彩色多普勒通过缺损的方向可了解血流的方向以及分流大小。食管超声能获得更满意的房间隔缺损图像。

心导管及造影检查时心导管较易从右心房通过房间隔进入左心房,可从导管过隔的位置,初步了解缺损的类型。心房水平较腔静脉水平平均血氧含量高 2 vol%,提示房水平由左向右分流。通过公式可算出分流量及肺循环血流量/循环血流量。右上肺静脉造影,可见造影剂从左心房进入右心房,以了解缺损的大小及部位。

4.诊断及鉴别诊断

根据临床症状、体征、心电图、胸部 X 线片及超声心动图可明确诊断,尤其是超声心动图可了解缺损的部位、大小以及是否合并畸形。还可了解肺动脉高压的情况。一般单纯的房间隔缺损不需要做心导管及造影检查,在怀疑合并肺静脉异位引流或阻力性肺动脉高压,做心导管及造影检查,可帮助明确诊断或了解肺阻力。

应注意与肺动脉狭窄及室间隔缺损的鉴别诊断。另外要注意房间隔缺损合并其他畸形的诊断,如合并部分肺静脉异位引流、动脉导管未闭、肺动脉狭窄、室间隔缺损及二尖瓣关闭不全或狭窄。

5.治疗方案及原则

直径小于 5 mm 的房间隔缺损可不必治疗,定期随诊,如有引起体循环栓塞的可能应闭合房间隔缺损;中等以下的缺损可于学龄前采取手术或介入治疗;缺损较大有明显症状者应尽早行根治术。

中央型房间隔缺损直径从 3～30 mm 均可用 Amplatzer 栓堵器栓堵,安全可靠,但费用较高。

在中低温体外循环下行心内直视房间隔缺损修补术,小缺损可直接修补,大缺损需用补片修补。

6.预后

少数直径小于 5 mm 的房间隔缺损在 1 岁以内有自行闭合的可能。

房间隔缺损 1 岁以内症状不多,多不影响生长发育。随着年龄的增长,心力衰竭发病率增加。尤其是 30 岁以后,房性心律失常(房颤、房扑及房速)发病率增高,以房颤最常见。其发病率与右心增大有关,而与肺动脉高压无明显关系。房性心律失常是发病和死亡的主要原因。

肺血管阻力随年龄的增加而升高,这种病理改变在房间隔缺损发展很慢,一般在青少年或中年以后才出现,但有很大的年龄差异,有报道大分流的房间隔缺损患者到 60～70 岁也不出现动力性或阻力性肺动脉高压,也有 2 岁的婴儿发展到阻力性肺动脉高压的。女性阻力性肺动脉高压发病率明显高于男性。细菌性心内膜在单纯的房间隔缺损中很少见。年龄大的,尤其长期卧床的房间隔缺损患者及有房颤者可发生体静脉血栓通过房间隔缺损进入体循环引起栓塞。

(二)原发孔型房间隔缺损

单纯的原发孔型房间隔缺损发病率很低。在胚胎发育时第一房间隔未能与心内膜垫连接形成原发孔型房间隔缺损。

原发孔型房间隔缺损临床表现与继发孔型房间隔缺损相似,但心电图电轴左偏,一度房室传导阻滞及右心室肥厚的特征,易与继发孔型房间隔缺损鉴别。

治疗需手术,手术方法同继发孔型房间隔缺损。术中注意避免损伤传导束。

原发孔型房间隔缺损很少单独存在,多合并房室瓣病变。

三、动脉导管未闭

动脉导管未闭(PDA)是常见的先天性心脏病之一,可单独存在,也可与其他疾病或先心病合并存在。此病不经治疗可引起充血性心力衰竭、反复呼吸道感染、生长发育迟滞、肺动脉高压。当前治疗动脉导管未闭的经验已较为成熟,包括手术、导管介入、胸腔镜、药物等,效果良好。故应尽早明确诊断,及时治疗。

(一)病因

动脉导管在出生后数小时至数天内功能性闭合,1~2个月内解剖性闭合。如此时导管仍保持开放,并伴有左向右的分流,即为本病。

(二)病理

动脉导管多在左侧,主动脉弓右位时,也可能在右侧。分型包括管型、漏斗型、窗型、哑铃型及动脉导管瘤。管型、漏斗型较常见。

病理变化包括:①动脉水平左向右分流分流量依导管粗细及肺循环阻力而不同;②左心室负荷增加分流导致体循环血流减少,左心室代偿做功,同时由于肺循环血流增多,左心回血增多导致左心室容量负荷增多,引起左心室肥厚、扩大,最终可致左心衰;③双向分流或右向左分流随病程发展,肺动脉压力增高,接近或超过主动脉压力时,可产生双向或右向左分流,即艾森门格综合征。

(三)临床表现

1.症状

依导管的粗细、分流量的大小及是否合并有其他畸形或疾病及有无发绀而不同。较细的动脉导管未闭可无症状,可有或无反复呼吸道感染史。

2.体征

(1)杂音:胸骨左缘第2肋间可及连续性、机械样、收缩晚期增强并向左锁骨上窝传导的杂音。

(2)震颤:胸骨左缘第2肋间可及收缩期震颤,并可延至舒张期。

(3)周围血管征:肺压增宽,脉压增大,毛细血管搏动征,水冲脉,股动脉枪击音。

(4)差异性发绀:仅见于肺动脉高压晚期,有双向或右向左分流者。

(5)胸部X线片:肺供血增多或明显增多,肺动脉段可无凸出或轻、中度凸出,导管粗者可见明显凸出,主动脉结可正常、增宽或明显增宽,心室可正常、左心室大或双室或右心室增大。

(6)心电图:可正常,或左心室肥大、双室或右心室肥大。

(7)B超:可明确诊断并了解动脉导管的粗细、长短、形状。

(8)右心导管:可由肺动脉经导管进入降主动脉,并测出肺动脉内血氧含量高于右心室水平

0.5 vol%,以及肺动脉压力和阻力的增高。

(9)升主动脉造影:主动脉、肺动脉同时显影,显示动脉导管未闭,并可能发现其他心血管畸形。

(四)诊断及鉴别诊断

1.诊断

临床表现典型,可根据体检、胸部 X 线片、心电图、超声波及彩色多普勒检查明确诊断。必要时有条件者可施行右心导管或升主动脉造影以排除合并畸形。

2.鉴别诊断

(1)主肺动脉窗发病率低,但极易与动脉导管未闭混淆。由于主肺动脉窗缺损大,分流量大,故易较早引起肺动脉高压,脉压增宽却不多见。其杂音多为收缩期,也有连续性或双期杂音,杂音更靠近胸骨左缘并略偏低。超声心动图或升主动脉造影可明确诊断。

(2)室间隔缺损合并主动脉瓣关闭不全以收缩期杂音加上主动脉瓣关闭不全的舒张期杂音,有时难与动脉导管的连续杂音区分,而且该病也有脉压增宽的表现。行超声心动图检查可明确诊断。

(3)其他需鉴别诊断的还有佛氏窦瘤破裂,冠状动静脉瘘及动脉导管未闭合并其他心血管畸形的。

(五)治疗方案及原则

一般而言,动脉导管未闭一经明确,即可开始治疗。

1.手术治疗

手术治疗导管未闭,简单、安全、经验成熟,但损伤较大。

2.介入治疗

介入治疗损伤小、安全,不常用全麻,但费用略高。

(六)预后

手术或介入治疗效果好,死亡率约 1%。动脉导管瘤预后差。成人或合并肺动脉高压者死亡率较高,约占死亡人数的 3/4。合并肺动脉高压者术后也有不明原因的死亡可能。

四、肺动脉瓣狭窄

先天性肺动脉瓣狭窄是指室间隔完整的肺动脉狭窄。发生率约占先心病的 10%,是一种进展性的疾病,进展速度与狭窄程度相关。大约有 15% 在出生后 1 个月内死亡,主要死于严重低氧血症及心力衰竭。婴幼儿重度肺动脉瓣狭窄常伴有漏斗部肌肉肥厚,加重右心室流出道梗阻,出现发绀。2 岁以上严重肺动脉狭窄患儿右心室肥厚加重,纤维化增生,心室收缩力下降,顺应性减低,直接影响手术效果及预后。对于儿童期肺动脉瓣狭窄患儿很少出现症状,病情进展缓慢。

(一)病理

肺动脉瓣狭窄导致右心室排血受阻,右心室压力升高,右心房压力亦升高,而肺动脉压力降低,右心室与肺动脉之间存在不同程度的压力阶差。约 25% 病例伴有卵圆孔未闭或房间隔缺损。当右心房压力升高明显时,心房水平存在右向左分流,临床出现发绀。长期右心室后负荷增加将引起右心室向心性肥厚,内膜下缺血、心肌劳损,严重者出现充血性心力衰竭、右心室扩大甚至死亡。

右心室与肺动脉干之间的收缩期压力阶差的大小取决于肺动脉瓣口的狭窄程度,一般分为三类:轻度狭窄其收缩期压力阶差<6.7 kPa(50 mmHg),中度狭窄为 6.7～10.7 kPa(50～80 mmHg),重度狭窄>10.7 kPa(80 mmHg)。

(二)临床表现

1.症状

症状与狭窄程度、是否有卵圆孔未闭、右心室功能状况、心肌纤维化程度、是否有三尖瓣反流以及右心室腔的大小有关。重度肺动脉瓣狭窄在新生儿期已存在有发绀、心脏扩大,甚至发生心力衰竭。发绀与卵圆孔未闭有关,活动后或哭闹后存在心房水平的右向左分流,安静时消失。部分患儿可以出现呼吸困难、乏力、心悸、胸痛,偶见昏厥、心律失常等原因引起猝死。

2.体征

肺动脉瓣听诊区可闻及特征性喷射性收缩期杂音,向左上方传导,并伴有震颤。轻度狭窄或极重型可无震颤。在收缩期可听到喀喇音,狭窄严重时喀喇音消失,肺动脉第二心音减弱或不能闻及肺动脉第二心音分裂。严重狭窄患儿生长发育较差,心前区隆起明显并有抬举感。如发展至右心衰竭,则可见肝大、腹水及水肿,但因肺内血流量减少并不出现肺充血现象。

3.心电图

显示右心室肥大,电轴右偏或出现不完全右束支传导阻滞。右心室肥大程度与狭窄轻重往往成正比。

4.X线检查

心脏大小随狭窄加重而逐渐加大。轻度狭窄时心脏可不增大、肺血大致正常,重度狭窄时右心室增大明显而左心室不大、肺纹理纤细、减少,肺动脉主干因狭窄后扩张而突出且搏动明显,左肺门搏动增强而右肺门搏动相对较弱或呈静止状态。

5.超声检查

二维超声及多普勒检查可以精确评估狭窄部位及严重程度,并可检测右心室收缩压与肺动脉收缩压的阶差。

6.心导管及造影

经心导管及造影检查可以确切评估狭窄程度,并可根据经肺动脉至右心室连续测定压力曲线判断狭窄部位及压力阶差。

(三)诊断及鉴别诊断

1.诊断

根据临床表现、特征性心电图、X线检查、超声检查、心导管及造影检查可明确诊断。

2.鉴别诊断

房间隔缺损可于肺动脉瓣区闻及的收缩期杂音较柔和,P_2 有固定分裂,或 P_2 亢进,很少触及震颤;心电图表现以不完全性右束支传导阻滞为主;胸部 X 线片表现为肺充血;超声检查提示房间隔缺损,心房水平左向右分流,右心室与肺动脉干之间无明显压力阶差。

婴儿期三尖瓣下移(Ebstein 畸形)常可合并肺动脉瓣狭窄,重度肺动脉瓣狭窄伴有右心衰竭时右心明显扩大,甚至出现周围型发绀时更难以鉴别。但是三尖瓣下移心电图表现无右心室肥大,可见高大 P 波;胸部 X 线片示右心房极大;右心导管检查右心房压增高而右心室压力正常;超声检查、心导管及造影都可见特征性三尖瓣下移及右心室房化。

法洛四联症患儿中不典型者,右心室流出道梗阻不明显,其表现类似于肺动脉瓣狭窄,但心电图表现的右心室肥厚不如肺动脉瓣狭窄严重,超声、心导管和造影检查有助于明确诊断。

(四)治疗方案及原则

1.手术适应证

(1)重度肺动脉瓣狭窄婴幼儿合并青紫或心力衰竭需要急诊手术。

(2)右心室收缩压接近或超过体循环收缩压,尽管无症状也需尽早手术。

(3)当右心室与肺动脉压力阶差>6.7 kPa(50 mmHg)时,可选择3~4岁时手术。

(4)当压力阶差<6.7 kPa(50 mmHg)时,外科治疗与内科治疗效果相仿,但若存在较明显的继发性漏斗部肌肉肥厚,或瓣环发育不良者,则必须手术治疗。

(5)当压力阶差<3.3 kPa(25 mmHg)时,可采用经皮球囊导管肺动脉瓣整形术。

2.手术方法

常用常温平行循环辅助下肺动脉瓣交界切开术。术中切开融合的肺动脉瓣交界直到瓣环,再适度扩张到最大允许口径。如果瓣环发育不良,瓣环小,应考虑用心包做右心室流出道跨环补片。

3.并发症

常见低氧血症、残余梗阻、心律失常、心力衰竭。

(五)预后

肺动脉瓣狭窄是一种进展性疾病,进展速度和预后与狭窄程度密切相关。约有15%在出生1个月内死亡,其中将近50%死亡者伴有右心室发育不良。

2岁以上肺动脉瓣狭窄患儿,随着右心室肥厚、纤维化增生,心室收缩力下降,顺应性减低,直接影响手术效果及预后。

1.近期结果

单纯肺动脉瓣狭窄手术疗效佳,伴有右心室发育不良或充血性心力衰竭者预后较差。

2.远期结果

肺动脉瓣狭窄手术后解除了瓣膜狭窄后,长期随访结果甚佳。但是,伴有右心室发育不良者远期效果欠佳。

五、法洛四联症

胎儿时期心室漏斗部间隔发育旋转不良形成本症,主要有肺动脉狭窄、主动脉右移骑跨、室间隔缺损、右心室肥厚四种病理解剖改变。

(一)病因

先天性心脏病是由于胎儿时期心脏发育缺陷所致,其根本原因目前尚未彻底了解。主要原因为遗传因素及环境因素所致。环境因素中比较确定的是母亲妊娠3个月内患某些病毒感染性疾病从而影响胎儿心脏发育。在此期间由于右心室漏斗部或圆锥发育不全导致法洛四联症。

(二)病理

由于肺动脉狭窄、右心室内高压导致血液通过室间隔缺损分流至左心室,左心室内的全部血液及右心室的部分血液同时进入主动脉,而肺内循环血流量减少,造成全身氧和血量不足,形成发绀。

(三)临床表现

患儿出生时症状可不明显,随年龄增长出现发绀,常为全身性,并进行性加重。活动耐力减小,稍活动即呼吸困难,发绀加重。部分患儿有缺氧发作史及蹲踞现象。

(四)诊断

1.体征

心脏大小多正常。胸骨左缘第 2～4 肋间可听到粗糙的喷射性收缩期杂音,有时伴有收缩期震颤。肺动脉瓣第二心音减弱。指(趾)呈杵状改变,甲床发绀明显。

2.X 线检查

典型的心外形呈靴状,肺动脉段凹陷或平直。心尖圆钝上翘。肺门血管细少,肺野透亮度增高。

3.心电图检查

电轴右偏、右心室肥厚、右心房肥大。

4.超声心动图检查

可见主动脉根部位置前移,骑跨于室间隔之上。肺动脉发育不良,可累及肺动脉瓣及瓣环、主肺动脉直至分支肺动脉。右心室流出道肌束增生肥厚造成肌性狭窄。常可探及巨大的膜部室间隔缺损。

5.心导管检查

大多数法洛四联症患儿经超声心动图检查即可确诊,一般不需要心导管检查术。合并肺动脉严重发育不良,对合并肺动脉瓣闭锁或肺动脉缺如的病例应施行心血管造影术,以了解肺血管发育情况,供选择手术方法时参考。

(五)鉴别诊断

1.室间隔缺损合并肺动脉狭窄

可根据心脏超声波显示主动脉是否骑跨以及室间隔缺损的位置予以鉴别。

2.其他心脏复杂畸形

如右心室双出口合并肺动脉狭窄、永存动脉干及各种类型的大动脉转位等,则可行心导管检查及心血管造影术予以鉴别。

(六)治疗

本症自然转归较差,所有患者均需手术治疗,治疗效果满意。对发绀严重、缺氧发作频繁的病例应尽早施行手术治疗,可于婴儿期施行根治手术。症状较轻的病例也应在 2 岁以内接受根治手术治疗。

根治手术需在低温体外循环下施行,手术方法包括解除右心室流出道狭窄,采用人造血管补片及自体心包片分别修补加宽右心室流出道及肺动脉,补片修补室间隔缺损。鉴于目前国情,一期根治手术易于为患儿家属接受。

对于肺血管发育极差的患儿,可施行姑息手术治疗,即在大的主动脉与肺动脉之间建立通道以增加肺血流量,以缓解症状并可促进肺血管的发育,为二期根治手术做准备。

(七)预后

本症的自然预后很差,即使存活至成人年龄,生活质量也很差。近年来随着婴幼儿心脏外科的发展,本症的手术死亡率已低于 5%,技术设备条件好的心脏病治疗中心则低于 3%。而且可于婴儿期施行一期矫治手术并获得了很好的手术效果。

(曹婷婷)

第二节　感染性心内膜炎

感染性心内膜炎（IE）系指由于微生物的侵入，引起心瓣膜、心内膜及大动脉内膜的感染及炎症。以往称为细菌性心内膜炎，并根据病原菌毒力、发病时间长短及临床特点而有急性（一般发病持续 8 周以内）和亚急性之分。近年来，由于致病微生物的改变，除细菌外，真菌、立克次体、病毒等亦可引起心内膜炎，故目前统称为感染性心内膜炎。

一、病因

（一）病原体

约 50％的患儿由草绿色链球菌致病。近 20 多年来，葡萄球菌性心内膜炎已较常见，现几乎占患者的 1/3。革兰阴性细菌所致者也渐增多。真菌中以白色念珠菌占绝大多数，常见于早期心脏病术后或小婴儿。由病毒和立克次体感染者很少见。约 10％病例血培养阴性。

（二）基础心脏疾病

IE 患儿绝大多数均有原发性心脏病变，而以先天性心脏病最多见，约为 2/3。其中室间隔缺损居首位，约占 50％，其他依次为法洛四联症、主动脉狭窄、主动脉瓣二叶畸形、动脉导管未闭、肺动脉瓣狭窄等。后天性心脏病中以风湿性瓣膜病最常见，约占 1/3，通常为主动脉瓣及二尖瓣关闭不全。这些心脏病变的共同特点是在心室或血管内有较大的压力阶差，产生高速喷射的血流，受累部位常在压力低的一侧，如室间隔缺损感染性赘生物在缺损的右缘、三尖瓣隔叶及正对缺损的右室壁；动脉导管在肺动脉一侧；二尖瓣关闭不全在左房；主动脉瓣关闭不全在左室等。房间隔缺损时两侧心房间压力阶差小，通过缺损的血流速度慢，故很少发生 IE。

（三）诱因

大约 30％的 IE 患儿可确认其诱发因素，主要为纠治牙病及扁桃体摘除术。此外，长期使用抗生素、皮质激素、免疫抑制剂、静脉高营养输液、心导管检查、安装心脏起搏器以及心内手术等都可为病原体侵入心内膜提供条件。

二、病理

本病的基本病变为心瓣膜、心内膜及大血管内膜表面附着疣状赘生物。显微镜下赘生物主要由血小板栓子、纤维蛋白、细菌和坏死的心瓣膜组织形成。心瓣膜的赘生物可造成瓣膜溃疡、穿孔及破坏，且可累及腱索和乳头肌窦感染性动脉瘤等，巨大的赘生物可堵塞瓣膜口。这些病理改变可导致急性血流动力学障碍，引起顽固性心力衰竭，是本病的主要致死原因。

赘生物受血流冲击常有细栓子脱落。由于栓子的大小及栓塞的部位不同，可发生不同器官栓塞的症状并引起不同的后果。左心脱落的栓子可引起体循环器官的栓塞，最常见者为肾、脑、脾，其次为肢体和肠系膜动脉。右心脱落的栓子则引起肺循环的栓塞。微小栓子栓塞毛细血管产生皮肤瘀点，在小动脉引起内皮细胞增生及血管周围炎症反应，形成皮肤的欧氏小结。

肾脏的病理改变为：①肾动脉栓塞引起梗死病灶；②局灶性肾小球肾炎；③弥漫性肾小球肾炎。后两种病变可能是微小栓塞或血管免疫性损伤所致。

神经系统的病变广泛,涉及脑动脉、脑膜、脑室膜、脑实质、脑神经和脊髓。主要病理改变为血管损害。感染性微小栓子可引起弥漫性脑膜脑炎、脑出血、脑水肿、脑软化及脑脓肿。颅内感染性动脉瘤破裂后可致脑内出血、脑室出血或蛛网膜下腔出血。

三、临床表现

临床症状归纳为 3 个方面:①全身感染症状;②心脏症状;③栓塞及血管症状。同时具备以上 3 方面症状的典型表现者不多。2 岁以下婴儿常呈急性经过,多由败血症、感染性皮肤病、肺炎、肠炎、脓胸、骨髓炎等引起。表现为高热、多汗及与发热不成比例的心动过速,可出现心脏杂音,脾常易扪及。肺栓塞多见,但其他部位的栓塞现象较少。病情渐趋恶化,病程可持续 3 天～3 周,常经尸检才明确诊断。

一般病例多呈亚急性经过,表现为发病缓慢,病初常仅有低热、食欲低下、面色苍白、盗汗、周身不适,新出现心脏杂音或易变性杂音或难以解释的心力衰竭。2/3 患儿出现皮肤黏膜斑点、脾大、进行性贫血,部分可有杵状指。典型的皮肤表现有 Osler 小结(趾指尖红色疼痛性如青豆大结节)、Janeway 损害(手掌或足跟无痛性小红斑或出血)及指甲下条纹状出血。脾栓塞时可出现左上腹疼痛,少数发生脑血管栓塞,可引起头痛、呕吐、甚至偏瘫、失语及昏迷等。葡萄球菌感染者可引起心肌脓肿或破入心包。

四、诊断

原有心脏病的患儿如有一周以上不明原因的发热,即应考虑 IE 的可能。血培养是诊断的关键,应于药物治疗前进行,48 小时内抽血至少 3 次,每次取血 6～10 mL,寒战或体温骤升时取血可提高阳性率。用过青霉素者培养液内应加入青霉素酶;用过磺胺类药物者应加入对氨苯甲酸以利细菌生长。即使采取上述措施仍约有 10% 病例血培养阴性,如做骨髓血培养,可增高阳性率。细菌培养疑为草绿色链球菌者,培养标本需保留 2 周。

其他实验室检查包括周围血常规示进行性贫血,白细胞轻至中度升高,血沉增快。尿液检查常见蛋白、显微镜下血尿。

近年来采用超声心动图检查可确定赘生物的有无、大小(赘生物 > 2 mm 可检出)、位置及变化,尚可了解心瓣膜破损情况以及心脏血流动力学的变化,为 IE 的诊断和治疗,尤其心脏手术的采用与否,提供了重要依据。

对本病的诊断需保持高度警惕性。具有以下数点者提示本病存在:①有心脏病或近期心脏手术病史;②明显的栓塞症状;③难以解释的发热及进行性贫血;④新出现的心脏杂音或原有心脏杂音发生变化。血培养阳性者可确诊。本病需与风湿热、结核、伤寒等鉴别。

中华医学会儿科分会心血管学组、中华儿科杂志编委会共同拟定了《小儿感染性心内膜炎的诊断标准》,可供参考(表 5-1)。

五、预后及并发症

抗生素问世之前本病的病死率几乎为 100%。20 世纪 50 年代后有明显改善,存活的百分率继续上升,但速度很慢。目前病死率仍在 20%～25%。50%～60% 确诊为 IE 的患儿有并发症,常见的有心力衰竭、脑栓塞、感染性动脉瘤、主动脉窦破裂、巨大赘生物破坏心瓣膜、获得性室间隔缺损及心脏传导系统受累导致心脏传导阻滞。

表 5-1　小儿感染性心内膜炎的诊断标准(试行)

(一)临床指标

1.主要指标

(1)血培养阳性:分别 2 次血培养有相同的感染性心内膜炎常见的微生物(如草绿色链球菌、金黄色葡萄球菌、肠球菌等)

(2)心内膜受累证据:应用超声心动图检查心内膜受累证据,有以下超声心动图征象之一。①附着于瓣膜或瓣膜装置,或心脏、大血管内膜、或置植人工材料上的赘生物;②心内脓肿;③瓣膜穿孔、人工瓣膜或缺损补片有新的部分裂开

(3)血管征象:重要动脉栓塞、脓毒性肺梗死或感染性动脉瘤

2.次要指标

(1)易感染条件:基础心脏病,心脏手术,心导管术,或中心静脉内插管

(2)较长时间的发热(≥38 ℃),伴贫血

(3)原有心脏杂音加重,出现新的反流杂音,或心功能不全

(4)血管征象:瘀斑,脾大,颅内出血,结膜出血,镜下血尿或 Janeway 斑

(5)免疫学征象:肾小球肾炎,Osler 结,Roth 斑,或类风湿因子阳性

(6)微生物学证据:血培养阳性,但未符合主要指标中的要求

(二)病理学指标

(1)赘生物(包括已形成的栓塞)或心内脓肿经培养或镜检发现微生物

(2)存在赘生物或心内脓肿,并经过病理检查证实伴活动性心内膜炎

(三)诊断依据

1.具备以下(1)~(5)项任何之一者可诊断为感染性心内膜炎

(1)临床主要指标 2 项

(2)临床主要指标 1 项和次要指标 3 项

(3)心内膜受累证据和临床次要指标 2 项

(4)临床次要指标 5 项

(5)病理学指标 1 项

2.有以下情况时可排除感染性心内膜炎诊断
有明确的其他诊断解释临床表现;经抗生素治疗≤4 天临床表现消除;抗生素治疗≤4 天手术或尸检无感染性心内膜炎的病理证据

3.临床考虑感染性心内膜炎,但不具备确诊依据时仍应进行治疗
根据临床观察及进一步的检查结果确诊或排除感染性心内膜炎

六、预防

应注意保护小儿牙齿及口腔卫生,积极治疗败血症和局部感染。心脏手术和心导管检查时注意无菌操作。心脏病患儿进行拔牙、扁桃体摘除等手术时必须于术前 1~2 小时及术后 48 小时内注射青霉素 G,每天 80 万 U。行泌尿道手术时除青霉素外还需加用氯霉素或庆大霉素。

七、治疗

应针对病原菌及早治疗。药物选择以细菌对药物的敏感性为依据,一般于抽血行血培养后

立即选用杀菌力强,并能穿透纤维素的抗菌药物,大剂量、长疗程(4～6 周)。剂量及用法见表 5-2。

表 5-2　感染性心内膜炎的治疗方案

病原体	药物	剂量	途径	疗程(周)
草绿色链球菌	青霉素	每天 30 万 U/kg 分 6 次,1 次/4 小时	静脉注射	4～6
	+			
	链霉素	每天 30 mg/kg 分 2 次,1 次/12 小时	肌内注射	2
粪链球菌	青霉素	每天 30 万 U/kg 分 6 次,1 次/4 小时	静脉注射	6
	或			
	氨苄西林	每天 200 mg/kg 分 6 次,1 次/4 小时	静脉注射	6
	+			
	庆大霉素	每天 4～6 mg/kg 分 2～3 次,每 8～12 小时一次	静脉注射	6
金黄色葡萄球菌				
青霉素敏感	青霉素	每天 30 万 U/kg 分 6 次,1 次/4 小时	静脉注射	6～8
抗青霉素	苯唑西林钠	每天 200 mg/kg 分 4～6 次,每 4～6 小时一次	静脉注射	6～8
	或			
	新青霉素Ⅲ	每天 50～100 mg/kg,分 4～6 次	肌内注射或静脉注射	
	或			
	新青霉素Ⅰ	每天 50～100 mg/kg,分 4～6 次	肌内注射或静脉注射	
	+			
	利福平	每天 10 mg/kg 分 2 次,1 次/12 小时,不超过 600 mg/d	口服	6～8
	或			
	庆大霉素	每天 4～6 mg/kg 分 2～3 次,每 8～12 小时一次	静脉注射	2
抗新青霉素Ⅰ	万古霉素	每天 50 mg/kg 分 4 次,1 次/6 小时	静脉注射	8
	+			
	利福平	每天 10 mg/kg 分 2 次,1 次/12 小时,不超过 600 mg/d	po	6～8
病原未知	青霉素	每天 30 万 U/kg 分 6 次,1 次/4 小时	静脉注射	6～8
	+			
	苯唑西林钠	每天 200 mg/kg 分 4～6 次,每 4～6 小时一次	静脉注射	6～8
	+			
	庆大霉素	每天 4～6 mg/kg 分 2～3 次,每 8～12 小时一次	静脉注射	6～8
	或			
	庆大霉素			
	+	剂量同上		
	万古霉素			

其他治疗包括休息、营养丰富的饮食、铁剂等,必要时输血。并发心力衰竭时应用洋地黄、利

尿剂等。对严重主动脉瓣或二尖瓣受累而致顽固性心力衰竭者,可行感染病灶切除术并行心瓣膜修补或人工瓣膜置换术。感染性动脉瘤或主动脉窦破裂者需紧急手术。真菌性心内膜炎常见于严重病残或免疫抑制患儿行心脏手术之后,预后不良,首选药物为两性霉素 B,并尽可能切除受感染的组织。

(曹婷婷)

第三节 病毒性心肌炎

一、概述

病毒性心肌炎是由病毒侵犯心肌,引起的心肌细胞变性坏死和间质炎症。能够引起心肌炎的病毒很多,像柯萨奇、埃可、脊髓灰质炎、流感、副流感、腮腺炎、麻疹、风疹、疱疹病毒以及腺病毒、鼻病毒甚至乙肝病毒等。以往认为,轮状病毒不易引起肠道外损伤,但新近也有报道可以引起心肌炎。在上述病毒中,以柯萨奇病毒为代表的微小核糖核酸病毒最具亲心肌性。在细菌感染(尤其是链球菌)、营养不良、运动过度、精神创伤、药物毒物等条件下更容易使体内潜伏或静止的病毒繁殖增加,心肌病变加速引起发病。在疾病早期,心肌的损害主要是由病毒在心肌细胞内的复制直接引起的,但在心肌炎的发生和发展(尤其是慢性)过程中,免疫机制的参与更为重要。

二、诊断

(一)病史

年龄越小越不典型,在新生儿,尤其是母亲感染柯萨奇病毒者,多在 2 周内发病,重者可以在生后数小时发病,而且可以累及多个脏器。病初可以有腹泻、食少或骤然起病,突现发热、烦躁、拒乳,迅速出现面白、嗜睡、气急、发绀、有时伴有黄疸。进而出现昏迷、惊厥或休克。临床酷似重症败血症。年长儿轻者可以无症状,仅体格检查时发现心律失常,约 50% 患者在心肌炎症状出现之前数天就可以出现前驱症状,轻者表现为感冒样症状或胃肠道样症状,可自诉头晕、心悸、胸闷、心前区不适或胸痛,周身不适或全身肌肉酸痛,但在暴发性心肌炎,很少以此为主诉,而多以上腹痛、伴或不伴有头痛、呕吐为主诉就诊。

(二)查体

新生儿可有心脏增大、心动过速、心音低钝,可以呈奔马律,一般无杂音,肝脾多有增大。脑脊液细胞数及蛋白质增高,如进展迅速,可于数小时内死亡。体格检查时,重者可以发现有水肿、气急、心脏增大、第一心音低钝和心动过速、奔马律,有时可以听到Ⅰ～Ⅲ级收缩期杂音、肝脏增大以及活动受限等急性心功能不全的表现,有心包炎这可以听到心包摩擦音,重者可以有心源性休克或脑缺氧综合征。如果有明显的心律不齐尚不至于漏诊,如果仅有心动过速尤其伴有发热时,有可能漏诊。

(三)辅助检查

1.实验室检查

急性期周围血白细胞和中性粒细胞可以明显升高,血沉增快,心肌酶可以有改变,其中以肌钙蛋白最为敏感,急性期可成百乃至上千倍升高,CK-MB因检查方法不同其特异性各异,α-羟丁酸乳酸脱氢酶虽然敏感但不特异,病原学检查因心肌活检很难被患儿以及家长接受而不能开展,而大量心包积液量者较少,故心包穿刺术受限。因此,血清病毒学检查便被认为是较有参考意义的病原学检查方法之一,尤其在恢复期其同型病毒效价比急性期增高4倍以上更有说服力。其次是急性期咽拭子检查,再次为粪便中分离出病毒。

2.心电图

主要表现ST段偏移、T波低平、双向或倒置,其次出现各种心律失常如期前收缩,阵发性心动过速,QT间期延长,心房扑动和心房纤颤,房室传导阻滞,暴发性者多有低电压、束支传导阻滞。运动试验阳性。

3.X线检查

心脏大小正常或呈不同程度增大,多呈普大心,搏动减弱,常伴有肺淤血或肺水肿,较少见到心包积液和胸腔积液。

4.超声心动图

如有心力衰竭可见左心室增大,二和/或三尖瓣环扩大,瓣膜关闭不全,少量心包积液,重者可以有心室壁运动不协调,心脏收缩和/或舒张功能减低。

(四)诊断要点

根据(昆明)全国小儿心血管会议制定的标准。

1.临床诊断依据

(1)心功能不全、心源性休克或心脑综合征。

(2)心脏扩大(X线、超声心动图检查具有表现之一)。

(3)心电图改变:以R波为主的2个或2个以上主要导联(Ⅰ,Ⅱ,aVF,V_5)的ST-T改变(持续4天以上,伴有动态变化),窦房传导阻滞,房室传导阻滞,成联律、多型、多源、成对或并行期前收缩,非房室结及房室折返引起的异位性心动过速,低电压(新生儿排除)及异常Q波。

(4)CK-MB升高或心肌肌钙蛋白(cTnL或cTnT)阳性。

2.病原学诊断依据

(1)准确指标:自心内膜、心肌、心包(活检、病例)或心包穿刺液检查发现以下之一者可确诊。①分离到病毒;②用病毒核酸探针查到病毒核酸;③特异性病毒抗体阳性。

(2)参考依据:有以下之一者结合临床表现可考虑心肌炎由病毒引起。①自粪便、咽拭子或血液中分离到病毒,且恢复期血清同型抗体滴度较第一份血清升高或降低4成以上;②病程早期血中特异性IgM抗体阳性;③用病毒核酸探针自患儿血中查到病毒核酸。

确诊依据:具备临床诊断依据两项,可以临床诊断。发病同时或发病前1~3周有病毒感染的证据支持诊断者。①同时具备病原学确诊依据之一者,可确诊为病毒性心肌炎;②具备病原学参考依据之一者,可临床诊断为病毒性心肌炎;③凡不具备确诊依据,应给予必要的治疗或随诊,根据病情变化,确诊或排除心肌炎;④应排除风湿性心肌炎、中毒性心肌炎、先天性心脏病、由风湿性疾病以及代谢性疾病(如甲状腺功能亢进症)引起的心肌损害、原发性心肌病、原发性心内膜弹力纤维增生症、先天性房室传导阻滞、心脏自主神经功能异常、受体功能亢进及药物引起的心电图改变。

(3)心电图示明显的心律失常或运动试验阳性。①明显的心律失常包括:除频发、偶发、良性期前收缩以外的异位节律;窦停搏、一度以上的房室、窦房以及左束支、完全右及双、三束支传导阻滞。除此和 ST-T 改变以外为轻度异常;②一度房室传导阻滞、二度Ⅰ型房室窦房传导阻滞、不完全右束支传导阻滞,以往认为是迷走神经张力增高所致,目前认为如果以往没有此改变,现在又有除此心电图以外的心肌炎临床诊断依据者,这种改变就有意义。

三、治疗

(一)药物治疗

1.以营养心肌治疗为主

(1)10.0%～12.5%维生素 C 100～200 mg/kg 用葡萄糖稀释至 10.0%～12.5%浓度,静脉缓慢注射,重症病例每 6～8 小时 1 次,病情好转后改为每天 1 次,连用 2～4 周。

(2)1,6-二磷酸果糖 100～200 mg/kg,每天 1～2 次,15～20 分钟内静脉滴注,2～4 周为 1 个疗程。

(3)磷酸肌酸钠(里尔统)每次 0.5～1 g,溶于 3～6 mL 注射用水中。缓慢静脉推注,推注时间 2 分钟,每天 1～2 次,疗程 2～4 周。

(4)三磷腺苷(ATP)20～40 mg、辅酶 A 50～100 U 静脉滴注,每天 1 次,疗程 2～4 周。

2.抗心律失常治疗

(1)单源偶发期前收缩,可不加抗心律失常药物。

(2)单源频发但没有自觉症状,尤其活动后减少者,可先观察,如果营养心肌后不减少或增多者或为多源、并行心律尤其有短阵室速或成对出现者:①首选普罗帕酮(心律平),按照 1 次 5～8 mg/kg,每 8 小时 1 次口服,最大量每次 200 mg,如期前收缩很快控制住,可连服3个月以后逐渐停药,注意监测心电图;②如果普罗帕酮(心律平)不耐受(如严重的昏迷、恶心,呕吐);或出现传导阻滞或出现新的心律失常可换用胺碘酮(乙胺碘呋酮),按照 5～10 mg/(kg·d),分3次口服。该药 7 天左右达到有效浓度,10 天以后需减至原量的 1/2 维持用药,总疗程最好不超过4个月。注意皮肤改变并监测心电图、胸部 X 线片、甲状腺功能、角膜以及肝功能;③高度房室传导阻滞者可在急性期静脉滴注异丙基肾上腺素,按照 0.05～2 μg/(kg·min),如果仍不能有效提升室性心率,可安装临时起搏器,如经食管右心房起搏(因局部过热可引起物理损伤,故建议不超过 3 天),如果时间较长可经股静脉下临时右心室起搏器(为减少局部感染,不应超过半个月),多数急性心肌炎在半月内能够恢复到有效的室率。如仍不恢复可安装永久起搏器。

3.抗心力衰竭治疗

静脉以及口服给药方法同室间隔缺损,但因心肌损伤时,对洋地黄类比较敏感,常规剂量容易引起中毒,故洋地黄的应用比较慎重,应该减至常规剂量的 2/3 或 1/2。卡托普利(开博通)不必减量。

4.免疫疗法

大剂量丙种球蛋白按照 2 g/kg,分 2～3 天静脉滴注以减轻心肌细胞损害。

5.心源性休克的治疗

心源性休克是心脏射血功能障碍,而非明显的血容量减少,如果过分扩容会增加心脏负担,因此全日的入液量不应超过50 mL/kg,多巴胺可以扩张肾动脉减轻心脏后负荷,同时收缩皮肤等血管提升血压,可按照 2～5 μg/(kg·min)静脉滴注维持血压;维生素 C 可按照前面剂量静脉推注,30～60 分钟内可重复应用 1 次,24 小时内按急性期给药;激素在病毒性心肌炎中的应用一直存在争议,但在心源性休克、重度房室传导阻滞和室性心动过速或心肌活检证实为慢性自身免疫性心肌炎症反应者是绝对适应证(有报道称在肺炎支原体性心肌炎效果更好),可按照氢化可的松 5~10 mg/(kg·d)或者地塞米松 0.2~0.5 mg/(kg·d)静脉滴注,症状减轻后改为泼尼松 1 mg/(kg·d)口服,逐渐减量停用,疗程 4~8 周。

(二)快速处理

如果出现严重的心律失常,可根据不同类型加以处理。

1.室性阵发性心动过速

静脉推注普罗帕酮,按每次 1 mg/kg;或利多卡因,按每次 1 mg/kg 静脉滴注。

2.严重的房室传导阻滞

静脉滴注阿托品,按 1 次 0.1 mg/kg,或静脉滴注异丙基肾上腺素,按照每次 0.1 mg/kg,三度 AVB 者可加激素静脉滴注。如有条件可行临时起搏器右心室起搏。

四、预后

心肌炎是后天性心脏病,不遗传。由于有免疫机制的参与,一旦患上心肌炎,又没有特效的抗病毒药物来中止疾病的进程,因此休息就显得格外重要。营养心肌对心肌酶升高以及心电图心肌缺血改变较敏感,如果经济条件允许,应用营养心肌的药物要比抗病毒更有意义。对心律失常的患者因为心肌本身有一个自我修复的能力,一些传导阻滞经过休息、营养心肌多能修复,但修复时间由数月到数年不定,除三度 AVB 以外,多可恢复。应坚持动态随访,坚定信念。心肌是泵血器官,因此心肌炎时就有可能出现一过性泵血功能障碍,因此在急性期,尤其有完全性束支阻滞者,预后均较差。

(赵青春)

第四节 肺动脉高压

肺动脉高压(PAH)是一组以肺动脉压和肺血管阻力升高伴进行性右心衰竭为主要特征的综合征。正常肺动脉压力为 2.0~4.0/0.7~1.3 kPa(15~30/5~10 mmHg),平均肺动脉压(MAP)为 1.3~2.7 kPa(10~20 mmHg)。静息时 MAP>3.3 kPa(25 mmHg),或运动时 MAP>4.0 kPa(30 mmHg)即可诊断 PAH。10 余年前,一旦诊断为原发性肺动脉高压,仍认定为不治之症。近几年来,对 PAH 的基础理论和临床研究进展很快,医学治疗手段取得重大突破,使 PAH 患者的生存率和生活质量有了明显的改观。

一、病因和发病机制

按照世界卫生组织(WHO)新的病因分类方法可将 PAH 分为五大类(表 5-3)。小儿 PAH 以特(原)发性 PAH,左向右分流先天性心脏病(以下简称先心病)继发 PAH 及新生儿持续性肺动脉高压较多见。

PAH 的发病机制迄今尚未完全阐明,血管收缩、血管重构(remodeling)和原位血栓形成是 PAH 发生发展的重要病理生理基础。目前认为多种因素参与了 PAH 的发病机制。

表 5-3　世界卫生组织(WHO)肺动脉高压分类

1.肺动脉高压(PAH)	3.与肺疾病和/或低氧血症有关的肺动脉高压
1.1 特发性肺动脉高压(IPAH)	3.1 慢性阻塞性肺疾病(COPD)
1.2 家族性肺动脉高压(FPAH)	3.2 肺间质病
1.3 相关性肺动脉高压(APAH)	3.3 睡眠呼吸暂停综合征
a.结缔组织性血管疾病	3.4 肺泡低通气量疾病
b.左向右分流先心病	3.5 慢性高原性疾病
c.门静脉高压	3.6 新生儿肺疾病
d.人类免疫缺陷病毒(HIV)感染	3.7 肺泡-毛细血管发育不良
e.药物和毒物:食欲抑制剂及其他	3.8 其他
f.其他:甲状腺疾病,糖原累积病,脑苷脂沉积病,遗传性出血性毛细血管扩张病,血红蛋白病,骨髓增生性疾病,脾切除	4.慢性血栓/栓塞性疾病导致的肺动脉高压
1.4 新生儿持续性肺动脉高压(NPPH)	4.1 近端肺动脉血栓性阻塞
1.5 肺静脉闭塞性疾病	4.2 远端肺动脉血栓性阻塞
2.伴左心疾病的肺动脉高压	a.肺栓塞(栓子、肿瘤、寄生物)
2.1 左房或左室疾病	b.原位血栓形成
2.2 左心瓣膜病	5.其他(如结节病)

(一)低氧

急、慢性低氧均可引起 PAH,但其确切机制尚不明了。急性低氧可使体循环血管扩张而使肺血管收缩。急性低氧后,血管收缩物质上调,肺动脉低氧敏感性钾通道活性增加,导致平滑肌细胞膜去极化,胞质内钙离子水平增加,从而导致肺血管收缩。慢性低氧可直接干预细胞的生长,可导致血管平滑肌细胞迁移和增殖,抑制内皮细胞生长,从而发生血管重构。

(二)内皮功能障碍

血管内皮在维持正常肺血管张力及肺循环病理状态(如先心病 PAH)的发生中起关键作用。由内皮细胞释放的前列腺素类和一氧化氮(NO)是血管扩张的重要介质。这种扩血管作用被几种缩血管物质如内皮素-1(ET-1)、血栓素以及细胞色素 P450 途径的产物所对抗(图 5-1)。当内皮受损时,可导致血管反应性及平滑肌增殖的改变,从而引起 PAH 病理状态的发生。

(三)血管活性物质及离子通道的改变

参与 PAH 形成的血管活性物质主要包括两大类:一类是收缩血管/促进血管平滑肌细胞增生的因子,如内皮素(ET)、5-羟色胺(5-HT)、前列腺素 $F_{2\alpha}$、血管内皮生长因子(VEGF)、血小板衍生性生长因子(PDGF)等;另一类是舒张血管/抑制血管平滑肌细胞增殖的因子,如前列环素(PGI$_2$)、心钠素、肾上腺髓质素(ADM)及气体信号分子 NO、CO 等。这些活性物质的产生、分泌平衡失调是 PAH 发生的重要机制,也是当前多种药物的作用靶点。

1.PGI$_2$

PGI$_2$ 通过 cAMP 依赖途径,发挥扩张血管、抑制平滑肌细胞增生和血小板聚集的作用。PAH 患者花生四烯酸代谢失衡,中小肺动脉 PGI$_2$ 合成酶表达减少,从而促使 PAH 的形成。

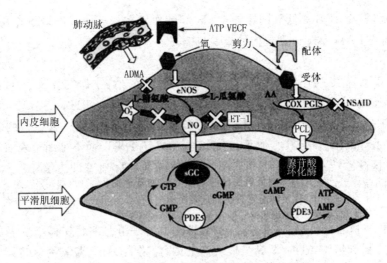

图 5-1 肺动脉内皮细胞依赖性扩血管的机制

内皮性 NO 合酶（eNOS）和环氧合酶（COX）受生理性激动剂 ATP 和血管内皮生长因子（VEGF）的刺激，并受氧和剪力应激的直接刺激。NO 和前列环素（PGI₂）弥散到平滑肌，在该处分别激活可溶性鸟苷酸环化酶（sGC）和腺苷酸环化酶，使 cGMP 和 cAMP 浓度增加，这些环核苷酸使平滑肌松弛。特异性磷酸二酯酶（PDE）使环核苷酸降解。精氨酸类似物，不对称性二甲基精氨酸（ADMA），超氧阴离子自由基（O_2^-）和内皮素（ET-1）减少 NO 的释放并使血管收缩。AA：花生四烯酸；NSAID：非甾体类抗炎药物；PGIS：前列环素合成酶

2.ET

内皮素家族由三种密切相关的肽类即 ET-1、ET-2 和 ET-3 组成。ET-1 是在心血管系统中产生的主要异构体，ET-2 主要在肾和肠内生成，而 ET-3 主要发现于中枢神经系统内。目前对 ET-1的了解最多，而 ET-2 和 ET-3 的作用，除在胚胎发育中的作用外，尚不清楚。ET 的作用主要由 ET_A 和 ET_B 两种受体介导，可引起血管收缩和平滑肌细胞增生。研究发现，PAH 患者血浆ET-1水平明显升高。

3.气体信号分子

内源性 NO 和 CO 在 PAH 的形成中有重要的调节作用。在内皮细胞中，L-精氨酸在 NO 合酶（NOS）的作用下生成 NO，NO 从肺血管内皮细胞释放后，迅速弥散进入血管平滑肌细胞，激活可溶性鸟苷酸环化酶（sGC），该酶催化三磷酸鸟苷（GTP），产生环磷鸟苷（cGMP）。cGMP增多可激活 cGMP 依赖性蛋白激酶，抑制钙离子从肌浆网释放和细胞外钙离子内流，细胞内游离钙离子浓度降低，肌球蛋白轻链膜磷酸化，从而使肺血管平滑肌松弛。此外，大量研究证实，NO 及其供体对肺血管的重构有明显抑制作用。在病理情况下，内源性 NO 生成减少，将促使 PAH 的形成。

CO 是继 NO 之后发现的又一种气体信号分子，具有与 NO 类似的生物学效应，能够调节机体多种生理和病理状态。近年来研究还提示，内源性 CO 通过自分泌和旁分泌作用在肺循环局部抑制肺血管平滑肌细胞增殖，从而抑制肺血管的重构，但对其是否参与高肺血流所致的 PAH 和肺血管重构的形成，尚有争论。

硫化氢（H_2S）是体内含硫氨基酸代谢产物，过去一直被认为是一种有毒的气体，但近年来发现它具有重要的生物学功能，推测可能是 NO 和 CO 之外机体的第三种气体信号分子。H_2S 具有与 NO 和 CO 相似但不同的生物学效应。新近的研究发现，在大鼠低氧性 PAH 时，机体内源

性 H_2S 体系下调,补充 H_2S 对低氧诱导的 PAH 和肺血管重构有明显的缓解作用,提示内源性 H_2S 体系的下调是 PAH 及肺血管重构的重要机制之一。

4.5-HT

在临床 PAH 患者中,血小板和血浆中的 5-HT 均明显升高。研究发现,5-HT 可引起人类肺动脉平滑肌细胞的增殖和肥厚,也有加强促有丝分裂的作用。5-HT 还可与 PDGF、EGF 和 FGF(成纤维细胞生长因子)等生长因子协同刺激细胞的增殖,比单独一种因素刺激的效果要强许多。在 5-HT 诱导的细胞增殖中,似乎是 5-HT 转运体(5-HTT)而不是细胞表面的受体起了关键作用。使用基因敲除技术去掉 5-HTT 后的小鼠,在缺氧合肺血管的中层肥厚程度、血管重构的速度均明显弱于对照组,也进一步证实了 5-HTT 的作用。

5.ADM

ADM 具有扩张血管、降低血压和利尿排钠、抑制血管平滑肌细胞迁移增生等多种生物学作用。低氧 PAH 大鼠肺组织 ADM 及其受体表达上调,血浆 ADM 含量增高。持续给予低氧大鼠 ADM 能缓解肺血管重构和 PAH 的形成,提示 ADM 有望成为治疗 PAH 的新型药物。

6.钾通道

通过电压门控的钾离子通道进入细胞的钾离子电流可抑制这些钾离子通道引起的细胞膜去极化,调节肺动脉平滑肌细胞的静息电位,并增加细胞内钙离子浓度。现已证实,细胞内钙离子浓度的水平不仅能影响细胞的收缩,而且可直接干预细胞的增生状态。原发性 PAH 患者细胞内基本的钙离子水平以及静息电位要显著高于正常细胞对照组和继发性 PAH 细胞对照组,因为这些细胞的钾离子通道表达降低以及功能损害导致钾离子流减少,且细胞内钙离子对钾通道阻断所反应的水平也相应下降。此外,钾通道对缺氧也很敏感,缺氧后钾通道的表达和活性均明显下降,随后的去极化导致电压依赖性钙通道的开放,细胞内钙水平增加,细胞内信号传导途径被启动,促进血管收缩和增殖,并抑制细胞的凋亡。

(四)遗传学基础

大多数家族性 PAH 病例以及高达 20% 的散发性 IPAH 的儿童患者与骨形成蛋白受体-2 (BMPR-2)基因突变有关。当前已知道超过 50 个功能丧失性突变发生在 BMPR-2 基因。BMPR-2 是与调节细胞生长和分化的有关蛋白质和受体转移生长因子(TGF-β)超家族中的一员。骨形成蛋白(BMP)是许多细胞包括血管内皮细胞和平滑肌细胞释放的配体。这些配体与 BMPR-1 和 BMPR-2 结合导致称之为 Smad 的下游信号分子的激活。BMP-Smad 信号使血管平滑肌的增殖增加和凋亡减少。相反,BMP-Smad 信号使内皮细胞的凋亡增加以维持内皮对蛋白质屏障和脂质屏障的完整性,这有助于保存具有薄壁低阻力的肺动脉。信号瀑布中 BMPR-2 的丧失有可能导致内皮损伤,使蛋白质逸漏到基质并引起血管平滑肌细胞的肥大(图 5-2)。

除 BMPR-2 突变外,在 IPAH 中已确定另外几种与维持血管张力有关的信号分子基因表达有突变,这些包括 5-HTT、类激活素激酶-1(ALK-1)和内皮糖蛋白(endoglin),血管电压门控的钾通道和 eNOS,从而进一步支持 TGF-B 信号转导在 IPAH 发病中可能起重要作用。

由于临床 PAH 仅出现于有潜在 BMPR-2 突变可能的一小部分疾病基因携带者家庭内 (10%～20%),因此,BMPR-2 突变是致病所必需的,但还不是独立的发病因素。因而有人提出"第二次打击"学说,即 BMPR-2 突变的存在是前提(患者对该症易感的遗传素质),在有其他基因和基因产物等各种内在刺激和/或病毒感染、细菌感染、慢性低氧以及服用食欲抑制剂(如右旋芬氟拉明)等外在刺激的再次打击下,诱致 PAH 的发生。

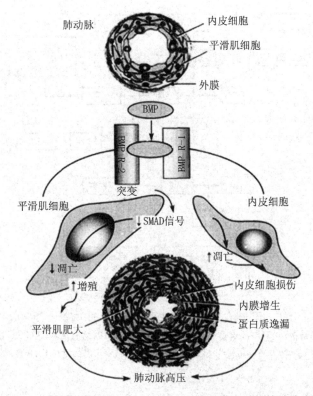

图 5-2　基因突变使骨形成蛋白受体-2(BMPR-2)信号丧失引起的肺动脉高压的机制

骨形成蛋白(BMP)与膜受体 BMPR-1 和 BMPR-2 结合可激活 Smad 信号。正常时,该信号抑制平滑肌细胞的生长并保持内皮完整。该信号的丧失导致不能控制的平滑肌细胞增殖和内皮细胞损伤,从而使蛋白质漏入基质并进一步刺激平滑肌细胞的生长。BMPR-2 突变等位基因的外显率低,并需要信号系统或环境因素中另一种突变才能启动损伤和肺动脉高压

二、病理生理

PAH 的病因多种多样,但肺血管的重构是其基本特征。所谓肺血管重构是指肺动脉在受到各种损伤或缺氧等刺激之后,血管壁组织结构及其功能发生病理改变过程,包括内皮损伤、增殖,平滑肌细胞增殖,从而导致血管中层增厚、胶原蛋白过度沉积、小血管闭塞等。此过程一般起始于外周阻力血管,随着整个肺循环阻力持续上升到一定阶段,近端的大血管-主肺动脉壁等也开始发生重构。肺血管的重构包括:①正常无平滑肌的小肺动脉肌化;②肌型肺动脉进一步肌化;③新生内膜的形成;④丛样病变的形成。所谓丛样病变是严重 PAH 血管的一种重要表现形式,是肺动脉内皮细胞的无序增生,最后在小肺动脉管腔内形成一些实际没有血流通过的很多微小的无效血管。从血管的切面病理来看,即呈"丛样病变"。这种丛样病变最常发生于直径为200~400 μm 的小血管内。不同原因的 PAH 丛样病变有些细微的差别,如 IPAH 患者丛样病变所发生的血管内径要比分流性先心病患者的更小。此外,有研究发现 IPAH 患者丛样病变的内皮细胞增殖是单克隆增生,而先心病患者 PAH 丛样病变的内皮细胞增殖呈多克隆样,这也是二种PAH 最重要的差别之一。

PAH 的病理生理过程可从图 5-3 略以证明。

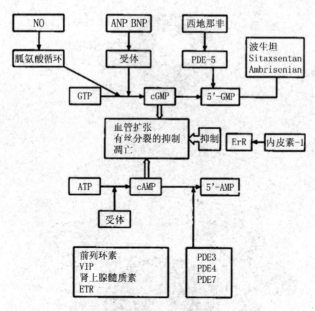

图 5-3　PAH 病理生理及与治疗的关系

ANP：心房利钠肽；cAMP：环磷腺苷；ATP：三磷酸腺苷；BNP：脑利钠肽；GTP：三磷酸鸟苷；

cGMP：环磷鸟苷；NO：一氧化氮；PDE：磷酸二酯酶；ETR：内皮素受体；VIP：血管活性肠多肽

三、临床表现

(一)症状

儿童 PAH 的症状与成人不同。婴儿常表现为低心排血量、食欲缺乏、发育不良、出汗、呼吸急促、心动过速和易激惹。此外，婴儿和年长儿由于卵圆孔未闭导致右向左分流，出现劳累后发绀。无明显卵圆孔未闭分流的患儿常表现为用力后晕厥。儿童期之后，其症状与成人相同，最常见的为劳累后呼吸困难，有时有胸痛。右心衰竭常见于 10 岁以上有长期严重 PAH 的患儿，年幼儿罕见。所有年龄段的儿童均可有恶心、呕吐，这反映了心排血量的下降。胸痛可能是由于右心室缺血所致。

(二)体征

除原发病的征象外，可出现与 PAH 和右心衰竭有关的体征(表 5-4)。

表 5-4　PAH 的主要体征

与 PAH 有关的体征	右心衰竭体征
P2 亢进并分裂	外周静脉瘀血
右心室肥大	右心房压力高
"a"波增强	右心室第三、第四心音
"v"波增强	三尖瓣反流
舒张期杂音(肺动脉瓣反流)	肺动脉瓣区喷射性收缩期杂音
全收缩期杂音(三尖瓣反流)	

四、诊断

(一)胸部 X 线片

胸部 X 线片可见右心室增大,肺动脉段突出,外周肺野的情况取决于肺血流量。肺血管阻力增加导致肺血流量减少,外周肺野纹理进行性减少。末端肺血管的稀疏"截断"现象在成人常见,而儿童则罕见。

(二)心电图

可出现右心室、右心房肥厚,电轴右偏,心肌劳损,R_{V1} 明显增高,P 波高尖,P-R 间期正常或稍延长。

(三)多普勒超声心动图

多普勒超声心动图是最常用、最有意义的无创性影像诊断方法。超声心动图在寻找儿童先天性或获得性心脏病中的作用极其重要。典型的儿童 PAH 超声心动图表现与成人相似:右心室、右心房扩大,左心室大小正常或缩小。多普勒可估计肺动脉压力,常用的方法有 3 种。

1.测量三尖瓣反流血流速度

PAH 者常伴三尖瓣反流。在心尖部位应用连续多普勒超声可测到三尖瓣反流的最高流速,根据公式计算肺动脉收缩压(PAP):$PAP = 4V^2 \times 1.23$(V 为三尖瓣反流的最高流速)。

2.测量肺动脉瓣反流速度

大部分先天性心脏病及几乎所有合并 PAH 的患儿伴肺动脉瓣反流。测量舒张末期的反流速度可估计肺动脉舒张末期压力。根据舒张末期血流速度(V)可算得肺动脉与右心室的舒张期压差,然后按回归方程 $4V^2 = 0.61PADP - 2.0$ 直接计算肺动脉舒张压(PADP)。

3.右室收缩时间间期估测肺动脉压力

用超声多普勒血流频谱测量右室射血前期(RPEP)、右室射血时间(RVET)和加速时间(AT),计算出 RPER/RVET、RPEP/AT 的比值,进行估算肺动脉平均压(PAMP)及肺动脉收缩压(PASP)。估测公式为 $PASP = 5.5 \times RPEP/AT - 0.8$,$PAMP = 43.2 \times RPEP/AT - 4.6$,当 RPER/RVET>0.3 时提示 PAH。

(四)放射性核素显像

经心血池显像,通过测定右心室射血分数(RVET)等估测肺动脉压力,此指标与肺动脉压力呈负相关。若 RVET≤40%,则认为有 PAH 的存在。此外,还可通过心肌灌注显像、肺显像方法估测肺动脉压力。

(五)磁共振成像(MRI)

MRI 能清晰地显示心脏和大血管的结构并可进行功能和代谢分析。通过主肺动脉内径及右心室壁厚度以及大血管内信号强度的时相变化可估测肺动脉压力。

(六)右心导管术

右心导管术是测定肺动脉压力最可靠的方法,可直接测定肺动脉的压力,同时还可进行药物急性扩血管试验以评价肺血管的反应性并指导药物治疗。

采用血管扩张剂进行急性扩血管试验常用药物有:①静脉用依前列醇(PGI$_2$),剂量为 2~12 ng/(kg·min),半衰期 2~3 分钟;②吸入 NO,剂量为 $(10 \sim 80) \times 10^{-6}$,半衰期 15~30 秒;③静脉用腺苷,剂量为 50~200 ng/(kg·min),半衰期 5~10 秒。急性药物试验的阳性标准尚无统一意见,可接受的最低反应为 PAMP 降低 15%~20%或较前下降 1.3 kPa(10 mmHg),心排血量不变或略有增加。试验阳性者往往能通过长期口服钙离子通道阻滞剂取得满意疗效,而试验阴性者则治疗无效且有害。

(七)肺活检

通过上述检查诊断困难者,对先天性心脏病患者术中行肺活检有助于对其预后的判断。重度 PAH 患者不仅使手术治疗的并发症和死亡率增高,而且也是决定手术远期疗效的主要因素。然而常规肺活检并不能完全代表肺小血管病理改变的真实情况,这是由于肺血管病变在各个肺野分布不均匀,且所获得的组织范围有限。

诊断 PAH 后可按 WHO 的建议对 PAH 进行功能性分级(表 5-5)。

表 5-5　WHO 肺动脉高压功能性分级

分类	症状
Ⅰ级	患者有 PAH,日常活动不受限。日常活动不会引起呼吸困难或疲劳、胸痛或晕厥
Ⅱ级	患者有 PAH,日常活动轻微受限,休息后可缓解。日常活动可能会引起呼吸困难或疲劳、胸痛或晕厥
Ⅲ级	患者有 PAH,日常活动明显受限,休息后可缓解。轻微日常活动就会引起呼吸困难或疲劳、胸痛或晕厥
Ⅳ级	患者有 PAH,日常活动完全受限,并有右心功能不全,甚至休息时也会引起呼吸困难或疲劳。任何日常活动均引起不适

五、治疗

(一)病因治疗

许多小儿 PAH 属继发性,积极去除病因可从根本上解决 PAH,如早期关闭大的左向右分流、去除左心病变等。有些单纯畸形如室间隔缺损、动脉导管未闭者在早期即可发生严重的 PAH,推测这些患儿在遗传学上有易于发生 PAH 的倾向,但其确切机制尚不清楚。建议在 1 岁以内行修补术以防止不可逆肺血管病变(即艾森门格综合征)的发生。1 岁以内手术通常可使肺血管阻力降至正常。2 岁以后手术肺血管阻力也会下降,但不能降到正常水平。

(二)一般治疗

1.吸氧

对慢性肺实质性疾病引起的 PAH,低流量供氧可改善动脉低氧血症,减轻 PAH。而大多数艾森门格综合征或原发性 PAH 患儿并无肺泡缺氧,因此氧疗的益处不大,但对某些睡眠中动脉血氧过低的 PAH 患儿,夜间吸氧可能有益,且可减慢艾森门格综合征患儿红细胞增多症的进展。有严重右心衰竭及静息低氧血症的 PAH 患儿,应给予持续吸氧治疗。

2.强心药和利尿剂

联合使用强心苷和利尿剂可减轻心脏前后负荷,增加心排血量。但目前认为强心药用于治疗 PAH 是否确有疗效,尚不清楚,且与钙离子通道阻滞剂联用时有可能抵消后者的扩血管作用。利尿剂用于右心衰竭时,虽能减少已增加的血容量和肝淤血,但严重 PAH 时,右室功能主要依赖前负荷,因此需注意避免过多的利尿,因为这可导致血容量降低,心排血量减少,另外还干扰其他药物(如血管扩张剂)的治疗效果。

3.抗凝

抗凝剂主要用于 IPAH 患儿,因其有微血栓形成的机制,亦可用于右心功能不全或长期静脉药物治疗者。常用药物为华法林,其最佳剂量尚未明确,一般可给予华法林至 INR 为 1.2～

2.0国际标准化比值。对特别好动的患儿,如初学走路的儿童,INR 应控制在 1.5 国际标准化单位以下。

(三)钙通道阻滞剂(CCB)

使用CCB前应做急性药物扩血管试验,该试验阳性的轻中度 PAH 患者可长期口服钙通道阻滞剂以改善症状和血流动力学,提高生存率。相反,如该试验为阴性,若使用 CCB 是危险的,可出现显著的体循环血管扩张和低血压而不是肺血管的扩张。常用 CCB 为硝苯地平[心率较慢者,可舌下含服 2.5~10 mg/(kg·d),吸收迅速]。心率较快者可用地尔硫草。

(四)前列腺素类药物前列环素(PGI_2)和前列腺素 E_1(PGE_1)

两者是血管内皮细胞花生四烯酸的代谢产物,与前列腺素受体结合后,激活腺苷酸环化酶,增加细胞内 cAMP 浓度,从而发挥扩血管作用。

1.PGE_1

静脉剂量 20 ng/(kg·min),最大剂量可用到 100 ng/(kg·min),每天滴注 5~6 小时,7~10 天为 1 个疗程。雾化剂量为每次 15~35 $\mu g/kg$。

2.依前列醇(epoprostenol)

为人工合成的 PGI_2,是最早应用于临床的 PGI_2 静脉制剂。早在 20 世纪 80 年代就开始用于治疗 PAH,长期应用对急性药物试验阴性者也有效果。该药半衰期短(2~5 分钟),且 pH 较高(10.2~10.8),故需建立一个中心静脉通路持续静脉泵入。初始剂量为 2~4 ng/(kg·min),在此基础上以 1~2 ng/(kg·min)逐渐加量直到临床症状明显改善或出现明显不良反应。突然停药可致部分患儿 PAH 反弹,使症状恶化甚至死亡。主要不良反应包括面部潮红、恶心、厌食、头痛、下颌痛、腹泻、腿痛、静脉注射部位的相关感染和血栓形成等。

由于依前列醇用药的特殊要求且价格昂贵(长期大剂量注射使用每年费用约 10 万美元),故限制了其临床应用。因此近年来已研制出一系列前列环素衍生物,代表性的药物包括以下几种:①曲罗尼尔(treprostinil):又称为 Uniprot(UT-18),商品名为Remidulin。对血流动力学的影响与依前列醇相似,半衰期可达 3~4 小时,主要给药途径是皮下注射,也可静脉给药,其参考剂量为 1.25 ng/(kg·min)。皮下注射可在局部出现疼痛和红斑,儿童应用尤其受到限制。②伊诺前列素(iloprost):是一种化学性质稳定的 PGI_2 类似物,半衰期为 20~30 分钟,可作为依前列醇的替代品。给药途径包括静脉、雾化吸入及口服。静脉剂量为 0.5~5.5 ng/(kg·min);雾化剂量为每次 20 ng/mL,每次吸入 5~7 分钟。缺点是作用时间短,每天必须吸入 6~12 次。不良反应有咳嗽、皮肤潮红、下颌痛等。③贝前列素(beraprost):是一种化学性质稳定的口服 PGI_2 类似物,半衰期为 30~40 分钟,初始参考剂量为 1 $\mu g/(kg·d)$,每天 3~4 次,逐渐增至 2 $\mu g/(kg·d)$或最大耐受量。一般用于病情较轻的 PAH 患儿。主要不良反应包括面部潮红、头痛、颌骨疼痛、腹泻和心悸等。

(五)一氧化氮及其前体和供体

吸入 NO 通过鸟苷酸环化酶(cGMP)途径使肺血管扩张,还可扩张通气较好部位的肺血管,促使血液氧合,改善通气/灌注比值。NO 是一种自由基,在体内半衰期极短仅 3~6 秒,在血管内很快失活,产生局部的肺血管效应。因此可选择性扩张肺血管,降低肺动脉压,而对体循环无明显影响,其效果与 PGI_2 相仿。常用吸入剂量为 20~40 ppm(1 ppm$=10^{-6}$)。

由于吸入 NO 在氧合过程中具有高反应性和不稳定性,操作较复杂需气管插管和借助呼吸机,专用监控设备昂贵,且有一定不良反应等,使其临床广泛应用受到限制。故近几年来已研究出一些 NO 的供体或前体来代替 NO 治疗 PAH。目前较常用的药物如下。①硝酸甘油:将该药稀释浓度为 1 mg/mL,每次 10 分钟雾化吸入,每天 1 次,共 3 周;②硝普钠:将该药 5～25 mg 溶于 2 mL 0.9％氯化钠溶液中,吸入到呼吸机环路的吸气支,流速 2 L/min,每次 20 分钟,也可不经呼吸机直接雾化吸入;③左旋精氨酸:是 NO 合成的前体,可以口服或静脉注射,但其治疗 PAH 的作用还需进一步大规模、双盲对照的临床研究。

(六)内皮素受体阻滞药(ERA)

波生坦是一种能口服的非选择性 ERA,具有 ET_A 和 ET_B 双重拮抗作用。已证实该药能有效降低肺动脉压力和肺血管阻力,增加运动耐受性。在 2001 年已核准用于治疗心功能 NYHAⅢ和早期Ⅳ级的 PAH 患者。成人用量为每次 62.5 mg,每天 2 次,4 周后改为每次 125 mg,每天 2 次。小儿剂量尚未确定,Rosenzweig 等用波生坦长期口服治疗小儿 PAH,体重 10～20 kg 者,剂量为 31.25 mg;体重 24～40 kg 者,剂量为 62.5 mg;体重>40 kg 者,剂量为 125 mg,每天 2 次,结果发现波生坦可降低肺动脉压力和肺血管阻力,使 PAH 患者 1～2 年的生存率达 98％,且对心功能Ⅰ/Ⅲ(WHO)者较心功能Ⅲ/Ⅳ级者更显著降低 PAH 恶化的发生率。波生坦的不良反应主要是肝功能损害,用药期间需每月复查肝功能一次。此外,选择性 ET_A 受体阻滞药如西他生坦和安贝生坦治疗 PAH 的研究正在进行Ⅲ期临床试验中。

(七)磷酸二酯酶(PDE)抑制剂

西地那非是特异性 PDE_5 抑制剂,通过抑制 cGMP 降解使细胞内 cGMP 水平增高,引起血管平滑肌松弛,肺血管扩张。此外还可增强和延长 NO 和 PGI_2 及其类似物的扩血管作用。大量非随机对照研究已证实西地那非对各种原因所致的 PAH 均有效,儿童中也有不少应用该药治疗 PAH 的报道。西地那非剂量为 0.25～2 mg/kg,口服,每 6 小时 1 次,最高血药浓度可维持 60～120 分钟,主要经肝内细胞色素 P_{450} 3A4 异构酶代谢并转化为有活性的代谢产物,半衰期 4 小时。不良反应有头痛、脸红、消化不良、视觉障碍等。

米力农是 PDE_3 抑制剂,通过抑制 cAMP 的降解使细胞内 cAMP 水平增高,使血管扩张。该药常用于左向右分流先心病并 PAH 的围术期处理,剂量为 0.5～0.75 $\mu g/(kg \cdot min)$,静脉泵入,共 5～7 天。不良反应可有头痛、失眠、肌无力、室性心律失常加重等。

(八)血管紧张素转换酶抑制剂(ACEI)

ACEI 类药物通过抑制血管紧张素Ⅰ转换为血管紧张素Ⅱ,使血管扩张,同时可抑制缓激肽的降解,进一步促使血管松弛,并可抑制交感神经末梢释放去甲肾上腺素,故可用于治疗 PAH。常用药物为卡托普利,剂量为 0.5～2 mg/(kg·d),口服。但该类药物治疗左向右分流先心病并 PAH 时应谨慎使用。对肺血管阻力无明显增高而又伴心力衰竭时,应用 ACEI 最合适。对仅有 PAH 而无心力衰竭者不宜使用,因此时肺循环阻力高,但体循环阻力不高,ACEI 不仅不能减少左向右分流和改善血流动力学,而且可能会使病情恶化。当左向右分流先心病发展到梗阻性 PAH 阶段(艾森门格综合征),则更不宜使用 ACEI,此时 ACEI 会导致右向左分流,血氧饱和度降低而加重缺氧。

(九)药物的联合应用

当上述单独一种药物治疗无效时,可考虑 2 种或 2 种以上药物联合应用。迄今只少数前瞻性试验探讨了不同作用类型的药物联合应用治疗 PAH。现有可联用的方法有 4 种,即 ERA 和前列腺素类,ERA 和 PDE_5 抑制剂,PDE_5 抑制剂和前列腺素类,或以上 3 种药物同时使用。

(十)新的治疗药物及展望

除上述药物的联合应用外,目前还有一些动物试验及初步临床研究结果提示未来的治疗方法。

1.抗氧化剂

越来越多的研究证明反应性氧族在 PAH 的形成中参与了肺血管收缩和重构。超氧阴离子自由基(O_2^-)是肺血管压力负荷增加时,肺动脉产生的一种氧自由基,它在超氧化物歧化酶(SOD)作用下转变为过氧化氢,或在 NO 作用下转变成氧化亚硝酸盐。这两种物质在血管内弥散,引起平滑肌细胞增生肥大和血管重构,最终导致 PAH。重组人超氧化物歧化酶(rhSOD)可减轻实验性胎粪吸入性肺损伤的程度。新生儿持续性 PAH 的动物实验也已证明气管中应用 rhSOD(2.5～10 mg/kg)后能显著降低肺动脉压力和改善氧合。

2.弹性蛋白酶抑制剂

Rabinovitch 等研究提示,弹性蛋白酶抑制剂活性增强可能在肺血管疾病的病理生理机制中起重要作用,野百合碱诱发的小鼠重度肺血管病变可被逆转。这一研究支持了弹性蛋白酶和肺血管疾病间的因果联系。弹性蛋白酶的抑制引起基质金属蛋白酶活性下降,黏蛋白-C 的下调,β_3-整合素和 EGF 受体的解离。这些研究结果提示即使在重度肺血管疾病阶段,给予弹性蛋白酶抑制剂治疗,肺血管病变仍有可能完全逆转。

3.辛伐他汀

辛伐他汀为一种有效的降脂药物,有研究表明该药可阻断 Rho 激酶介导的一系列细胞内信号通路,最终抑制平滑肌细胞的增殖、迁移,而发挥对 PAH 的治疗作用。目前有关辛伐他丁治疗 PAH 的大样本、随机对照研究正在进行中。

4.内皮祖细胞(EPC)

内皮祖细胞是一种起源于骨髓原始细胞,类似于胚胎期的成血管细胞,在一定条件下可定向分化为成熟的内皮细胞。研究表明 EPC 在体内可募集、归巢到血管损伤区,促进血管损伤后内皮的修复,减少内皮的增生。

5.血管活性肠肽(VIP)

VIP 能抑制血小板活性和血管平滑肌细胞的增殖,可作为肺血管扩张剂。研究证明吸入 VIP 可改善原发性 PAH 患者的血流动力学。

6.选择性 5-HT 重吸收抑制剂

如氟西汀对 PAH 有保护作用,目前正在进行 PAH 治疗的临床试验。

7.基因疗法

在鼠韵 PAH 模型中,静脉滴注载有血管内皮生长因子或 eNOS 基因的同源平滑肌细胞的基因疗法可逆转 PAH,且已证明,使用新的信号分子——免死蛋白以选择性减少平滑肌细胞凋亡的基因疗法可逆转小鼠已建立的 PAH。

以上这些研究结果,目前尚不能用于人类 PAH 的治疗,但提示将来进一步的策略有可能纠正血管重构并降低肺动脉压力,为治疗 PAH 开辟了新的思路。

(十一)心房间隔造口术(AS)

PAH 患者的生存主要受右心室功能的影响,复发性晕厥或严重右心衰竭的患儿预后很差。一些实验和临床观察提示,房间隔缺损在严重 PAH 中可能是有益的,有卵圆孔未闭的 PAH 患者比无心内分流者活的更长。采取刀片球囊心房间隔造口术(BBAS)或最近报道的逐级球囊扩张心房间隔造口术(BDAS),人为地在房间隔处造口,允许血液右向左分流,虽以体循环动脉氧饱和度降低为代价,但可增加体循环输出量,提高体循环的氧转运。尽管手术本身存在风险,但对于选择后的严重 PAH 病例,AS 仍可能是一种有用的替代疗法。AS 的指征为:①尽管给予最大限度的药物治疗,包括口服钙通道阻滞剂或持续静脉注射依前列醇,仍然反复发生晕厥或右心室衰竭;②作为保持患者到移植的干预措施;③没有其他选择时。

(十二)肺或心肺移植

对长期扩血管疗法无效以及继续有症状或右心衰竭的患者可做肺或心肺移植术,以改善 PAH 患者的生活质量和生存率。心肺联合移植可用于原发性 PAH、心脏瓣膜病所致的 PAH、复杂性心脏畸形导致的艾森门格综合征和复杂性肺动脉闭锁的患者。单纯肺移植可应用于肺部疾病导致的 PAH 而心脏正常的患者。国际心肺移植登记协会公布,肺移植的生存率 1 年为 70%,5 年为 50%。

(赵青春)

第五节　心肌梗死

小儿心肌梗死(MI)由 Stryker 于 1946 年首先描述。近年来,小儿 MI 实际发病率及检出率均较前显著增加,已成为小儿猝死的重要病种之一。从出生后第一天至青少年期,健康儿或有基础疾病者,均可发生 MI。有资料表明,未经手术的先天性心脏病患儿尸解证实近 75% 有 MI 的证据,无先天性心脏病小儿尸检发现冠状动脉病变为主要死因者占总数的 2% 以上。

一、病因

病因与年龄相关。

(一)新生儿期

先天性心脏病,特别是冠状动脉起源异常是此期致 MI 最重要的因素。冠状动脉起源异常发生率 1%~2%,多数患儿无临床表现。Lipsett 等分析 7 857 例重要冠状动脉异常(ACAS)死亡小儿后指出,最常见的 ACAS 为冠状动脉异位起源于主动脉(43%)与冠状动脉左前降支发自肺主动脉(ALCAPA,Bland-White-Garland 综合征)(40%),ALCAPA 小儿常在出生后第 1 年内发生充血性心力衰竭,多于出生后 14 年内死亡。ACAS 死亡病例中 45% 为猝死,部分存活至青少年期者遗留陈旧性 MI,全部病例均有前外侧壁近端的铊 201(TL-201)灌注异常。右冠状动脉异常以先天性瘘管多见。

次常见原因有肺动脉闭锁而室间隔完整者、永存动脉干、大动脉转位及修复后等;少见原因如心内膜弹力纤维增生症、冠状动脉中层钙质沉着。日本 1970—1995 年全国 105 755 例川崎病患儿中 1%~2% 猝死,猝死主要原因为 MI,尸检证明为冠状动脉血栓性脉管炎和动脉瘤破裂,年龄≤30 天龄者 6 例,最小发病日龄为 20 天。

(二)1 岁至青春期前

川崎病很可能是此期 MI 的最重要病因,亚裔小儿更易罹患。发病的第 7 天起即可检出冠状动脉异常扩张,其中的 15%~25% 患儿发展为冠状动脉瘤,近 70% 小儿的动脉瘤在 1~2 年消退。MI 发生率为 1.9％,通常发生于患病后第一年(72.8％),其中 39.5％发生在患病后 3 个月内。63％于休息或睡眠时发病,14％于玩耍、活动、走路时发病。22％的患者在第一次 MI 期间死亡。发病 10 天内大剂量免疫球蛋白联合阿司匹林治疗较单用阿司匹林使冠状动脉病变发生率由 20％降至 4％,10％的个体对该方案无效应。日本全国范围的调查发现,本病复发率约 3％,12.2％的复发者伴心脏并发症,以男性、首次发病有心脏并发症者为主,但复发者无一例为 MI。

其他非外科病因常见有:心肌病、心肌炎(含风湿性心肌炎)、胶原血管性疾病(特别是系统性红斑狼疮、高安病、结节性动脉炎);次常见者包括肾病综合征、隐伏的恶性肿瘤(尤其是淋巴瘤纵隔放疗后)、败血症、William 综合征(主动脉瓣上狭窄)、感染性心内膜炎、同型半胱氨酸血症,以及甲型血友病以凝血酶原复合物浓缩剂或 Ⅷ因子抑制物旁路活性(FEIBA)治疗者、特发性心内膜下 MI。某些非常罕见的病因有遗传性疾病如早老症、弹性纤维假黄瘤、黏多糖病、Fabry 病、尿黑尿酸症、Hurler 综合征、糖原累积病Ⅱ型及冠状动脉肌纤维发育不良、主动脉瓣乳头肌弹性纤维瘤继发 MI、衣原体肺炎、幽门螺杆菌感染,有报道一名 11 岁西班牙裔男童因痉挛性喉炎(croup)吸入消旋肾上腺素后 20 分钟发生 MI。

部分手术或创伤后导致 MI 的原因包括在体外循环时冠状动脉灌注不良、心脏移植并发症如排异、钝性胸部创伤。曾报告一接受骨髓移植的 7 岁小儿发生曲菌性全心炎,其冠状动脉见曲菌栓塞而继发急性大面积 MI。

(三)青少年

MI 的病因除下列三点外与儿童类似:①川崎病在该年龄组发病较少;②应考虑有无吸食可卡因或嗅吸胶水的可能;③冠状动脉粥样硬化是否致小儿 MI 仍有争议,但已知纯合子型家族性高胆固醇血症(发病率为 1/100 万)、家族性混合性高脂血症、低密度脂蛋白血症、高载脂 B 脂蛋白血症者,其冠状动脉病变早发,并在 20 岁前即可发生 MI。对青少年(平均 16 岁)杂合子型高胆固醇血症(发病率 1/500)患者以 TL-201 扫描提示 22％的病例伴 MI。某些烟雾病患儿也可发生 MI。

二、临床表现

常见症状如:哭闹、难以哺喂、呼吸困难、呕吐、绞痛、易激惹、休克等。4 岁以下患儿 17％、而 4 岁以上 83％主诉有胸痛、胸部压榨感。研究发现小儿胸痛部位及放射较疼痛性质对心绞痛诊断有帮助,因为小儿往往将疼痛描述为锐痛,且对此复述时有出入。疼痛放射至左肩者则更可能是心源性。摩擦音、颈静脉扩张被认为是有高度特异性的体征,而发绀、大汗、灌注不良、心动过速、啰音、焦虑等提示 MI 的敏感程度尚难确定。MI 小儿常伴发心律失常,可有上腹痛、腹部压痛、晕厥及易疲劳等不同的表现形式。由于移植后的心脏已失去神经支配,故缺血不表现为胸痛,而是咳嗽、充血性心力衰竭、心律失常或猝死。

三、辅助检查

(一)心电图(ECG)检查

小儿 MI 的 ECG 表现与成人并无大异,但正常变异时的 T 波改变、先天性心脏病者的 ECG 可类似于 MI。小儿 MI 的 ECG 诊断指标:①除 aVR 外任一导联,尤其是 Ⅰ、aVL、V_5、V_6 导联,ST 段改变大于 2 mV,ST 在任一导联抬高,其对应导联 ST 段压低;②异常 Q 波;③异常 T 波倒置;④室性心律失常,特别是室性心动过速;⑤QTc＞0.48秒;⑥心肌肥厚可能提示先天性心脏病,且是MI的一个危险因子。

川崎病小儿MI的Q波振幅和持续时间(≥0.04秒)对诊断特异性为97%～100%,Q波振幅单项指标有86%的特异性,Q波间期因MI发生部位不同其灵敏度及特异性有差异,如下壁者较低,前壁则可高达88%。但要与非缺血的病理状态时的Q波改变相鉴别,如"容量负荷过重"所致左室肥厚者的 V_5～V_6 导联、所致右室肥厚者的 V_1～V_2 导联均可有宽大Q波。婴幼儿Ⅰ、aVL或 V_5～V_7 任一导联出现宽大Q波均提示左冠状动脉的起源异常,其他Q波＞0.12秒者尚须考虑心肌炎、心肌纤维化、肥厚型心肌病、Duchenne肌营养不良性心肌病、心内膜弹力纤维增生症,尤其是特发性主动脉下闭锁等。

ST段除avR导联抬高大于2mV应考虑急性MI,小儿急性MI,ST段与T波前肢形成弓背向上抬高ST段压低通常特异性较低,但出现与对应导联呈近乎180°相反方向"镜像"关系时对确定梗死部位有重要意义,强烈提示MI。后壁心梗可无ST段抬高,而仅有 V_{4R}～V_2 导联的ST段压低。

Ⅱ、Ⅲ、aVF倒置对下壁心梗诊断有很高的特异性和敏感性,如在同时见深的Q波,伴或不伴T波倒置,亦能提示MI。

小儿MI室性心律失常较之成人并发症的发生更为常见,以室性心动过速、心室颤动为主,死亡率为80%。

应用信号平均心电图后电位技术评价小儿心肌缺血及MI,应用VCM-3000系统,用一频带为40～300Hz的滤波器,将200次电位叠加、平均与记录,检查经TI-201心脏扫描证实的有无心肌缺血及MI的滤波后QRS间期(f-QRSd,ms)、滤波后均方根电压(RMS,μV)和QRS终末40μV以下低振幅的间期(LAS,毫秒),按体表面积(BSA,m^2)分成4组。发现当BSA＜0.3 m^2 时如f-QRSd＞95毫秒,RMS＜30 μV,LAS＞25毫秒;当BSA0.3～0.5 m^2 时f-QRSd＞110毫秒,RMS＜251 μV,LAS＞30毫秒;当BSA0.5～1.2 m^2 时f-QRSd＞115毫秒,RMS＜20 μV,LAS＞30毫秒;当BSA≥1.2 m^2 时f-QRSd＞125毫秒,RMS＜20 μV,LAs＞30毫秒时,均可认为是阳性后电位。其阳性率在无冠脉损害组为0,缺血组为56.3%,陈旧性MI组为69.2%,特异性及灵敏度远高于以成人标准用于小儿者,且重复性为100%。对难以行心血管造影检查的婴幼儿患者不失为替代方法之一。

(二)实验室检查

1.心肌酶谱(CK-MB、SGOT、LDH)

CK-MB在评估MI有一定参考价值。有报道CK-MM3/MM1异构体在MI胸痛发作时即升高,2～6小时达峰值,且易于检测。

2.心肌钙蛋白Ⅰ及T

均有显著升高,尤以前者更特异、更灵敏(两者均近乎100%)、窗口期更长。

(三)器械检查

(1)TL-201闪烁照相或TL-201单光子发射体层成像(SPECT)即使在小婴儿亦能提示心脏某部位的灌注或摄取缺欠、心肌坏死,且可鉴别充血性心肌病的病因。若由AL-CAPA所致者,则有灌注异常;若为其他因素所致,则灌注正常或造影剂不规则广泛分布。宫川等提出双嘧达莫-TI-201SPECT对川崎病心脏并发症(含MI)的诊断与长期随访安全、有效。

(2)磁共振电影成像通过快速连续放映,可了解心脏及瓣膜的活动情况。MRI亦可作出MI

诊断。

（3）二维/三维心脏超声：借以了解心室壁的运动情况及是否存在室壁瘤、二尖瓣反流。仔细观察也可发现冠状动脉的异常和乳头肌梗死。

（4）心血管造影能提示冠状动脉有无栓塞、闭锁、扩张及冠状动脉瘤和心脏的情况，儿科尤其是婴幼儿应用有一定局限性。

四、诊断与鉴别诊断

目前尚无小儿 MI 统一的诊断标准，根据文献，宜从以下诸方面考虑本病的诊断。①病史：有无提示 MI 的基础疾病，如既往有心力衰竭样表现，既往如有胸部创伤及创伤后 ECG 表现，免疫紊乱及是否服用肾上腺皮质激素或免疫抑制剂，是否接受过雄激素治疗，有无相关手术史（如房室分流术后引流管闭塞致颅内压增高），有无毒蜘蛛（如黑寡妇蜘蛛或棕色寡妇蜘蛛）叮咬史；②家族史：有无心血管病危险因素（脂蛋白异常、高血压、肥胖、Ⅰ级亲属心绞痛、MI 病史等）；③症状、体征；④相关检查：ECG、心肌酶谱、心肌钙蛋白、心脏超声、TL-201 及心血管造影。

符合 1～3 者可拟诊，结合 4 中至少 2 项以上阳性可确诊，注意排除假性 MI。

屡有报告病毒性心肌炎临床、ECG、甚至 TL-201 结果与 MI 近似而误诊为 MI。但前者胸痛较轻，心血管造影无异常。其他假性 MI 有肥厚性心肌病、Duchenne 型肌营养不良等。

五、治疗

对小儿治疗的研究不多，故治疗多模仿成人，包括静脉补液及多巴酚丁胺、保证心排血量、给氧、纠正电解质紊乱、缓解疼痛、溶栓（华法林、链激酶）。及时处理呼吸衰竭、心律失常、心源性休克、充血性心力衰竭等并发症。有人对 15 例川崎病并发巨大冠状动脉血管瘤患儿，以尿激酶 8 000～10 000 U/kg 行冠脉内插管溶栓治疗，10 分钟给药完毕，结果 3 例完全、5 例部分溶栓，最快者给药完毕即部分溶栓。15 例中 4 例再栓，随访 2～8 年（平均 3.3 年）无一例再发 MI 及死亡。禁食以保护缺血肠管。治疗中，尚应探寻小儿的病因以便针对性治疗。

六、预后

小儿 MI 后康复的概率大于成人，预后与心肌损伤及治疗措施、治疗效果有关。小儿 MI 尚难确定与基础心脏疾病类型的关系。Johnsrude 对 96 例心脏病伴发 MI 的存活者，平均随访 4.9 年，无一例表现严重的复发性室性心律失常及猝死。Celermajer 的资料研究发现，17 例中有 8 例死于诊断后的 3 天～3 年（总死亡率 47%）。其余 9 例 MI 后存活儿即使左室射血分数仅 21%～66%，仍能较好耐受运动，其中一例需长期服药，但无猝死病例。24 小时 Hoher 9 例中有 7 例正常，有 1 例轻微异常。

再梗死的死亡率很高，加藤对 152 例 MI 存活者观察，24 例再发 MI，再发死亡 15 例（死亡率 62.5%），再发后存活的 9 例中又有 6 例第三次发 MI，仅 1 例幸存（死亡率 83.3%）。提示预防再梗死是 MI 后长期存活的关键。治疗与小儿 MI 相关的基础疾病可能更有效地预防 MI。

（赵青春）

第六节 心 力 衰 竭

心力衰竭(HF)简称心衰,是临床上的一个综合征,指因心肌收缩或舒张功能下降,导致心排血量绝对或相对不足而不能满足机体组织代谢需要的病理状态,是各种心脏病的严重阶段,也是儿童时期危重症之一。各个年龄均可发生,以1岁内发病率最高。

一、诊断步骤

(一)病史采集要点

1.病史

先天性心脏病、心肌炎、心肌病、风湿性心脏病、感染性心内膜炎、川崎病、严重心律失常、心脏手术后、甲状腺功能亢进、急性肾炎等常是心衰的病因。心衰往往有诱发因素,注意了解有无以下常见诱因:①感染;②过度劳累或情绪激动;③贫血;④心律失常;⑤摄入钠过多;⑥停用洋地黄过早或洋地黄过量。

2.主要临床表现

依年龄、病因、起病缓急而有所不同。新生儿表现可不典型,应注意有无嗜睡、淡漠或烦哭,吃奶费力困难、呕吐、呼吸浅速、呼吸困难、哭声弱、面色灰白、皮肤冷湿。婴儿起病常较急,发展迅速,可突然出现烦躁哭闹、呼吸急促费力、发绀、肢端冷,起病稍缓者喂养困难,吸乳费劲气促、体重不增、多汗、哭声变弱或声嘶。年长儿与成人相似,乏力、体力活动能力减退、头晕、心慌、气促、呼吸困难、端坐呼吸、食欲缺乏、长期咳嗽、体重短期内增加、少尿、下肢水肿、发绀等。

(二)体格检查要点

1.一般表现

慢性心衰患儿生长发育迟缓,体格瘦小、疲乏、面色苍白。病儿烦躁、多汗、哭声低弱。

2.心血管体征

心界增大,心率增快,婴儿160次/分以上,学龄儿童100次/分以上,心音减弱,呈奔马律,心前区可闻2/6级收缩期杂音。血压偏低、脉搏细弱、奇脉、皮肤花纹、四肢冷、口唇、肢端发绀。

3.其他系统

呼吸急促、浅表,三凹征,端坐呼吸,叹息,肺部喘鸣音、湿性啰音,颈静脉充盈或怒张,肝大、边缘较钝,双下肢水肿,重者有胸腔积液、腹水。

(三)门诊资料分析

1.血常规

可有贫血改变。

2.尿常规

可有轻度蛋白尿和镜下血尿。

3.血心肌酶谱

可升高,提示心肌缺血征象。

4.心电图

除原发性心脏病心电图改变外,心力衰竭无特异性改变,可有左右心室肥厚和 ST-T 改变,心电图改变不能表明有心衰,但对心律失常及心肌缺血引起的心衰有诊断及指导治疗意义。

5.胸部 X 线片

心尖冲动减弱,心影多增大,心胸比例增大,1 岁内超过 0.55,1 岁后超过 0.5。可见肺淤血或肺水肿、胸腔积液表现。

(四)进一步检查项目

1.补充门诊未做的项目

心肌肌钙蛋白、肝、肾功能、电解质生化。

2.超声心动图

超声可估量心腔的大小和左室射血分数。心衰者射血分数(EF)降低,左室短轴缩短率(FS)下降,左室每搏量减少,心排血指数减低,心室内径增大。超声心动图对心衰的病因诊断有重要作用,如诊断先心病的结构,彩超可显示心内分流、瓣膜反流及狭窄,还可估量狭窄前后的压差、体、肺循环的流量比及心排量等。

3.血气分析

心衰时不同血流动力学改变可有相应的血气及 pH 变化。容量负荷增加,肺静脉充血,影响肺内通气,氧分压降低;心排血量绝对或相对不足,组织灌注不足致组织代谢异常,易导致血氧降低、代谢性酸中毒及电解质紊乱。血气分析可反映病情严重的程度。

4.中心静脉压

与右室舒张末压一致,正常 $0.6\sim1.2$ kPa($6\sim12$ cmH$_2$O),增高提示右心衰竭或补液过多过快。低于 0.6 kPa(6 cmH$_2$O)说明血容量不足。

5.肺毛细血管楔嵌压(肺楔压)

正常 $0.6\sim1.2$ kPa($6\sim12$ cmH$_2$O),反映左心房压,左心房压一般反映左室舒张末压。主要反映心脏前负荷,压力增高提示左心衰竭。高于 2.0 kPa(20 cmH$_2$O)示轻~中度肺淤血,高于 2.5 kPa(25 cmH$_2$O)为重度,高于 3.0 kPa(30 cmH$_2$O)提示肺水肿。

6.记录 24 小时出入量

避免液体入量过多而加重心脏负担。

二、诊断对策

(一)诊断要点

1.具备以下四项考虑心力衰竭

(1)呼吸急促:婴儿 60 次/分以上;幼儿 50 次/分以上;儿童 40 次/分以上。

(2)心动过速:婴儿 140 次/分以上;幼儿 140 次/分以上;儿童:120 次/分以上。

(3)心脏扩大:体检、X 线或超声心动图证实。

(4)烦躁、哺喂困难、体重增加、尿少、水肿、多汗、发绀、呛咳、阵发性呼吸困难(2 项以上)。

2.具备上述 4 项加以下 1 项或上述 2 项加以下 2 项即可确诊心力衰竭

(1)肝大:婴幼儿在肋下不小于 3 cm,儿童不小于 1 cm,有进行性肝大或伴有触痛者更有意义。

(2)肺水肿。

(3)奔马律。

(4)周围循环障碍。

3.心功能评级

Ⅰ级:仅有心脏病的体征(如杂音),但体力活动不受限制。

Ⅱ级:一般体力活动无症状,但较重的劳动后可引起疲乏,心悸及呼吸急促。

Ⅲ级:能耐受较轻的体力活动,短程平路尚能健步而行,但步行时间稍长,快步或常速登三楼时,发生呼吸急促,心悸等。

Ⅳ级:体力活动能力完全丧失,休息时仍有心力衰竭的症状和体征,如呼吸困难,水肿和肝大等,活动时症状加剧。

对婴儿心功能评价按以下分级。

0级:无心衰表现。

Ⅰ级:即轻度心衰。其指征为每次哺乳量少于 105 mL,或哺乳时间需 30 分钟以上,呼吸困难,心率超过 150 次/分,可有奔马律,肝大肋下 2 cm。

Ⅱ级:即中度心衰。指征为每次哺乳量少于 90 mL,或哺乳时间需 40 分钟以上,呼吸超过 60 次/分,呼吸形式异常,心率超过 160 次/分,肝大肋下 2～3 cm,有奔马律。

Ⅲ级:即重度心衰。指征为每次哺乳量少于 75 mL,或哺乳时间需 40 分钟以上,呼吸超过 60 次/分,呼吸形式异常,心率超过 170 次/分,肝大肋下 3 cm 以上,有奔马律。并有末梢灌注不良。

(二)鉴别诊断要点

婴儿心力衰竭应与毛细支气管炎、支气管肺炎相鉴别。后两病有感染史,表现发热、咳嗽咳痰、气促气喘症状,肺部满布湿性啰音、胸片表现肺部有片状阴影,血常规有炎症改变支持肺部炎症改变。吸氧后发绀可以减轻或消失,血氧分压升高,氧饱和度正常;抗感染治疗有效。但病情严重可出现心力衰竭,可进行心脏超声检查,按心力衰竭治疗。

(三)临床类型

1.按起病急缓

其分为急性和慢性心力衰竭。

2.按受累部位

分为左、右心及全心衰竭。

3.按心排血量

分为高排血量和低排血量心衰。

4.按心脏收缩或舒张功能

分为收缩功能衰竭和舒张功能衰竭。

三、治疗对策

(一)治疗原则

主要有:①消除病因及诱因。②减轻心脏负荷,改善心脏功能,改善血流动力学。③保护衰竭心脏。④对症治疗。

(二)治疗计划

1.一般治疗

保证患儿休息、防止躁动,必要时用镇静剂。严重心衰患儿常不能平卧,年长儿可取半坐位,年小婴儿可抱起,使下肢下垂,减少静脉回流。供给湿化氧,并做好护理工作,避免便秘及排便用力。婴儿吸吮费力,宜少量多次喂奶。给予营养丰富、易于消化的食品。急性心力衰竭或严重浮肿者,应限制入量及食盐,每天入液量大约为 1 200 mL/m² 或 50~60 mL/kg。

2.洋地黄类药物

迄今为止洋地黄类仍是儿科临床上广泛使用的强心药物,其作用于心肌细胞上的 Na^+-K^+-ATP 酶抑制其活性,使细胞内 Na^+ 浓度升高,细胞内 Ca^{2+} 升高,增强心肌收缩。强心苷通过正性肌力作用、负性传导作用及负性心率作用而起效应,以往强调洋地黄对心肌的正性肌力作用,近年认识到它对神经内分泌和压力感受器的影响。心衰时,洋地黄能改善压力感受器的敏感性和功能,亦可直接抑制过度的神经内分泌活性,降低去甲肾上腺素的分泌,降低血浆肾素活性,减少血管紧张素Ⅱ的量等。洋地黄的治疗量与正性肌力作用呈线性关系,小剂量小作用,大剂量大作用。

(1)洋地黄制剂的剂量及用法。①地高辛:有口服和静脉制剂。口服负荷量早产儿 0.02 mg/kg,足月儿0.02~0.03 mg/kg,婴儿及儿童 0.025~0.04 mg/kg;维持为 1/5~1/4 负荷量,分 2 次,每 12 小时/次。②西地兰:仅有静脉剂型。负荷量小于 2 岁 0.03~0.04 mg/kg,2 岁以上者 0.02~0.03 mg/kg。

急性心衰常用快速洋地黄类制剂,常用西地兰 0.02~0.03 mg/kg(2 岁以上),先给半量,余下半量分2 次给予(间隔 4~6 小时),第二天开始用地高辛维持量。慢性心衰可直接用慢饱和法强心治疗,即每天口服地高辛维持量(1/4 饱和量),分 2 次口服,经 5~7 天后达到稳定的血浓度。必须注意洋地黄的不良反应,密切观察临床表现并定期查心电图和/或地高辛浓度。用药前应了解患儿近 2 周内洋地黄使用的情况,用药时根据具体情况使用合理剂量,并注意个体化。

(2)洋地黄中毒的治疗:首先应立即停药,并测定患儿血清地高辛、钾、镁浓度及肾功能,建立静脉输液并监测心电图。若中毒较轻,血清钾正常,一般在停药后 12~24 小时后中毒症状消失。若中毒较重可:①静脉滴注氯化钾,以每小时 0.3~0.5 mmol/kg 的速度缓慢滴注,浓度不超过0.3%,总量不超过 2 mmol/kg;有二度以上房室传导阻滞者禁用。② 苯妥英钠(大仑丁)1~2 mg/kg,缓慢注射(>20 分钟)。

3.利尿剂

利尿剂可改善心力衰竭的临床症状,是心衰治疗的重要措施之一。利尿剂主要通过作用于肾小管不同部位,阻止钠和水的再吸收而产生利尿作用,可减轻水肿,减少血容量,降低回心血量;降低左室充盈压,减轻心脏前负荷。使用利尿剂应根据病情轻重、利尿剂的作用机制及效应力,合理选择或联合应用。急性、重症心衰可静脉用袢利尿剂如呋塞米(速尿),利尿作用强大迅速。慢性心衰可用噻嗪类利尿剂如氢氯噻嗪(HCT),对改善症状有益。需注意利尿后可能发生电解质失衡,尤其是低钾血症,一般联合保钾利尿剂如螺内酯、氨苯蝶啶等口服,必要时补充钾剂并调整利尿药物的种类和剂量。用法用量:①呋塞米(速尿)静脉注射每次 1~2 mg/kg,口服每次 1~2 mg/kg,每天 2~3 次。②氢氯噻嗪口服每次 1~2 mg/kg,每天 2~3 次。③螺内酯(安体舒通)口服每次 1~2 mg/kg,每天 2~3 次。

4.血管紧张素转换酶抑制剂(ACEI)类药物

ACEI 类药物具有阻断肾素-血管紧张素系统及抑制缓激肽分解的作用,从而逆转心肌重构及减轻心脏前后负担,改善心功能,是治疗慢性心力衰竭的基本用药。儿科常用药物如下。①卡托普利(开搏通):1～6 mg/(kg·d),分 2～3 次;从小剂量开始,根据情况调整剂量,一般隔 3～5 天加量,逐渐增加至合适剂量。②苯那普利:长效制剂,初始剂量 0.1 mg/kg,每天 1 次口服,每周递增 1 次,每次增加0.1 mg/kg,最大耐受量 0.3 mg/(kg·d)。③依那普利:长效制剂,初始剂量0.05 mg/(kg·d),每天 1 次口服,根据病儿情况增量,最大耐受量 0.1 mg/(kg·d)。

5.血管紧张素Ⅱ受体拮抗剂

可以阻断来自不同途径的血管紧张素Ⅱ(AngⅡ)作用,用于患者对 ACEI 不耐受或效果不佳者,常用洛沙坦、缬沙坦,口服有效,高选择性。

6.血管扩张药物

通过扩张静脉容量血管和动脉阻力血管,减轻心室前后负荷,提高心排血量;并使室壁应力下降,心肌耗氧减低而改善心功能。

(1)硝普钠:剂量为每分钟 0.2 μg/kg,以 5% 葡萄糖稀释后静脉点滴,以后每隔 5 分钟,可每分钟增加 0.1～0.2 μg/kg,直到获得疗效或血压有所降低。最大剂量不超过每分钟3～5 μg/kg。如血压过低则立即停药,并给新福林 0.1 mg/kg。

(2)硝酸甘油:增加一氧化氮的产生和输送,主要对静脉血管有扩张作用,作用较硝普钠弱,但对肺静脉作用明显。常用剂量 0.25～10 μg/(kg·min)。

(3)酚妥拉明:是 α_1 受体阻滞剂。在组织内产生一氧化氮,使动静脉血管扩张,以扩张小动脉为主,减轻心脏前后负荷,常与多巴胺类药物合用。常用剂量 2～10 μg/(kg·min),用 5% 葡萄糖稀释后静脉点滴。

7.非洋地黄类正性肌力药物

(1)β受体激动剂:洋地黄药物治疗效果不好时,可用肾上腺素能受体(β受体)激动剂如多巴胺及多巴酚丁胺。多巴胺和多巴酚丁胺可增加心肌收缩力、扩张血管。常常是多巴胺和多巴酚丁胺各7.5 μg/(kg·min)联合应用,取得较好效果,一般主张短期内使用。常用于低输出量性急性心衰及心脏手术后低心排血量综合征。①多巴胺:常用剂量 5～10 μg/(kg·min);②多巴酚丁胺:2～5 μg/(kg·min)。

(2)磷酸二酯酶抑制剂:通过抑制磷酸二酯酶,减少细胞内 cAMP 降解,增加钙浓度,加强心肌收缩力,同时扩张外周血管,减轻心室前后负荷。①氨力农:静脉注射,首剂负荷量为0.5 mg/kg,继以 3～10 μg/(kg·min)输入。②米力农:静脉注射,首剂负荷量50 μg/kg,继以0.25～1 μg/(kg·min)输入。

8.β受体阻滞剂

经镇静、洋地黄、利尿、血管扩张药物治疗后,症状改善不明显,可用β受体阻滞剂。β受体阻滞剂可以阻断交感神经系统过度激活,减少心肌耗氧,改善心脏舒张功能,可使β受体密度上调,恢复心脏对β受体激动剂的敏感性,并可抑制心肌肥厚及细胞凋亡和氧化应激反应,改善心肌细胞生物学特性,从而增强心脏功能,是治疗慢性心衰的重要药物。常用药物如下。①倍他洛克:初始量为 0.5 mg/(kg·d),分 2 次口服,根据情况调整剂量,最大耐受量 3 mg/(kg·d),持续至少 6 个月,直至心脏缩小接近正常。②普萘洛尔:1～4 mg/(kg·d),分 2～3 次用。③卡维地洛:为非选择性β受体阻滞剂,并有 α 受体阻滞作用,故兼有扩血管作用,可降低肺楔压。初始剂量为0.1 g/(kg·d),分 2 次口服,每周递增 1 次,每次增加0.1 mg/(kg·d),最大耐受量 0.3～0.8 mg/(kg·d),分 2 次口服。

9.抗心律失常药物

心衰时常伴有心律失常如室性期前收缩、室性心动过速等,应抗心律失常治疗,抗心律失常药多有负性肌力作用,可加重心衰。一般认为胺碘酮较安全有效,但用量宜小。

10.护心药物

(1)1,6-二磷酸果糖(FDP):可调节葡萄糖代谢,促进磷酸果糖激酶活性,刺激无氧糖酵解,增加心肌组织磷酸肌酸及 ATP 含量;改善心肌细胞线粒体能量代谢;稳定细胞膜和溶酶体膜,保持其完整性;通过抑制中性粒细胞氧自由基生成,减轻心衰所致的组织损伤。静脉滴注 FDP 用量每次 100～250 mg/kg,1～2 次/天,静脉注射速度为 10 mL/min,7～10 天为 1 个疗程。

(2)肌酸磷酸钠:是一种高效供能物质,外源性肌酸磷酸钠可维持心肌细胞的磷酸水平,稳定细胞膜,保护心肌细胞免受氧自由基的过氧化损害。婴幼儿 1 g/d,年长儿 2 g/d。

(3)中成药:如参麦注射液或黄芪注射液,每天 10～20 mL 加入葡萄糖中点滴。

(4)辅酶 Q_{10}(CoQ_{10}):能增强线粒体功能,改善心肌的能量代谢,改善心肌的收缩力。口服剂量为1 mg/(kg·d),大多数患者在 3 个月内显效。

(5)能量合剂:ATP 20 mg＋维生素 C 100～200 mg/(kg·d),加入葡萄糖液中滴注。

(6)其他:γ 脑钠肽等。

11.肾上腺皮质激素

用于急性重症心衰。可改善心肌代谢,降低周围血管张力,降低毛细血管通透性,解除支气管痉挛改善通气。常用静脉滴注地塞米松,每次 0.3～1 mg/kg,短期使用。

12.病因治疗

手术根治先天性心脏病,抗生素控制感染性心内膜炎,纠正贫血,抗心律失常治疗,治疗甲状腺功能亢进、心肌炎、心肌病、风湿性心脏病等。并注意祛除诱因。

13.心脏移植

心脏移植是心衰终末期的治疗方法。对各种心脏病所致心衰,药物不能控制时,均可做心脏移植,改善生命质量,延长生命。近年来小儿心脏移植的治疗效果显著提高,5 年存活率超过80％,10 年存活率超过 60％。供体来源困难、排斥反应及费用昂贵是其重要缺点。

(三)治疗方案的选择

(1)所有心衰病儿都要作病因治疗及对症治疗。

(2)急性心衰的治疗重点是循环重建和挽救生命,慢性心衰还应包括提高运动耐量,改善生活质量。

(3)心脏移植是心衰终末期的治疗方法。

(赵青春)

第七节　严重心律失常

心律失常是因心脏激动产生和/或传导异常,致使心脏活动变为过慢、过快、不规则或各部分活动的顺序改变,或在传导过程中时间延长或缩短。在小儿心律失常中,窦性心律失常最为多见,期前收缩等异位心律亦较常见,其次是传导阻滞。

严重心律失常是指那些引起心排血量降低、心功能不全等血流动力学紊乱并导致或有可能导致严重后果乃至心脏停搏的心律失常。

一、严重心律失常的分类

心律失常按其发生原理主要分为冲动起源失常和冲动传导失常两大类。而从治疗角度可将严重心律失常分为三类。

(一)致死性心律失常(应立即治疗)

包括心室颤动或扑动,极缓慢心律(<30 次/分,极缓慢心室自主心律和极缓慢窦性心动过缓),心脏停搏等。

(二)严重警告性心律失常(应尽快治疗)

这类心律失常容易转变为致死性心律失常,包括频发多源性室性期前收缩,形态方向相反的成对室性期前收缩或室性期前收缩发生在 T 波上(R-on-T 现象),室性心动过速(包括尖端扭转型室性心动过速),严重窦房传导阻滞,高度或完全性房室传导阻滞,三束支传导阻滞以及心室率<40 次/分的心律失常等。这类心律失常易引起严重血流动力学改变和阿-斯综合征。

(三)警告性心律失常(应积极治疗)

这类心律失常向致死性心律失常发展的危险性相对较小,包括心房颤动或扑动、频发期前收缩、阵发性室上性心动过速、二度Ⅱ型房室传导阻滞和双束支阻滞等。

R-on-T 现象被认为是室性期前收缩的一个危险征兆,易引起持续快速性室性心律失常。但最近有人通过动物试验及临床观察指出,该现象并非一定是引起快速室性心律失常的原因。只有当 R 波落在 T 波易损期且这一个室性期前收缩的电流较大时,才容易诱发持续快速性室性心动过速或心室颤动。

二、心律失常的心肌电生理基础及发生机制

(一)心肌电生理特性有

1.自律性

自律性是心肌在无外来刺激的条件下能自动而规律地发放冲动并使心脏收缩和舒张的特性。这种自律性来源于心脏传导系统的起搏细胞。在动作电位舒张期 4 位相时,静息电位不稳定,发生自动缓慢除极,当静息电位(约为−90 mV)一旦达到阈值(约为−60 mV),即可发生自发的除极过程而产生冲动。自律性是窦房结、特殊心房肌纤维、房室交界区等组织中起搏细胞所具有的特性。在正常情况下,窦房结产生冲动的频率最高,控制整个心脏活动,从而形成窦性心律。

2.应激性、兴奋性

应激性、兴奋性是心肌细胞受到一定强度的刺激能引起反应的特性。心肌在一次激动后对接踵而来的刺激不产生反应,此期为不应期,初始阶段为绝对不应期,其后一段很短时间内,只有强刺激才能引起微弱的反应,称为相对不应期。但在病理情况下,于心室相对不应期开始之后,大约相当于 T 波顶峰,其应激性异常增强,如室性期前收缩发生在 T 波顶峰,易引起室性心动过速。

3.传导性

传导性是指心肌可将冲动传导到邻近组织的能力。心肌的传导性与应激性密切关联,在心

肌的绝对不应期中传导中断,在相对不应期中传导速度明显减慢。如传导异常延长或中断,则发生传导阻滞。当心肌细胞受到有效刺激而兴奋时,细胞膜中对 Na^+、Cl^-、K^+、Ca^{2+} 等离子的通道发生暂时性改变,产生了有关离子的跨膜运动,形成动作电位,它包括心肌细胞的除极过程。心室肌动作电位 0 时相即相当于心电图 QRS 波;1 时相,Na^+ 通道关闭,Cl^- 内流,形成缓慢复极期;2 时相相当于 ST 段;3 时相,细胞膜对 K^+ 通透性增高,K^+ 迅速外流,膜内电位进一步下降直至静息电位水平,3 时相相当于心电图的 T 波;4 时相,通过三磷酸腺苷及三磷酸腺苷酶的作用,细胞膜的离子主动转运机制增强,使细胞膜内外离子浓度差逐渐恢复,维持稳定的静息电位(图 5-4)。

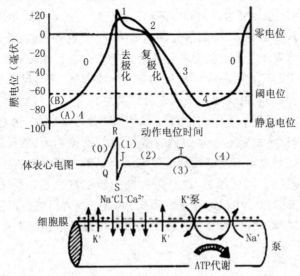

图 5-4 心室肌细胞(A)和浦氏纤维(B)的动作电位、体表心电图和径膜离子流

(二)心肌细胞类型

根据心肌电生理特性将心肌细胞作以下分类。①快反应细胞(纤维):包括心房肌细胞、心室肌细胞、房室束及浦肯野纤维。快反应细胞的静息电位为 -90 mV,动作电位幅度大,传导快,具有较高的安全性,一般不易发生传导障碍或折返激动。②慢反应细胞:有窦房结和房室交界区自律细胞。静息电位为 $-60\sim70$ mV。兴奋时只有慢通道被激活,靠 Ca^{2+} 的内流形成动作电位,并形成 4 时相去极化的坡度。慢反应细胞常因传导缓慢,不应期较短,容易发生传导障碍和/或折返激动。当心肌缺血、梗死、炎症、缺氧、药物中毒(洋地黄等)及离子浓度变化(高血钾等)时,快反应细胞的快通道失活,钠离子流入发生障碍,快速反应除极受阻,而细胞激活仅依赖于缓慢的钙离子流入而出现慢反应。此时传导速度大大减慢,容易发生传导阻滞、折返激动及异位节律等心律失常。这种快反应细胞转变为慢反应细胞的特点,对了解心律失常的发生非常重要。

(三)心律失常的发生机制

其可分为:①快速型心律失常主要系折返与自律性增高所致。折返是由于心脏组织的传导性和不应期失去平衡,当心脏内小冲动抵达处于不应期的组织时,这一冲动会偏离方向,通过双重传导途径,再次进入邻近心肌组织。此外,某一部位心肌的传导性不一致,可发生单向传导阻滞,亦可形成折返激动。自律性增高可能系正常自动调节机制发生变化或由于心肌缺血、损伤、低血钾、低血钙、缺氧等产生自律性异常的病灶所致。尤其是这些原因造成了窦房结以外的起搏点自律性增高,超过窦房结而控制部分或整个心脏活动,即形成期前收缩或异位心动过速。

②缓慢型心律失常主要是心脏传导系统有不同程度的传导阻滞所致。由于窦房结或房室结病变引起起搏与传导功能低下可发生病态窦房结综合征。

三、严重心律失常的病因及诱因

严重心律失常多发生于心脏疾病。先天性心脏病中三尖瓣下移畸形易并发阵发性室上性心动过速、心房扑动。大血管错位常并发完全性房室传导阻滞。发生室性心动过速最常见的心瓣膜病是主动脉瓣狭窄和二尖瓣脱垂,亦见于已行外科矫正的法洛四联症。单纯的心脏传导系统发育畸形可引起先天性完全性房室传导阻滞。Q-T间期延长综合征易发生室性期前收缩、室性心动过速,尖端扭转型室性心动过速以及心室颤动。后天性心脏病中以风湿性心肌炎、风湿性心瓣膜病和感染性心肌炎最为多见,可引起室性期前收缩、室上性心动过速、心房颤动及房室传导阻滞。室性心动过速还可发生于所有类型的心肌病以及急性心肌梗死或无心肌梗死的急性心肌缺血。心脏以外的原因引起严重心律失常常见的有电解质紊乱、药物反应或中毒、内分泌代谢疾病等,其中低钾血症、高钾血症、低镁血症最为常见。几乎任何一种抗心律失常药物都可直接引起或加重心律失常,其发生率为 $5.9\% \sim 15.8\%$。奎尼丁、普鲁卡因胺、丙吡胺、吩噻嗪类药物可引起室性心动过速、尖端扭转型室性心动过速。静脉注射维拉帕米、胺碘酮甚至可造成心脏停搏。洋地黄中毒可致房室传导阻滞及室性期前收缩。有机磷农药中毒的心脏毒性表现可有窦性心动过速、房室传导阻滞、Q-T间期延长,甚至为尖端扭转型室性心动过速,这类心律失常是有机磷农药中毒猝死的重要原因。中枢神经系统病变,尤其是颅内出血亦可发生心律失常。此外,心脏手术、心导管检查、喉镜显露气管插管过程中均可能出现严重心律失常。

四、诊断

严重心律失常主要是通过心电图检查确定,但一般通过病史、临床症状及物理检查即可作出初步诊断(图 5-5)。

如有条件,可进行临床电生理检查,这对于病态窦房结综合征、阵发性室上性心动过速、室性心动过速及房室传导阻滞具有重要的诊断价值。

五、治疗

治疗严重心律失常的目的在于终止致死性心律失常并促使其向非严重心律失常转化,恢复并维持窦性心律,对不能转为窦性心律者使心室率接近正常范围。迅速纠正严重心律失常造成的循环障碍和对重要脏器造成的不利影响,积极治疗引起严重心律失常的各种疾病、电解质及酸碱紊乱、药物中毒等,预防复发,维持疗效。治疗中需注意以下几点:①熟练掌握心电监测和描记方法,正确判断严重心律失常的种类和需要治疗的急缓;②正确选择抗心律失常药物、电击复律等治疗方法;③判断疗效,预测发生致死性心律失常的可能性及预防措施。

(一)病因治疗

对已能确定病因的心律失常者,除各种器质性心脏病外,如急性感染、呼吸功能衰竭或心力衰竭、低血钾、低血镁、严重酸中毒和缺氧、地高辛中毒等引起或并发严重心律失常,应予针对性治疗。若能完全除去,则不一定进行抗心律失常治疗。病因治疗十分重要,否则单用抗心律失常治疗不一定能成功。如治疗尖端扭转型室性心动过速需同时纠正低血钾就是最好的例证。

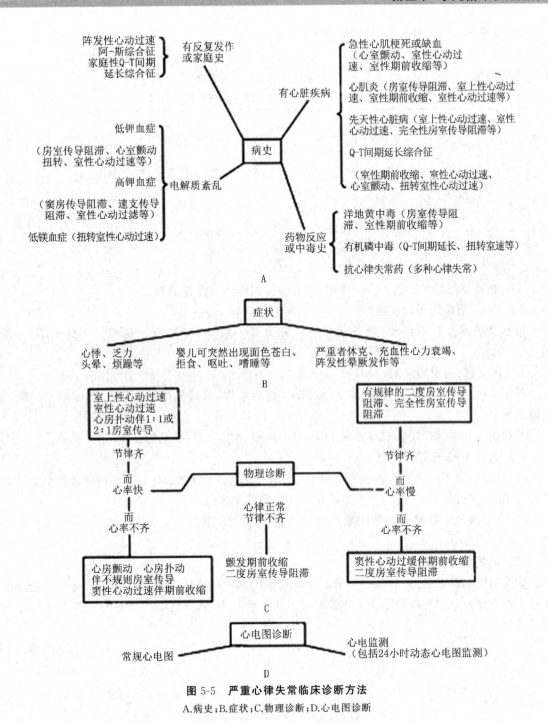

图 5-5 严重心律失常临床诊断方法
A.病史；B.症状；C.物理诊断；D.心电图诊断

(二)抗心律失常药物及其分类

根据抗心律失常药物的主要电生理作用可将其分为 4 类。

1.第Ⅰ类(钠通道抑制剂)

(1)抑制细胞膜 Na^+ 通透性,降低动作电位 0 时相上升速度和幅度,使传导速度减慢并延长不应期。

(2)变单向阻滞为双向阻滞,阻断折返。

(3)减低起搏细胞 4 时相坡度,对心房肌和异位起搏点尤为明显,使其自律性降低。

Ⅰ类药物分为ⅠA、ⅠB、ⅠC 3 个亚类,它们的区别可参考表 5-6。

表 5-6   第Ⅰ类抗心律失常药物电生理作用的区别

分类	动作电位时程	对 0 相上升速度及振幅的抑制	减慢传导速度	有效不应期	药物
ⅠA	延长	显著	++	延长	奎尼丁、普鲁卡因胺、丙吡胺
ⅠB	缩短	轻度	+	延长	利多卡因、苯妥英钠、美西律
ⅠC	无影响	很显著	++++		恩卡尼、普罗帕酮、氟卡尼

2.第Ⅱ类(β受体阻滞剂)

有阻断儿茶酚胺对心肌的兴奋作用,亦有膜抑制作用。如普萘洛尔。

3.第Ⅲ类(复极时间延长剂)

抑制交感神经介质释放,延长动作电位和有效不应期,降低传导速度。如胺碘酮、溴苄铵等。

4.第Ⅳ类(钙通道阻滞剂)

抑制 Ca^{2+} 内流,降低窦房结、房室结细胞 4 时相坡度,从而降低其自律性。如维拉帕米、地尔硫䓬等。

其他抗心律失常药物还有洋地黄、异丙肾上腺素、ATP 及阿托品等。

(三)电击复律与起搏疗法

(1)电复律用于终止异位快速性心律失常发作,如对心室颤动的非同步电除颤及持续室性或房性心动过速的同步电击复律。但不适用于反复短阵发作的异位心动过速。

(2)电起搏可采用超速抑制中断快速性心律失常发作或用人工起搏治疗严重缓慢性心律失常。

(四)其他治疗方法

如采用潜水反射法,强烈地兴奋迷走神经或静脉注射三磷酸腺苷,抑制房室传导而终止阵发性室上性心动过速。对预激综合征所致的室上性心动过速,如药物治疗无效并反复发作时还可手术治疗。

(赵青春)

第八节   高血压急症

小儿血压超过该年龄组平均血压的 2 个标准差以上,即在安静情况下,若动脉血压高于以下限值并确定无人为因素所致,应视为高血压(表 5-7)。

表 5-7 各年龄组血压正常值

年龄组	正常值(mmHg)	限值(mmHg)
新生儿	80/50(10.7/6.7 kPa)	100/60(13.4/8 kPa)
婴儿	90/60(12.1/8 kPa)	110/70(14.7/9.4 kPa)
≤8 岁	90～100/60～70(12.1～13.4/8～9.4 kPa)	120/70(16.1/10.2 kPa)
>8 岁	100～110/70～80(13.4～14.7/9.4～10.2 kPa)	130/90(17.4/12.1 kPa)

　　小儿高血压主要为继发性,肾脏实质病变最常见。其中尤以各种类型的急慢性肾小球。肾炎多见,其次为慢性肾盂肾炎、肾脏血管性疾病。此外,皮质醇增多症、嗜铬细胞瘤、神经母细胞瘤及肾动脉狭窄等亦是小儿高血压常见的病因。高血压急诊系指血压(特别是舒张压)急速升高引起的心、脑、肾等器官严重功能障碍甚至衰竭,又称高血压危象。高血压危象发生的决定因素与血压增高的程度、血压上升的速度以及是否存在并发症有关,而与高血压的病因无关。危象多发生于急进性高血压和血压控制不好的慢性高血压患儿。如既往血压正常者出现高血压危象往往提示有急性肾小球肾炎,而且血压无须上升太高水平即可发生。如高血压合并急性左心衰竭、颅内出血时即使血压只有中度升高,也会严重威胁患儿生命。

　　高血压急症处理原则:①处理高血压急症时,治疗措施应先于复杂的诊断检查。②对高血压脑病、高血压合并急性左心衰竭等高血压危象应快速降压,旨在立即解除过高血压对靶器官的进行性损害。恶性高血压等长期严重高血压者需维持比正常略高的血压方可保证靶器官最低限度的血流灌注,过快过度地降低血压可导致心、脑、肾及视网膜的血流急剧减少而发生失明、昏迷、抽搐、心绞痛或肾小管坏死等严重持久的并发症。故对这类疾病患儿降压幅度及速度均应适度。③高血压危象系因全身细小动脉发生暂时性强烈痉挛引起血压急骤升高所致。因此,血管扩张剂如钙拮抗剂、血管紧张素转换酶抑制剂及 α 受体和 β 受体抑制剂的临床应用,是治疗的重点。这些药物不仅给药方便(含化或口服)、起效迅速,而且在降压同时还可改善心、肾的血流灌注。尤其是降压作用的强度随血压下降而减弱,无过度降低血压之虑。④高血压危象常用药物及高血压危象药物的选择参考见表 5-8 和表 5-9。

表 5-8 高血压危象常用药物

药物	剂量及用法	起效时间	持续时间	不良反应	相对禁忌
硝苯地平(NF)	0.3～0.5 mg/kg	含化 5 分钟,口服 30 分钟	6～8 小时	心动过速,颜面潮红	
卡托普利(CP)	1～2 mg/(kg·d)	口服 30 分钟	4～6 小时	皮疹、发热高血钾症	肾动脉狭窄
拉贝洛尔(LB)	20～80 mg 加入糖水中 2 mg/min 静脉滴注(成人剂量)	5～10 分钟			充血性心力衰竭、哮喘、心动过速、AVB 二度以上
硝普钠(NP)	1 μg/(kg·min) 开始静脉滴注,无效可渐增至 8 μg/(kg·min)	即时	停后 2 分钟	恶心,精神症状,肌肉痉挛	高血压脑病

续表

药物	剂量及用法	起效时间	持续时间	不良反应	相对禁忌
二氮嗪	每次 5 mg/kg，如静脉注射无效，30 分钟后可重复	1～2 分钟	4～24 小时	高血糖、呕吐	
肼屈嗪（HD）	每次 0.1～0.2 mg/kg，静脉注射或肌内注射	10 分钟	2～6 小时	心动过速，恶心，呕吐	充血性心力衰竭、夹层主动脉瘤

表 5-9　高血压急症药物选择

高血压危象	药物选择	高血压危象	药物选择
高血压脑病	NF、CP、LB、diazoxide、NP	急性左心衰竭	NP、CP、NF
脑出血	LB、CP、NF	急进性高血压	CP、NF、HD
蛛网膜下腔出血	NF、LB、CP、diazoxide	嗜铬细胞瘤	PM（酚妥拉明）、LB

在儿童期高血压急症的主要表现为：①高血压脑病；②急性左心衰竭；③颅内出血；④嗜铬细胞瘤危象等。现分述如下。

一、高血压脑病

高血压脑病为一种综合征，其特征为血压突然升高伴有急性神经系统症状。虽任何原因引起的高血压均可发生本病，但最常见为急性肾炎。

（一）病理生理

当血压急速升高时，可引起脑血管过度自动调节反应，发生弥漫性小动脉痉挛、缺血，继而出现小动脉缺氧缺血性扩张、渗出和继发性脑水肿。这是高血压脑病病因中最重要的因素。

（二）临床表现

临床表现为头痛，并可伴有恶心、呕吐，出现精神错乱、定向障碍、谵妄、痴呆，亦可出现烦躁不安、肌肉阵挛性颤动、反复惊厥甚至呈癫痫持续状态；也可发生一过性偏瘫，意识障碍如嗜睡、昏迷；严重者可因颅内压明显增高发生脑疝。眼底检查可见视网膜动脉痉挛或视网膜出血。脑脊液压力可正常亦可增高，蛋白含量增加。

本症应与蛛网膜下腔出血、脑肿瘤、癫痫大发作等疾病相鉴别。蛛网膜下腔出血常有脑膜刺激症状，脑脊液为血性而无严重高血压。脑肿瘤、癫痫大发作亦无显著的血压升高及眼底出血。临床确诊高血压脑病最简单的办法是给予降压药治疗后病情迅速好转。

（三）急症处理

一旦确诊高血压脑病，应迅速将血压降至安全范围 17.4/12.1 kPa（130/90 mmHg）左右为宜，降压治疗应在严密的观察下进行。

1.降压治疗

常用的静脉注射药物如下。①拉贝洛尔：是目前唯一能同时阻滞 α 和 β 肾上腺素受体的药物，不影响心排血量及脑血流量。因此，即使合并心脑肾严重病变亦可取得满意疗效。本品因独具 α 和 β 受体阻滞作用，故可有效地治疗中毒性甲亢和嗜铬细胞瘤所致的高血压危象。②二氮嗪：因该药可引起水钠潴留，可与呋塞米并用增强降压作用。又因本品溶液呈碱性，注射时勿溢到血管外。③硝普钠:亦颇为有效,但对高血压脑病不作首选。该药降压作用迅速,维持时间短,应根据血压水平调节滴注速度。使用时应避光并新鲜配制,溶解后使用时间不宜超过6小时,连续使用不要超过3天,担心硫氰酸盐中毒。

常用的口服或含化药物如下。①硝苯地平:通过阻断细胞膜钙离子通道,减少钙内流,从而松弛血管平滑肌使血压下降。神清合作患儿可舌下含化,意识障碍或不合作者可将药片碾碎加水0.5~1 mL制成混悬剂抽入注射器中缓慢注入舌下。②卡托普利:为血管紧张素转换酶抑制剂,对于高肾素恶性高血压和肾血管性高血压降压作用特别明显,对非高肾素性高血压亦有降压作用。

2.保持呼吸道通畅,镇静,制止抽搐

可用苯巴比妥(8~10 mg/kg,肌内注射,必要时6小时后可重复)、地西泮(0.3~0.5 mg/kg,肌内注射或静脉缓注,注射速度<3 mg/min,必要时30分钟后可重复)等止惊药物,但须注意呼吸。

3.降低颅内压

可选用20%甘露醇(每次1 g/kg,每4小时或6小时一次)、呋塞米(每次1 mg/kg)以及25%血清蛋白(每次20 mL,每天1~2次)等,减轻脑水肿。

二、颅内出血

(一)临床表现及诊断

蛛网膜下腔出血起病突然,伴有严重头痛、恶心、呕吐及不同程度意识障碍。若出血量不大,意识可在几分钟到几小时内恢复,但最后仍可逐渐昏睡或谵妄。若出血严重,可以很快出现颅内压增高的表现,有时可出现全身抽搐。颈项强直是很常见的体征,甚至是唯一的体征,伴有脑膜刺激征。眼底检查可发现新鲜出血灶。腰椎穿刺脑脊液呈均匀血性,但发病后立即腰穿可不会发现红细胞,要等数小时后红细胞才到达腰部的蛛网膜下腔。1~3天后可由于无菌性脑膜炎而发热,白细胞增高似与蛛网膜下腔出血的严重程度呈平行关系,因此,不要将诊断引向感染性疾病。CT脑扫描检查常无改变。

脑实质出血起病时常伴头痛、呕吐,昏迷较为常见,腰椎穿刺脑脊液压力增高,血性者占80%以上。除此之外,可因出血部位不同伴有如下不同的神经系统症状。①壳核-内囊出血:典型者出现"三偏征",即出血对侧肢体瘫痪和中枢性面瘫,出血对侧偏身感觉障碍,出血对侧的偏盲。②脑桥出血:初期表现为交叉性瘫痪,即出血侧面瘫和对侧上、下肢瘫痪,头眼转向出血侧。后迅速波及两侧,出现双侧面瘫和四肢瘫痪,头眼位置恢复正中,双侧瞳孔呈针尖大小,双侧锥体束征阳性。早期出现呼吸困难且不规则,常迅速进入深昏迷,多于24~48小时内死亡。③脑室出血:表现为剧烈的呕吐,迅速进入深昏迷,瞳孔缩小,体温升高,可呈去大脑强直,双侧锥体束征阳性。四肢软瘫,腱反射常引不出。④小脑出血:临床变化多样,但步态不稳是最常见的症状。常出现眼震颤和肢体共济失调症状。

颅内出血可因颅内压增高发生心动过缓,呼吸不规则,严重者可发生脑疝。多数颅内出血的患儿心电图可出现巨大倒置T波,Q-T间期延长。血常规可见白细胞升高。尿常规可见蛋白、红细胞和管型,血中尿素氮亦可见升高。在诊断中尚须注意,颅内出血本身可引起急性高血压,即使患儿以前并无高血压史。此外,尚须与癫痫发作、高血压脑病以及代谢障碍所致昏迷相区别。

(二)急症处理

1.一般治疗

绝对卧床,头部降温,保持气道通畅,必要时作气管内插管。

2.控制高血压

对于高血压性颅内出血的患儿,应及时控制高血压。但由于颅内出血常伴颅内压增高,因此,给予降压药物时应避免短时间内血压下降速度过快和幅度过大,否则脑灌注压将受到明显影响。一般低压不宜低于出血前水平。舒张压较低,脉压过大者不宜用降压药物。降压药物的选择以硝苯地平、卡托普利和拉贝洛尔较为合适。

3.减轻脑水肿

脑出血后多伴脑水肿并逐渐加重,严重者可引起脑疝。故降低颅内压,控制脑水肿是颅内出血急性期处理的重要环节。疑有继续出血者可先采用人工控制性过度通气、静脉注射呋塞米等措施降低颅内压,也可给予渗透性脱水剂如 20%甘露醇(1 g/kg,每 4～6 小时一次)以及 25%的血清蛋白(每次 20 mL,每天1～2 次)。短程大剂量激素有助于减轻脑水肿,但对高血压不利,更不宜长期使用。治疗中注意水电解质平衡。

4.止血药和凝血药

止血药对脑出血的疗效尚有争议,但对蛛网膜下腔出血,氨甲苯酸(对羧基苄胺)及氨基己酸能控制纤维蛋白溶酶原的形成,有一定疗效,在急性期可短时间使用。

5.手术清除血肿

经检查颅内有占位性病灶者,条件允许时可手术清除血肿,尤其对小脑出血、大脑半球出血疗效较好。

三、高血压合并急性左心衰竭

(一)临床表现及诊断

儿童期血压急剧升高时,造成心脏后负荷急剧升高。当血压升高超过左心所能代偿的限度时就出现左心衰竭及急性肺水肿。急性左心衰竭时,动脉血压,尤其是舒张压显著升高,左室舒张末期压力、肺静脉压、肺毛细血管压和肺小动脉楔压均升高,并与肺淤血的严重度呈正相关。当肺小动脉楔压超过 4.0 kPa(30 mmHg)时,血浆自肺毛细血管大量渗入肺泡,引起急性肺水肿。急性肺水肿是左心衰竭最重要的表现形式,患儿往往面色苍白、口唇发绀、皮肤湿冷多汗、烦躁、极度呼吸困难,咳大量白色或粉红色泡沫痰,大多被迫采取前倾坐位,双肺听诊可闻及大量水泡音和哮鸣音,心尖区特别在左侧卧位和心率较快时常可闻及心室舒张期奔马律等。在诊断中应注意的是,即使无高血压危象的患儿,急性肺水肿本身可伴有收缩压及舒张压升高,但升高幅度不会太大,且肺水肿一旦控制,血压则自行下降。而急性左心衰竭肺水肿患儿眼底检查如有出血或渗出时,可以考虑并有高血压危象存在。

(二)急症处理

1.体位

患儿取前倾坐位,双腿下垂(休克时排除),四肢结扎止血带,止血带压力以低于动脉压又能阻碍静脉回流为度,相当于收缩压及舒张压之间,每 15 分钟轮流将一肢体的止血带放松。该体位亦可使痰较易咳出。

2.吗啡

吗啡可减轻左心衰竭时交感系统兴奋引起的小静脉和小动脉收缩,降低前、后负荷。对烦躁不安、高度气急的急性肺水肿患儿吗啡是首选药物,可皮下注射盐酸吗啡 0.1～0.2 mg/kg,但休克、昏迷及呼吸衰竭者忌用。

3.给氧

单纯缺氧而无二氧化碳潴留时,应给予较高浓度氧吸入,活瓣型面罩的供氧效果比鼻导管法好,提供的 FiO_2 可达 0.3～0.6。肺水肿时肺部空气与水分混合,形成泡沫,妨碍换气。可使氧通过含有乙醇的雾化器,口罩给氧者乙醇浓度为 30%～40%,鼻导管给氧者乙醇浓度为 70%,一次不宜超过 20 分钟,但乙醇的去泡沫作用较弱且有刺激性。近年来有报道用二甲硅油消泡气雾剂治疗,效果良好。应用时将瓶倒转,在距离患儿口腔 8～10 cm 处,于吸气时对准咽喉或鼻孔喷雾20～40 次。一般 5 分钟内生效,最大作用在15～30 分钟,必要时可重复使用。如低氧血症明显又伴二氧化碳潴留,应使用间歇正压呼吸配合氧疗。间歇正压呼吸改善急性肺水肿的原理,可能由于它增加肺泡压与肺组织间隙压,降低右心房充盈压与胸腔内血容量,增加肺泡通气量,有利于清除支气管分泌物,减轻呼吸肌工作,减少组织氧耗量。

4.利尿剂

宜选用速效强效利尿剂,可静脉注射呋塞米(每次 1～2 mg/kg)或依他尼酸钠(1 mg/kg,20 mL液体稀释后静脉注射),必要时 2 小时后重复。对肺水肿的治疗首先由于呋塞米等药物有直接扩张静脉作用,增加静脉容量,使静脉血自肺部向周围分布,从而降低肺静脉压力,这一重要特点在给药 5 分钟内即出现,其后才发挥利尿作用,减少静脉容量,缓解肺淤血。

5.洋地黄及其他正性肌力药物

对急性左心衰竭患儿几乎都有指征应用洋地黄。应采用作用迅速的强心剂如毛花苷 C 静脉注射,一次性注入洋地黄化量的 1/2,余 1/2 分为 2 次,每隔 4～6 小时一次。如需维持疗效,可于 24 小时后口服地高辛维持量。如仍需继续静脉给药,每 6 小时注射 1 次1/4洋地黄化量。毒毛花苷 K 一次静脉注射0.007～0.01 mg/kg,如需静脉维持给药,可8～12小时重复一次。使用中应注意监护,以防洋地黄中毒。

6.降压治疗

应采用快速降压药物使血压速降至正常水平以减轻左室负荷。硝普钠为一种强力短效血管扩张剂,直接使动脉和静脉平滑肌松弛,降低周围血管阻力和使静脉贮血。因此,硝普钠不仅降压迅速,还能减低左室前、后负荷改善心脏功能,为高血压危象并急性左心衰竭较理想的首选药物。一般从1 $\mu g/(kg \cdot min)$开始静脉滴注,在监测血压的条件下,无效时每 3～5 分钟调整速度渐增至 8 $\mu g/(kg \cdot min)$。此外,也可选用硝苯地平或卡托普利,但忌用拉贝洛尔和肼屈嗪,因拉贝洛尔对心肌有负性肌力作用,而后者可反射性增快心率和心排血量,加重心肌损害。

四、嗜铬细胞瘤危象

本病因肾上腺髓质、交感神经节等部位的嗜铬组织肿瘤间断或持续产生并释放大量儿茶酚胺,引起阵发或持续性高血压。

(一)临床表现及诊断

临床表现为阵发性血压升高,以收缩压升高为著,可达 26.7 kPa(200 mmHg)以上,舒张压相应增高。有搏动性头痛、面色苍白、大汗、心动过速、抽搐、手足发凉。有时恶心呕吐,视物模糊,甚至发生急性肺水肿、心律失常或脑血管意外。可发生暂时性高血糖和糖尿。发作可持续数分钟至一天以上,一天数次或数天一次。

持续性血压升高者怕热多汗,心动过速,基础代谢高而非"甲亢"。一般降压治疗无效,用β受体阻滞剂后,血压反可上升呈高血压危象。持久的高血压使心脏肥大,尤以左室肥厚明显,引致高血压性心脏病及充血性心力衰竭。

皮肤或结合膜毛细血管扩张,腹部可能有肿块。疑诊者可作苄胺唑啉或称酚妥拉明试验,即经静脉迅速注射此药 3~5 mg(一般用 0.1 mg/kg)之后 3~5 分钟内,使血压下降4.7/3.3 kPa(35/25 mmHg)并持续 3~5 分钟则呈阳性。由于此项试验假阳性容易发生,故试验前要停用镇静药 48 小时,停用降压药物最少 2 周。近年来主要依赖尿化学检查如尿中儿茶酚胺、尿香草基杏仁酸(VMA)、尿中 3-甲氧基肾上腺素测定。应用 B 型超声扫描及 CT 对嗜铬细胞瘤的定位,特别是对肾上腺外嗜铬细胞瘤有很大帮助,是一种无创诊断方法。此外,腹膜后充气造影及静脉肾盂造影对较大肿瘤仍有一定价值,但有引起高血压危象的危险。

(二)急症处理

首先静脉注射酚妥拉明(每次 0.1 mg/kg)以控制血压,必要时可重复。待血压降至 18.7/12.0 kPa(140/90 mmHg)左右时,找出一个使血压正常或接近正常的维持量静脉滴注,稳定后改口服酚妥拉明(苯氧苄胺),儿童维持量一般可为 30~40 mg/d。该药适于长期使用。心动过速者在用酚妥拉明后加用普萘洛尔,剂量为 1 mg/(kg·d),分 3 次口服,但普萘洛尔绝不可单独使用。待临床情况改善后再考虑手术治疗。

（赵青春）

第六章

小儿消化系统疾病

第一节　胃食管反流病

胃食管反流(GER)是指胃内容物反流入食管,分生理性和病理性两种。生理情况下,由于小婴儿食管下端括约肌(LES)发育不成熟或神经肌肉协调功能差,可出现反流,往往出现于日间餐时或餐后,又称"溢乳"。病理性反流是由于 LES 的功能障碍和/或与其功能有关的组织结构异常,以致 LES 压力低下而出现的反流,常常发生于睡眠、仰卧及空腹时,引起一系列临床症状和并发症,即胃食管反流病(GERD)。

一、病因和发病机制

(一)食管下端括约肌(LES)

(1)LES 压力降低是引起 GER 的主要原因。LES 是食管下端平滑肌形成的功能高压区,是最主要的抗反流屏障。正常吞咽时 LES 反射性松弛,静息状态保持一定的压力使食管下端关闭,如因某种因素使上述正常功能发生紊乱时,LES 短暂性松弛即可导致胃内容物反流入食管。

(2)LES 周围组织作用减弱。例如,缺少腹腔段食管,致使腹内压增高时不能将其传导至LES 使之收缩达到抗反流的作用;小婴儿食管角(由食管和胃贲门形成的夹角,即 His 角)较大(正常为 30°～50°);膈肌食管裂孔钳夹作用减弱;膈食管韧带和食管下端黏膜瓣解剖结构存在器质性或功能性病变时以及胃内压、腹内压增高等,均可破坏正常的抗反流功能。

(二)食管与胃的夹角(His 角)

由胃肌层悬带形成,正常是锐角,胃底扩张时悬带紧张使角度变锐起瓣膜作用,可防止反流。新生儿 His 角较钝,易反流。

(三)食管廓清能力降低

正常情况下,食管廓清能力是依靠食管的推动性蠕动、唾液的冲洗、对酸的中和作用、食丸的重力和食管黏膜细胞分泌的碳酸氢盐等多种因素发挥作用。当食管蠕动减弱、消失或出现病理性蠕动时,食管清除反流物的能力下降,这样就延长了有害的反流物质在食管内停留时间,增加了对黏膜的损伤。

（四）食管黏膜的屏障功能破坏

屏障作用是由黏液层、细胞内的缓冲液、细胞代谢及血液供应共同构成的。反流物中的某些物质,如胃酸、胃蛋白酶及十二指肠反流入胃的胆盐和胰酶使食管黏膜的屏障功能受损,引起食管黏膜炎症(图 6-1)。

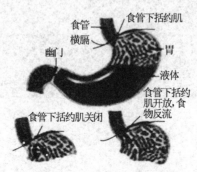

图 6-1　胃食管反流模式图

（五）胃、十二指肠功能失常

胃排空能力低下,使胃内容物及其压力增加,当胃内压增高超过 LES 压力时可使 LES 开放。胃容量增加又导致胃扩张,致使贲门食管段缩短,使其抗反流屏障功能降低。十二指肠病变时,幽门括约肌关闭不全则导致十二指肠胃反流。

二、临床表现

（一）呕吐

新生儿和婴幼儿以呕吐为主要表现。多数发生在进食后,呕吐物为胃内容物,有时含少量胆汁,也有表现为漾奶、反刍或吐泡沫。年长儿以反胃、反酸、嗳气等症状多见。

（二）反流性食管炎常见症状

1.烧心

见于有表达能力的年长儿,位于胸骨下端,饮用酸性饮料可使症状加重,服用抗酸剂症状减轻。

2.咽下疼痛

婴幼儿表现为喂奶困难、烦躁、拒食,年长儿诉咽下疼痛,如并发食管狭窄则出现严重呕吐和持续性咽下困难。

3.呕血和便血

食管炎严重者可发生糜烂或溃疡,出现呕血或黑便症状。严重的反流性食管炎可发生缺铁性贫血。

（三）Barrette 食管

由于慢性 GER,食管下端的鳞状上皮被增生的柱状上皮所替代,抗酸能力增强,但更易发生食管溃疡、狭窄和腺癌。症状为咽下困难、胸痛、营养不良和贫血。

（四）其他全身症状

1.呼吸系统疾病

流物直接或间接可引发反复呼吸道感染、吸入性肺炎、难治性哮喘、早产儿窒息或呼吸暂停及婴儿猝死综合征等。

2.营养不良

主要表现为体重不增和生长发育迟缓、贫血。

3.其他

如声音嘶哑、中耳炎、鼻窦炎、反复口腔溃疡、龋齿等。部分患儿可出现精神神经症状。①Sandifer综合征：是指病理性GER患儿呈现类似斜颈样的一种特殊"公鸡头样"的姿势。此为一种保护性机制，以期保持气道通畅或减轻酸反流所致的疼痛，同时伴有杵状指、蛋白丢失性肠病及贫血。②婴儿哭吵综合征：表现为易激惹、夜惊、进食时哭闹等。

三、诊断

GER临床表现复杂且缺乏特异性，单一检查方法都有局限性，故诊断需采用综合技术。凡临床发现不明原因反复呕吐、咽下困难、反复发作的慢性呼吸道感染、难治性哮喘、生长发育迟缓、营养不良、贫血、反复出现窒息、呼吸暂停等症状时都应考虑到GER的可能及严重病例的食管黏膜炎症改变。

四、辅助检查

(一)食管钡餐造影

适用于任何年龄，但对胃滞留的早产儿应慎重。可对食管的形态、运动状况、钡剂的反流和食管与胃连接部的组织结构做出判断，并能观察到食管裂孔疝等先天性疾病，检查前禁食3～4小时，分次给予相当于正常摄食量的钡剂。

(二)食管pH动态监测

将微电极放置在食管括约肌的上方，24小时连续监测食管下端pH，如有酸性ER发生则pH下降。通过计算机分析可反映GER的发生频率、时间，反流物在食管内停留的状况及反流与起居活动、临床症状之间的关系，借助一些评分标准，可区分生理性和病理性反流，是目前最可靠的诊断方法。

(三)食管动力功能检查

应用低顺应性灌注导管系统和腔内微型传感器导管系统等测压设备，了解食管运动情况及LES功能。对于LES压力正常患儿应连续测压，动态观察食管运动功能。

(四)食管内镜检查及黏膜活检

可确定是否存在食管炎病变及Barrette食管。内镜下食管炎可分为3度：Ⅰ度为充血；Ⅱ度为糜烂和/或浅溃疡；Ⅲ度为溃疡和域狭窄。

(五)胃-食管同位素闪烁扫描

口服或胃管内注入含有^{99m}Tc标记的液体，应用R照相机测定食管反流量，可了解食管运动功能，明确呼吸道症状与GER的关系。

(六)超声学检查

B型超声可检测食管腹段的长度、黏膜纹理状况、食管黏膜的抗反流作用，同时可探查有无食管裂孔疝。

五、鉴别诊断

(1)以呕吐为主要表现的新生儿、小婴儿应排除消化道器质性病变，如肠旋转不良、肠梗阻、先天性幽门肥厚性狭窄、胃扭转等。

（2）对反流性食管炎伴并发症的患儿，必须排除由于物理性、化学性、生物性等致病因素引起组织损伤而出现的类似症状。

六、治疗

治疗的目的是缓解症状，改善生活质量，防治并发症。

（一）一般治疗

1.体位治疗

将床头抬高 15°～30°，婴儿采用仰卧位，年长儿左侧卧位。

2.饮食治疗

适当增加饮食的稠厚度，少量多餐，睡前避免进食。低脂、低糖饮食，避免过饱。肥胖患儿应控制体重。避免食用辛辣食品、巧克力、酸性饮料、高脂饮食。

（二）药物治疗

包括 3 类，即促胃肠动力药、抑酸药、黏膜保护剂。

1.促胃肠动力药

能提高 LES 张力，增加食管和胃蠕动，促进胃排空，从而减少反流。①多巴胺受体拮抗剂：多潘立酮为选择性、周围性多巴胺受体拮抗剂，促进胃排空，但对食管动力改善不明显。常用剂量为每次 0.2～0.3 mg/kg，每天 3 次，饭前半小时及睡前口服。②通过乙酰胆碱起作用的药物：西沙必利，为新型全胃肠动力剂，是一种非胆碱能非多巴胺拮抗剂。主要作用于消化道壁肌间神经丛运动神经元的 5-羟色胺受体，增加乙酰胆碱释放，从而诱导和加强胃肠道生理运动。常用剂量为每次0.1～0.2 mg/kg，3 次/天口服。

2.抗酸和抑酸药

主要作用为抑制酸分泌以减少反流物对食管黏膜的损伤，提高 LES 张力。①抑酸药：H_2 受体拮抗剂，常用西咪替丁、雷尼替丁；质子泵抑制剂，奥美拉唑。②中和胃酸药：如氢氧化铝凝胶，多用于年长儿。

3.黏膜保护剂

黏膜保护剂如硫酸铝、硅酸铝盐、磷酸铝等。

4.外科治疗

采用上述治疗后，大多数患儿症状能明显改善和痊愈。具有下列指征可考虑外科手术：①内科治疗6～8周无效，有严重并发症（消化道出血、营养不良、生长发育迟缓）。②严重食管炎伴溃疡、狭窄或发现有食管裂孔疝者。③有严重的呼吸道并发症，如呼吸道梗阻、反复发作吸入性肺炎或窒息、伴支气管肺发育不良者。④合并严重神经系统疾病。

（吕霄琳）

第二节　上消化道出血

上消化道出血指屈氏韧带以上的消化道，包括食管、胃、十二指肠、上段空肠及肝、胆、胰腺等病变引起的出血,包括胃空肠吻合术后的空肠病变出血,排除口腔、鼻咽、喉部出血和咯血。上消化道出血是儿科临床常见的急症。其常见原因为消化性溃疡、急慢性胃炎、肝硬化合并食管或胃底静脉曲张破裂、胃痛、应激性溃疡等。消化道出血可发生在任何年龄。临床表现为呕血、便血,大量的消化道出血可导致急性贫血及出血性休克。

一、诊断步骤

(一)病史采集要点

上消化道出血可以是显性出血,也可以是隐性出血。其主要症状是呕血。呕血是指上消化道疾病(屈氏韧带以上的消化器官,包括食管、胃、十二指肠、肝、胆、胰疾病)或全身性疾病所致的急性上消化道出血,血液经口腔呕出。呕血或呕红色血液提示上消化道出血常为急性出血,通常来源于动脉血管或曲张静脉。呕咖啡样血系因出血缓慢或停止,红色的血红蛋白受胃酸作用变成褐色的正铁血红素所致。便血常提示下消化道出血,也可因活动性上消化道出血迅速经肠道排出所致。黑便通常提示上消化道出血,但小肠或右半结肠的出血也可有黑便。通常上消化道出血量达 $100 \sim 200$ mL 时才会出现黑便,在一次严重的出血后黑便可持续数天之久,不一定表示持续性出血。隐血试验阴性的黑色粪便可能因摄入铁剂、铋剂或各种食物所致,不应误认为出血所致的黑便。长期隐性出血可发生于消化道的任何部位。

小儿各年龄组消化道出血的常见病因有所不同。新生儿期出血多为出生时咽下母血或新生儿出血症、新生儿败血症、新生儿坏死性小肠结肠炎、新生儿血小板减少性紫癜、胃坏死出血及严重的酸中毒等。1 个月至 2 岁多为消化性溃疡、反流性食管炎等。2 岁以上多为消化道溃疡、胆管出血。此外,还见于血小板减少性紫癜、过敏性紫癜、血友病及白血病、胃肠道畸形等,可发生于任何年龄。

有进食或服用制酸剂可缓解的上腹部疼痛史的患者,提示消化性溃疡病。然而许多溃疡病出血的患者并无疼痛史。出血前有呕吐或干呕提示食管的 Mallory-Weiss 撕裂(胃贲门黏膜撕裂综合征),然而有 50% 的撕裂症患者并无这种病史。出血史(如紫癜、瘀斑、血尿)可能表明是一种出血素质(如血友病)。服药史可揭示曾使用过破坏胃屏障和损害胃黏膜的药物(如阿司匹林、非甾体抗炎药),服用这些药物的数量和持续时间是重要的。

(二)体格检查

在对患者的生命体征作出评估后,体格检查应包括检查鼻咽部以排除来自鼻和咽部的出血。应寻找外伤的证据,特别是头、胸及腹部。蜘蛛痣、肝脾大和腹水是慢性肝病的表现。动静脉畸形尤其是胃肠黏膜的动静脉畸形可能与遗传性出血性毛细血管扩张症(Rendu-Osler-Weber 综合征)有关,其中消化道多发性血管瘤是反复发作性血管瘤的原因。皮肤指甲床和消化道的毛细血管扩张可能与硬皮病或混合性结缔组织病有关。

(三)门诊资料分析

急性消化道出血时,门诊化验应包括血常规、血型、出凝血时间、大便或呕吐物的隐血试验,肝功能及血肌酐、尿素氮等。

对疑有上消化道出血的患者应作鼻胃吸引和灌洗,血性鼻胃吸引物提示上消化道出血,但约 10% 的患者鼻胃吸引物阴性;咖啡样吸引物表明出血缓慢或停止;持续的鲜红色吸引物提示活动性大量出血。鼻胃吸引还有助于监测出血状况。

(四)进一步检查项目

1.内镜检查

在急性上消化道出血时,胃镜检查安全可靠,是当前首选的诊断方法,其诊断价值比 X 线钡剂检查为高,阳性率一般达 90％以上。对一些 X 线钡剂检查不易发现的贲门黏膜撕裂症、糜烂性胃炎、浅溃疡,内镜可迅速作出诊断。X 线检查所发现的病灶(尤其存在两个病灶时),难以辨别该病灶是否为出血原因。而胃镜直接观察,即能确定,并可根据病灶情况作相应的止血治疗。

做纤维胃镜检查时应注意:①胃镜检查的最好时机是在出血后 24～48 小时内进行。如若延误时间,一些浅表性黏膜损害部分或全部修复,从而使诊断的阳性率大大下降。②处于失血性休克的患者,应首先补充血容量,待血压有所平稳后做胃镜较为安全。③事先一般不必洗胃准备,但若出血过多,估计血块会影响观察时,可用冰水洗胃后进行检查。

2.X 线钡剂造影

尽管内镜检查的诊断价值比 X 线钡剂造影优越,但并不能取而代之。对已确定有上消化道出血而全视式内镜检查阴性或不明确的患者,也可考虑进行上消化道钡餐检查,因为一些肠道的解剖部位不能被一般的内镜窥见,而且由于某些内镜医师经验不足,有时会遗漏病变,这些都可通过 X 线钡剂检查得以补救。但在活动性出血后不宜过早进行钡剂造影,否则会引起再出血或加重出血。一般主张在出血停止、病情稳定 3 天后谨慎操作。注意残留钡剂可干扰选择性动脉造影及内镜的检查。

3.放射性核素扫描

经内镜及 X 线检查阴性的病例,可做放射性核素扫描。其方法是采用核素(如^{99m}Tc)标记患者的红细胞后,再从静脉注入患者体内。当有活动性出血,而出血速度能达到 0.1 mL/min,核素便可以显示出血部位。注射一次^{99m}Tc 标记的红细胞,可以监视患者消化道出血达 24 小时。经验证明,若该项检查阴性,则选择性动脉造影检查亦往往阴性。

4.选择性动脉造影

当消化道出血经内镜和 X 线检查未能发现病变时,应做选择性动脉造影。若造影剂外渗,能显示出血部位,则出血速度至少在 0.5 mL/min(750 mL/d)。故最适宜于活动性出血时做检查,阳性率可达 50％～77％。而且,尚可通过导管滴注血管收缩剂或注入人工栓子止血。禁忌证是碘过敏或肾衰竭等。

二、诊断对策

(一)诊断要点

1.首先鉴别是否消化道出血

临床上常须鉴别呕血与咯血(见表 6-1)。

表 6-1　呕血与咯血的鉴别

项目	咯血	呕血
病因	TB、支扩、肺炎、肺脓肿、肺癌、心脏病	消化性溃疡、肝硬化、胃癌
出血前症状	喉部痒感、胸闷、咳嗽	上腹不适、恶心、呕吐等
颜色	鲜红	棕黑、暗红、有时鲜红
出血方式	咯出	呕出

项目	咯血	呕血
血中混合物	痰,泡沫	食物残渣、胃液
反应	碱性	酸性
黑便	除非咽下,否则没有	有,可为柏油便、呕血停止后仍持续数天
出血后痰性状	常有血痰数天	无痰

2.失血量的估计

对进一步处理极为重要。一般每天出血量在 5 mL 以上,大便色不变,但隐血试验就可以为阳性,50 mL 以上出现黑便。以呕血、便血的数量作为估计失血量的资料,往往不太精确。因为呕血与便血常分别混有胃内容与粪便,另一方面部分血液尚贮留在胃肠道内,仍未排出体外。因此可以根据血容量减少导致外周循环的改变,作出判断。

(1)一般状况:失血量少,血容量轻度减少,可由组织液及脾贮血所补偿,循环血量在 1 小时内即得改善,故可无自觉症状。当出现头晕、心慌、冷汗、乏力、口干等症状时,表示急性失血量较大;如果有晕厥、四肢冰凉、尿少、烦躁不安时,表示出血量大,若出血仍然继续,除晕厥外,尚有气短、无尿。

(2)脉搏:脉搏的改变是失血程度的重要指标。急性消化道出血时血容量锐减、最初的机体代偿功能是心率加快。小血管反射性痉挛,使肝、脾、皮肤血窦内的储血进入循环,增加回心血量,调整体内有效循环量,以保证心、肾、脑等重要器官的供血。一旦由于失血量过大,机体代偿功能不足以维持有效血容量时,就可能进入休克状态。所以,当大量出血时,脉搏快而弱(或脉细弱),脉搏每分钟增至 100 次以上,再继续失血则脉搏细微,甚至扪不清。有些患者出血后,在平卧时脉搏、血压都可接近正常,但让患者坐或半卧位时,脉搏会马上增快,出现头晕、冷汗,表示失血量大。如果经改变体位无上述变化,测中心静脉压又正常,则可以排除有过大出血。

(3)血压:血压的变化同脉搏一样,是估计失血量的可靠指标。当急性失血占总血量的 20% 以上时,收缩压可正常或稍升高,脉压缩小。尽管此时血压尚正常,但已进入休克早期,应密切观察血压的动态改变。急性失血占总血量的 20%~40% 时,收缩压可降至 9.3~10.7 kPa(70~80 mmHg),脉压小。急性失血占总血量的 40% 时,收缩压可降至 6.7~9.3 kPa(50~70 mmHg),更严重的出血,血压可降至零。

(4)血常规:血红蛋白测定、红细胞计数、血细胞压积可以帮助估计失血的程度。但在急性失血的初期,由于血浓缩及血液重新分布等代偿机制,上述数值可以暂时无变化。一般需组织液渗入血管内补充血容量,即 3~4 小时后才会出现血红蛋白下降,平均在出血后 32 小时,血红蛋白可被稀释到最大限度。如果患者出血前无贫血,血红蛋白在短时间内下降至 7 g 以下,表示出血量大。大出血后 2~5 小时,白细胞计数可增高,但通常不超过 15×10^9/L。然而在肝硬化、脾功能亢进时,白细胞计数可以不增加。

(5)尿素氮:上消化道大出血后数小时,血尿素氮增高,1~2 天达高峰,3~4 天内降至正常。如再次出血,尿素氮可再次增高。尿素氮增高是由于大量血液进入小肠,含氮产物被吸收。而血容量减少导致肾血流量及肾小球滤过率下降,则不仅尿素氮增高,肌酐亦可同时增高。如果肌酐在 133 μmol/L(1.5 mg%)以下,而尿素氮>14.28 mmol/L(40 mg%),则提示上消化道出血量大。

3.失血恢复的评价

绝大多数消化道出血患者可自动停止(如约 80% 无门脉高压的上消化道出血患者可自行停

止)。大量出血常表现为脉率≥110 次/分,收缩压<13.3 kPa(100 mmHg),直立位血压下降≥2.1 kPa(16 mmHg),少尿、四肢湿冷和由于脑血流灌注减少所致的精神状态的改变(精神错乱、定向力障碍、嗜睡、意识丧失、昏迷)。血细胞比容是失血的有价值指标,但若出血在几小时前发生,则不一定准确,因为通过血液稀释完全恢复血容量需要数小时。若有进一步出血的危险、血管并发症、合并其他病态或严重疾病者,通常需要输血使血细胞比容维持在 30 左右。在血容量适量恢复后,还需严密观察继续出血的征象(如脉搏加快、血压下降、呕新鲜血液、再次出现稀便或柏油样便等)。

(二)临床类型

消化道出血病因大致可归纳为 3 类。

1.出血性疾病

新生儿自然出血、过敏性出血(特别是过敏性紫癜)、血友病、白血病等。

2.感染性疾病

新生儿败血症、出血性肠炎、肠伤寒出血、胆管感染出血等。

3.胃肠道局部病变出血

常见病因有食管静脉曲张(门静脉压增高症)、婴幼儿溃疡病出血、异位或迷生胰、胃肠道血管瘤等。

(三)鉴别诊断要点

1.有严重消化道出血的患者

胃肠道内的血液尚未排出体外,仅表现为休克,此时应注意排除心源性休克(急性心肌梗死)、感染性或过敏性休克,以及非消化道的内出血(宫外孕或主动脉瘤破裂)。若发现肠鸣音活跃,肛检有血便,则提示为消化道出血。

2.出血的病因诊断

对消化道大出血的患者,应首先治疗休克,然后努力查找出血的部位和病因,以决定进一步的治疗方针和判断预后。上消化道出血的原因很多,大多数是上消化道本身病变所致,少数是全身疾病的局部表现。常见的病因包括溃疡病、肝硬化所致的食管、胃底静脉曲张破裂和急性胃黏膜损害。其他少见的病因有食管裂孔疝、食管炎、贲门黏膜撕裂症、十二指肠球炎、胃平滑肌瘤、胃黏膜脱垂、胆管出血等。

(1)消化性溃疡病:出血是溃疡病的常见并发症。溃疡病出血约占上消化道出血病例的50%,其中尤以十二指肠球部溃疡居多。致命性出血多属十二指肠球部后壁或胃小弯穿透溃疡腐蚀黏膜下小动脉或静脉所致。部分病例可有典型的周期性、节律性上腹疼痛,出血前数天疼痛加剧,出血后疼痛减轻或缓解。这些症状,对溃疡病的诊断很有帮助。但有 30%溃疡病合并出血的病例并无上述临床症状。溃疡病除上腹压痛外,无其他特异体征,尽管如此,该体征仍有助于鉴别诊断。

(2)食管、胃底静脉曲张破裂:绝大部分病例是由于肝硬化、门静脉高压所致。临床上往往出血量大,呕出鲜血伴血块,病情凶险,病死率高。如若体检发现有黄疸、肝掌、蜘蛛痣、脾大、腹壁静脉怒张、腹水等体征,诊断肝硬化不难。但确定出血原因并非容易。一方面大出血后,原先肿大的脾脏可以缩小,甚至扪不到,造成诊断困难;另一方面肝硬化并发出血并不完全是由于食管、胃底静脉曲张破裂,有 1/3 病例合并溃疡病或糜烂性胃炎出血。肝硬化合并溃疡病的发生率颇高。肝硬化合并急性糜烂性胃炎,可能与慢性门静脉淤血造成缺氧有关。因此,当临床不能肯定出血病因时,应尽快作胃镜检查,以便及时作出判断。

(3)急性胃黏膜损害:急性胃黏膜损害包括急性应激性溃疡病和急性糜烂性胃炎两种疾病。而两者主要区别在于病理学,前者病变可穿透黏膜层,以致胃壁穿孔;后者病变表浅,不穿透黏膜肌层。以前的上消化道出血病例中,诊断急性胃黏膜损害仅有 5%。自从开展纤维胃镜检查,使急性胃黏膜损害的发现占上消化道出血病例的 15%～30%。①急性糜烂性胃炎:应激反应、酗酒或服用某些药物(如阿司匹林、吲哚美辛、利血平、肾上腺皮质激素等)可引起糜烂性胃炎。病灶表浅,呈多发点、片状糜烂和渗血。②急性应激性溃疡:这是指在应激状态下,胃和十二指肠,以及偶尔在食管下端发生的急性溃疡。应激因素常见有烧伤、外伤或大手术、休克、败血症、中枢神经系统疾病以及心、肺、肝、肾衰竭等严重疾病。

严重烧伤所致的应激性溃疡称柯林(Curling)溃疡,颅脑外伤、脑肿瘤及颅内神经外科手术所引起的溃疡称库欣(Cushing)溃疡,应激性溃疡的发生机制是复杂的。严重而持久的应激会引起交感神经强烈兴奋,血中儿茶酚胺水平增高,导致胃、十二指肠黏膜缺血。在许多严重应激反应的疾病中,尤其是中枢神经系统损伤时,可观察到胃酸和胃蛋白酶分泌增高(可能是通过丘脑下部-垂体-肾上腺皮质系统兴奋或因颅内压增高直接刺激迷走神经核所致)从而使胃黏膜自身消化。至于应激反应时出现的胃黏膜屏障受损和胃酸的 H^+ 回渗,亦在应激性溃疡的发病中起一定作用。归结起来是由于应激反应造成神经-内分泌失调,造成胃、十二指肠黏膜局部微循环障碍,胃酸、胃蛋白酶、黏液分泌紊乱,结果形成黏膜糜烂和溃疡。溃疡面常较浅,多发,边缘不规则,基底干净。临床主要表现是难以控制的出血,多数发生在疾病的第2～15天。因患者已有严重的原发疾病,故预后多不良。

(4)食管-贲门黏膜撕裂症:本症是引起上消化道出血的重要病因,约占 8%。有食管裂孔疝的患者更易并发本症。多数发生在剧烈干呕或呕吐后,造成贲门或食管下端黏膜下层的纵行性裂伤,有时可深达肌层。常为单发,亦可多发,裂伤长度一般 0.3～2 cm。出血量有时较大甚至发生休克。

(5)食管裂孔疝:多属食管裂孔滑动疝,食管胃连接处经横膈上的食管裂孔进入胸腔。由于食管下段、贲门部抗反流的保护机制丧失,易并发食管黏膜水肿、充血、糜烂甚至形成溃疡。食管炎以及疝囊的胃出现炎症可出血。以慢性渗血多见,有时大量出血。

(6)胆管出血:肝化脓性感染、肝外伤、胆管结石及出血性胆囊炎等可引起胆管出血。临床表现特点是出血前有右上腹绞痛,若同时出现发热、黄疸,则常可明确为胆管出血。出血后血凝块可阻塞胆管,使出血暂停。待胆汁自溶作用,逐渐增加胆管内压,遂把血凝块排出胆管,结果再度出血。因此,胆管出血有间歇发作倾向。此时有可能触及因积血而肿大的胆囊,积血排出后,疼痛缓解,肿大的胆囊包块亦随之消失。

三、治疗对策

(一)治疗原则

呕血、黑便或便血在被否定前应被视为急症。在进行诊断性检查之前或同时,应采用输血和其他治疗方法以稳定病情。所有患者需要有完整的病史和体格检查、血液学检查包括凝血功能检查(血小板计数、凝血酶原时间及部分凝血酶原时间)、肝功能试验(胆红素、碱性磷酸酶、白蛋白、谷丙转氨酶、谷草转氨酶)及血红蛋白和血细胞比容的反复监测。

1.一般治疗

加强护理,密切观察,安静休息,大出血者禁食。

2.补充有效循环血量

(1)补充晶体液及胶体液。

(2)中度以上出血,根据病情需要适量输血。

3.根据出血原因和性质选用止血药物

(1)炎症性疾病引起的出血:可用 H_2 受体拮抗剂,质子泵抑制剂。

(2)亦可用冰水加去甲肾上腺素洗胃。

(3)食管静脉曲张破裂出血:用三腔管压迫止血;同时以垂体后叶素静脉注射,再静脉滴注维持直至止血。

(4)凝血酶原时间延长者:可以静脉注射维生素 K_1,每天 1 次,连续使用 3～6 天;卡巴克洛,肌内注射或经胃管注入胃腔内,每 2～4 小时用 1 次。以适量的生理盐水溶解凝血酶,使成每毫升含50～500 U的溶液,口服或经胃镜局部喷洒,每 1～6 小时用 1 次。

4.内镜下止血

(1)食管静脉曲张硬化剂注射。

(2)喷洒止血剂。

(3)高频电凝止血。

(4)激光止血。

(5)微波组织凝固止血。

(6)热凝止血。

5.外科治疗

经保守治疗,活动性出血未能控制,宜及早考虑手术治疗。

(二)治疗计划

上消化道大出血的治疗原则是在积极抢救休克的同时进一步查明出血原因,随时按可能存在的病因做必要的检查和化验。一般是尽可能以非手术方法控制出血,纠正休克,争取条件确定病因诊断及出血部位,为必要的手术做好准备。在活动性消化道出血,特别是有咽反射功能不全和反应迟钝或意识丧失的患者中,由吸入血液所致的呼吸道并发症常可成为该病发病率和病死率的主要原因。为了防止意识改变患者的这种并发症,应考虑做气管内插管以保证呼吸道畅通。

除按照一般原则抢救休克外,大出血的抢救尚须从下列四方面考虑。

1.镇静疗法

巴比妥类为最常用的镇静剂。吗啡类药物对出血效果较好,但须注意对小儿抑制呼吸中枢的危险性。应用冬眠合剂(降温或不降温方法),对严重出血患儿有保护性作用。但应特别注意对休克或休克前期患儿的特殊抑制作用,一般镇静剂均可使休克患儿中枢衰竭而致死亡,因此应先输液、输血、纠正血容量后,再给镇静剂。使用冬眠快速降温常可停止出血,延长生命,有利于抢救。

2.输液、输血疗法

等量快速输液、输血为抢救大出血的根本措施。一般靠估计失血量,以半小时内30～50 mL/kg速度加压输入。输完第一步血后测量血压如不升,可再重复半量为第二步,以后可再重复半量(20~30 mL/kg),直至血压稳定为止。一般早期无休克之出血,可以输浓缩红细胞,有利于预防继续出血;晚期有休克时,应先输碱性等渗液及右旋糖苷-40后再输浓缩红细胞,以免增加血管内凝血的机会。血红蛋白低于60 g/L则需输浓缩红细胞。一般输血输液后即可纠正休克,稳定血压;如仍不能升压,则应考虑出血不止而进行必要的止血手术。大量出血有时较难衡量继续出血的速度、肠腔内存血情况及休克引起心脏变化等。血容量是否已恢复,是否仍需输血输液,可借助于中心静脉压的测定。静脉压低,就可大量快速加压输血(液)每次20~30 mL/kg,以后再测静脉压,如仍低则再输血或输液,直至动脉压上升,中心静脉压正常为止。如果动脉压上升而中心静脉压仍低,则需再输一份,以防血压再降,休克复发。如静脉压过高,则立刻停止静脉输血,此时如估计血容量仍未补足,动脉压不升,则应改行动脉输血或输液,一份血(液)量仍为20~30 mL/kg。同时根据外周循环情况使用多巴胺、654-2、山莨菪碱等血管舒张药,根据心脏功能迅速使用速效强心剂,如毛花苷 C 或毒毛花苷 K 等,使心脏迅速洋地黄化。这样可以比较合理地控制输血量、心脏与动静脉活动情况。

3.止血药的应用

一般是从促进凝血方面用药。大出血,特别是曾使用大量代血浆或枸橼酸血者,同时给予6-氨基己酸为宜(小儿一次剂量为1~2 g,静脉滴注时浓度为6-氨基己酸 2 g 溶于 50 mL 葡萄糖或生理盐水中);也可用对羧基苄胺,其止血作用与前药相同,但作用较强,每次 100 mg 可与生理盐水或葡萄糖液混合滴入。新生儿出血宜使用维生素 K$_1$ 肌内注射。出血患儿准备进行可能导致一些损伤的检查或手术以前,注射酚磺乙胺可减少出血。疑有其他凝血病或出血病者,按情况使用相应药物如凝血酶原。疑为门脉压高而出血者,可注射垂体后叶素,以葡萄糖水稀释滴入。疑为幽门溃疡出血者,可静脉注射阿托品 0.05 mg/kg,或山莨菪碱等类似药物。局部用药如凝血酶及凝血质,中药云南白药等均可口服或随洗胃注入胃内;引起呕吐者,则应避免口服。

4.止血术

对有局限出血病灶者,首先考虑内镜检查同时止血,一般食管、胃、十二指肠及胆管出血均可鉴别,并能进行必要的处理。如无内镜条件,或患儿不能耐受内镜,最可靠的止血术是外科手术止血。但外科手术需要一定的条件,最起码的条件是出血部位的大致确定,从而决定手术途径及切口的选择。至少要区别食管出血或胃肠出血,以决定进行开胸或开腹探查。使用气囊导尿管或三腔气囊管,成人用管也可用于小儿,但需根据食管的长度,适当减短食管气囊上方的长度,以防压迫气管。在止血的同时还可对出血部位进行鉴别。经鼻(婴儿可经口)插入胃中,吹起气囊,拉紧后将管粘在鼻翼上或加牵引,使压住贲门,而把胃与食管分隔成两室。然后以另一鼻孔将另一导尿管插入食管,用盐水冲洗(注意小量冲洗,以免水呛入气管)。如果食管内无出血,则可很快洗清。如果冲洗时仍有不同程度的出血,则可判断为食管(静脉曲张)出血。查完食管后,还可再经过该管的胃管冲洗,如能很快冲洗成清水,则可说明胃内无出血。如始终有鲜血洗出,则不能排除胃、十二指肠段出血,则需开腹探查胃、十二指肠(切开探查)、胆管、胰腺。屈氏韧带下用肠钳闭合空肠后冲洗。如果洗胃证明出血不在胃、十二指肠,则可直接探查小肠。小肠出血一般透过肠壁可以看到,但大量出血时,常不易看出原出血灶,则需采取分段夹住肠管后穿刺冲洗肠腔的办法。

一般消化道大出血,绝大多数可经非手术治疗而止血,当呕血、便血停止,排出正常黄色大便,或留置胃管的吸出物已无血时,应立即检查大便及胃液有无潜血。出血停止后,一般情况恢复,条件许可时,应再做如下检查:①钡餐 X 线检查若怀疑为上消化道出血,如食管静脉曲张、胃及十二指肠溃疡，可行上消化道钡餐 X 线检查。②纤维内镜检查胃、十二指肠镜可诊断与治疗胃、十二指肠病变及逆行胆管造影诊断肝胆病变。不少大出血患儿一次出血后，查不出任何原因，并且也不再发生出血。即使有过一两次大出血发作，而无明确的局部出血灶病变者，均不宜采取手术探查。但宜努力检查，争取明确诊断。只有出血不止，威胁生命，或屡次出血，严重影响健康（贫血不能控制）时，才考虑诊断性探查手术。

（三）治疗方案的选择

1.迅速补充血容量

大出血后，患者血容量不足，可处于休克状态，此时应首先补充血容量。在着手准备输血时，立即静脉输液。强调不要一开始单独输血而不输液，因为患者急性失血后血液浓缩，血较黏稠，此时输血并不能更有效地改善微循环的缺血、缺氧状态。因此主张先输液，或者紧急时输液、输血同时进行。当收缩压在6.7 kPa(50 mmHg)以下时，输液、输血速度要适当加快，甚至需加压输血，以尽快把收缩压升高至10.7～12.0 kPa(80～90 mmHg)水平，血压能稳住则减慢输液速度。输入库存血较多时，每 600 mL 血应静脉补充葡萄糖酸钙 10 mL。对肝硬化或急性胃黏膜损害的患者，尽可能采用新鲜血。对于有心、肺、肾疾病患者，要防止因输液、输血量过多、过快引起的急性肺水肿。因此，必须密切观察患者的一般状况及生命体征变化，尤其要注意颈静脉的充盈情况，最好通过测定中心静脉压来监测输入量。血容量已补足的指征有下列几点：四肢末端由湿冷、青紫转为温暖、红润；脉搏由快、弱转为正常、有力；收缩压接近正常，脉压＞4.0 kPa(30 mmHg)；肛温与皮温差从＞3 ℃转为＜1 ℃；尿量＞30 mL/h；中心静脉压恢复正常 0.5～1.3 mmHg(5～13 cmH_2O)。

2.止血

应针对不同的病因，采取相应的止血措施。

（1）非食管静脉曲张出血的治疗。①组胺 H_2 受体拮抗剂和抗酸剂：胃酸在上消化道出血发病中起重要作用，因此抑制胃酸分泌及中和胃酸可达到止血的效果。消化性溃疡、急性胃黏膜损害、食管裂孔疝、食管炎等引起的出血，用该法止血效果较好。组胺 H_2 受体拮抗剂有西咪替丁及雷尼替丁等，已在临床广泛应用。西咪替丁口服后小肠吸收快，1～2 小时血浓度达高峰，抑酸分泌 6 小时。一般用口服，禁食者用静脉制剂。雷尼替丁抑酸作用比西咪替丁强 6 倍。抑酸作用最强的药是质子泵抑制剂奥美拉唑。②灌注去甲肾上腺素：去甲肾上腺素可以刺激 α-肾上腺素能受体，使血管收缩而止血。胃出血时可用去甲肾上腺素8 mg，加入冷生理盐水 100～200 mL，经胃管灌注或口服，每 0.5～1 小时灌注 1 次，必要时可重复 3～4 次。应激性溃疡或出血性胃炎避免使用。③内镜下止血法：内镜下直接对出血灶喷洒止血药物；高频电凝止血，必须确定出血的血管方能进行，决不能盲目操作。因此，要求病灶周围干净。如若胃出血，电凝止血前先用冰水洗胃。对出血凶猛的食管静脉曲张出血，电凝并不适宜。操作方法是用凝固电流在出血灶周围电凝，使黏膜下层或肌层的血管凝缩，最后电凝出血血管。单极电凝比双极电凝效果好，首次止血率为88％，第二次应用止血率为94％。激光止血，近年可供作止血的激光有氩激光及石榴石激光(Nd：YAG)两种。止血原理是由于光凝作用，使照射局部组织蛋白质凝固，小血管内血栓形成。止血成功率在 80％～90％，对治疗食管静脉曲张出血的疗效意见尚有争议。激光治疗出血的并发症不多，有报道个别发生穿孔、气腹以及照射后形成溃疡，导致迟发性大出血等。局部注射血管收缩药或硬化剂经内镜用稀浓度即1/10 000肾上腺素作出血灶周围黏膜下注射，使局部血管收缩，周围组织肿胀压迫血管，起暂时止血作用。继之局部注射硬化剂如 1％十四烃基硫酸钠，使血管闭塞。有人用纯酒精作局部注射止血。该法可用于不能耐受手术的患者。放置缝合夹子内镜直视下放置缝合夹子,把出血的血管缝夹止血,伤口愈合后金属夹子会自行脱落,随粪便排出体外。该法安全、简便、有效,可用于消化性溃疡或应激性溃疡出血,特别对小动脉出血效果更满意。动脉内灌注血管收缩药或人工栓子经选择性血管造影导管,向动脉内灌注垂体加压素,0.1～0.2 U/min 连续 20 分钟,仍出血不止时,浓度加大至 0.4 U/min。止血后 8～24 小时减量。注入人工栓子一般用明胶海绵,使出血的血管被堵塞而止血。

(2)食管静脉曲张出血的治疗。①气囊填塞:一般用三腔二囊管或四腔二囊管填塞胃底及食管中、下段止血。其中四腔二囊管专有一管腔用于吸取食管囊以上的分泌物,以减少吸入性肺炎的发生。食管囊和胃囊注气后的压力要求在 4.7～5.3 kPa(35～40 mmHg),使之足以克服门脉压。初压可维持 12～24 小时,以后每 4～6 小时放气一次,视出血活动程度,每次放气 5～30 分钟,然后再注气,以防止黏膜受压过久发生缺血性坏死。另外要注意每 1～2 小时用水冲洗胃腔管,以免血凝块堵塞孔洞,影响胃腔管的使用。止血 24 小时后,放气观察 1～2 天才拔管。拔管前先喝些花生油,以便减少气囊与食管壁的摩擦。气囊填塞对中、小量食管静脉曲张出血效果较佳,对大出血可作为临时应急措施。止血有效率在 40%～90%。②垂体加压素:该药使内脏小血管收缩,从而降低门静脉压力以达到止血的目的。对中、小量出血有效,大出血时需配合气囊填塞。近年采用周围静脉持续性低流量滴注法,剂量 0.2～0.3 U/min,止血后减为 0.1～0.2 U/min 维持 8～12 小时后停药,当有腹痛出现时可减慢速度。③内镜硬化治疗:近年不少报道用硬化治疗食管静脉曲张出血,止血率在 86%～95%。有主张在急性出血时做,但多数意见主张先用其他止血措施,待止血 12 小时或 1～5 天后进行。硬化剂有 1%十四烃基硫酸钠、5%鱼肝油酸钠及 5%油酸乙醇胺等多种。每周注射 1 次,4～6 周为 1 个疗程。并发症主要有食管穿孔、狭窄、出血、发热、胸骨后疼痛等。一般适于对手术不能耐受的患者。胃底静脉曲张出血治疗较难,有使用血管黏合剂止血成功。④抑制胃酸及其他止血药虽然控制胃酸不能直接对食管静脉曲张出血起止血作用,但严重肝病时常合并应激性溃疡或糜烂性胃炎,故肝硬化发生上消化道出血时可给予控制胃酸的药物。雷尼替丁对肝功能无明显影响,较西咪替丁为好。

3.手术治疗

在消化道大出血时做急症手术往往并发症及病死率比择期手术高,所以尽可能先采取内科止血治疗。只有当内科止血治疗无效,而出血部位明确时,才考虑手术治疗止血。手术疗法在上消化道出血的治疗中仍占重要的地位,尤其是胃十二指肠溃疡引起的出血,如经上述非手术疗法不能控制止血,患者的病情稳定,手术治疗的效果是令人满意的。凡对出血部位及其病因已基本弄清的上消化道出血病例,经非手术治疗未能奏效者,可改用手术治疗。手术的目的是首先控制出血,然后根据病情许可对病变部位做彻底的手术治疗。如经各种检查仍未能明确诊断而出血仍不停止者,可考虑剖腹探查,找出病因,针对处理。

(吕霄琳)

第三节 胃 炎

胃炎是指由各种物理性、化学性或生物性有害因子引起的胃黏膜或胃壁炎症性改变的一种疾病。在我国小儿人群中胃炎的确切患病率不清。根据病程分为急性和慢性两种,后者发病率高。

一、诊断依据

(一)病史

1.发病诱因

对于急性胃炎应首先了解患儿近期有无急性严重感染、中毒、创伤及精神过度紧张等,有无误服强酸、强碱及其他腐蚀剂或毒性物质等。对于慢性胃炎而言不良的饮食习惯是主要原因,应了解患儿饮食有无规律、有无偏食、挑食;了解患儿有无过冷、过热饮食,有无食用辣椒、咖啡、浓茶等刺激性调味品,有无食用粗糙的难以消化的食物;了解患儿有无服用非甾体抗炎药或肾上腺皮质激素类药物等;还要了解患儿有无对牛奶或其他奶制品过敏等。

2.既往史

有无慢性疾病史,如慢性肾炎、尿毒症、重症糖尿病、肝胆系统疾病、儿童结缔组织疾病等;有无家族性消化系统疾病史;有无十二指肠-胃反流病史等。

(二)临床表现

1.急性胃炎

多急性起病,表现为上腹饱胀、疼痛、嗳气、恶心及呕吐,呕吐物可带血呈咖啡色,也可发生较多出血,表现为呕血及黑便。呕吐严重者可引起脱水、电解质及酸碱平衡紊乱。失血量多者可出现休克表现。有细菌感染者常伴有发热等全身中毒症状。

2.慢性胃炎

常见症状有腹痛、腹胀、呃逆、反酸、恶心、呕吐、食欲缺乏、腹泻、无力、消瘦等。反复腹痛是小儿就诊的常见原因,年长儿多可指出上腹痛,幼儿及学龄前儿童多指脐周不适。

(三)体格检查

1.急性胃炎

可表现为上腹部或脐周压痛。呕吐严重者可出现脱水、酸中毒体征,如呼吸深快、口渴、口唇黏膜干燥且呈樱红色、皮肤弹性差、尿少等。并发较大量消化道出血时可有贫血或休克表现。

2.慢性胃炎

一般无明显特殊体征,部分患儿可表现为消瘦、面色苍黄、舌苔厚腻、腹胀、上腹部或脐周轻度压痛等。

(四)并发症

长期慢性呕吐、食欲缺乏可引起消瘦或营养不良,严重呕吐可引起脱水、酸中毒和电解质紊乱,长期慢性小量失血可引起贫血,大量失血可引起休克。

(五)辅助检查

1.胃镜检查

可见黏膜广泛充血、水肿、糜烂、出血,有时可见黏膜表面的黏液斑或反流的胆汁。幽门螺杆菌(Hp)感染性胃炎时,可见到胃黏膜微小结节形成(又称胃窦小结节或淋巴细胞样小结节增生)。同时可取病变部位组织进行 Hp 检查或病理学检查。

2.X 线上消化道钡餐造影

胃窦部有浅表炎症者有时可呈胃窦部激惹征,黏膜纹理增粗、迂曲、锯齿状,幽门前区呈半收缩状态,可见不规则痉挛收缩。气、钡双重造影效果较好。

3.实验室检查

(1)幽门螺杆菌检测方法有胃黏膜组织切片染色与培养、尿素酶试验、血清学检测、核素标记尿素呼吸试验。

(2)胃酸测定:多数浅表性胃炎患儿胃酸水平与胃黏膜正常小儿相近,少数慢性浅表性胃炎患儿胃酸降低。

(3)胃蛋白酶原测定:一般萎缩性胃炎中影响其分泌的程度不如盐酸明显。

(4)内因子测定:检测内因子水平有助于萎缩性胃炎和恶性贫血的诊断。

二、诊断中的临床思维

典型的胃炎根据病史、临床表现、体检、X线钡餐造影、纤维胃镜及病理学检查基本可确诊。但由于引起小儿腹痛的病因很多,急性发作的腹痛必须与外科急腹症、肝、胆、胰、肠等腹内脏器的器质性疾病及腹型过敏性紫癜等鉴别。慢性反复发作的腹痛应与肠道寄生虫、肠痉挛等鉴别。

(一)急性阑尾炎

该病疼痛开始可在上腹部,常伴有发热,部分患儿呕吐,典型疼痛部位以右下腹为主,呈持续性,有固定压痛点、反跳痛及腹肌紧张、腰大肌试验阳性等体征,白细胞总数及中性粒细胞增高。

(二)过敏性紫癜

腹型过敏性紫癜由于肠壁水肿、出血、坏死等可引起阵发性剧烈腹痛,常位于脐周或下腹部,可伴有呕吐或吐咖啡色物,部分患儿可有黑便或血便。但该病患儿可出现典型的皮肤紫癜、关节肿痛、血尿及蛋白尿等。

(三)肠蛔虫症

常有不固定腹痛、偏食、异食癖、恶心、呕吐等消化道功能紊乱症状,有时出现全身过敏症状。往往有吐、排虫史,粪便查找虫卵,驱虫治疗有效等可协助诊断。

(四)肠痉挛

婴儿多见,可出现反复发作的阵发性腹痛,腹部无特异性体征,排气、排便后可缓解。

(五)心理因素所致非特异性腹痛

心理因素所致非特异性腹痛是一种常见的儿童期身心疾病。病因不明,与情绪改变、生活事件、精神紧张、过度焦虑等有关。表现为弥漫性、发作性腹痛,持续数十分钟或数小时而自行缓解,可伴有恶心、呕吐等症状。临床及辅助检查往往无阳性发现。

三、治疗

(一)急性胃炎

1.一般治疗

病儿应注意休息,进食清淡流质或半流质饮食,必要时停食1～2餐。药物所致急性胃炎首先停用相关药物,避免服用一切刺激性食物。及时纠正水、电解质紊乱。有上消化道出血者应卧床休息,保持安静,检测生命体征及呕吐与黑便情况。

2.药物治疗

分4类。

(1)H_2受体拮抗剂:常用西咪替丁,每天10～15 mg/kg,分1～2次静脉滴注或分3～4次每餐前或睡前口服;雷尼替丁,每天3～5 mg/kg,分2次或睡前1次口服。

（2）质子泵抑制剂：常用奥美拉唑，每天 0.6～0.8 mg/kg，清晨顿服。

（3）胃黏膜保护剂：可选用硫糖铝、十六角蒙脱石粉、麦滋林-S 颗粒剂等。

（4）抗生素：合并细菌感染者应用有效抗生素。

3.对症治疗

主要针对腹痛、呕吐和消化道出血的情况。

（1）腹痛：腹痛严重且除外外科急腹症者可酌情给予抗胆碱能药，如 10％颠茄合剂、甘颠散、溴丙胺太林、山莨菪碱、阿托品等。

（2）呕吐：呕吐严重者可给予爱茂尔、甲氧氯普胺、多潘立酮等药物止吐。注意纠正脱水、酸中毒和电解质紊乱。

（3）消化道出血：可给予卡巴克洛或凝血酶等口服或灌胃局部止血，必要时内镜止血。注意补充血容量，纠正电解质紊乱等。有休克表现者，按失血性休克处理。

（二）慢性胃炎

1.一般治疗

慢性胃炎又称特发性胃炎，缺乏特殊治疗方法，以对症治疗为主。养成良好的饮食习惯及生活规律，少吃生冷及刺激性食物。停用能损伤胃黏膜的药物。

2.病因治疗

对感染性胃炎应使用敏感的抗生素。确诊为 Hp 感染者可给予阿莫西林、庆大霉素等口服治疗。

3.药物治疗

分 4 类。

（1）对症治疗：有餐后腹痛、腹胀、恶心、呕吐者，用胃肠动力药。如多潘立酮，每次0.1 mg/kg，3～4 次/天，餐前 15～30 分钟服用。腹痛明显者给予抗胆碱能药，以缓解胃肠平滑肌痉挛。可用硫酸阿托品，每次 0.01 mg/kg，皮下注射。或溴丙胺太林，每次 0.5 mg/kg，口服。

（2）黏膜保护剂：枸橼酸铋钾，6～8 mg/(kg·d)，分 2 次服用。大剂量铋剂对肝、肾和中枢神经系统有损伤，故连续使用本剂一般限制在 4～6 周之内为妥。硫糖铝，10～25 mg/(kg·d)，分3 次餐前2 小时服用，疗程 4～8 周，肾功能不全者慎用。麦滋林-S，每次 30～40 mg/kg，口服3 次/天，餐前服用。

（3）抗酸药：一般慢性胃炎伴有反酸者可给予中和胃酸药，如氢氧化铝凝胶、复方氢氧化铝片，于餐后 1 小时服用。

（4）抑酸药：仅用于慢性胃炎伴有溃疡病、严重反酸或出血时，疗程不超过 2 周。H_2 受体拮抗剂，西咪替丁 10～15 mg/(kg·d)，分 2 次口服，或睡前一次服用。雷尼替丁 4～6 mg/(kg·d)，分2 次服或睡前一次服用。质子泵抑制剂，如奥美拉唑 0.6～0.8 mg/kg，清晨顿服。

四、治疗中的临床思维

（1）绝大多数急性胃炎患儿经治疗在 1 周左右症状消失。

（2）急性胃炎治愈后若不注意规律饮食和卫生习惯，或在服用能损伤胃黏膜的药物时仍可急性发作。在有严重感染等应急状态下更易复发，此时可短期给予 H_2 受体拮抗剂预防应急性胃炎的发生。

（3）慢性胃炎患儿因缺乏特异性治疗，消化系统症状可反复出现，造成患儿贫血、消瘦、营养不良、免疫力低下等。可酌情给予免疫调节药治疗。

（4）小儿慢性胃炎胃酸分泌过多者不多见，因此要慎用抗酸药。主要选用饮食治疗。避免医源性因素，如频繁使用糖皮质激素或非甾体抗炎药等。

（吕霄琳）

第四节　消化性溃疡

消化性溃疡是指胃和十二指肠的慢性溃疡。各年龄均可发病，学龄儿童多见，婴幼儿多为继发性溃疡，胃溃疡和十二指肠溃疡发病率相近；年长儿多为原发性十二指肠溃疡，男孩多于女孩。

一、病因和发病机制

原发性消化性溃疡的病因复杂，与诸多因素有关，确切发病机制至今尚未完全阐明，目前认为溃疡的形成是由于对胃和十二指肠黏膜有损害作用的侵袭因子（酸、胃蛋白酶、胆盐、药物、微生物及其他有害物质）与黏膜自身的防御因素（黏膜屏障、黏液重碳酸盐屏障、黏膜血流量、细胞更新、前列腺素、表皮生长因子等）之间失去平衡的结果。

（一）胃酸和胃蛋白酶

胃酸和胃蛋白酶是胃液的主要成分，也是对胃和十二指肠黏膜有侵袭作用的主要因素。十二指肠溃疡患者基础胃酸、壁细胞数量及壁细胞对刺激物质的敏感性均高于正常人，且胃酸分泌的正常反馈抑制亦发生缺陷，故酸度增高是形成溃疡的重要原因。因胃酸分泌随年龄而增加，因此年长儿消化性溃疡发病率较婴幼儿为高。胃蛋白酶不仅能水解食物蛋白质的肽链，也能裂解胃液中的糖蛋白、脂蛋白及结缔组织、破坏黏膜屏障。消化性溃疡患者胃液中蛋白酶及血清胃蛋白酶原水平均高于正常人。

（二）胃和十二指肠黏膜屏障

胃和十二指肠黏膜在正常情况下，被其上皮所分泌的黏液覆盖，黏液与完整的上皮细胞膜及细胞间连接形成一道防线，称黏液-黏膜屏障，能防止食物的机械摩擦，阻抑和中和腔内 H^+ 反渗至黏膜，上皮细胞分泌黏液和 HCO_3^-，可中和弥散来的 H^+。在各种攻击因子的作用下，这一屏障功能受损，即可影响黏膜血循环及上皮细胞的更新，使黏膜缺血、坏死而形成溃疡。

（三）幽门螺杆菌感染

小儿十二指肠溃疡幽门螺杆菌检出率为 $52.6\%\sim62.9\%$，被根除后复发率即下降，说明幽门螺杆菌在溃疡病发病机制中起重要作用。

（四）遗传因素

消化性溃疡属常染色体显性遗传病，$20\%\sim60\%$ 患儿有家族史，O 型血的人十二指肠溃疡或胃溃疡发病率较其他型的人高，2/3 的十二指肠溃疡患者家族血清胃蛋白酶原升高。

（五）其他

外伤、手术后、精神刺激或创伤；暴饮暴食，过冷、油炸食品；对胃黏膜有刺激性的药物如阿司匹林、非甾体抗炎药、肾上腺皮质激素等。继发性溃疡是由于全身疾病引起的胃、十二指肠黏膜局部损害，见于各种危重疾病所致的应激反应。

二、病理

新生儿和婴儿多为急性溃疡,溃疡为多发性,易穿孔,也易愈合。年长儿多为慢性、单发。十二指肠溃疡好发于球部,胃溃疡多发生在胃窦、胃体交界的弯侧。溃疡大小不等,胃镜下观察呈圆形或不规则圆形,也有呈椭圆形或线形,底部有灰白苔,周围黏膜充血、水肿。球部因黏膜充血、水肿,或因多次复发后,纤维组织增生和收缩而导致球部变形,有时出现假憩室。胃和十二指肠同时有溃疡存在时称复合溃疡。

三、临床表现

年龄不同,临床表现多样,年龄越小,越不典型。

(一)年长儿

以原发性十二指肠溃疡多见,主要表现为反复发作脐周及上腹部胀痛、烧灼感,饥饿时或夜间多发;严重者可出现呕血、便血、贫血;部分病例可有穿孔,穿孔时疼痛剧烈并放射至背部。也有仅表现为贫血、粪便潜血试验阳性者。

(二)学龄前期

多数为十二指肠溃疡。上腹部疼痛不如年长儿典型,常为不典型的脐周围疼痛,多为间歇性。进食后疼痛加重,呕吐后减轻。消化道出血亦常见。

(三)婴幼儿期

十二指肠溃疡略多于胃溃疡。发病急,首发症状可为消化道出血或穿孔。主要表现为食欲差,进食后呕吐。腹痛较为明显,不很剧烈。多在夜间发作,吐后减轻,腹痛与进食关系不密切。可发生呕血、便血。

(四)新生儿期

应激性溃疡多见,常见原发病有:早产儿窒息缺氧、败血症、低血糖、呼吸窘迫综合征和中枢神经系统疾病等。多数为急性起病,呕血、黑便。生后 24～48 小时亦可发生原发性溃疡,突然出现消化道出血、穿孔或两者兼有。

四、并发症

主要为出血、穿孔和幽门梗阻。常可伴发缺铁性贫血。重症可出现失血性休克。如溃疡穿孔至腹腔或邻近器官,可出现腹膜炎、胰腺炎等。

五、实验室及辅助检查

(一)粪便隐血试验

素食 3 天后检查,阳性者提示溃疡有活动性。

(二)胃液分析

用五肽胃泌素法观察基础酸排量和酸的最大分泌量,十二指肠溃疡患儿明显增高。但有的胃溃疡患者胃酸正常或偏低。

(三)幽门螺杆菌检测方法

可通过胃黏膜组织切片染色与培养,尿素酶试验,核素标记尿素呼吸试验检测 Hp。或通过血清学检测抗 Hp 的 IgG～IgA 抗体,PCR 法检测 Hp 的 DNA。

(四)胃肠 X 线钡餐造影

发现胃和十二指肠壁龛影可确诊；溃疡对侧切迹、十二指肠球部痉挛、畸形对本病有诊断参考价值。

(五)纤维胃镜检查

纤维胃镜检查是当前公认诊断溃疡病准确率最高的方法。内窥镜观察可估计溃疡灶大小、溃疡周围炎症的轻重、溃疡表面有无血管暴露和评估药物治疗的效果，同时又可采取黏膜活检做病理组织学和细菌学检查。

六、诊断和鉴别诊断

诊断主要依靠症状、体征、X 线检查及纤维胃镜检查。由于小儿消化性溃疡的症状和体征不如成人典型，常易误诊和漏诊，对有临床症状的患儿应及时进行胃镜检查，尽早明确诊断。有腹痛者应与肠痉挛、蛔虫症、结石等鉴别；有呕血者在新生儿和小婴儿与新生儿出血症、食管裂孔疝、败血症鉴别；年长儿与食管静脉曲张破裂及全身出血性疾病鉴别。便血者与肠套叠、憩室、息肉、过敏性紫癜鉴别。

七、治疗

原则是消除症状，促进溃疡愈合，防止并发症的发生。

(一)一般治疗

饮食定时定量，避免过饥、过饱、过冷，避免过度疲劳及精神紧张。注意饮食，禁忌吃刺激性强的食物。

(二)药物治疗

1.抗酸和抑酸剂

目的是减低胃、十二指肠液的酸度，缓解疼痛，促进溃疡愈合。

(1)H_2 受体拮抗剂：可直接抑制组织胺、阻滞乙酰胆碱和胃泌素分泌，达到抑酸和加速溃疡愈合的目的。常用西咪替丁，$10\sim15$ mg/(kg·d)，分 4 次于饭前 10 分钟至 30 分钟口服；雷尼替丁，$3\sim5$ mg/(kg·d)，每 12 小时一次，或每晚一次口服；或将上述剂量分 $2\sim3$ 次，用 $5\%\sim10\%$ 葡萄糖液稀释后静脉滴注，肾功能不全者剂量减半。疗程均为 $4\sim8$ 周。

(2)质子泵抑制剂：作用于胃黏膜壁细胞，降低壁细胞中的 H^+、K^+-ATP 酶活性，阻抑 H^+ 从细胞质内转移到胃腔而抑制胃酸分泌。常用奥美拉唑，剂量为 0.7 mg/(kg·d)，清晨顿服，疗程$2\sim4$周。

2.胃黏膜保护剂

(1)硫糖铝：常用剂量为 $10\sim25$ mg/(kg·d)，分 4 次口服，疗程 $4\sim8$ 周。肾功能不全者禁用。

(2)枸橼酸铋钾：剂量 $6\sim8$ mg/(kg·d)，分 3 次口服，疗程 $4\sim6$ 周。本药有导致神经系统不可逆损害和急性肾衰竭等不良反应，长期大剂量应用时应谨慎，最好有血铋监测。

(3)呋喃唑酮：剂量 $5\sim10$ mg/(kg·d)，分 3 次口服，连用 2 周。

(4)蒙脱石粉：麦滋林-S(marzulene-S)颗粒剂亦具有保护胃黏膜、促进溃疡愈合的作用。

3.抗幽门螺杆菌治疗

幽门螺杆菌与小儿消化性溃疡的发病密切相关，根除幽门螺杆菌可显著地降低消化性溃疡的复发率和并发症的发生率。临床上常用的药物:枸橼酸铋钾 $6\sim8$ mg/(kg·d);阿莫西林 50 mg/(kg·d);克拉霉素 $15\sim30$ mg/(kg·d);甲硝唑 $25\sim30$ mg/(kg·d)。

由于幽门螺杆菌栖居部位环境的特殊性,不易被根除,目前多主张联合用药(二联或三联)。以铋剂为中心药物的治疗方案:枸橼酸铋钾 6 周+阿莫西林 4 周,或+甲硝唑 $2\sim4$ 周,或+呋喃唑酮 2 周。亦有主张使用短程低剂量二联或三联疗法者,即奥美拉唑+阿莫西林或克拉霉素 2 周,或奥美拉唑+克拉霉素+甲硝唑 2 周,根除率可达 95% 以上。

(三)外科治疗

外科治疗的指征:①急性大出血;②急性穿孔;③器质性幽门梗阻。

(吕霄琳)

第五节 先天性肥厚性幽门狭窄

先天性肥厚性幽门狭窄是新生儿期常见的消化道畸形,由于新生儿幽门环肌肥厚、增生使幽门管腔狭窄而引起的上消化道不完全梗阻性疾病。发病率为 $10/10$ 万$\sim33/10$ 万,占消化道畸形的第 3 位。第一胎多见,男孩多于女孩,男女发病率之比约为 5:1,多为足月儿,未成熟儿较少见。

一、诊断

(一)临床表现

呕吐是本症主要的症状,一般在出生后 $2\sim4$ 周,少数于生后 1 周发病,也有迟至生后 $2\sim3$ 个月发病者。开始为溢乳,逐渐加重呈喷射性呕吐,几乎每次奶后均吐,多于喂奶后半小时内即吐,自口鼻中涌出;吐出物为带凝块的奶汁,不含胆汁,少数患儿因呕吐频繁使胃黏膜毛细血管破裂出血,吐出物含咖啡样物或带血。患儿食欲旺盛,呕吐后即饥饿欲食。呕吐严重时,大部分食物被吐出,致使大便次数减少,尿少。

(二)体格检查

1.胃蠕动波

常见,但非本症特有体征。蠕动波从左季肋下向右上腹部移动,到幽门即消失。在喂奶时或呕吐前较易看到,轻拍上腹部常可引出。

2.右上腹肿块

为本症特有体征,具有诊断意义。检查方法是用指端在右季肋下腹直肌外缘处轻轻向深部按摸,可触及橄榄大小、质地较硬的肿块,可以移动。

3.黄疸

少数患儿可以伴有黄疸。可能与饥饿和肝功能不成熟,胆红素肝肠循环增加等有关。

(三)并发症

1.消瘦

反复呕吐、营养物质及水分摄入不足,致使患儿体重不增,以后下降,逐渐出现营养不良、消瘦。

2.脱水和电解质紊乱

由于呕吐使 H^+ 和 Cl^- 大量丢失,造成脱水、酸碱平衡失调及电解质紊乱等。

3.继发感染

由于呕吐营养物质摄入不足使患儿免疫功能下降,同时呕吐易造成患儿胃内容物误吸,易出现反复感染,特别是下呼吸道感染等。

(四)辅助检查

1.腹部超声

腹部 B 超可发现幽门肥厚肌层为一环形低回声区,相应的黏膜层为高密度回声,并可测量肥厚肌层的厚度、幽门直径和幽门管长度,如果幽门肌层厚度≥4 mm、幽门前后径≥13 mm、幽门管长≥17 mm,即可诊断为本症。

2.腹部 X 线检查及钡餐造影

透视下可见胃扩张,钡剂通过幽门排出时间延长,胃排空时间延长。仔细观察可见幽门管延长,向头侧弯曲,幽门胃窦呈典型的鸟嘴状改变,管腔狭窄如线状,为诊断本病特有的 X 线征象。

3.内镜检查

可见幽门管呈菜花样狭窄,镜头不能通过幽门管,有胃潴留等。

二、鉴别诊断

(一)幽门痉挛

多在出生后即出现间歇性不规则呕吐,非喷射性,量不多,无进行性加重,偶见幽门蠕动波,但右上腹摸不到肿块。一般情况较好,无明显脱水、营养不良,B 超检查幽门层不肥厚,用阿托品、氯丙嗪等解痉镇静药治疗有效。

(二)胃扭转

出生后数周内出现呕吐,移动体位时呕吐加剧。X 线钡餐检查可见:食管与胃黏膜有交叉现象;胃大弯位于小弯之上;幽门窦位置高于十二指肠球部;双胃泡、双液平面;食管腹段延长,且开口于胃下方。胃镜检查可达到诊断和治疗目的(胃镜下整复)。

(三)胃食管反流

呕吐为非喷射性,上腹无蠕动波,无可触及的右上腹橄榄样肿块。采用体位疗法和稠厚食物喂养可减轻症状。X 线钡餐检查、食管 24 小时 pH 监测和食管动力功能检查可协助确诊。

(四)贲门松弛和食管裂孔疝

出生后几天即出现呕吐,非喷射性、呕吐量不大,呕吐与体位有关,竖立位不吐。腹部无阳性体征,钡餐造影有助于诊断。

(五)喂养不当

由于喂奶过多、过急;人工喂养时将奶瓶倾斜将奶瓶内气体吸入胃内;喂奶后小儿放置不当等,均为新生儿呕吐的常见原因。

三、治疗

(一)外科治疗

诊断明确,早期行幽门环肌切开术。手术前应先纠正水、电解质紊乱,治疗贫血,改善全身状况。腹腔镜治疗创伤小、疗效好。

(二)内科治疗

对诊断未明确,或发病晚,有其他并发症暂时不能手术者,可试用内科治疗:①抗痉挛治疗,用1:1 000新配制的阿托品溶液,奶前 30 分钟口服,每次自 1 滴增加到 2～6 滴,至皮肤发红为止,应注意其不良反应;②适当减少奶量,使用稠厚奶汁;③纠正水、电解质紊乱;④预防感染;⑤内镜气囊扩张术治疗。

四、预后

(1)能及早诊断,未合并其他器官畸形,经手术治疗后预后良好。

(2)诊断治疗不及时,可合并营养不良及肺部感染,严重者可导致死亡。

(吕霄琳)

第六节 腹 泻

腹泻是一组由多病原、多因素引起的以腹泻为主要临床表现的消化道疾病。近年来本病发病率及病死率已明显降低,但仍是婴幼儿的重要常见病和死亡病因。2 岁以下多见,约半数为 1 岁以内。

一、病因

(一)易感因素

(1)婴幼儿期生长发育快,所需营养物质相对较多,胃肠道负担重,经常处于紧张的工作状态,易发生消化功能紊乱。

(2)消化系统发育不成熟,胃酸和消化酶分泌少,消化酶活性低,对食物质和量的变化耐受力差;胃内酸度低,胃排空较快,对进入胃内的细菌杀灭能力弱。

(3)血清免疫球蛋白(尤以 IgM 和 IgA)和肠道分泌型 IgA 均较低。

(4)正常肠道菌群对入侵的病原体有拮抗作用,而新生儿正常肠道菌群尚未建立,或因使用抗生素等引起肠道菌群失调,易患肠道感染。

(5)人工喂养:母乳中含有大量体液因子(SIgA、乳铁蛋白)、巨噬细胞和粒细胞、溶菌酶、溶酶体,有很强的抗肠道感染作用。家畜乳中虽有某些上述成分,但在加热过程中被破坏,而且人工喂养的食物和食具极易受污染,故人工喂养儿肠道感染发生率明显高于母乳喂养儿。

(二)感染因素

1.肠道内感染

肠道内感染可由病毒、细菌、真菌、寄生虫引起,以前两者多见,尤其是病毒。

(1)病毒感染:人类轮状病毒是婴幼儿秋冬季腹泻的最常见的病原;诺沃克病毒多侵犯儿童及成人;其他如埃可病毒、柯萨奇病毒、腺病毒、冠状病毒等都可引起肠道内感染。

(2)细菌感染(不包括法定传染病)。①致病性大肠埃希菌:近年来由此菌引起的肠炎已较少见,但仍可在新生儿室流行。②产毒性大肠埃希菌:是较常见的引起肠炎的病原。③出血性大肠埃希菌:可产生与志贺菌相似的肠毒素而致病。④侵袭性大肠埃希菌:可侵入结肠黏膜引起细菌性痢疾样病变和临床症状。⑤黏附-集聚性大肠埃希菌：黏附于下段小肠和结肠黏膜而致病。⑥空肠弯曲菌：又名螺旋菌或螺杆菌，是肠炎的重要病原菌，可侵入空肠、回肠、结肠。有些菌株可产生肠毒素。⑦耶尔森菌：为引起肠炎较常见的致病菌。

其他细菌和真菌：鼠伤寒杆菌、变形杆菌、绿脓杆菌和克雷伯杆菌等有时可引起腹泻，在新生儿较易发病。长期应用广谱抗生素引起肠道菌群失调，可诱发白色念珠菌、金葡菌、难辨梭状芽孢杆菌、变形杆菌、绿脓杆菌等引起的肠炎。长期用肾上腺皮质激素使机体免疫功能下降，易发生白色念珠菌或其他条件致病菌肠炎。

（3）寄生虫感染：如梨形鞭毛虫、结肠小袋虫等。

2.肠道外感染

患中耳炎、上呼吸道感染、肺炎、肾盂肾炎、皮肤感染、急性传染病等可出现腹泻。肠道外感染的某些病原体（主要是病毒）也可同时感染肠道引起腹泻。

（三）非感染因素

1.饮食因素

（1）喂养不当可引起腹泻，多为人工喂养儿。

（2）过敏性腹泻，如对牛奶或大豆过敏而引起腹泻。

（3）原发性或继发性双糖酶（主要为乳糖酶）缺乏或活性降低，肠道对糖的消化吸收不良而引起腹泻。

2.气候因素

腹部受凉使肠蠕动增加，天气过热使消化液分泌减少，而由于口渴、吃奶过多，增加消化道负担而致腹泻。

3.精神因素

精神紧张致胃肠道功能紊乱，也可引起腹泻。

二、发病机制

导致腹泻的机制有以下几种。①渗透性腹泻：因肠腔内存在大量不能吸收的具有渗透活性的物质而引起的腹泻。②分泌性腹泻：肠腔内电解质分泌过多而引起的腹泻。③渗出性腹泻：炎症所致的液体大量渗出而引起的腹泻。④动力性腹泻：肠道运动功能异常而引起的腹泻。但临床上不少腹泻并非由某种单一机制引起，而是在多种机制共同作用下发生的。

（一）非感染性腹泻

由于饮食量和质不恰当，食物消化、吸收不良，积滞于小肠上部，致酸度减低，肠道下部细菌上窜并繁殖（即内源性感染），使消化功能更加紊乱。在肠内可产生小分子短链有机酸，使肠腔内渗透压增高，加之食物分解后腐败性毒性产物刺激肠道，使肠蠕动增加，而致腹泻。

（二）感染性腹泻

1.细菌肠毒素作用

有些肠道致病菌分泌肠毒素，细菌不侵入肠黏膜组织，仅接触肠道表面，一般不造成肠黏膜组织学损伤。肠毒素抑制小肠绒毛上皮细胞吸收 Na^+、Cl^- 及水，促进肠腺分泌 Cl^-，使肠液中 Na^+、Cl^-、水分增加，超过结肠的吸收限度而导致腹泻，排大量无脓血的水样便，并可导致脱水、电解质紊乱。

2.细菌侵袭肠黏膜作用

有些细菌可侵入肠黏膜组织,造成广泛的炎症反应,如充血、水肿、炎症细胞浸润、溃疡、渗出。大便初为水样,后以血便或黏冻状大便为主。大便常规检查与菌痢同。可有高热、腹痛、呕吐、里急后重等症状。

3.病毒性肠炎

轮状病毒颗粒侵入小肠绒毛的上皮细胞,小肠绒毛肿胀缩短、脱落,绒毛细胞毁坏后其修复功能不全,使水、电解质吸收减少,而导致腹泻。肠腔内的碳水化合物分解吸收障碍,又被肠道内细菌分解,产生有机酸,增加肠内渗透压,使水分进入肠腔而加重腹泻。轮状病毒感染仅有肠绒毛破坏,故粪便镜检阴性或仅有少量白细胞。

三、临床表现

(一)各类腹泻的临床表现

1.轻型腹泻

多为饮食因素或肠道外感染引起。每天大便多在 10 次以下,呈黄色或黄绿色,稀糊状或蛋花汤样,有酸臭味,可有少量黏液及未消化的奶瓣。大便镜检可见大量脂肪球。无中毒症状,精神尚好,无明显脱水、电解质紊乱。多在数天内痊愈。

2.重型腹泻

多由肠道内感染所致。有以下 3 组症状。

(1)严重的胃肠道症状:腹泻频繁,每天大便 10 次以上,多者可达数十次。大便水样或蛋花汤样,有黏液,量多,倾泻而出。粪便镜检有少量白细胞。伴有呕吐,甚至吐出咖啡渣样物。

(2)全身中毒症状:发热、食欲低下、烦躁不安、精神萎靡、嗜睡,甚至昏迷、惊厥。

(3)水、电解质、酸碱平衡紊乱症状。

1)脱水:由于吐泻丧失体液和摄入量减少所致。由于体液丢失量的不同及水与电解质丢失的比例不同,可造成不同程度、不同性质的脱水。

2)代谢性酸中毒:重型腹泻都有代谢性酸中毒,脱水越重酸中毒也越重,原因如下。①腹泻时,大量碱性物质如 Na^+、K^+ 随大便丢失。②进食少和肠吸收不良,使脂肪分解增加,产生大量中间代谢产物——酮体。③失水时血液变稠,血流缓慢,组织缺氧引起乳酸堆积和肾血流量不足,排酸保碱功能低下。

3)低钾血症:胃肠道分泌液中含钾较多,呕吐和腹泻可致大量失钾;腹泻时进食少,钾的入量不足;肾脏保钾的功能比保留钠差,在缺钾时,尿中仍有一定量的钾排出;由于以上原因,腹泻患儿都有不同程度的缺钾,尤其是久泻和营养不良者。但在脱水、酸中毒未纠正前,体内钾的总量虽然减少,而血钾多数正常。其主要原因:①血液浓缩。②酸中毒时钾从细胞内向细胞外转移。③尿少使钾排出量减少。随着脱水、酸中毒的纠正,血钾被稀释,输入的葡萄糖合成糖原使钾从细胞外向细胞内转移;同时由于利尿后钾排出增加,腹泻不止时从大便继续失钾,因此血钾继续降低。

4)低钙和低镁血症:进食少,吸收不良,由大便丢失钙、镁,使体内钙、镁减少,但一般为轻度缺乏。久泻或有活动性佝偻病者血钙低。但在脱水时,由于血液浓缩,体内钙总量虽低,而血钙浓度不低;酸中毒可使钙离子增加,故可不出现低钙症状。脱水和酸中毒被纠正后,血液稀释,离子钙减少,可出现手足搐搦和惊厥。极少数久泻和营养不良者,偶见低镁症状,故当输液后出现震颤、手足搐搦或惊厥,用钙治疗无效时,应想到可能有低镁血症。

3.迁延性和慢性腹泻

病程连续超过 2 周者称迁延性腹泻,超过 2 个月者称慢性腹泻。多与营养不良和急性期未彻底治疗有关,以人工喂养儿多见。凡迁延性腹泻,应注意检查大便中有无真菌孢子和菌丝及梨形鞭毛虫。应仔细查找引起病程迁延和转为慢性的原因。

(二)不同病因所致肠炎的临床特点

1.轮状病毒肠炎

轮状病毒肠炎又称秋季腹泻。多发生在秋冬季节。多见于 6 个月至 2 岁小儿,起病急,常伴发热和上呼吸道感染症状,多先有呕吐,每天大便 10 次以上甚至数十次,量多,水样或蛋花汤样,黄色或黄绿色,无腥臭味,常出现水及电解质紊乱。近年报道,轮状病毒感染亦可侵犯多个脏器,偶可产生神经系统症状,如惊厥等;50% 左右患儿血清心肌酶谱异常,提示心肌受累。本病为自限性疾病,病程多为 3～8 天。大便镜检偶见少量白细胞。血清抗体一般在感染后 3 周上升。

2.三种类型大肠埃希菌肠炎

(1)致病性大肠埃希菌肠炎:以 5～8 月份多见。年龄多小于 1 岁,起病较缓,大便每天5～10 次,黄绿色蛋花汤样,量中等,有霉臭味和较多黏液。镜检有少量白细胞。常有呕吐,多无发热和全身症状。重者可有脱水、酸中毒及电解质紊乱。病程 1～2 周。

(2)产毒性大肠埃希菌肠炎:起病较急。重者腹泻频繁,大便量多,呈蛋花汤样或水样,有黏液,镜检偶见白细胞。可发生脱水、电解质紊乱、酸中毒。也有轻症者。一般病程 5～10 天。

(3)侵袭性大肠埃希菌肠炎:起病急,高热,腹泻频繁,大便黏冻状,含脓血。常有恶心、呕吐、腹痛,可伴里急后重。全身中毒症状严重,甚至休克。临床症状与大便常规化验不能与菌痢区别,需做大便细菌培养加以鉴别。

3.鼠伤寒沙门菌小肠结肠炎

鼠伤寒沙门菌小肠结肠炎是小儿沙门菌感染中最常见者。全年均有发生,以 6～9 月发病率最高。年龄多为 2 岁以下,小于 1 岁者占 1/3～1/2。很多家禽、家畜、鼠、鸟、冷血动物是自然宿主。蝇、蚤可带菌传播。经口感染。起病较急,主要症状为腹泻,有发热、厌食、呕吐、腹痛等。大便一般每天 6～10 次,重者每天可达 30 次以上。大便初为黄绿色稀水便或黏液便,病程迁延时呈深绿色黏液脓便或脓血便。大便镜检有多量白细胞及红细胞。轻症排出数次不成形大便后即痊愈。腹泻频繁者迅速出现严重中毒症状、明显脱水及酸中毒,甚至发生休克和 DIC。少数重者呈伤寒败血症症状,并出现化脓灶。一般病程2～4周。

4.金黄色葡萄球菌肠炎

多因长期应用广谱抗生素引起肠道菌群失调,使耐药的金葡菌在肠道大量繁殖,侵袭肠壁而致病。腹泻为主要症状,轻症日泻数次,停药后即逐渐恢复。重症腹泻频繁,大便有腥臭味,水样,黄或暗绿似海水色,黏液较多,有假膜出现,少数有血便,伴有腹痛和中毒症状,如发热、恶心、呕吐、乏力、谵妄,甚至休克。大便镜检有大量脓细胞和成簇的革兰阳性球菌。大便培养有金葡菌生长,凝固酶阳性。

5.真菌性肠炎

多见于 2 岁以下,常为白色念珠菌所致。主要症状为腹泻,大便稀黄,有发酵气味,泡沫较多,含黏液,有时可见豆腐渣样细块(菌落),偶见血便。大便镜检可见真菌孢子和假菌丝,真菌培养阳性,常伴鹅口疮。

四、实验室检查

(一)轮状病毒检测

1.电镜检查

采集急性期(起病 3 天以内)粪便的滤液或离心上清液染色后电镜检查,可查见该病毒。

2.抗体检查

(1)补体结合反应:以轮状病毒阳性大便作抗原,作补体结合试验,阳性率较高。

(2)酶联免疫吸附试验(ELISA):能检出血清中 IgM 抗体。较补体结合法更敏感。

(二)细菌培养

可从粪便中培养出致病菌。

(三)真菌检测

(1)涂片检查:从大便中找真菌,发现念珠菌孢子及假菌丝则对诊断有帮助。

(2)可做培养和病理组织检查。

(3)免疫学检查。

五、诊断和鉴别诊断

根据发病季节、病史(包括喂养史和流行病学资料)、临床表现和大便性状可以作出临床诊断。必须判定有无脱水(程度和性质)、电解质紊乱和酸碱失衡。积极寻找病因,需要和以下疾病鉴别。

(一)生理性腹泻

多见于 6 个月以下婴儿,外观虚胖,常有湿疹。生后不久即腹泻,但除大便次数增多外,无其他症状,食欲好,生长发育正常,到添加辅食后便逐渐转为正常。

(二)细菌性痢疾

常有接触史,发热、腹痛、脓血便、里急后重等症状及大便培养可资鉴别。

(三)坏死性肠炎

中毒症状严重,腹痛、腹胀、频繁呕吐、高热。大便初为稀水黏液状或蛋花汤样,后为血便或"赤豆汤样"便,有腥臭味,隐血强阳性,重症常有休克。腹部 X 线检查有助于诊断。

六、治疗

治疗原则:调整饮食,预防和纠正脱水,合理用药,加强护理,防治并发症。

(一)饮食疗法

应强调继续饮食,满足生理需要。轻型腹泻停止喂不易消化的食物和脂肪类食物。吐泻严重者应暂时禁食,一般不禁水。禁食时间一般不超过 4 小时。母乳喂养者继续哺乳,暂停辅食。人工喂养者可先给米汤、稀释牛奶、脱脂奶等。

(二)护理

勤换尿布,冲洗臀部,预防上行性尿路感染和红臀。感染性腹泻注意消毒隔离。

(三)控制感染

病毒性肠炎不用抗生素,以饮食疗法和支持疗法为主。非侵袭性细菌所致急性肠炎除对新生儿、婴儿、衰弱儿和重症者使用抗生素外,一般也不用抗生素。侵袭性细菌所致肠炎一般需用抗生素治疗。

水样便腹泻患儿多为病毒及非侵袭性细菌所致,一般不用抗生素,应合理使用液体疗法,选用微生态制剂和黏膜保护剂。如伴有明显中毒症状不能用脱水解释者,尤其是对重症患儿、新生儿、小婴儿和衰弱患儿(免疫功能低下)应选用抗生素治疗。

黏液、脓血便患者多为侵袭性细菌感染,应根据临床特点,针对病原经验性选用抗菌药物,再根据大便细菌培养和药敏试验结果进行调整。针对大肠埃希菌、空肠弯曲菌、耶尔森菌、鼠伤寒沙门菌所致感染选用庆大霉素、卡那霉素、氨苄西林、红霉素、氯霉素、头孢霉素、诺氟沙星、环丙沙星、呋喃唑酮、复方新诺明等。均可有疗效,但有些药如诺氟沙星、环丙沙星等喹诺酮类抗生素小儿一般禁用,卡那霉素、庆大霉素等氨基糖苷类抗生素又可致使耳聋或肾损害,故 6 岁以下小儿禁用。金黄色葡萄球菌肠炎、假膜性肠炎、真菌性肠炎应立即停用原使用的抗生素,根据症状可选用万古霉素、新青霉素、利福平、甲硝唑或抗真菌药物治疗。

(四)液体疗法

1.口服补液

世界卫生组织推荐的口服补液盐(ORS)可用于腹泻时预防脱水以及纠正轻、中度患儿的脱水。新生儿和频繁呕吐、腹胀、休克、心肾功能不全等患儿不宜口服补液。补液步骤除无扩容阶段外,与静脉补液基本相同。

(1)补充累积损失:轻度脱水约为 50 mL/kg,中度脱水为 80~100 mL/kg,在 8~12 小时内服完。

(2)维持补液阶段:脱水纠正后将 ORS 溶液加等量水稀释后使用。口服液量和速度根据大便量适当增减。

2.静脉补液

中度以上脱水或吐泻严重或腹胀者需静脉补液。

(1)第一天(24 小时)补液包括输液总量、溶液种类等。

1)输液总量:包括补充累积损失量、继续损失量及生理需要量。按脱水程度定累积损失量,按腹泻轻重定继续损失量,将 3 项加在一起概括为以下总量,可适用于大多数病例,轻度脱水 90~120 mL/kg,中度脱水 120~150 mg/kg,重度脱水 150~180 mL/kg。

2)溶液种类:按脱水性质而定。补充累积损失量等渗性脱水用 1/2~2/3 张含钠液,低渗性脱水用2/3张含钠液,高渗性脱水用 1/3 张含钠液,补充继续损失量用 1/3~1/2 张含钠液,补充生理需要量用1/5~1/4张含钠液。根据临床表现判断脱水性质有困难时,可先按等渗性脱水处理。

3)补液步骤及速度:主要取决于脱水程度和继续损失的量及速度。

4)扩容阶段:重度脱水有明显外周循环障碍者首先用 2:1 等张含钠液(2 份生理盐水＋1 份 1.4%$NaHCO_3$液)20 mg/kg(总量不超过 300 mL),于 30~60 分钟内静脉注射或快速点滴,以迅速增加血容量,改善循环功能和肾功能。

5)以补充累积损失量为主的阶段:在扩容后根据脱水性质选用不同溶液(扣除扩容液量)继续静脉补液。中度脱水无明显外周循环障碍者不需扩容,可直接从本阶段开始。本阶段(8~12 小时)滴速宜稍快,一般为每小时 8~10 mL/kg。

6)维持补液阶段:经上述治疗,脱水基本纠正后尚需补充继续损失量和生理需要量。输液速度稍放慢,将余量于 12~16 小时内滴完,一般约每小时 5 mL/kg。

各例病情不同,进水量不等,尤其是大便量难以准确估算,故需在补液过程中密切观察治疗后的反应,随时调整液体的成分、量和滴速。

7)纠正酸中毒:轻、中度酸中毒一般无需另行纠正,因在输入的溶液中已有一部分碱性液,而且经过输液后循环和肾功能改善,酸中毒随即纠正。对重度酸中毒可另加碳酸氢钠等碱性液进行纠正。

8)钾的补充:一般患儿按 3～4 mmol/(kg·d)[相当于氯化钾 200～300 mg/(kg·d)],缺钾症状明显者可增至 4～6 mmol/(kg·d)[相当于氯化钾 300～450 mg/(kg·d)]。必须在肾功能恢复较好(有尿)后开始补钾。含钾液体绝对不能静脉推注。若患儿已进食,食量达正常一半时,一般不会缺钾。

9)钙和镁的补充:一般患儿无需常规服用钙剂。对有营养不良或佝偻病者应早给钙。在输液过程中如出现抽搐,可给 10%葡萄糖酸钙 5～10 mL 静脉缓注,必要时重复使用。若抽搐患儿用钙剂无效,应考虑低血镁的可能,可测血清镁,用 25%硫酸镁每次 0.1 mL/kg,深部肌内注射,每 6 小时一次,每天3～4 次,症状缓解后停用。

(2)第二天以后(24 小时后)的补液:经过 24 小时左右的补液后,脱水、酸中毒、电解质紊乱已基本纠正。以后的补液主要是补充生理需要量和继续损失量,防止发生新的累积损失,继续补钾,供给热量。一般生理需要量按 60～80 mL/(kg·d),用 1/5 张含钠液补充;继续损失量原则上丢多少补多少,如大便量一般,可在 30 mL/(kg·d)以下,用1/3～1/2 张含钠液补充。生理需要量和继续损失量可加在一起于 12～24 小时内匀速静脉滴注。无呕吐者可改为口服补液。

(五)对症治疗

1.腹泻

对一般腹泻患儿不宜用止泻剂,应着重病因治疗和液体疗法。仅在经过治疗后一般状态好转、中毒症状消失、而腹泻仍频者,可用鞣酸蛋白、次碳酸铋、氢氧化铝等收敛剂。微生态疗法有助于肠道正常菌群的生态平衡,有利于控制腹泻。常用制剂有双歧杆菌、嗜酸乳酸杆菌和粪链球菌制剂。肠黏膜保护剂如蒙脱石粉能吸附病原体和毒素,维持肠细胞的吸收和分泌功能,增强肠道屏障功能,阻止病原微生物的攻击。

2.腹胀

多为肠道细菌分解糖产气而引起,可肌内注射新斯的明,肛管排气。晚期腹胀多因缺钾,宜及早补钾预防。若因中毒性肠麻痹所致腹胀除治疗原发病外可用酚妥拉明。

3.呕吐

多为酸中毒或全身中毒症状,随着病情好转可逐渐恢复。必要时可肌内注射氯丙嗪。

(六)迁延性和慢性腹泻的治疗

迁延性腹泻常伴有营养不良等症,应仔细寻找引起病程迁延的原因,针对病因治疗。

(1)对于肠道内细菌感染,应根据大便细菌培养和药敏试验选用抗生素,切忌滥用,以免引起肠道菌群失调。

(2)调整饮食不宜过快,母乳喂养儿暂停辅食,人工喂养儿可喂酸乳或脱脂乳,口服助消化剂如胃蛋白酶、胰酶等。应用微生态调节剂和肠黏膜保护剂。或辅以静脉营养,补充各种维生素。

(3)有双糖酶缺乏时,暂停乳类,改喂豆浆或发酵奶加葡萄糖。

(4)中医辨证论治,并可配合中药、推拿、捏脊、针灸等。

(吕霄琳)

第七节　急性坏死性肠炎

急性坏死性肠炎是以小肠为主的急性炎症,因常有广泛性出血,又称急性出血性肠炎。临床上发病突然,以腹痛、腹泻、便血、呕吐、发热、迅速出现感染性休克为特征,如不及时抢救,易致死亡。本病多见于3～9岁小儿,以农村小儿常见。全年均可发病,夏秋季较多见,呈散发性发病,亦可在同一季节和地区发生多例。新生儿期发病称新生儿坏死性小肠结肠炎。

一、病因

尚未完全明确,有人认为是由于C型产气荚膜梭状芽孢杆菌及其所产生的β肠毒素(可致组织坏死)所引起。此菌可产生耐热芽孢,在污染的食物中繁殖并产生肠毒素,摄入后可致病。蛋白质营养不良者,蛋白酶(特别是胰蛋白酶)分泌减少,长期食用含有蛋白酶抑制物的食物(如花生、大豆、蚕豆、甘薯或桑椹等)可使胰蛋白酶活性降低;肠道蛔虫能分泌胰蛋白酶抑制物,可能是本病的一个诱发因素。这些因素使胰蛋白酶破坏肠毒素能力减弱,更易于发病。新生儿坏死性小肠结肠炎则与产气荚膜杆菌、大肠埃希菌、表皮葡萄球菌和轮状病毒感染有关,多见于有窒息史的早产儿。红细胞增多症、高渗牛乳、喂食过多过快也与发病有关。

二、病理

从食管到结肠均可受累,但多见于空肠和回肠。病变呈散在灶性或节段性,可发生在一段或两段以上,长度从数厘米甚至全部小肠。受累肠管扩张,呈暗红色或紫红色,与正常肠段分界清楚,肠管多积气,有血性内容物,肠壁增厚,较硬,黏膜皱襞肿胀,黏膜表面有散在的坏死灶,脱落后形成浅表溃疡。可有肠壁囊样积气,肠腔内有脓性或血性渗出液。镜下见充血、水肿、出血、坏死、小动脉壁纤维素样坏死、血流停滞、血栓形成和炎症细胞浸润。肌层平滑肌变性、断裂,肌间神经节细胞退变甚至消失。浆膜层可有纤维素性渗出。多数病例仅累及黏膜和黏膜下层,病变轻者可只充血、水肿和小灶性坏死出血,严重者可达肌层和浆膜层,引起肠壁全层坏死,甚至发生肠穿孔及腹膜炎。病变恢复后,不遗留慢性病变,但由于腹腔内的纤维素性渗出,可发生腹腔内粘连。

三、临床表现

起病急骤,主要表现为腹痛、呕吐、腹胀、腹泻、便血和毒血症等。病情轻重不一,严重者常出现中毒性休克。常以腹痛开始,逐渐加重,呈持续性钝痛伴不同程度阵发性加剧,早期以上腹部及脐周疼痛明显,后期常涉及个腹,早期腹痛部位常与病变部位和范围相符,发病不久即开始腹泻,便血,次数不一,每天2～3次至数十次不等。初为黄色稀便,少量黏液,无脓,无里急后重。以后排血便,呈暗红色糊状,或呈赤豆汤样血水便,有时可见灰白色坏死物质,有特殊腥臭味,血量多少不一。腹痛同时伴有恶心,呕吐,开始吐出胃内容物及黄绿色胆汁,以后可呈咖啡样物或吐小蛔虫。由于大量的液体和血液渗入肠腔和腹腔,即使在肠梗阻时无粪便排出,也可导致脱水、血容量减少、电解质紊乱和酸中毒等。发病早期即有不同程度毒血症症状,如寒战、高热、疲倦、嗜睡、面色发灰,食欲缺乏等。重者病情发展迅速,常于起病后 1～3 天病情突然恶化,出现严重中毒症状和休克。可伴发弥散性血管内凝血和败血症,少数病例可在血便出现前即发生中毒性休克。

早期或轻症患儿腹部体征表现为腹部稍胀,柔软,可有轻度压痛,但无固定压痛点,以后腹胀加重,可出现固定压痛,早期由于炎症刺激引起肠痉挛,肠鸣音亢进。晚期肠壁肌层坏死出血,肠管运动功能障碍引起肠麻痹、肠鸣音逐渐减弱或消失,以后者多见,当肠管坏死累及浆膜或肠穿孔时,出现局限性或弥漫性腹膜炎症状,如明显腹胀,腹肌紧张,压痛和反跳痛等。有肠穿孔者肝浊音界消失。但休克病儿反应迟钝,虽有腹膜炎而腹肌紧张和压痛可不明显,应仔细观察。

婴幼儿症状多不典型,易误诊。病初烦躁、呕吐、腹胀、蛋花样腹泻,伴有明显中毒症状,并易发生广泛性肠坏死、腹膜炎和中毒性休克。

新生儿坏死性小肠结肠炎特点:发病多在出生后 2 周内,以 2～10 天为高峰;临床以腹胀、呕吐、腹泻、血便为主;呕吐物带胆汁或为咖啡色,粪便一天数次或 10 余次,稀薄或带血,隐血试验阳性;重者腹胀显著,可看到肠形,可发生肠穿孔和腹膜炎,并常见精神萎靡、体温不稳定、面色苍白或青紫、黄疸。休克、代谢性酸中毒、DIC 等感染中毒表现,可出现呼吸暂停。

本病一般病程 7～14 天,若能及时诊治,治愈后可恢复正常。危重者起病急、发展快,迅速出现中毒性休克,应密切观察,及时抢救。

四、实验室检查

(一)血常规

白细胞总数增多,中性粒细胞增多,核左移,可见中毒性颗粒。血小板常减少,可有失血性贫血,重症更明显。血培养可有非特异性细菌生长,如葡萄球菌、肠球菌、产碱杆菌等。

(二)大便

隐血试验强阳性。镜检有大量红细胞和少量白细胞。革兰染色可见较多阳性粗短杆菌、厌氧菌培养多数分离出产气荚膜芽孢梭菌。偶尔还可培养出大肠埃希菌、志贺菌、沙门菌、铜绿假单胞菌等。大便胰蛋白酶活性显著降低。

五、X 线检查

常见动力性肠梗阻征象,可见小肠呈局限性扩张充气,肠间隙增宽,黏膜皱襞变粗。或见病变肠管僵直,间或有张力的胀气肠袢,部分病例出现机械性肠梗阻表现,直立位有散在短小液平面,结肠呈无气状态,亦有呈麻痹型胀气表现者。有时可见到由于大段肠管坏死所造成的一堆致密影、有些病例可见肠壁积气,尤以新生儿和小婴儿多见。肠穿孔后可出现气腹。一般忌做钡餐或钡剂灌肠检查,以免肠穿孔;因本病易发生休克,检查时应避免过多搬动,一般采取仰卧位,可以侧卧位水平投照代替直立位。

六、诊断

无特殊诊断方法,主要依靠病史,典型临床表现和 X 线检查。若起病急,突发腹痛,腹泻、便血、呕吐及有中毒症状者应考虑本病。结合血、粪便化验检查和 X 线特征性改变即可诊断。对不典型的病例,应严密观察病情变化以明确诊断。并应注意和中毒型细菌性痢疾,腹型过敏性紫癜及急性肠套叠相鉴别。中毒性细菌性痢疾早期可出现高热、惊厥甚至休克,腹痛多不重,腹胀较轻,有里急后重,大便为脓血便,血量不多,主要是黏液和脓,且常在中毒症状之后出现;腹型过敏性紫癜虽有腹痛和血便,但无发热和全身中毒症状,血便无特殊腐败的腥臭味:肠套叠常见于婴儿,右侧腹部或脐上多能触及腊肠样肿块,腹部 X 线检查提示肠梗阻征象,一般无发热和感染中毒症状。

新生儿坏死性小肠结肠炎的诊断常根据病史特点,诱发因素、临床表现和 X 线检查等,不难诊断。

七、治疗

本病轻重不一,病情变化快,应采取综合治疗措施。原则是抢救休克,改善中毒症状,控制感染,增强机体抵抗力,减轻消化道负担,并促进其正常功能恢复。

(一)禁食

为重要的治疗措施。疑诊本病即应禁食,确诊后继续禁食。以利胃肠休息,待大便隐血阴性,腹胀好转和腹痛减轻后,逐渐恢复饮食,以流质、半流质、少渣饮食逐渐恢复到正常饮食;恢复饮食宜慎重,过早过急可使病情恶化或延长病程,但也不宜过晚,以免营养不足,不利于疾病的恢复。在腹胀和便血期间同时应采取胃肠减压。

(二)维持水和电解质平衡及补充营养

由于吐泻、进食少,易发生脱水、酸中毒和电解质紊乱,故要及时纠正。因禁食时间较长,应精确计算液体出入量及能量需要,可少量多次输血,必要时给予肠道外静脉营养。

(三)抗休克

本病易发生休克,是死亡的主要原因,早期发现和及时处理是治疗的重要环节。休克多属失血和中毒的混合型。应迅速补充血容量,改善微循环,包括补液、右旋糖酐。应用调整血管紧张度的药物如异丙肾上腺素、多巴胺等,必要时输血和血浆。肾上腺皮质激素可减轻中毒症状,抑制变态反应,但使用过久(超过 1 周)可促进肠坏死,有发生肠穿孔的危险,并可掩盖症状的出现,在中毒性休克时可早期短程使用,一般不超过 5 天。

中毒性休克患儿肠管病变多严重而广泛,经抢救效果不明显或不稳定者多主张早期手术,以减少产生毒素的来源。

(四)抗生素

控制肠内细菌感染对于减轻肠道损害和休克是有利的。选用对肠道细菌有效的抗生素如氨苄西林、卡那霉素或头孢菌素类等静脉滴注。

(五)胰蛋白酶

每次 0.1 mg/kg,每天 3 次,以破坏产气荚膜杆菌的毒素。

(六)对症治疗

腹痛剧烈而腹胀不明显时,可肌内注射山莨菪碱,按每次 0.3～0.5 mg/kg,每天 2～3 次,腹胀严重者应早做胃肠减压。出血者可静脉滴注维生素 C,或服云南白药每次 0.3～0.9 g,每天 3 次。高热可用物理降温或解热药物。

(七)手术治疗

如果肠梗阻症状明显,疑有腹膜炎、肠穿孔、肠坏死者,应考虑手术治疗。

(吕霄琳)

第八节 肠 梗 阻

肠梗阻指肠内容物的正常运行受阻,通过肠道发生障碍,为小儿外科常见的急腹症。由于它变化快,需要早期作出诊断、处理。诊治的延误可使病情发展加重,甚至出现肠坏死、腹膜炎,甚至中毒性休克、死亡等严重情况。

一、病因

(一)机械性肠梗阻

机械性肠梗阻是肠管内或肠管外器质性病变引起的肠管堵塞,梗阻原因包括先天性畸形及后天性因素。梗阻类型分为肠腔内梗阻及肠腔外梗阻。

1.肠腔内梗阻

多由先天性肠闭锁及肠狭窄、先天性肛门闭锁等先天性疾病引起。也可由肠套叠、蛔虫性肠梗阻、肠管内异物及粪石、肠壁肿瘤等后天性疾病造成。

2.肠腔外梗阻

引起肠梗阻的先天性疾病包括先天性肠旋转不良、嵌顿性腹股沟斜疝、腹内疝、先天性纤维索条、梅克尔憩室索条、胎粪性腹膜炎后遗粘连等。后天性疾病包括手术后粘连、腹膜炎后粘连、结核性粘连、胃肠道外肿瘤压迫、肠扭转等。

(二)动力性肠梗阻

为胃肠道蠕动功能不良致使肠内容传递运转作用低下或丧失,多因中毒、休克、缺氧及肠壁神经病变造成,常见于重症肺炎、肠道感染、腹膜炎及败血症的过程中。梗阻类型分为麻痹性肠梗阻及痉挛性肠梗阻,前者发生在腹腔手术后、腹部创伤或急性腹膜炎患儿,后者可见于先天性巨结肠患儿。

二、病理

肠梗阻发生后,肠腔内因积聚大量气体和液体而致使肠膨胀,引起肠腔内压增高,肠壁变薄,肠壁血循环受到严重障碍。梗阻持久时,肠壁张力持续升高,导致肠坏死、肠穿孔。

三、临床表现

各种类型肠梗阻虽有不同的病因,但共同的特点是肠管的通畅性受阻,肠内容物不能正常地通过,因此,有程度不同的临床表现。

(一)症状

1.腹痛

机械性肠梗阻呈阵发性剧烈绞痛,腹痛部位多在脐周,发作时年长儿自觉有肠蠕动感,且有肠鸣,有时见到隆起的肠形。婴儿表现为哭闹不安、手足舞动、表情痛苦。绞窄性肠梗阻由于有肠管缺血和肠系膜箝闭,腹痛往往是持续性伴有阵发性加重,疼痛较剧烈。绞窄性肠梗阻也常伴有休克及腹膜炎症状。麻痹性肠梗阻的腹胀明显,腹痛不明显,阵发性绞痛尤为少见。

2.腹胀

腹胀发生于腹痛之后。高位小肠梗阻常表现上腹部饱满;低位梗阻的腹胀较高位梗阻为明显,表现为全腹膨胀;闭袢式肠梗阻出现局限性腹胀;麻痹性肠梗阻呈全腹膨胀。

3.呕吐

高位梗阻的呕吐出现较早且频繁,呕吐物为食物或胃液,其后为十二指肠液和胆汁;低位梗阻呕吐出现迟,初为胃内容物,静止期较长,后期的呕吐物为积蓄在肠内并经发酵、腐败呈粪样带臭味的肠内容物;绞窄性肠梗阻呕吐物呈血性或咖啡样;麻痹性肠梗阻呕吐次数少,呈溢出性。低位小肠梗阻的呕吐出现较晚。

4.排便排气停止

排便排气停止是完全性肠梗阻的表现,梗阻早期,梗阻部位以下肠内积存的气体或粪便可以排出。绞窄性肠梗阻可排出血性黏液样便。

(二)体征

1.全身情况

单纯梗阻的早期,患者除阵发性腹痛发作时出现痛苦表情外,生命体征等无明显变化。待发作时间较长,呕吐频繁,腹胀明显后,可出现脱水现象,患者虚弱甚至休克。当有绞窄性梗阻时可较早地出现休克。

2.腹部检查

可观察到腹部有不同程度的膨胀,在腹壁较薄的患者,尚可见到肠形及肠蠕动波。单纯性肠梗阻的腹部虽胀气,但腹壁柔软,按之有如充气的球囊,有时在梗阻的部位可有轻度压痛,特别是腹壁切口部粘连引起的梗阻,压痛点较为明显。当梗阻上部肠管内积存的气体与液体较多时,稍加振动可听到振水声。腹部叩诊多呈鼓音。肠鸣音亢进,且可有气过水声及高声调的金属声。

绞窄性肠梗阻或单纯性肠梗阻的晚期,肠壁已有坏死、穿孔,腹腔内已有感染、炎症时,则体征表现为腹膜炎的体征,腹部膨胀,腹部压痛、肌紧张及反跳痛,有时可叩出移动性浊音,腹壁有压痛,肠鸣音微弱或消失。

直肠指检可见直肠空虚无粪便,且有裹手感,提示完全性肠梗阻;指套上染有血迹,提示肠管有血运障碍。

四、诊断

(一)病史及临床表现

典型的肠梗阻有阵发性腹部绞痛、腹胀、呕吐、排便排气停止等自觉症状,腹部检查呈现腹胀、肠形、压痛、肠鸣音亢进等征象。在粘连性肠梗阻,多数患者都有腹部手术史,或者曾有过腹痛史。

(二)X线检查

1.X线平片检查

典型的完全性肠梗阻 X 线表现是肠袢胀气,腹立位片出现多个肠袢内有呈阶梯状气液面,出现排列成阶梯状的液平面,气液面是因肠腔内既有胀气又有液体积留形成,只有在患者直立位或侧卧位时才能显示,平卧位时不显示这一现象。如腹腔内已有较多渗液,直立位时尚能显示下腹、盆腔部的密度增高。空肠黏膜的环状皱襞在肠腔充气时呈"鱼骨刺"样,而结肠、直肠内无气。

不完全性肠梗阻 X 线征象为不连续的轻、中度肠曲充气,结肠、直肠内有气。绞窄性肠梗阻

X线可见单独胀大的肠袢不随时间改变位置,或有假肿瘤征、咖啡豆状阴影。麻痹性肠梗阻X线征象是小肠和结肠全部充气扩张。

2.消化道造影检查

钡灌肠检查用于鉴别肠梗阻的程度。结肠扩张为麻痹性肠梗阻或不全性肠梗阻,结肠干瘪细小可确定为完全性肠梗阻,但在临床上较少应用。钡灌肠还可用于疑有结肠梗阻的患者,它可显示结肠梗阻的部位与性质。

钡餐造影检查,即口服钡剂或水溶性造影剂,观察造影剂下行过程,可明确梗阻部位、性质、程度。若钡剂下行受阻或显示肠腔狭窄则明确肠梗阻的诊断。但因造影剂可加重梗阻故宜慎用。梗阻明显时禁用。

(三)化验检查

肠梗阻早期化验指标变化不明显。晚期由于失水和血液浓缩,白细胞计数、血红蛋白含量、血细胞比容都可增高,血电解质与酸碱平衡发生紊乱。高位梗阻,可出现低钾、低氯、代谢性碱中毒。低位梗阻,则可有电解质普遍降低与代谢性酸中毒。绞窄性梗阻或腹膜炎时。血常规、血液生化测定指标改变明显。

(四)腹腔穿刺

可了解有无腹膜炎及肠壁血供障碍。腹腔液混浊脓性表明有腹膜炎,血性腹腔液说明已有绞窄性肠梗阻。当肠管有明显胀气或肠管与腹膜粘连时,不宜进行腹腔穿刺。

五、治疗

急性肠梗阻的治疗包括非手术治疗和手术治疗,治疗方法的选择根据梗阻的原因、性质、部位以及全身情况和病情严重程度而定。不论采用何种治疗均首先纠正梗阻带来的水、电解质与酸碱紊乱,改善患者的全身情况。

(一)非手术治疗

1.胃肠减压

胃肠减压为治疗肠梗阻的主要措施之一,目的是减轻胃肠道的积留的气体、液体,减轻肠腔膨胀,有利于肠壁血液循环的恢复,减少肠壁水肿,使某些原有部分梗阻的肠袢因肠壁肿胀而致的完全性梗阻得以缓解,也可使某些扭曲的肠袢得以复位。胃肠减压还可减轻腹内压,改善因膈肌抬高而导致的呼吸与循环障碍。

2.纠正水、电解质与酸碱失衡

血液生化检查结果尚未获得前,可先给予平衡盐液(乳酸钠林格液)。待有测定结果后,再添加电解质与纠正酸碱紊乱,在无心、肺、肾功能障碍的情况下,最初输入液体的速度可稍快一些,但需作尿量监测,必要时作中心静脉压(CVP)监测,以防液体过多或不足。在单纯性肠梗阻的晚期或是绞窄性肠梗阻,常有大量血浆和血液渗出至肠腔或腹腔,需要补充血浆和全血。

3.抗感染

肠梗阻后,肠壁循环有障碍,肠黏膜屏障功能受损而有肠道细菌易位,或是肠腔内细菌直接穿透肠壁至腹腔内产生感染。肠腔内细菌亦可迅速繁殖。同时,膈肌升高引起肺部气体交换与分泌物的排出受限,易发生肺部感染。因而,肠梗阻患者应给予抗菌药物以预防或治疗腹部或肺部感染,常用的有以杀灭肠道细菌与肺部细菌的广谱头孢菌素或氨基糖苷类抗生素,以及抗厌氧菌的甲硝唑等。

4.其他治疗

腹胀后影响肺的功能,患者宜吸氧。回盲部肠套叠可试用钡剂灌肠或充气灌肠复位。

采用非手术方法治疗肠梗阻时,应严密观察病情的变化,绞窄性肠梗阻或已出现腹膜炎症状的肠梗阻,经过短暂的非手术治疗,实际上是术前准备,纠正患者的生理失衡状况后即进行手术治疗。单纯性肠梗阻经过非手术治疗24~48小时,梗阻的症状未能缓解或在观察治疗过程中症状加重或出现腹膜炎症状时,应及时改为手术治疗。但是在手术后发生的炎症性肠梗阻除有绞窄发生,应继续治疗等待炎症的消退。

(二)手术治疗

手术的目的是解除梗阻、去除病因,手术的方式可根据患者的情况与梗阻的部位、病因加以选择。

1.单纯解除梗阻的手术

这类手术包括为粘连性肠梗阻的粘连分解,去除肠扭转,切断粘连束带;为肠内堵塞的切开肠腔,去除粪石、蛔虫团等;为肠扭转、肠套叠的肠袢复位术等。

2.肠切除肠吻合术

肠梗阻是由于肠肿瘤所致,切除肿瘤是解除梗阻的首选方法。在其他非肿瘤性病变,因肠梗阻时间较长,或有绞窄引起肠坏死,或是分离肠粘连时造成较大范围的肠损伤,则需考虑将有病变的肠段切除吻合。在绞窄性肠梗阻,如腹股沟疝、肠扭转,绞窄解除后,血运有所恢复,但肠袢的活力如何判断,方法:①肠管的颜色转为正常,肠壁保持弹性并且蠕动活跃,肠系膜边缘动脉搏动可见说明肠管有生机;②应用超声多普勒沿肠管对肠系膜缘探查是否有动脉波动;③从周围静脉注入荧光素,然后以紫外线照射疑有循环障碍的肠管部,如有荧光出现,表示肠管有生机;④肠管已明显坏死,切除缘必须有活跃的动脉出血。

肠管的生机不易判断且是较长的一段,可在纠正血容量不足与供氧的同时,在肠系膜血管根部注射1%普鲁卡因或酚妥拉明以缓解血管痉挛,将肠管标志后放回腹腔,观察15~30分钟后,如无生机可重复一次,当确认无生机后始可考虑切除。经处理后肠管的血运恢复,也显示有生机,则可保留,必要时在24小时后应再次剖腹观察,如发现有局灶性坏死应再行切除。为此,第一次手术关腹时,可采用全层简单缝合的方法。

3.肠短路吻合

当梗阻的部位切除有困难,如肿瘤向周围组织广泛侵犯,或是粘连广泛难以剥离,但肠管无坏死现象,为解除梗阻,可分离梗阻部远近端肠管作短路吻合,旷置梗阻部,但应注意旷置的肠管尤其是梗阻部的近端肠管不宜过长,以免引起盲袢综合征。

4.肠造口术或肠外置术

肠梗阻部位的病变复杂或患者的情况差,不允许行复杂的手术,可在膨胀的肠管上,亦即在梗阻部的近端肠管作肠造口术以减压,解除因肠管高度膨胀而带来的生理紊乱。小肠可采用插管造口的方法,可先在膨胀的肠管上切一小口,放入吸引管进行减压,但应注意避免肠内容物污染腹腔及腹壁切口。有时当有梗阻病变的肠袢已游离或是肠袢已有坏死,但患者的情况差不能耐受切除吻合术,可将该段肠袢外置,关腹。待患者情况复苏后再在腹腔外切除坏死或病变的肠袢,远、近两切除端固定在腹壁上,近端插管减压、引流,以后再行二期手术,重建肠管的连续性。

六、预后

预后与早期诊断、早期治疗密切相关。一般单纯性肠梗阻患儿在矫正脱水酸中毒后,手术治疗效果良好。但绞窄性肠梗阻则取决于手术治疗的时机,若抢救不及时,可危及生命,切除坏死肠管过多,后遗短肠综合征,影响患儿的生长发育,预后较差。

(吴园园)

第九节 肠 套 叠

肠套叠是肠管的一部分连同相应的肠系膜套入邻近肠腔内的一种特殊类型的肠梗阻,本病是婴儿时期的一种特有疾病,是最常见的婴幼儿急腹症,居婴幼儿肠梗阻原因的首位。根据病因不同,分为原发性肠套叠与继发性肠套叠;根据年龄的不同,分为婴儿肠套叠与儿童肠套叠。

急性肠套叠随着年龄的增长发病率逐渐降低。常见于 2 岁以下婴幼儿,4~10 个月为发病年龄高峰。男孩发病比女孩多 2~3 倍,健康肥胖儿多见。发病季节与胃肠道病毒感染流行相一致,以春末夏初最为集中。

一、病因

肠套叠分为原发性与继发性两类。肠套叠的病因尚未完全明确,其发病机制公认为肠套叠起点的存在和肠蠕动的紊乱。

(一)原发性肠套叠

原发性肠套叠是指非肠管器质性病变引起的肠套叠。约 95% 的小儿肠套叠属于原发性。

1.套叠起点

关于原发性肠套叠起点的产生,尚无统一学说,可能与下列因素有关。

(1)回盲部解剖因素学说:婴幼儿肠套叠主要发生在回盲部,婴幼儿期回盲部较游动,回盲瓣呈唇样凸入肠腔,加上该区淋巴组织丰富,受炎症或食物刺激后易引起回盲瓣充血、水肿、肥厚,肠蠕动易将肿大回盲瓣向前推移,牵拉肠管形成套叠。

(2)病毒感染学说:小儿受到腺病毒和轮状病毒感染后,可引起末段回肠的集合淋巴结增生,局部肠壁增厚,甚至形成肿物向肠腔凸起,构成套叠起点,加之肠道受病毒感染,蠕动增强,导致发病。春末夏初是腺病毒感染的高发季节,因此肠套叠在此时期发病较多,目前已分离出腺病毒非流行性Ⅰ、Ⅱ和Ⅴ血清型。

2.肠蠕动紊乱

(1)饮食改变因素:婴幼儿期为肠蠕动节律处于较大变化时期,当增添辅食或食物的性质、温度发生变化时,婴幼儿肠道不能立即适应食物改变的刺激,易引起肠功能紊乱而诱发肠套叠,婴儿生后 4~10 个月,正是添加辅食时期,故此年龄段是发病高峰期。

(2)肠痉挛因素:由于食物、肠炎、腹泻、细菌等因素刺激肠道产生痉挛,使肠蠕动功能节律紊乱或逆蠕动而引起肠套叠,若小儿属于痉挛体质,则更易发生肠套叠。

(3)免疫反应不平衡因素:原发性肠套叠多发生于 1 岁以内,恰为机体免疫功能不完善时期,肠壁局部免疫功能易破坏。加之蠕动紊乱而诱发肠套叠。

(二)继发性肠套叠

继发性肠套叠指肠管器质性病变引起的肠套叠。约 5% 左右的病例属继发型,多数是儿童。器质性病变以梅克尔憩室为最多,其次有息肉、血管瘤、腺肌瘤、腹型紫癜形成的肠壁血肿、异位胰腺、淋巴瘤、肠囊肿、阑尾内翻等。肠壁上的病变成为套叠起点被肠蠕动推动,牵引肠壁而发生肠套叠。

二、病理

(一)肠套叠的病理解剖结构

肠套叠由鞘部、套入部组成。外层肠管为鞘部,进入肠管为套入部,套入部最远点为头部,肠管从外面卷入处为颈部。一个肠套叠由三层肠壁组成称为单套,由五层肠壁组成则为复套,即单套再套入相邻的远端肠管内。肠套叠一般是近端肠管套入远端肠管内,与肠蠕动方向一致,称之为顺行性肠套叠。一般肠套叠为顺行性肠梗阻。若远端套入近端,称为逆性肠套叠,较为罕见。

(二)肠套叠的类型

一般按套入部的最近端和鞘部最远端的肠管名称分类,将肠套叠分为六型。

1.回结型

以回肠末端为出发点,回肠通过回盲瓣内翻套入结肠中,盲肠与阑尾不套入鞘内,此型最多,约占 30%。

2.回盲型

以回盲瓣出发点,盲肠、阑尾随之套入鞘内,此型占 50%～60%。

3.回回结型

即复套,回肠套入回肠后再套入结肠,占 10% 左右。

4.小肠型

即小肠套入小肠,比较少见,此型占 5%～10%,包括空空型、回回型、空回型。

5.结肠型

结肠套入结肠,极少见。

6.多发型

在肠管不同区域内有分开的 2 个、3 个或更多的肠套叠。

(三)肠套叠的病理改变

肠套叠的基本病理变化是肠腔梗阻、肌肉痉挛和血液循环障碍。肠套叠发生后,套入部随着肠蠕动不断向前推进,该段肠管相应所附的肠系膜也被牵入鞘内,颈部束紧不能自动退出。鞘部肠管持续痉挛紧缩,致使套入部的肠系膜血管被鞘部嵌压而发生血液循环障碍。初期静脉回流受阻,组织瘀血水肿,套入部肠壁静脉怒张破裂出血,与肠黏液混合成果酱样胶冻状物排出。肠壁水肿继续加重,动脉受压,套入部供血停止而发生坏死,套入部的坏死呈现淤血性坏死,为静脉性坏死。而鞘部肠壁则因高度扩张与长期痉挛可发生缺血性坏死,呈局灶性灰白色点状坏死,为动脉性坏死。鞘部灶性动脉性坏死容易被忽略,灌肠复位时极易穿孔,手术复位时也不易被发现,比套入部静脉性坏死更具危险性。

三、临床表现

小儿肠套叠的临床症状随年龄而有所不同。可分为婴儿肠套叠和儿童肠套叠两类。

（一）婴儿肠套叠

1.腹痛（哭闹）

腹痛为肠套叠出现最早且最主要的症状,而哭闹则为婴儿腹痛特有的表现,以突发、剧烈、节律性的哭闹为特征。原本很健康的婴儿忽然哭闹不安、面色苍白、紧握双拳、屈膝缩腹、手足乱动、拒食拒奶,发作持续 3～5 分钟而后自行缓解,间隔 10～20 分钟,重新发作。这种阵发性哭闹是由于肠蠕动将套入肠段向前推进,肠系膜被牵拉,肠套鞘部产生强烈收缩而引起的剧烈腹痛,当蠕动波过后,患儿即转为安静。随着缓解期逐渐缩短,患儿渐渐精神萎靡,嗜睡,随后进入休克状态,而哭闹、腹痛反不明显。

2.呕吐

肠套叠早期症状之一,腹痛发作后不久就发生呕吐,初为乳汁、乳块或食物残渣,以后带有胆汁,晚期则吐粪便样液体。早期呕吐因肠系膜被强烈牵拉,导致神经反射性呕吐,晚期则由肠梗阻引起。

3.便血

便血为肠套叠特征性表现,便血多发生于疾病开始的 8～12 小时,典型的血便是红果酱样黏液血便,也可有鲜血便或脓血便,几小时后又可以重复排出几次。纵使家长忽视了婴儿的哭闹和呕吐,但在发生血便时一定会来医院求治。一部分患儿来院就诊时尚未便血,肛门指检时可发现指套上染有果酱色黏液。出血是由于肠套叠时,肠系膜被牵入嵌闭于套入部的肠壁间,发生血液循环障碍而引起黏膜渗血,与肠黏液、粪便混合形成暗红色胶冻样液体。

4.腹部肿物

腹部触及肿物是有意义的诊断。肿物多位于右上腹或中上腹,实性、光滑、稍可移动,并有压痛。随病情进展,肿物变长,沿结肠框分布,呈腊肠状。多数患儿由于回肠末端及盲肠套入结肠内,右下腹比较松软而有空虚感。严重者套入部达直肠,肛门指诊可触及子宫颈样物,偶见肿物从肛门脱出。一旦肠管有坏死倾向,腹胀加重,腹肌紧张,肿物常触诊不清。

5.全身情况

病程早期,患儿一般情况良好,体温正常,仅表现为面色苍白、精神欠佳。晚期精神萎靡、表情呆钝、嗜睡、脱水、发热,甚至有休克、腹膜炎征象。

（二）儿童肠套叠

多为继发性,病程较缓慢,呈亚急性不全性肠梗阻。可有反复发作的病史,发生肠套叠后也可自行复位。主要表现为腹痛,偶有呕吐,少有血便,腹壁薄者可触及腹部肿物。

四、诊断与鉴别诊断

（一）诊断

1.临床诊断

典型肠套叠的四联征为阵发性腹痛、呕吐、血便和腹部肿块。当患儿出现几个小时以上的无原因剧烈哭闹,时哭时停,伴有呕吐,随即排出血便,诊断并不困难。不典型肠套叠包括无痛性频繁呕吐型、无痛性便血型、精神萎靡尚未便血的休克型,这些类型的肠套叠是以单一症状为主征,缺乏典型的临床表现,很容易漏诊、误诊。依据患儿的年龄、性别、发病季节应考虑肠套叠的可能。此时应在镇静状态下仔细检查腹部是否触及肿块,施行肛门指检观察指套上有无血染,以协助诊断。

2.X线检查

肠套叠时,腹平片可无异常征象,也可呈现肠扩张,结肠内均匀致密的肿物阴影,腹立位片见小肠扩张,有张力性气液面,显示肠梗阻征象。腹平片诊断肠套叠虽无特异性征象,但可提示肠梗阻的诊断。

钡灌肠检查是在X线透视下,由肛门缓缓注入25％硫酸钡生理盐水溶液,水平压力为5.9~8.8 kPa(60~90 cmH₂O)透视下可见到钡剂在结肠的套入部受阻,呈杯状或钳状阴影。

空气灌肠是在X线透视下,经肛门注气,压力为8.0 kPa(60 mmHg),套叠顶端致密的软组织肿块呈半圆形,向充气的结肠内突出,气柱前端形成杯口影、钳状阴影或球形阴影。

B超检查对肠套叠具有较高的确诊率。超声扫描显示肠套叠的横断面呈"同心圆"征或"靶环"征,纵断面呈"套筒"征或"假肾"征。

(二)鉴别诊断

鉴别诊断应以发病年龄为主要思考线索,以主要症状为鉴别要点,与具有腹痛、便血、腹块的婴幼儿其他疾病相鉴别。

1.细菌性痢疾

肠套叠血便不典型且伴有腹泻者可误诊为细菌性痢疾。菌痢多见于夏季,起病急骤,体温升高较快,在早期即可达39 ℃,大便次数频繁,含有大量黏液及脓血,粪便检查见到脓细胞及红细胞,细菌培养阳性即可确诊。

2.过敏性紫癜

腹型紫癜患儿有阵发性腹痛和呕吐,有腹泻和便血,粪便为暗红色,由于肠管有水肿、出血而增厚,有时在右下腹部能触及肿块,易与肠套叠混淆。过敏性紫癜的特点为双下肢有出血性皮疹,膝关节和踝关节肿痛,部分病例还有血尿,这些临床表现有助于与肠套叠鉴别。需注意的是此病由于肠功能紊乱和肠壁血肿而诱发肠套叠。故当腹部症状加重、腹部体征明显时,需做腹部B超检查或低压气灌肠协助诊断。

3.梅克尔憩室

梅克尔憩室并消化道出血时,应与肠套叠鉴别。梅克尔憩室出血起病急骤,无前驱症状,出血量大,为暗红色或鲜红色血便,少有腹痛、呕吐等症状,腹部触诊无腹块、无压痛。腹部⁹⁹ᵐTc扫描可明确诊断。需注意的是梅克尔憩室内翻可继发肠套叠,患儿可出现肠套叠的相应症状及体征。

4.蛔虫肠梗阻

此病多来自于农村地区的儿童,近年来发病率明显下降。蛔虫团块堵塞肠腔,可出现腹痛、呕吐,晚期肠坏死则表现为全身中毒症状、便血,与肠套叠极其相似。但蛔虫肠梗阻很少发生在婴儿,早期没有便血,腹内肿块多位于脐下,肿块粗而长,X线平片可见蛔虫影。

5.肠梗阻肠坏死

婴幼儿其他原因引起的肠梗阻,晚期出现肠血运障碍导致肠坏死,可出现腹痛、呕吐、便血、休克等症状,可与肠套叠混淆。此类患儿缺乏典型的阵发性哭闹史,血便出现晚且伴随休克及全身中毒症状,腹部检查出现腹膜刺激征,腹穿为血性液体,腹部B超检查未发现肠套叠影像,可作为鉴别点。

6.直肠脱垂

少数晚期肠套叠,其套入部可以通过全部结肠而由肛门脱出,不要误认为是直肠脱垂。直肠脱垂时,可以清楚地看到肠黏膜一直延续到肛门周围的皮肤,而肠套叠时,在肛门口与脱出的肠管之间有一条沟,可以通过此沟将手指伸入直肠内,而且直肠脱垂并无急腹症症状。

五、治疗

肠套叠治疗分非手术治疗和手术治疗。小儿肠套叠多为原发,以非手术治疗为主。

(一)非手术治疗

半个世纪以来,非手术治疗儿童肠套叠已成为公认的首选方法,其中气灌肠整复肠套叠是40年来我国最成功且应用最广泛的治疗方法。目前在我国,不论是在城市中心儿科还是在县医院儿科气灌肠复位率达90%左右。

1.适应证

(1)病程不超过48小时,便血不超过24小时。

(2)全身状况好,无明显脱水、酸中毒及休克表现,无高热及呼吸困难者。

(3)腹不胀,无压痛及肌紧张等腹膜刺激征象。

2.禁忌证

(1)病程超过48小时,便血超过24小时。

(2)全身情况不良,有高热、脱水、精神萎靡及休克等中毒症状者。

(3)腹胀明显,腹部有明显压痛、肌紧张,疑有腹膜炎或疑有肠坏死者。

(4)立位X线平片显示完全性肠梗阻者。

(5)试用空气灌肠时逐渐加压至8.0 kPa(60 mmHg)、10.7 kPa(80 mmHg)、13.3 kPa(100 mmHg),而肠套叠阴影仍不移动,形态不变者。

3.治疗方法

(1)气体灌肠复位法:采用空气或氧气均可,观察方法有透视及非透视下进行两种,将气囊肛管置入直肠内,采用自动控制压力仪,肛门注气后即见套叠影逆行推进,直至完全消失,大量气体进入回肠,提示复位成功。

1)气灌肠前准备:①解痉镇静,肌内注射阿托品、苯巴比妥钠,必要时在麻醉状态下进行;②脱水明显者,应予以输液纠正,改善全身情况;③麻醉下灌肠复位,保证禁食6小时,禁水4小时,必要时插胃管吸出胃内容物;④X线透视室内应备有吸引器、氧气、注射器等抢救设施。

2)气体灌肠压力:①诊断性气体灌肠压力为6.7~8.0 kPa(50~60 mmHg);②复位治疗压力为12.0~13.3 kPa(90~100 mmHg),不超过16.0 kPa(120 mmHg)。

3)气体灌肠复位征象:①X线透视下见肿块逐渐变小消失,气体突然进入回肠,继之中腹部小肠迅速充气;②拔出气囊肛管,大量气体和暗红色黏液血便排出;③患儿安然入睡,不再哭闹,腹胀减轻,肿块消失;④碳剂试验,口服1 g活性炭。约6小时后由肛门排出黑色炭末。

4)气体灌肠终止指征:①注气后见肿物巨大,套入部呈分叶状,提示复套存在,复位可能性较小;②注气过程中见鞘部扩张而套入部退缩不明显或见套入部退而复进,表示套叠颈部过紧,复位困难;③注气后肿物渐次后退,通过回盲瓣后,肿物消失,但小肠迟迟不进气,提示仍存在小肠套叠,复位困难;④复位过程中,肿物消失,但荧光屏上突然有闪光改变,旋即见膈下游离气体,表明发生肠穿孔,即刻停止注气。

(2)钡剂灌肠复位法:在欧美国家较为流行。钡剂浓度为20%~25%,钡柱高度不超过患儿水平体位90 cm,维持液体静压在5分钟之内,套叠影逆行推进,变小,渐至消失,钡剂进入回肠,提示复位成功。

（3）B超监视下水压灌肠复位法：采用生理盐水或水溶性造影剂为介质灌肠。复位压力为6.7～12.0 kPa(50～90 mmHg)，注水量在300～700 mL。在B超荧光屏上可见"同心圆"或"靶环"状块影向回盲部收缩，逐渐变小，最后通过回盲瓣突然消失，液体急速进入回肠。满意的复位是见套入部消失，液体逆流进入小肠。

(二)手术疗法

1.手术指征

（1）有灌肠禁忌证者。

（2）灌肠复位失败者。

（3）肠套叠复发达3次以上，疑有器质性病变者。

（4）疑为小肠套叠者。

2.手术方式

（1）手法复位术：取右下腹或右上腹横切口，在套叠远端肠段用挤压手法使其整复，切忌强行牵拉套叠近端肠段。复位成功后务必详细检查是否存在病理性肠套叠起点，必要时一并处理。对原发复发性肠套叠手术的患儿，手法复位后如未发现病理起点，存在游动盲肠者可行盲肠右下腹膜外埋藏固定法，以减少复发。如阑尾有损伤，呈现水肿和淤血时，可将其切除。

（2）肠切除肠吻合术：术中见鞘部已有白色斑块状动脉性坏死或套入部静脉性坏死，争取做肠切除一期吻合术。必要时亦可延迟24～48小时再吻合。

（3）肠外置或肠造口术：适应于患儿存在休克且病情危重时，或肠套叠手法复位后局部血液供给情况判断有困难时。可将肠祥两断端或可疑肠祥外置于腹壁外，切口全层贯穿缝合，表面覆盖油纱保护，24～48小时后，待休克纠正，病情平稳，再行二期肠吻合术。观察可疑肠祥循环恢复情况决定还纳入腹，抑或肠切除肠吻合。如肠切除后患儿全身或局部循环不满意，无法行肠吻合时，可行肠造口术。

六、预后

小儿原发性肠套叠如能早期就诊、早期诊断、早期治疗，预后良好。绝大多数病例可采用灌肠复位，复位成功率达90%以上。小儿原发性肠套叠复位后极少复发。随着我国人民生活水平提高，医疗条件改善，科普宣传的普及，家长及儿科工作者更加关注小儿肠套叠，晚期肠套叠患儿已少见，已罕见死亡，目前肠套叠的病死率仅为1%。

（吴园园）

第十节　重症急性胰腺炎

重症急性胰腺炎是急性胰腺炎伴有脏器功能障碍，或出现坏死(占胰腺的30%以上)、脓肿或假性囊肿等局部并发症，或两者兼有。在儿童并不常见，大部分预后良好。重症急性胰腺炎占急性胰腺炎的1%～5%，其病死率可高达50%，小儿SAP极为少见，但病情危重。

一、病因与发病机制

儿童急性胰腺炎的致病因素与成人不同，主要包括以下几方面。①特发性：指原因不明的，占到30％左右；②腹部外伤：如车祸、虐待等，在美国，腹部外伤占到了17％～34％；③胰胆管系统畸形：如先天性胰胆管发育异常、先天性奥狄括约肌发育异常、胰腺分裂、胆总管囊肿、胆总管结石病等；④并发于多系统疾病：如系统性红斑狼疮、克罗恩病等；⑤药物和中毒：如硫唑嘌呤、四环素、左旋门冬酰胺、丙戊酸钠、激素和免疫抑制剂等；⑥病毒感染：如腮腺炎病毒、风疹病毒、柯萨奇B病毒和人类免疫缺陷病毒等；⑦遗传因素和代谢异常：高钙血症、高脂血症等。感染引起的胰腺炎一般为轻型胰腺炎。

重症急性胰腺炎的发病机制并未完全阐明，目前的共识是胰酶消化自身胰腺和消化周围组织所引起的化学性炎性反应而引发胰腺炎。胰蛋白酶和抗胰蛋白酶系统、磷脂酶A2和血栓素A2、胰腺血循环障碍、氧自由基、细胞膜的稳定性以及内毒素等，在急性胰腺炎的发病机制中起了重要作用。近年来认为炎症介质、肠道屏障的破坏和微循环障碍在SAP的进程中起着很重要的作用。①炎症介质：SAP时机体产生大量炎性细胞因子，同时对其失去正常控制，从而形成自身放大的连锁反应，产生更多的内源性有害物质，组织细胞功能广泛破坏，引起全身反应综合征（SIRS），并最终导致多器官功能障碍综合征（MODS）。参与全身炎症反应的炎症介质主要有细胞因子、血小板活化因子（PAF）、磷脂酶A2、花生四烯酸代谢产物等。②肠道屏障的破坏：SAP时，细胞因子和炎症介质使肠道黏膜通透性升高，肠道黏膜屏障破坏引起细菌移位；此外SAP时，广谱抗生素的使用破坏肠道菌群平衡，引起致病菌的生长，长期禁食和全胃肠外营养使肠道黏膜萎缩，细菌生长、移位。③微循环障碍：SAP时，应激反应、血流动力学改变和炎症介质的作用使胰腺的血流灌注减少，引起微循环障碍，而微循环障碍导致的缺血缺氧和缺血再灌注损伤在SAP及胰外器官损伤中起重要作用。

二、病理及分型

急性胰腺炎可以分为轻型急性胰腺炎（即传统的急性水肿型胰腺炎，占绝大部分）和重型胰腺炎（即传统的急性出血坏死型胰腺炎）两种，重型胰腺炎多累及心血管、呼吸、肾脏等系统。轻型胰腺炎胰腺局限或弥漫性水肿、充血肿大、炎性细胞浸润、包膜紧张。重型胰腺炎组织结构破坏显著，呈现高度充血水肿，大片出血坏死，炎性细胞大量浸润，胰周脂肪组织坏死而形成皂化斑，腹腔内渗出可有混浊恶臭液体，后期可继发感染、胰腺脓肿。

三、临床表现

儿童急性胰腺炎的症状和体征多种多样，大部分多表现为腹痛伴有呕吐，腹部压痛和腹胀，腹痛可在24～48小时内急剧加重。部分患儿可出现发热、心率加快、黄疸、低血压、腹肌紧张、反跳痛和肠鸣音减弱。在重症急性胰腺炎患儿有时可看到脐部或腰部皮肤出现青紫块，前者称为Cullen征，后者称为GreyTurner征，为外溢的胰液穿透腹部、腰部肌肉，分解皮下脂肪，引起毛细血管出血所致。轻型胰腺炎临床过程平稳、死亡率低；重型者病情凶险、死亡率高，由于易并发全身炎症反应综合征、急性呼吸窘迫综合征、弥散性血管内凝血、消化道大量出血、全身或腹腔感染和多脏器功能障碍，因此病死率很高。

四、实验室及特殊检查

(一)淀粉酶

血清淀粉酶的测定对诊断急性胰腺炎有临床意义,但其高低与病情无明显相关性,血清淀粉酶水平较正常升高 3 倍以上就可考虑为胰腺炎。血清淀粉酶在起病 2～12 小时即升高,48 小时达到高峰,3～5 天逐渐恢复正常;尿淀粉酶在发病 12～24 小时升高,持续时间在 5 天以上。

(二)血脂肪酶

在发病 4～8 小时升高,24 小时到高峰,8～14 天降至正常,较淀粉酶升高的持续时间长,这对诊断有重要的临床意义,尤其对血清淀粉酶恢复正常的患儿具有较高的诊断价值。

(三)腹部 B 超

在发病初期 24～48 小时行 B 超检查,可以初步判断胰腺的形态学变化,同时有助于判断有无胆道疾病。但是由于受到胰腺炎时胃肠道积气的影响,有时超声检查不能对胰腺炎作出准确判断。

(四)CT 检查

CT 扫描及增强 CT 扫描是目前急性胰腺炎诊断、分期、严重度分级及并发症诊断最准确的影像学方法。CT 影像上胰腺炎性反应的严重程度分为 A～E 级。A 级,影像学为正常胰腺(0 分);B 级,胰腺实质改变,包括胰腺局部或弥散性增大,胰腺内小范围的积液(侧支胰管或直径＜3 cm 的胰腺坏死所致);C 级,胰腺实质及周围的炎性反应改变,除 B 级所述胰腺实质的变化外,胰腺周围软组织也有炎性反应改变;D 级,胰腺外的炎性反应改变,以胰腺周围改变为突出表现而不是单纯的液体积聚;E 级,广泛的胰腺外积液或脓肿,包括胰腺内显著的积液、坏死,胰腺周围的积液和脂肪坏死,胰腺脓肿。将 CT 检查严重程度的得分称为 CT 严重指数,其与预后密切相关。

五、并发症

(一)急性液体积聚

常发生于疾病早期,为胰腺内或胰周无囊壁包裹的液体积聚,多能自行吸收,少数发展为假性囊肿或胰腺脓肿。

(二)胰腺及胰周组织坏死

指胰腺的局灶性或弥漫性坏死,伴胰周组织脂肪坏死。目前增强 CT 是判断胰腺坏死的最佳方法。

(三)胰腺假性囊肿

为胰腺炎后形成的有纤维组织或肉芽囊壁包裹的液体积聚,多数经影像学检查确定。

(四)胰腺脓肿

多数情况下由局灶性坏死液化继发感染而形成,常发生于重症急性胰腺炎的后期。有脓液存在,细菌或真菌培养阳性是区别于感染性坏死的特点。

六、诊断与鉴别诊断

诊断急性胰腺炎一般需符合以下 3 条中的 2 条:①具有急性胰腺炎特征性腹痛;②血淀粉酶和/或脂肪酶升高至正常值上限的 3 倍以上;③具有急性胰腺炎特征性的 CT 表现。重症急性胰腺炎指胰腺炎伴有器官衰竭和/或局部并发症,器官衰竭指休克、肺功能不全、肾衰竭或胃肠道出血。

七、治疗

目前小儿 SAP 的治疗也强调以非手术为主的综合治疗原则,主要包括支持治疗、加强监护、镇痛解痉、胰腺休息、防治感染、营养支持、中药治疗。近年来持续血液净化也被应用于重症急性胰腺炎的治疗中。

(一)支持治疗

支持治疗尤其是防止低氧血症和保证充分补液,是治疗的关键。推荐于第一个 24~48 小时给予氧疗,尤其是应用麻醉剂镇痛者。低血容量可累及胰腺微循环,是重症(坏死性)胰腺炎发生的主要原因,且可引起肠缺血,导致肠道通透性增加,是继发胰腺感染的重要原因。有大量试验证据显示早期的积极补液和改善氧供可提高生存率。临床上液体补充是否充分可通过监测生命体征、尿量和中心静脉压来判断,并根据血气结果,调整和补充钾、钙离子及纠正酸碱失衡,应注意输注胶体物质和补充微量元素、维生素。同时,对急性胰腺炎患儿应加强监护,出现器官功能不全特别是持续性低氧血症、静脉输液无效的低血容量和肾功能不全(如 Cr>0.1 mmol/L)者应立即转诊 ICU。在发病早期,观察的重点应放在循环系统,防止和纠正休克;同时注意监测血氧饱和度,保持呼吸道的通畅;监测肾功能,每天复查肌酐和尿素氮,观察尿量和尿比重变化;密切观察腹部体征的变化,对大量血性腹水可考虑腹腔穿刺灌洗。病情稳定后,若腹部及其他体征和症状再次加重,应考虑感染的可能,复查血常规和腹部 CT 或 B 超,必要时做腹腔穿刺、抽液培养。

(二)胰腺休息

禁食、胃肠减压可缓解腹胀、呕吐,更重要的是减少胃液、胃酸对胰酶分泌的刺激,从而减少胰酶和胰液的分泌,使胰腺得到休息。此外可使用药物来抑制胰腺的分泌,常用的药物有以下几种。①抗胆碱能药物:阿托品、山莨菪碱;②抑制胃酶药物:雷尼替丁、法莫替丁、奥美拉唑等可减低胃酸的分泌,并有抑制胰酶的作用;③抑制胰蛋白酶活性药物:抑肽酶、加贝酯等。近年来,生长抑素(奥曲肽、施他宁)已较广泛应用于 SAP 的治疗。乌司他丁作为一种广谱的胰酶抑制剂和膜稳定剂,也已广泛用于临床治疗该病,(10~20)万 U/d。疼痛剧烈时考虑镇痛治疗,包括每 2~4 小时予哌替啶 1 mg/kg 和吗啡 0.1 mg/kg,吗啡的止痛持续时间较长。

(三)抗生素的使用

临床研究揭示:40%~70%的重症急性胰腺炎有继发感染,且死亡病例中 80%与感染有关。此外,重症急性胰腺炎还可并发腹腔脓肿、呼吸道和尿路感染及败血症。因此,重症急性胰腺炎患者及时、合理抗感染对改善预后极为重要。抗生素的应用应遵循:抗菌谱为革兰阴性菌和厌氧菌为主、脂溶性强、有效通过血胰屏障等三大原则。三代头孢菌素、哌拉西林、亚胺培南、喹诺酮类抗生素(环丙沙星、氧氟沙星)对重症急性胰腺炎的抗感染均有较好疗效;碳青霉烯类抗生素在治疗重症急性胰腺炎方面优于喹诺酮类;而甲硝唑类对厌氧菌有效,且脂溶性大,可与上述两种抗生素合用,是目前公认的辅助性抗炎药。CT 或 B 超引导下行胰腺细针抽吸做细菌培养,可为抗生素的选择提供新的依据。

(四)血液净化

血液透析/滤过治疗可直接清除血浆中的胰酶等,通过一定孔径的滤膜选择性地清除血浆中小于滤膜孔径的抗炎和致炎炎症递质和细胞因子,从而降低全身炎症反应强度和胰腺损害,使病情得到控制和好转,是目前早期清除重症急性胰腺炎患者血浆中胰酶、炎症递质和细胞因子的最有效方法。而且它能排出体内过多的水分,减轻组织间质水肿,改善组织的氧利用,清除代谢产物,纠正水、电解质、酸碱失衡,维持内环境稳定,为营养与支持创造条件,改善心、肺、肾、肝脏等器官的功能。有研究者等分析了有关重症急性胰腺炎治疗的文献,结果显示早期血液滤过治疗重症急性胰腺炎有明显疗效,不仅降低了总体病死率,提高了总体治愈率,而且有效地缩短了患者住院时间,降低了治疗后中转手术治疗率。血液滤过能更快地改善重症急性胰腺炎发病后腹痛、腹胀的局部症状而缓解病情。此外,重症急性胰腺炎早期死亡的主要原因为并发多器官功能衰竭,而晚期死亡的主要原因为并发感染,早期血液滤过治疗明显降低了多器官功能衰竭和感染的发生率。但目前在血液净化治疗重症急性胰腺炎领域尚有不少问题有待解决,如治疗机制、治疗指征、时机和剂量的合理选择等。

(五)营养支持

急性胰腺炎患者处于高度应激状态,分解代谢亢进,多呈负氮平衡,从而对并发症的易感性增强。营养治疗的目的是要在不刺激胰腺分泌和不加剧胰腺自身消化的基础上,满足新陈代谢的需要,提高机体对多因素刺激的耐受性。对于轻、中型的急性胰腺炎,一般在病程的4天内即能进食,不需要空肠营养或静脉营养。对于重症急性胰腺炎,根据病情发展和转归,分阶段选择营养途径及方式。在疾病早期,肠外营养是重症急性胰腺炎早期较为理想的营养支持方式,目前认为,急性胰腺炎患者应用含脂肪乳剂的肠外营养是安全、有效的,但在静脉营养使用过程中需监测甘油三酯水平。长期肠外营养及禁食状态会导致肠道黏膜萎缩,肠道通透性增加,肠道细菌和内毒素移位,触发MODS的发生,并导致胰腺二次感染,甚至胰腺坏死。因此在经过动态CT扫描等检查明确胰腺坏死灶局限、炎症减轻、渗出消退、无继发感染、胃肠功能恢复、全身状况稳定的条件下应尽早开始肠内营养。肠内营养的给予有3种主要途径:①经鼻空肠置管;②经皮内镜空肠造瘘;③术中空肠造瘘。经鼻空肠置管因其无创性应用较广泛,但在小年龄儿童,经鼻空肠置管较困难。肠内营养的实施宜从小剂量开始,循序渐进,根据患者的代谢情况,调整肠内营养的剂量,最好应用输液泵控制连续滴注,病情稳定后可过渡到口服饮食。

(六)中药治疗

中医药可通过清洁肠道、促进肠道动力恢复、维护肠道黏膜屏障和保护胰腺、抑制胰酶活性、减少炎性细胞因子的释放、抗氧化和清除自由基及改善微循环障碍来延缓病情恶化并促进疾病的恢复。对不需胃肠减压的患者实行"禁食不禁中药"的原则外,对必须进行胃肠减压的患者,可以定时从胃管鼻饲中药,将胃肠减压与鼻饲中药结合起来。常用中成药复方清胰汤加减,酌情每天3~6次,注入后夹管2小时;单用生大黄15 g沸水化开、滤渣,胃管内灌注,每天2次;芒硝腹部外敷,每次500 g,1周左右更换。

(七)手术治疗

急性胰腺炎患者仅少数需要手术,要严格掌握手术的指征和时机。在疾病早期,若存在以下情况可考虑手术治疗:①有顽固性呼吸和心血管功能障碍,非手术治疗不能缓解者;②不能控制的胰腺出血;③积极非手术治疗,症状体征不缓解并加重,且B超或CT显示胰外浸润扩大;④合并胃肠穿孔者;⑤诊断不明,不能排除其他外科急腹症者。胆总管嵌顿结石宜在病情稳定后施行内镜逆行胰腺(导管)插管术(ERCP)切开乳头取石。在疾病后期,胰腺和胰周坏死组织感染或脓肿形成是手术治疗的绝对指征;其他如假性囊肿巨大有压迫症状或引起消化道梗阻、进行性胀大有破裂倾向等也是手术指征。

(吴园园)

第十一节　急性阑尾炎

急性阑尾炎发病率虽较成人低,但仍是小儿外科急腹症中最常见的疾病。新生儿罕见,5岁以后随年龄增长为发病高峰。小儿急性阑尾炎病情发展快,症状不典型,容易误诊和发生穿孔,文献报高达40%,因而早期诊断和治疗极为重要。

一、病因

(一)解剖因素

小儿阑尾的生长比系膜快,容易扭曲,呈盲管状,容易因引流不畅而发生炎症。当肠内容物、异物、小的肠石等进入阑尾腔后易发生梗阻。阑尾动脉是终末血管,腔内压力高血运易受阻碍,坏死穿孔率较高。小儿大网膜发育差,穿孔后不易包裹局限,易形成弥漫性腹膜炎。

(二)细菌侵袭

阑尾黏膜损伤、破溃时,肠道细菌可直接侵犯而产生炎症,也可因上呼吸道感染等其他部位的多血流进入阑尾。阑尾黏膜下淋巴组织丰富,血液中的细菌未被滤过而停留在阑尾壁内淋巴组织导致炎症。儿童的急性阑尾炎多由金黄色葡萄球菌、大肠埃希菌及链球菌感染引起。近来晚期穿孔者病例报告感染较多,最常见的是脆弱拟杆菌。

(三)免疫因素

临床发现化脓性阑尾炎发作前有病毒感染的病史,有人认为这是病毒感染抑制机体免疫功能,内细菌过度繁殖而发生炎症。

(四)神经反射

因精神紧张、生活环境的改变等因素,使受神经支配的阑尾肌肉和血管发生反射性痉挛,导致环障碍并加重阑尾腔梗阻,引起阑尾急性炎症。

二、病理

根据阑尾炎症病理发展过程,可分为4种类型。

(一)卡他性阑尾炎

病变主要在黏膜。阑尾表面充血、水肿,可有少量纤维素渗出物。黏膜充血、水肿,黏膜下层有多核细胞及嗜酸性粒细胞浸润,且有淋巴滤泡增生。

(二)化脓性阑尾炎

病变累及浆肌层,阑尾红肿明显。黏膜及浆肌层均有炎性浸润、破坏,黏膜面溃疡明显,阑尾腔内可积液或积脓,张力增高后可并发穿孔。婴幼儿的阑尾化脓性病变不重,而阑尾周围可出现较多脓性分泌。

(三)坏疽性阑尾炎

阑尾壁全层广泛坏死呈暗紫或黑色。阑尾硬肿,浸润广泛。由于炎性渗出及脓性物刺激,阑尾粘连。阑尾系膜明显水肿,可有血管栓塞。常可穿孔而导致腹膜炎

(四)梗阻性阑尾炎

阑尾仅有轻度充血,但腔内有蛔虫、蛲虫、肠石、异物而形成梗阻。组织切片仅见嗜酸性粒细胞浸润及淋巴滤泡增生。小儿阑尾炎的浆膜外反应较成人早,渗出液较多。年龄越小,反应越早。因而,婴幼儿阑尾炎虽未穿孔,腹腔内也可见有一定量的渗出液。

三、临床表现

(一)全身反应

1.精神异常

病变初期多表现为烦躁和哭闹,继而由于炎症和疼痛的刺激引起大脑皮层的抑制可出现精神不振、无力、活动减少、嗜睡等。

2.发热

婴幼儿一般均有发热,体温可达 39～40 ℃,少数营养差并发阑尾穿孔腹膜炎的患儿可能出现体温下降,提示病情危重。

(二)腹部及消化道症状

1.腹痛

较大儿童的典型病例,可与成人一样诉说有转移性右下腹痛的病史。初期上腹部有轻度疼痛,逐渐阵发性加重,数小时后炎症累及阑尾壁浆膜时,疼痛由上腹、脐周、转入右下腹阑尾部位。年龄越小,症状愈不典型。

2.恶心、呕吐

早期呕吐多是胃肠反射性反应,呕吐物多为食物。较晚期患儿出现呕吐系腹膜炎所致,呕吐物可含胆汁、胃肠液,呕吐量多。婴幼儿阑尾炎时,呕吐往往出现于腹痛前。

3.腹泻、便秘

小儿阑尾炎常发生稀便或腹泻,这可能与盆腔阑尾炎或盆腔内积脓刺激肠道及直肠,或合并肠炎等因素有关。个别患儿可因发热、呕吐及体液丢失而出现便秘。

(三)体征

1.固定的体位

由于盲肠转动或下垂可加剧疼痛,因此患儿选择某一疼痛最轻的体位很少改变,如侧屈髋位。

2.腹部体征

腹部体征包括以下几方面:①腹部压痛。小儿由于盲肠移动性较大,阑尾位置不固定,有时压痛可在右中腹、脐部附近、下腹中部,穿孔腹膜炎时全腹压痛。②反跳痛。炎症刺激腹膜后可出现反跳痛。③腹肌紧张。阑尾炎症弥漫形成周围及腹膜炎时,腹肌反射性收缩引起肌紧张。婴幼儿腹肌发育不完善肌紧张不如年长儿明显。阑尾穿孔腹膜炎可出现全腹性肌紧张。小儿不合作,哭闹可干扰腹肌紧张的检查,因此需分散小儿注意力,反复检查,必要时可使用适量镇静剂待小儿安静后进行检查,以确定腹肌紧张程度。④皮肤过敏。有些阑尾炎早期患儿合并阑尾腔梗阻,右下腹皮肤可出现感觉过敏,蛲虫性阑尾炎患儿更明显,这是内脏、躯干神经相互反射的表现。⑤多数患儿可有腹胀,听诊肠鸣音减弱,年龄越小越明显。⑥阑尾周围出现脓肿时右下腹可扪及包块,较大包块可触及波动感。

3.其他体征

其他体征包括:①直肠指诊可有右前方触痛,甚至可触及肿胀的条索状阑尾。②腰大肌试验患儿左侧卧位,右髋过伸,腰大肌受到刺激疼痛,盲肠后位阑尾更明显。③闭孔肌试验患儿仰卧,屈血并内旋右髋关节后出现右下腹疼痛,是由于较长阑尾尖端刺激闭孔内肌所引起的疼痛。④Rovsing 征在小儿诊断上帮助不大。

(四)实验室及其他检查

1.血常规

白细胞数往往 $10 \times 10^9 /L$,中性粒细胞可高达 80% 以上。

2.尿常规

一般无特殊,但有时阑尾炎刺激输尿管或膀胱后尿常规可见少量红细胞和白细胞。

3.X 线检查

有利于排除肠穿孔、肠梗阻。

4.B 超

可发现肿大变形的阑尾及阑尾脓肿。

5.血清 C 反应蛋白(CRP)

有助于坏疽及穿孔性阑尾炎的诊断。

四、诊断

根据典型的转移性右下腹痛史及压痛、反跳痛、腹肌紧张体征,结合实验室检查白细胞升高等情况,一般可以作出诊断。婴幼儿或临床表现体征不典型者需反复、耐心、多次检查,有时需根据动态观察结果才能诊断。在检查时需注意以下方面。

能说话的患儿要在家属的配合下尽量争取合作,正面回答医师的询问,了解发病的时间,疼痛的性质。检查时注意手和听诊器都不要太凉。观察患儿的精神状态,如精神愉快,嬉笑自然,活动多而灵巧,触诊腹部时压痛位置不固定或不能肯定有肌紧张时不急于手术。

采用对比检查腹部方法:①检查者两手分别按压左、右下腹,并交替加重用力,观察患儿哭闹反应,如下重压哭闹明显加剧,则以同样方法按压右上或右下腹进行对比;②患儿母亲握住患儿一手(一般握右手),允许另一手自由活动,同上述方法交替按左、右下腹,如患儿用自由手抵抗检查右侧按压说明右侧有压痛;③检查者一手重压右下腹痛点,患儿全力抵抗右侧按压之手,检查者另一手乘机按压全腹其他各处,如患儿均置之不理,则可知除右下腹外它处无压痛。为了明确压痛紧张的固定性,检查至少反复三次,第一次常选择在就诊时,第二次在血常规检查后,第三次在初步处理后(处方或收入院)。三次检查中最好有一次检查是在安静或安睡时,必要时可在使用镇静剂后进行检查。睡眠后皮肤痛觉过敏消失,对深压痛与肿块检查较重要。小儿骨盆小,直肠触诊与检查下腹比成人便利,可了解阑尾肿胀浸润的程度与范围。

诊断仍困难时,可考虑腹腔穿刺检查 X 线检查。右下腹抽出液为血性、臭脓性或涂片有大量的细菌者为坏疽性阑尾炎。脓稀无臭,有脓球而无细菌者无需急诊手术。穿刺未得渗液时,可注入50 mL生理盐水再吸出检查。X 线检查对鉴别诊断肠梗阻、坏死性肠炎、胃肠穿孔有帮助。

五、鉴别诊断

(一)肠痉挛症性腹痛

病因不明,好发于学龄儿,常突然发生腹痛,呈剧烈绞痛,持续时间不长,多为 $10 \sim 20$ 分钟,很少超过2 小时。体检腹软,偶有压痛但不固定,也无发热或白细胞数升高。此症发生率比阑尾炎高,不需手术,无须特殊治疗,一般均可自愈,但可反复发作。

(二)肠系膜淋巴结炎

多与上呼吸道感染同时存在,腹痛较阑尾炎轻,多无阵发性加重,病程发展较慢,压痛不固定,主要在脐周,无明显腹肌紧张,反复腹部检查可确诊。本症不需手术,因此对鉴别困难体征较轻的患者,可暂用抗生素观察治疗数小时。

(三)急性胃肠炎

常有不洁生凉饮食史,腹痛呈阵发性、痉挛性,多位于脐周、上腹或下腹,无固定压痛点及腹肌紧张,有腹泻。

(四)美克耳憩室炎

症状体征与阑尾炎相似,如病情允许,可作放射性核素扫描,如显示有异位黏膜的梅克耳憩室影可确诊。鉴别确有困难需手术时应作探查切口,术中如发现阑尾正常,应常规探查末端回肠100 cm 范围,找到憩室后予以切除。

六、治疗

(一)治疗原则

阑尾炎诊断明确,尽可能早期手术。但就诊3天以上症状无恶化及家属拒绝手术或其他特殊原因时,可用药物治疗。

阑尾脓肿以药物治疗为主。在药物治疗中需密切观察发热、疼痛、压痛范围等是否趋向好转。病情加重应手术引流,并发肠梗阻者引流脓肿后可得到缓解。

患儿观察3天以上症状稳定好转,显示腹膜炎已局限,双合诊又能摸到浸润块,应避免手术,以免感染扩散。待自然吸收或脓肿形成后再酌情引流或延期进行阑尾切除术。

(二)抗生素治疗

常选针对球菌和革兰阳性杆菌及厌氧菌的药物。临床上目前小儿多用青霉素及氨苄西林、头孢类和甲硝唑静脉注射。如有药敏试验结果则根据药敏情况选用抗生素。

(三)手术方法

1.尽量选麦氏切口

切除阑尾后应清除腹腔脓液,阑尾病变不明显者需探查回肠末端100 cm(防止梅克尔憩室炎被遗漏)及盆腔器官。

2.放置腹腔引流

适应证:①阑尾穿孔,腹腔积脓、坏疽性阑尾炎;②阑尾残端处理不满意而影响愈合者;③切除阑尾或分离阑尾粘连后渗血不止可放置香烟引流或纱布填压引流;④已局限的阑尾脓肿。

(四)腹腔镜阑尾切除

小儿腹腔镜阑尾切除术在国内、国外均有大宗病例报告,目前大多医院腹腔镜阑尾已成常规手术。腹腔镜阑尾切除具有创伤小、患儿痛苦少、术后肠功能恢复快、住院时间短、腹部创口疤痕小等优点。小儿腹腔镜多选用穿刺 Trocar,直径 5～10 mm,手术操作时气腹内压保持在 1.1～1.3 kPa(8～10 mmHg),手术时间在 30 分钟左右。

(吴园园)

第七章

小儿泌尿系统疾病

第一节　小儿血液透析疗法

一、小儿透析指标

(一)小儿急性肾衰竭(ARF)透析指征

(1)血生化指标 BUN＞28.56 mmol/L,Scr＞530.4 μmol/L),血钾＞6.5 mmol/L 或心电图有高钾表现、严重酸中毒。

(2)尿毒症症状明显、少尿 2～3 天、有周围神经或精神症状者。

(3)心力衰竭、肺水肿。

(4)化学毒物或药物中毒。

(二)小儿慢性肾衰竭(CRF)透析指征

(1)肌酐清除率(Ccr)＜10 mL/min。

(2)或在某些情况下虽然 Ccr＞10 mL/min,但出现营养不良、水潴留或电解质紊乱等严重合并症时,也应当开始肾脏替代治疗。

二、小儿常用透析疗法

(一)血液透析

血液透析是血液经体外循环进入血液透析器,通过透析膜与透析液间形成溶质浓度梯度差,以弥散方式使水分及一些小分子物质清除。

(二)血液灌流

血液灌流是通过体外循环使血液通过具有广谱解毒效应的吸附装置,清除内源性或外源性毒物或药物。因为灌流器能对多种化合物有很强的亲和吸附作用,尤其适用于脂溶性高、易与蛋白结合的药物或毒物。其设备要求及操作简单。适用于基层医疗单位的现场急救。

(三)HP 联合 HD

用于治疗急性中毒引起的 ARF。一般采取灌流器在前、透析器在后的串联方式,以免经透析器脱水后,血液浓缩,使血流阻力增大,而易致灌流器凝血。HP 与 HD 联合应用既能清除水分和尿毒症毒素,也能清除毒物。

(四)连续性动-静脉血液滤过

连续性动-静脉血液滤过(continuous arteriovenous hemofiltration,CAVH)通过模仿肾小球的滤过原理,将动脉血或静脉血引入具有良好通透性的半透膜滤过器中,血浆内的水分和溶于其中的中小分子量(5 000 Da 以下)的溶质以对流的方式被清除。由于 CAVH 体外循环血量少,血流速度相对较慢,可在床边进行,特别适合于不能耐受血液透析的危重患儿及婴幼儿,采用 CAVH 后还可不必顾虑液体入量的限制。

(五)连续性动-静脉血液滤过透析

连续性动-静脉血液滤过透析(continuous arteriovenous hemodiafiltration dialysis,CAVHD)是在血液滤过的基础上在滤器外膜增加透析液,靠膜两侧的溶质浓度差所产生的弥散作用,进一步增加溶质的清除。

(六)血浆置换

血浆置换(plasma exchange,PE)是将患儿血液引入血浆交换装置,分离血细胞与血浆,弃去血浆,补充与弃去血浆等量的正常新鲜血浆或血浆代用品、电解质等生理平衡液。血浆置换适用于清除与血浆蛋白结合率高(>60%),又不易被血液透析或血液灌流所清除的药物、毒物或其他致病因子。

透析治疗能成功地替代肾脏排泄水分和代谢废物、调节电解质平衡、纠正酸中毒,很多患者依赖透析长期存活。目前多主张,是否开始透析并不是看血 BUN 或肌酐的浓度,而是看患者有无尿毒症症状或严重的水和电解质紊乱。由于小儿年龄和引起肾衰竭的病因不同,所采用的透析疗法各异,随之遇到的问题也不同,本节主要介绍血液透析。

三、小儿血液透析注意事项

(一)建立血管通路

采用小儿单、双腔导管,行经皮股静脉插管,建立暂时性血管通路。同时行左上肢桡动脉-头静脉吻合术,待 4~6 周后动静脉内瘘成熟即拔除股静脉留置导管,穿刺内瘘行血液透析治疗。选用 17G 内瘘穿刺针,血流量通常为 3~5 mL/(min·kg)。

(二)抗凝

对有出血倾向者采用无肝素透析,其余使用全身肝素化方式透析,首次用量 30~50 U/(h·kg)。

(三)透析时间

根据小儿病情、体重、透析耐受情况、透析效果等决定透析时间。一般每周 1~3 次,每次 3~4 小时。

四、透析常见并发症及处理办法

(一)建立血管通路困难

遇到的困难主要是对于 3 岁以下的低龄小儿,尤其是 1 岁以内的婴儿,血管纤细,不合作,建立有效的血管通路比较困难。国外学者测量婴儿的股静脉直径为 $0.87±0.16$ cm,其可采用小儿用双腔导管单侧股静脉穿刺或单腔导管双侧股静脉穿刺,我们通常采用 6Fr 单针双腔血液透析管单侧股静脉或颈内静脉穿刺,插管在手术室全麻下进行,PICU 内重症患儿在床边进行。国内学者采用 7Fr 单针双腔血液透析管,5 kg 以下儿童股静脉插管、5 kg 以上的颈静脉插管建立血管通路。另外，一次性静脉留置针直接动、静脉穿刺置管法也适合小于 3 岁的幼儿，留置针通常选用成人或小儿 14～18G 型留置输液针，血流量可达 100～300 mL/min，对小儿血流量已足够。

(二)低血压

低血压是小儿 HD 最常见的并发症，主要原因是血容量不足。婴幼儿血容量约 80 mL/kg，血液净化体外血路总容量（血路管道＋透析器/灌流器）不应超过患儿血容量 10％，主张采用小儿专用的血管通路，然而目前临床常采用成人血管通路，其容量一般为 110～130 mL，连同灌流器/透析器体外血容量约为 220 mL，如按常规方法上机，可造成患儿严重的血流动力学紊乱，最常见的是低血压。

另一办法是根据患儿体重不同，上机时用同型血液、血浆及生理盐水预充血路，总预充量 100～200 mL，以保证体外循环血量小于总血容量的 10％（约 8 mL/kg）。透析过程中发生低血压时，可经静脉管道快速注入生理盐水，减慢血流量和降低超滤，能很快缓解低血压。如遇急性肺水肿或严重水超负荷，在不影响血压的情况下，尽量不预充，透析结束时盐水可少量回输体内，必要时采用空气回血，减少液体入量，但不应超过患儿血容量的 10％。如果高血压的患儿在透析中经常出现低血压，在透析当日可不口服降压药。一切血液透析过程应在血压、心率监护下进行。

(三)失衡综合征

通常发生在最初几次透析过程中，轻者表现为头痛、恶心呕吐，重者可抽搐、昏迷，婴幼儿可表现为癫痫发作。目前有尿素梯度学说和脑细胞酸中毒学说解释透析失衡综合征的发病机制：血液透析快速清除尿素等小分子毒素，血浆渗透压下降，导致脑细胞内外的渗透压梯度形成，水分向脑细胞内转移；透析过程中细胞外液酸中毒快速纠正，脑细胞内的氢离子不能及时排出，导致脑细胞内外的 pH 梯度，水分向脑细胞内转移，两种因素引起脑细胞水肿而表现相关的临床症状。

透析失衡综合征的好发因素：①新近开始透析；②血液中的毒素水平很高；③严重代谢性酸中毒；④使用大面积透析器，血流速度太快，透析时间过长及脱水太快；⑤既往有中枢神经系统疾病。

其防治措施是首次透析时间不宜超过 2 小时，增加透析次数，对严重氮质血症患儿，可适当提高透析液钠浓度(140～145 mmol/L)；症状轻者可吸氧，静脉注射 50％葡萄糖或 3％氯化钠提高血浆渗透压，给予镇静剂如苯巴比妥 5 mg/kg 或地西泮 0.3～0.5 mg/kg 缓解症状；症状重者，应停止透析，静脉滴注 20％甘露醇。

(四)高血压

儿童急、慢性肾衰竭时常伴有高血压。肾衰竭患儿所发生的高血压既可以是原发病所致，又可以是肾衰竭的并发症。高血压一方面可促进肾损害、加重肾衰竭；另一方面又可导致心、脑等靶器官的严重损伤。因此，应十分重视肾衰竭时高血压的治疗。

高血压常见因素：①失衡综合征，出现于透析后半程或透析刚刚结束后；②脱水可能导致血液中某些缩血管活性物质浓度增加；③高钙透析液增加动脉血管张力和心肌收缩力；④低钾或无钾透析液直接引起血管张力增加；⑤降压药物的清除，多数血管紧张素转换酶抑制剂和大部分 β 受体阻断剂可以被透析清除，而钙离子拮抗剂和 ATI 受体阻断剂一般不被清除。

1.急性肾衰竭时高血压的治疗

儿童 ARF 时的高血压更多的原因是由于原发病所致，如急性肾小球肾炎、急进性肾炎、狼疮性肾炎、紫癜性肾炎和溶血尿毒综合征等疾病本身可以导致高血压。治疗原则如下。

(1)选择降压药物:对由于原发肾脏病所致的高血压,可选用 ACEI、ARB、钙通道阻滞剂、β受体阻滞剂和血管扩张剂(哌唑嗪)等。往往需多种药物联合,以各自较小剂量情况下达到满意控制血压,而药物不良反应可明显减轻。应根据药物在肾衰竭时的半衰期改变、可透析性来决定药物的单次剂量、间隔时间和给药时机。对一些病因如急性肾小球肾炎、肾病综合征等所致的 ARF 及 ATN 的早期,可试用大剂量呋塞米。若是 ATN 已形成,即使应用强力袢利尿剂亦不能产生利尿效果,且可能加重肾功能的损害,故应避免滥用。

(2)严格控制钠水摄入,控制透析间期体重的过度增长。

(3)血液透析:严重高血压不能药物控制时,是进行透析的强指征。通过血液透析,去除机体过多的血容量负荷,而达到降压目的。对尚未开展常规血液净化的单位或患儿不适宜搬动的,无主机床边连续静脉血液透析滤过,也是一种很好的选择。

2.慢性肾衰竭时高血压的治疗

当肾病患儿发展到终末期肾病时,高血压更加显著,几乎所有的患儿在需要肾脏替代治疗前都会发生高血压。高血压能加速肾衰竭的进展已被公认。临床上习惯将高血压分为容量依赖型、肾素(血管紧张素)依赖型,以及两者兼有的混合型。血液透析患儿高血压的发生率显著高于腹膜透析患儿,腹膜透析患儿的高血压较血液透析患儿的高血压容易控制。大多数患儿的高血压与透析时体液排出量不足或液体摄入量限制不严有关,因此,减少体液量是最有效的治疗。治疗原则如下。

(1)通过透析减少容量负荷:通过血液透析超滤或采用序贯单纯超滤和透析,将体重降至干体重。一旦水肿得到纠正,就需要根据透析后体重、血压情况,重新确定干体重。

(2)维持和调整干体重:血液透析患儿在两次透析之间,体重的增加不应超过 2.0 kg/1.73 m^2,并应限制钠的摄入少于 2.0 g/d。如必要时,钠水的摄入可进一步减少。若用此法患儿透析期间的体重就能控制,则每次透析时就能很容易地除去过多的水分,而血压也不会明显地波动。干体重降低(如进食减少或体力消耗),水潴留已不明显,需重新确定干体重。

(3)口服降压药。

(4)对促红细胞生成素(EPO)引起的高血压,应减少 EPO 剂量或停用 2～4 周再用最少量维持。若出现高血压脑病或癫痫先兆症状(严重头痛、视物模糊等),应停用 EPO,并加强降压治疗。

(五)出血

接受血液净化的患儿由于原发病的影响多半存在一定的出血素质,所以在血液透析前应对患儿的凝血功能、出血倾向等进行全面的评估,以选择合适的抗凝方法。

1.肝素

普通肝素仍然是最常用的抗凝药物,半衰期 0.5～2.0 小时,平均 50 分钟。使用方法:透析开始前以肝素盐水(10 mg/500 mL)预冲透析器及管路,闭路循环 15～30 分钟。

(1)如患者凝血机制无异常,体内肝素化首次肝素剂量为 30～50 U/kg,维持量 15～25 U/(kg·h),透析结束前 1 小时停用肝素。

(2)对有出血倾向者减少肝素用量,或采用体外肝素化抗凝法,其原理是动脉端输注肝素,静脉端给予中和量的鱼精蛋白,使肝素的抗凝活性仅发生在体外部分。肝素与鱼精蛋白的中和比例为(0.75～1.5)∶1(平均比例为 1∶1),但应注意本法虽可保证透析期间的安全,但由于鱼精蛋白的半衰期较肝素短,且两者的结合并不稳定,故可在透析结束后 3～4 小时发生反跳现象,甚至引起出血。我们曾有 1 例患儿发生过此现象,经再次给予鱼精蛋白出血停止。

2.低分子肝素(LMWH)

一般出血倾向较轻者如月经期、拔牙后等可以选用 LMWH。由于分子片断明显缩短,与凝血酶(Ⅰa)的亲和力下降,故抗凝作用(致出血)减弱,对血小板基本没有影响。LMWH 半衰期 3 小时左右,且不易被血透清除,透析前一次给药不需追加。

剂量:目前各种低分子肝素制剂均无儿童使用剂量,我们在应用时根据患儿体重及凝血状态,按成人比例相应减少。由于 LMWH 个体化剂量调整比普通肝素困难,对于初次短时透析、重度贫血患儿可仅给半量。需要注意的是 LMWH 出血风险虽小,有时仍可导致严重出血,必要时可给鱼精蛋白中和,每 1 mg 中和抗Ⅹa 100 U。我们曾有 1 例 CRF 患儿透析 1 年余,由于感染引起凝血功能下降,使用常用剂量的速碧林则引起明显出血,经给予鱼精蛋白和凝血酶原复合物后出血停止。

3.无肝素透析

对凝血功能严重障碍,如溶血尿毒综合征,血小板明显减少伴有 DIC 的患儿,又必须透析时采用无肝素透析,可同时输入血小板及凝血酶原复合物。

(六)感染

感染是血液净化最常见的并发症之一。感染途径主要是微生物从患儿皮肤沿导管表面上行,另一方面是导管接头污染。我们观察到每当患儿接受血液透析 1 小时或稍长时间出现发热症状或伴有寒战则提示有导管感染的可能。致病菌主要是革兰阳性菌,尤其是金黄色葡萄球菌和表皮葡萄球菌。外周血培养的阳性率仅为 30% 左右,因此血培养阴性不能除外导管感染。

对怀疑导管感染者,首先应抗感染治疗,不急于拔管。拔管指征:①体温超过 38 ℃,未找到其他发热原因;②血培养阳性;③临床有感染征象,抗生素治疗 48～72 小时后仍未缓解者;拔管 24～48 小时后可以在另一侧重新置管。不主张通过导丝在原位更换导管或有计划预防性更换导管。

(七)低钾血症

当选用腹膜透析时,因腹透液中无钾,故适用于高血钾的患儿。对低钾血症患儿或透析过程中出现低钾血症时应及时补钾,应在透析液中加入钾 2～4 mmol/L。

(八)低蛋白血症

CAPD 中蛋白质丢失较多,儿童每天丢失 5～10 g,故限制钾、磷、水的摄入的同时,提高蛋白质摄入 1.2～1.5 g/(kg·d),正常人为 1 g/(kg·d)。

(彭经纬)

第二节 慢性肾小球肾炎

慢性肾小球肾炎是指各种原发性或继发性肾炎病程超过 1 年,伴有不同程度的肾功能不全和/或持续性高血压、预后较差的肾小球肾炎。其病理类型复杂,常见有膜性增殖性肾炎、局灶节段性肾小球硬化、膜性肾病等。此病在儿科少见,为慢性肾功能不全最常见的原因。

一、临床表现

慢性肾小球肾炎起病缓慢,病情轻重不一,临床一般可分为普通型、肾病型、高血压型、急性发作型。

(一)共同表现

1.水肿

均有不同程度的水肿。轻者仅见于颜面部、眼睑及组织松弛部位,重者则全身普遍水肿。

2.高血压

部分患者有不同程度的高血压。血压升高为持续性或间歇性,以舒张压中度以上升高为特点。

3.蛋白尿和/或尿沉渣异常

持续性中等量的蛋白尿和/或尿沉渣异常,尿量改变,夜尿增多,尿比重偏低或固定在1.010左右。

4.贫血

中-重度贫血,乏力,生长发育迟缓,易合并感染、低蛋白血症或心功能不全。

5.其他

不同程度的肾功能不全、电解质紊乱。

(二)分型

凡具备上述各临床表现均可诊断为慢性肾小球肾炎。

1.普通型

无突出特点者。

2.高血压型

高血压明显且持续升高者。

3.肾病型

突出具备肾病综合征特点者。

4.急性发作型

感染劳累后短期急性尿改变加重和急剧肾功能恶化,经过一段时期后,恢复至原来的状态者。

(三)实验室检查

1.尿常规

尿蛋白可从+~++++,镜检有红细胞及各类管型,尿比重低且固定。

2.血常规

呈正色素、正细胞性贫血。

3.肾功能检查

肾小球滤过率下降,内生肌酐清除率、酚红排泄试验均降低;尿素氮及肌酐升高,尿浓缩功能减退。

4.其他

部分患者尿FDP升高,血清补体下降,红细胞沉降率增快,肾病型可示低蛋白血症、高胆固醇血症。

二、诊断

肾小球肾炎病程超过1年,尿变化包括不同程度的蛋白尿、血尿和管型尿,伴有不同程度的肾功能不全和/或高血压者,临床诊断为慢性肾炎。尚需排除引起小儿慢性肾功能不全的其他疾病,如泌尿系统先天发育异常或畸形、慢性肾盂肾炎、溶血尿毒综合征、肾结核、遗传性肾病等。

三、治疗

目前尚无特异治疗,治疗原则为去除已知病因,预防诱发因素,对症治疗和中西医结合的综合治疗。有条件的最好根据肾组织病理检查结果制订其具体治疗方案。

(一)一般措施

加强护理,根据病情合理安排生活制度。

(二)调整饮食

适当限制蛋白的摄入,以减轻氮质血症。蛋白质以每天 1 g/kg 为宜,供给优质的动物蛋白如牛奶、鸡蛋、鸡、鱼等。根据水肿及高血压的程度,调整水和盐的摄入。

(三)防治感染

清除体内慢性病灶。

(四)慎重用药

必须严格掌握各种用药的剂量及间隔时间,勿用肾毒性药物。

(五)激素及免疫抑制剂

尚无肯定疗效。常规剂量的激素和免疫抑制剂治疗无效。但大剂量的激素可加重高血压和肾功能不全,应慎用。

有报道用:①甲泼尼龙冲击疗法。②长程大剂量泼尼松治疗,每天 1.5～2 mg/kg,每天晨服,持续5～23 个月以后减量至 0.4～1 mg/kg,隔天顿服,间断加用免疫抑制剂或双嘧达莫,抗凝治疗,经3～9 年的长程持续治疗,使部分患儿症状减轻、病情进展缓慢,以延长生命。

(六)透析治疗

病情发展至尿毒症时,可以进行透析治疗,等待肾移植。

(彭经纬)

第三节　IgA 肾病

IgA 肾病是 1968 年由 Berger 首先描述的,以系膜增生及系膜区显著弥漫的 IgA 沉积为特征的一组肾小球疾病。其临床表现多种多样,以血尿最为常见。IgA 肾病可分为原发性和继发性两种类型,后者常继发于肝硬化、肠道疾病、关节炎及疱疹性皮炎等疾病,也以肾小球系膜区显著的 IgA 沉积为特点。原发性 IgA 肾病在世界许多地方被认为是一种最常见的肾小球肾炎,而且是导致终末期肾衰的常见原因之一。本节主要介绍原发性 IgA 肾病。

一、流行病学

本病依赖病理诊断,因此其在普通人群中的发病率并不清晰。现有的流行病学资料均是以同期肾活体组织检查乃至肾脏病住院人数作参照对象统计得来的。中华儿科学会肾脏病学组统计了全国 20 个单位,共 2 315 例肾活检标本中,IgA 肾病 168 例,占 7.3%。该病在年长儿及成人中更多见,在原发性肾小球疾病肾活体组织检查中,IgA 肾病在北美占 10% 左右,欧洲 10%~30%,亚太地区最高,我国为 30%,日本甚至高达 50%。

二、病因及发病机制

病因还不十分清楚,与多种因素有关。由于肾组织内有 IgA、C_3 或/和 IgA、IgG 的沉积,因此 IgA 肾病是一种免疫复合物性肾炎,其发病与 IgA 免疫异常密切相关,目前有关研究已深入到 IgA 分子结构水平。

(一)免疫球蛋白 A 的结构与特征

IgA 是一种重要的免疫球蛋白,约占血清总免疫球蛋白的 15.2%,80% 的血清 IgA 是以单体四条链的形式出现,单体间的连接靠二硫键和 J 链稳定。依 α 重链抗原性不同,将 IgA 分为 2 个血清型,即 IgA1 和 IgA2。

IgA1 是血清中的主要亚型,占 80%~90%,IgA2 仅占 10%~20%。IgA1 绞链区比 IgA2 长 1 倍,IgA2 又可分为 IgA2m(1)和 IgA2m(2),尽管血清 IgA2 浓度仅及 IgA1 的 1/4,但分泌液中 IgA2 浓度与 IgA1 相等。在 IgA2m(1)结构中,α 链与轻链间无二硫键,靠非共价键连接,但轻链间及 α 链间则由二硫链相连接。

另一种形式的 IgA 称为分泌型 IgA(SIgA),存在于人的外分泌物中,如唾液、眼泪、肠内分泌物以及初乳中。分泌型 IgA 与血清型不同,它是一个二聚体分子,带一个 J 链和另一个外分泌成分(SC)组成(IgA)2-J-SC 复合物。而血清型则是(IgA)2-J 组成。

J 链由 137 个氨基酸构成,分子量 1 500,是一种酸性糖蛋白,含 8 个胱氨酸残基,6 个与链内二硫链形成有关,而 2 个与 α 链的连接有关。已知 α 链的 C 末端有 18 个额外的氨基酸残基,J 链是通过与 α 链的 C 端的第 2 个半胱氨酸残基与 α 链相连的。两者都是由浆细胞产生,并且在分泌时就连接在一起了。

SC 是由黏膜组织或分泌腺体中的上皮细胞合成的,通过二硫键同人 SIgA 的两个单体 IgA 中的一个相连接,SC 是由 549~558 个氨基酸组成的多肽链,分子量约 7 万,糖基含量高达 20%。其多肽链上有 5 个同源区,每个同源区由 104、114 个氨基酸组成,这些同源区在立体结构上与 Ig 相似。现已知连接到 α 链是在 Fc 区,但精确定位尚不清楚。SIgA 的可能构型:①一种堆加起来的 Y 型排列;②末端对末端的排列,两个 IgA 通过 Fcα 区相连接,组成双 Y 字形结构。

局部组织浆细胞产生的(IgA)2-J 通过:①与上皮细胞基底侧表面的 SC 结合后,形成 IgA-J-SC,转送到一个囊泡中的顶端表面而分泌出去;②(IgA)2-J 经淋巴管进入血液循环,同肝细胞表面的 SC 结合而清除,再经肝细胞的囊泡机制而转送入胆道,并最终进入肠道。

血清 IgA 末端相互连接可形成末端开放的多聚体,而且一个明显的特征是多聚体大小的异质性,血清中 IgA 有 20% 是以多聚体形或存在的,且沉降系数为 10S、13S 及 15S 不等,此外 IgA 有易于同其他蛋白质形成复合物的倾向,这都是由于 α 链的氨基酸残基极易于形成分子间的二硫键。IgA 分子结构的这些特性在 IgA 肾病的发生上有重要意义。

(二)IgA 在肾小球系膜区的沉积

在 IgA 肾病中,IgA 沉积的方式与肾小球的病理变化是相平行的。系膜区的 IgA 沉积伴随系膜增生,毛细血管上的沉积则伴随血管内皮的改变。

引起 IgA 沉积的病理因素有：①抗原从黏膜处进入体内并刺激 IgA 免疫系统，抗原成分范围很广，包括微生物及食物（卵清蛋白、牛血清蛋白、酪蛋白和胶）等；②IgA 免疫反应异常导致高分子量的多聚 IgA 形成；③结合抗原的多聚 IgA 通过静电（λ 链）、受体（FcaR）或与纤维连接蛋白结合而沉积于肾脏，已发现血清中 IgA-纤维连接蛋白复合物是 IgA 肾病的特征；④其他 IgA 清除机制（如肝脏）的受损或饱和。

现有的研究表明，IgA 肾病中在肾小球内沉积的 IgA 主要是多聚的 λ-IgA1，IgA 肾病患者的血清 IgA1、多聚 IgA 和 λ-IgA1 水平均可见增高。患者 B 细胞存在 β-1,3 半乳糖基转移酶（β-1,3GT）的缺陷，导致 IgA1 绞链区 O 型糖基化时，末端链接的半乳糖减少，这一改变可能影响 IgA1 与肝细胞上的寡涎酸蛋白受体（ASGPR）结合而影响 IgA 的清除，而且能增加其与肾脏组织的结合而沉积。

Harper 等采用原位杂交技术研究发现 IgA 肾病肠道黏膜表达合成多聚 IgA 的必需成分 J 链 mRNA 水平降低，而骨髓则升高。此外，扁桃体 PIgA1 产生也增多。由于扁桃体 PIgA 产量远低于黏膜及骨髓，因此，沉积在肾组织中的 PIgA1 可能主要来源于骨髓而非扁桃体及黏膜。

（三）IgA 肾病的免疫异常

对 IgA 肾病体液及细胞免疫的广泛研究，表明 IgA 肾病患者存在免疫异常，包括以下几种情况。

1.自身抗体

Fornesier 等已在肾病患者血清中发现有针对肾脏系膜细胞胞浆大分子成分的抗体。此外还有针对基底膜Ⅰ、Ⅱ、Ⅲ型胶原纤维、层黏蛋白及 G liadin 等成分的抗体。在部分患者血液中还发现 IgA 型抗中性粒细胞胞浆抗体（IgA-ANCA）。IgA 肾病接受同种肾移植后，在移植肾中重新出现 IgA 肾病病理改变者达 40%～50%，这些资料均说明自身抗体在 IgA 肾病的发病中起重要作用。

2.细胞免疫

研究表明，细胞免疫功能的紊乱也在 IgA 肾病发病中起重要作用。IgA 特异性抑制 T 细胞活性的下降导致 B 细胞合成 IgA 的增加。T 辅助细胞（Th）数在 IgA 肾病活动期也增高，因此活动期时 Th/Ts 增高。具有 IgA 特异性受体的 T 细胞称为 Tα 细胞，Tα 细胞具有增加 IgA 产生的作用。有人发现 IgA 肾病尤其是表现为肉眼血尿的患者 Tα 明显增多，Tα 辅助细胞明显增多导致了 IgA 合成的增多。

3.细胞因子与炎症介质

许多细胞因子参与了免疫系统的调节，包括淋巴因子、白介素（interleukin，IL）、肿瘤坏死因子以及多肽生长因子，这些细胞因子对于行使正常的免疫功能起重要作用，在异常情况下也会导致细胞因子网络的失调，从而产生免疫损伤。在肾小球系膜细胞增生的过程中，细胞因子与炎症介质（补体成分 MAC、IL1、MCP-1 及活性氧等）发挥着重要作用。

4.免疫遗传

已有家族成员先后患 IgA 肾病的报道，提示遗传因素在 IgA 肾病中有重要作用。IgA 肾病相关的 HLA 抗原位点也报道不一，欧美以 Bw35，日本和我国以 DR4 多见，也有报道我国北方汉族以 DRW12 最多见，此外还有与 B12、DR1、ACE D/D 基因型相关的报道。

三、病理

光镜表现为肾小球系膜增生,程度从局灶、节段性增生到弥漫性系膜增生不等。部分系膜增生较重者可见系膜插入,形成节段性双轨。有时还见节段性肾小球硬化、毛细血管塌陷及球囊粘连。个别病变严重者可出现透明样变和全球硬化,个别有毛细血管管袢坏死及新月体形成。Masson染色可见系膜区大量嗜复红沉积物,这些沉积物具有诊断价值。Ⅰ、Ⅲ、Ⅳ型胶原及层黏蛋白、纤维结合蛋白在IgA肾病肾小球毛细血管袢的表达明显增加,Ⅰ、Ⅲ型胶原在系膜区表达也明显增加,多数患者肾小管基底膜Ⅳ型胶原表达也增加。

电镜下主要为不同程度的系膜细胞和基质增生,在系膜区有较多的电子致密物沉积,有些致密物也可沉积于内皮下。近年报道,肾小球基底膜超微结构也有变化,10%左右的IgA肾病有基底膜变薄,究竟是合并薄基底膜病还是属于IgA肾病的继发改变尚不清楚。

四、临床表现

本病多见于年长儿童及青年,男女比为2:1,起病前多常有上呼吸道感染的诱因,也有由腹泻及泌尿系统感染等诱发的报道。临床表现多样化,从仅有镜下血尿到肾病综合征,均可为起病时的表现,各临床表现型间也可在病程中相互转变,但在病程中其临床表现可相互转变。

80%的儿童IgA肾病以肉眼血尿为首发症状,北美及欧洲的发生率高于亚洲,常和上呼吸道感染有关(Berger病);与上呼吸道感染间隔很短时间(24~72小时),偶可数小时后即出现血尿。且多存在扁桃体肿大,扁桃体切除后多数患者肉眼血尿停止发作。

也有些患儿表现为血尿和蛋白尿,此时血尿既可为发作性肉眼血尿,也可为镜下血尿,蛋白尿多为轻-中度。

以肾病综合征为表现的IgA肾病占15%~30%,三高一低表现突出,起病前也往往很少合并呼吸道感染。

亦有部分病例表现为肾炎综合征,除血尿外,还有高血压及肾功能不全。高血压好发于年龄偏大者,成人占20%,儿童仅5%。高血压是IgA肾病病情恶化的重要标志,多数伴有肾功能的迅速恶化。不足5%的IgA肾病患者表现为急进性肾炎。

五、实验室检查

(一)免疫学检查

1/4~1/2患者血IgA增高,主要是多聚体IgA的增多;1/5~2/3的患儿血中可检出IgA循环免疫复合物和/或IgG循环免疫复合物;少数患者有抗"O"滴度升高;补体C_3、C_4多正常。IgA型类风湿因子以及IgA型ANCA也时常为阳性,有人认为血中升高的IgA-纤维结合蛋白复合物是IgA肾病的特征性改变,有较高诊断价值。

(二)免疫病理

肾脏免疫病理是确诊IgA肾病唯一关键的依据。有人进行皮肤免疫病理检查发现,20%~50%的患者皮肤毛细血管壁上有IgA、C_3及备解素的沉积,Bene等报道皮肤活体组织检查的特异性和敏感性分别为88%和75%。

六、诊断

(一)诊断

年长儿童反复发作性肉眼血尿并多有上呼吸道或肠道感染的诱因,应考虑本病;表现为单纯镜下血尿或肉眼血尿或伴中等度蛋白尿时,也应怀疑 IgA 肾病,争取尽早肾活体组织检查。以肾病综合征、急进性肾炎综合征和高血压伴肾功能不全为表现者也应考虑本病,确诊有赖肾活体组织检查。

(二)WHO 对本病的病理分级

Ⅰ级:光镜大多数肾小球正常,少数部位有轻度系膜增生伴/不伴细胞增生。称微小改变,无小管和间质损害。

Ⅱ级:少于 50% 的肾小球有系膜增生,罕有硬化、粘连和小新月体,称轻微病变,无小管和间质损害。

Ⅲ级:局灶节段乃至弥漫性肾小球系膜增宽伴细胞增生,偶有粘连和小新月体,称局灶节段性肾小球肾炎。偶有局灶性间质水肿和轻度炎症细胞浸润。

Ⅳ级:全部肾小球示明显的弥漫性系膜增生和硬化,伴不规则分布的、不同程度的细胞增生,经常可见到荒废的肾小球。少于 50% 的肾小球有粘连和新月体。称弥漫性系膜增生性肾小球肾炎。有明显的小管萎缩和间质炎症。

Ⅴ级:与Ⅳ级相似但更严重,节段和/或球性硬化、玻璃样变以及球囊粘连,50% 以上的肾小球有新月体,称之为弥漫硬化性肾小球肾炎。小管和间质的损害较Ⅳ级更严重。

七、治疗

既往认为对本病尚无特异疗法,而且预后相对较好,因此治疗措施不是很积极。但近年来随着对本病的认识深入,有许多研究证明积极治疗可以明显改善预后。IgA 肾病从病理变化到临床表现都有很大差异,预后也有很大区别,因此,治疗措施必须做到个体化。

(一)一般治疗

儿童最多见的临床类型是反复发作性的肉眼血尿,且大多有诱因如急性上呼吸道感染等,因此要积极控制感染,清除病灶,注意休息。短期抗生素治疗对于控制急性期症状也有一定作用。对于合并水肿、高血压的患儿,应相应给予利尿消肿、降压药物治疗,并采用低盐、低蛋白饮食。

(二)肾上腺皮质激素及免疫抑制剂

对于以肾病综合征或急进性肾炎综合征起病的患儿,应予以皮质激素及免疫抑制剂治疗。日本曾做全国范围多中心对照研究,采用泼尼松及免疫抑制治疗 IgA 肾病的患儿,其远期肾功能不全的比例要明显低于使用一般性治疗的患儿。

Kabayashi 曾回顾性研究二组患者,一组为 29 例,蛋白尿 >2 g/d,泼尼松治疗 1～3 年,随访 2～4 年,结果表明早期的激素治疗(Ccr 在 70 mL/min 以上时)对于稳定肾功能及延缓疾病进展有益。对另一组 18 例蛋白尿 1～2 g/d 的 IgA 肾病也采用皮质激素治疗,同时以 42 例使用双嘧达莫及吲哚美辛的 IgA 患者做对照,治疗组在稳定肾功能及降压蛋白尿方面明显优于对照组。

Lai 等报道了一个前瞻性随机对照试验结果,17 例患者每天服用泼尼松 4 个月,与 17 例对照组相比,平均观察 38 个月,两组内生肌酐清除率无显著差异,泼尼松治疗对轻微病变的肾病综合征患者,可明显提高缓解率,但有一定不良反应。这一研究提示泼尼松治疗对于 IgA 肾病是有益的。

有人报道一组对成人 IgA 肾病的对照研究以考察硫唑嘌呤和泼尼松的疗效。66 例患者使用硫唑嘌呤和泼尼松,结果表明其在减慢 IgA 肾病进展方面,与 48 例未接受该治疗的对照组比较是有益的。

最近,Nagaoka 等报道一种新型免疫抑制剂——咪唑立宾,用于儿童 IgA 肾病治疗,该药安全、易耐受,可长期服用,并能显著减少蛋白尿和血尿程度,重复肾活体组织检查证实肾组织病变程度减轻。

有关应用环孢霉素的报道较少,Lai 等曾应用环孢素 A 进行了一个随机、单盲对照试验,治疗组及对照组各 12 例,患者蛋白尿＞1.5 g/d,并有肌酐清除率减退[Ccr(77±6)mL/min],予环孢素 A 治疗 12 周,使血浆浓度水平控制在 50～100 ng/mL。结果显示蛋白排泄显著减少,同时伴随着血浆肌酐清除率提高,但这些变化在终止治疗后则消失。

总之,免疫抑制剂在治疗 IgA 肾病方面的功效仍有待评价。Woo 和 Wallker 分别观察了环磷酰胺、华法林、双嘧达莫及激素的联合治疗效果,结果与对照组相比,在治疗期间可以降低蛋白尿并稳定肾功能,但随访 2～5 年后,肾功能保护方面与对照组相比较无明显差异。

(三)免疫球蛋白

在一组开放的前瞻性的研究中,Rostoker 等人采用大剂量免疫球蛋白静脉注射,每天 1 次,每次 2 g/kg,连用 3 个月,然后改为 16.5% 免疫球蛋白肌内注射,每次 0.35 mL/kg,每半月 1 次,连用 6 个月,结果发现,治疗后尿蛋白排泄由 5.2 g/d 降至 2.2 g/d,血尿及白细胞尿消失,肾小球滤过率每月递减速率由 -3.78 mL/min 减慢至 0。

(四)鱼油

IgA 肾病患者缺乏必需脂肪酸,而鱼油可补充必需脂肪酸,从而防止早期的肾小球损害。鱼油富含长链 ω-3-多聚不饱和脂肪酸、EPA 及 DHA,这些物质可代替花生四烯酸,作为脂氧化酶和环氧化酶的底物而发挥作用,改变膜流动性,降低血小板聚集。Hamazaki 收集 20 例 IgA 肾病患者做了初步研究,治疗组接受鱼油治疗 1 年,肾功能维持稳定,而未接受鱼油的对照组,则显示血浆肌酐清除率的降低。

Donadio 进行了多中心的双盲随机对照试验。共收集 55 例患者,每天口服 12 g 鱼油为治疗组,51 例患者服橄榄油为对照组,所选病例中 68% 的基础血肌酐值增高,初始观察终点是血肌酐上升＞50%,结果为在治疗期间(2 年),鱼油组仅 6% 的患者进展到观察终点,而对照组达 33%,每年血肌酐的增高速率在治疗组为 0.03 mg/dL,对照组为 0.14 mg/dL。4 年后的终末期肾病发生率,对照组为 40%,治疗组则为 10%,结果有统计学显著意义,没有患者因不良反应而停止治疗。表明鱼油可减慢 GFR 的下降率。该学者又报道了上述病例远期随访结果,表明早期并持续使用鱼油可明显延缓高危 IgA 肾病患者的肾衰竭出现时间。

(五)其他

Copp 最近组织了一个为期 6 年的前瞻多中心双盲随机对照研究,以探讨长效服用贝那普利,0.2 mg/(kg·d),对中等程度蛋白尿、肾功能较好的儿童和青年 IgA 肾病患者的治疗功效,试验于 2004 年已完成。

以往有人采用苯妥英钠 5 mg/(kg·d)治疗 IgA 肾病,发现可降低血清中 IgA 及多聚 IgA 水平,且血尿发作次数减少,但循环免疫复合物未减低,且远期疗效不肯定,近年已很少使用。

中医中药治疗 IgA 肾病也有一定疗效,对于中等程度的蛋白尿,使用雷公藤多苷片

1 mg/(kg·d)治疗 3 个月,可获明显疗效。

(六)透析及肾移植

对终末期肾衰患者可行透析及移植治疗。

八、预后

成人 IgA 肾病 10 年后约 15% 进展到终末肾功衰竭,20 年后升至 25%～30%。儿童 IgA 肾病预后好于成人,Yoshikawa 报道 20 年后 10% 进展到终末肾衰竭。影响预后的因素很多,重度蛋白尿、高血压、肾小球硬化及间质小管病变严重均是预后不良的指标;男性也易于进展;肉眼血尿与预后的关系尚存争议。据报道,IgA 肾病患者从肾功能正常起每年 GFR 的减低速度为 1～3 mL/min,而表现为肾病综合征的 IgA 肾病患者 GFR 递减率为 9 mL/min。合并高血压时,GFR 减低速度更是高达每年 12 mL/min,因此,控制血压和蛋白尿在 IgA 肾病治疗中至关重要。

(彭经纬)

第八章

小儿内分泌系统疾病

第一节　生长激素缺乏症

生长激素缺乏症（GHD）又称垂体性侏儒症，是由于垂体前叶合成和分泌的生长激素部分或完全缺乏，或由于生长激素分子结构异常、受体缺陷等所致的生长发育障碍性疾病，其身高低于同年龄、同性别正常健康儿童生长曲线第3百分位数以下或低于正常儿两个标准差。

一、病因及发病机制

（一）病因
生长激素缺乏症是由于生长激素分泌不足所致，其原因如下。

1. 原发性（特发性）

占绝大多数：①遗传因素，约有5％的GHD患儿由遗传因素造成；②特发性下丘脑、垂体功能障碍，下丘脑、垂体无明显病灶，但分泌功能不足；③发育异常：垂体不发育或发育异常。

2. 继发性（器质性）

继发于下丘脑、垂体或其他颅内肿瘤、感染、放射性损伤、头颅外伤、细胞浸润等病变，其中产伤是国内生长激素缺乏症的最主要原因，这些病变侵及下丘脑或垂体前叶时都可引起生长迟缓。

3. 暂时性

体质性青春期生长延迟、社会心理性生长抑制、原发性甲状腺功能减退等均可造成暂时性生长激素分泌不足，当不良刺激消除或原发疾病治疗后，这种功能障碍即可恢复。

（二）发病机制
生长激素由垂体前叶细胞合成和分泌，其释放受下丘脑分泌的生长激素释放激素（GHRH）和生长激素释放抑制激素（GHRIH）的调节，前者刺激垂体释放生长激素，后者则对生长激素的合成和分泌有抑制作用。垂体在这两种激素的交互作用下以脉冲方式释放生长激素。儿童时期每天生长激素的分泌量超过成人，在青春发育期更为明显。

生长激素的基本功能是促进生长。人体各种组织细胞增大和增殖，骨骼、肌肉和各系统器官生长发育都有赖于生长激素的作用。当生长激素缺乏时，患儿表现出身材矮小。

二、临床表现

(一)原发性生长激素缺乏症

1.身材矮小

出生时身高和体重都正常,1~2岁后呈现生长缓慢,身高增长速度每年<4 cm,故随着年龄增长,其身高明显低于同龄儿。患儿头颅圆形,面容幼稚,脸圆胖,皮肤细腻,头发纤细,下颌和颏部发育不良。患儿虽然身材矮小,但身体各部比例正常,体形匀称,与实际年龄相符。

2.骨成熟延迟

出牙及囟门闭合延迟,恒齿排列不整,骨化中心发育迟缓,骨龄小于实际年龄2岁以上。

3.伴随症状

生长激素缺乏症患儿可同时伴有一种或多种其他垂体激素的缺乏,从而出现相应伴随症状。若伴有促肾上腺皮质激素缺乏容易发生低血糖;若伴有促甲状腺激素缺乏可有食欲缺乏、不爱活动等轻度甲状腺功能低下的症状;若伴有促性腺激素缺乏,性腺发育不全,到青春期仍无性器官发育和第二性征,男孩出现小阴茎(拉直的阴茎长度<2.5 cm),睾丸细小,多伴有隐睾症,女孩表现为原发性闭经、乳房不发育。

(二)继发性生长激素缺乏症

可发生于任何年龄,发病后生长发育开始减慢。因颅内肿瘤引起者多有头痛、呕吐等颅内高压和视神经受压迫等症状和体征。

三、辅助检查

(一)生长激素刺激试验

生长激素缺乏症的诊断依靠生长激素测定。正常人血清GH值很低且呈脉冲式分泌,受各种因素的影响,因此随意取血测血GH对诊断没有意义,须做测定反应生长激素分泌功能的试验。

1.生理性试验

运动试验、睡眠试验。可用于对可疑患儿的筛查。

2.药物刺激试验

所用药物包括胰岛素、精氨酸、可乐定、左旋多巴。由于各种GH刺激试验均存在一定局限性,所以必须2种以上药物刺激试验结果都不正常时,才可确诊为GHD。一般多选择胰岛素加可乐定或左旋多巴试验。对于年龄较小的儿童,特别注意有无低血糖症状,以防引起低血糖惊厥等反应。

(二)其他检查

1.X线检查

常用左手腕掌指骨片评定骨龄。生长激素缺乏症患儿骨龄落后于实际年龄2岁或2岁以上。

2.CT或MRI检查

对已确诊为生长激素缺乏症的患儿,根据需要选择此项检查,以了解下丘脑和垂体有无器质性病变,尤其对肿瘤有重要意义。

四、诊断要点

(1)身材矮小:低于同年龄、同性别正常健康儿生长曲线第 3 百分位以下或低于 2 个标准差(-2SD)。

(2)学龄期年生长速率<5 cm。

(3)骨龄延迟,一般低于实际年龄 2 岁以上。

(4)GH 激发实验峰值<10 μg/L。

(5)综合分析:了解母孕期情况、出生史、喂养史、疾病史,结合体格检查和实验室检查结果综合判断。

五、鉴别诊断

(一)家族性矮身材

父母身高均矮,小儿身高在第 3 百分位数左右,但骨龄与年龄相称,智力和性发育均正常。父母中常有相似的既往史。

(二)体质性青春期延迟

男孩多见,有遗传倾向。2～3 岁时身高低矮,3 岁后生长速度又恢复至每年≥5 cm。GH 正常,骨龄落后,骨龄和身高一致。青春期发育延迟 3～5 年,但最终达正常成人身高。

(三)宫内生长迟缓

出生时身高、体重均低于同胎龄儿第 10 百分位,约 8%患儿达不到正常成人身高。

(四)内分泌疾病及染色体异常

甲状腺功能低下、21 三体综合征、Turner 综合征等均有身材矮小,根据特殊体态、面容可作出诊断。

(五)全身性疾病

全身性疾病包括心、肝、肾疾病,重度营养不良,慢性感染,长期精神压抑等导致身材矮小者,可通过病史、全面查体及相应的实验室检查作出诊断。

六、治疗

(一)生长激素替代治疗

目前广泛使用基因重组人生长激素(r-hGH),每天 0.1 U/kg,每晚睡前皮下注射。治疗后身高和骨龄均衡增长,其最终身高与开始治疗的年龄有关,治疗愈早效果愈好。治疗后第 1 年效果最显著,以后疗效稍有下降。GH 可持续使用至骨骺融合,骨骺闭合后禁用。治疗过程中,应密切观察甲状腺功能,若血清甲状腺素低于正常,应及时补充甲状腺激素。

(二)合成代谢激素

可增加蛋白合成,促进身高增长。可选用氧甲氢龙、氟甲睾酮或苯丙酸诺龙。由于此类药可促使骨骺提前融合,反而影响最终身高,故应谨慎使用。疗程不能长于 6 个月。

(三)性激素

同时伴有性腺轴功能障碍的患儿在骨龄达 12 岁时可开始用性激素治疗,促进第二性征发育。男孩用长效庚酸睾酮,女孩用妊马雌酮(一种天然合成型雌激素)。

(四)可乐定

可乐定为一种 α 受体兴奋剂,可促使 GHRH 分泌,使生长激素分泌增加。剂量为每天 $75\sim150~\mu g/m^2$,每晚睡前服用,3~6 个月为 1 个疗程。

(五)左旋多巴

可刺激垂体分泌生长激素。剂量为每天 10 mg/kg,早晚各 1 次。

(六)其他

适当使用钙、锌等辅助药物。

(江爱清)

第二节　甲状腺功能亢进症

甲状腺功能亢进症是由于甲状腺激素分泌过多,导致全身各系统代谢率增高的一种综合征。临床上包括两种主要病变:弥漫性甲状腺肿伴突眼者又称毒性弥漫性甲状腺肿,也称 Graves 病;另一种为甲状腺呈结节性肿大,以后继发甲状腺功能亢进症状,称毒性结节性甲状腺肿。目前,儿童甲亢有增多趋势。

一、病因

Graves 病是一种器官特异性自身免疫性疾病,为自身免疫性甲状腺疾病中的一种。其发病与遗传有关,亲属中可有同样疾病者,且抗甲状腺抗体阳性。另外与免疫系统功能紊乱有关,在环境因素及应激等条件下,激发细胞免疫及体液免疫功能紊乱,其体内有针对甲状腺细胞上 TSH 受体的自身抗体(TRAb),TSH 受体抗体能刺激甲状腺增生,甲状腺素合成和分泌增多而导致甲亢的发生。同时在 Graves 病中还可测出甲状球蛋白抗体(TGAb)、甲状腺微粒体抗体(TMAb)以及甲状腺过氧化物酶抗体(TPOAb)。另外精神刺激、情绪波动、思想负担过重以及青春发育、感染等均可诱发本病。

二、临床表现

(一)症状

1.基础代谢率增高

产热多,食欲亢进,易饥饿,但体重反而下降。大便次数增多、消瘦、乏力、怕热、多汗。

2.交感神经兴奋症状

常感到心悸,两手有细微震颤,脾气急躁,心率加快,心音亢进,可伴有心律失常。

3.眼球突出

多数为轻、中度突眼,恶性突眼少见。还可伴有上眼睑退缩、眼睑不能闭合、瞬目减少、辐辏反应差,少数伴眼肌麻痹。

4.甲亢危象

常因急性感染、创伤、手术、应激及不恰当停药而诱发。起病突然且急剧进展,表现为高热、大汗淋漓、心动过速、频繁呕吐及腹泻,严重者可出现谵妄、昏迷。常死于休克、心肺功能衰竭及电解质紊乱。

(二)体征

甲状腺肿大,多数为整个腺体弥漫性肿大、两侧对称(部分患儿甲状腺肿大可不对称)、质地中等、无结节、无疼痛,在肿大时甲状腺上可闻及血管杂音或扪及震颤。

三、诊断和鉴别诊断

(一)诊断

典型甲亢病例根据病史、症状和体征诊断并不难。如下辅助检查有助确诊。

1.甲状腺功能测定

血清甲状腺激素总 T_3(TT_3)、总 T_4(TT_4)、游离 T_3(FT_3)、游离 T_4(FT_4)均可升高,特别是 FT_4 升高对早期诊断价值更高。TT_3 和 FT_3 升高对 T_3 型甲亢诊断有特殊意义。促甲状腺激素(TSH)水平则明显降低。

2.抗体测定

TRAb、TGAb、TMAb、TPOAb 等抗体升高,提示自身免疫引起的甲亢。

3.RH 兴奋试验

甲亢患者 TSH 无反应,少数患者反应减低。

4.其他检查

血生化可有肝功能损害。心电图提示窦性心动过速或心律失常。

5.甲状腺 B 超检查

B 超示弥漫性肿大,血流丰富。

(二)鉴别诊断

1.单纯性甲状腺肿

多发生在青春期前和青春期,女性多于男性,临床除甲状腺轻度肿大外,一般无其他临床表现。甲状腺功能检查大多正常。

2.慢性淋巴细胞性甲状腺炎

慢性淋巴细胞性甲状腺炎又称自身免疫性甲状腺炎或桥本病,临床表现多样。甲状腺功能可正常、减低或出现一过性甲亢表现。有自然发生甲状腺功能减低的趋势。甲状腺呈弥漫性增大伴质地坚韧,无结节及触痛。TGAb、TPOAb 阳性,血沉增快,γ-球蛋白升高。

3.甲状腺结节及肿瘤

可通过甲状腺功能检测及甲状腺扫描和 B 超检查帮助明确甲状腺结节或肿块的性质。儿童甲状腺癌非常少见。必要时可穿刺活检助诊。

4.其他疾病所致突眼

除眼部本身疾病外,血液病(绿色瘤、黄色瘤)所致突眼应同时伴有其他骨质破坏和血常规异常。

5.心脏疾病

心肌炎、心律失常等心脏疾病可表现心动过速,但甲状腺功能正常。故心动过速者应常规检查甲状腺功能,以除外甲亢的可能。

四、治疗和预后

(一)治疗

甲亢有 3 种治疗方法,即抗甲状腺药物,甲状腺次全切除术和放射性核素[131]I 治疗,后两种方法在儿科很少应用,主要采用药物治疗。

1.一般治疗

甲亢急性期注意卧床休息,减少体力活动。加强营养,多食蛋白质、糖类食物,特别是富含维生素的新鲜蔬菜和水果。避免食用含碘高的食物,如海带、紫菜等。最好用无碘盐,若没有无碘盐,可将含碘盐热炒后去除碘再用。

2.药物治疗

(1)咪唑类:甲巯咪唑,又名他巴唑,每天 $0.5\sim1.0$ mg/kg,治疗 $2\sim3$ 个月待甲状腺功能正常后须减量,逐渐减到维持量,每天 $0.3\sim0.6$ mg/kg。注意剂量个体化,以期获得最佳疗效。

(2)硫脲类衍生物:丙硫氧嘧啶每天 $4\sim6$ mg/kg,维持量每天 $1\sim3$ mg/kg。需注意以上药物的毒性作用,定期复查血常规、肝功能,遇有皮肤变态反应者,酌情更换药物。大剂量时还需注意对肝肾功能的损害。一般总疗程在 $2\sim5$ 年。

(3)β受体阻滞剂:心动过速者可加用普萘洛尔(心得安)治疗。

(4)甲亢危象治疗:①立即鼻饲丙硫氧嘧啶每次 $200\sim300$ mg,6 小时 1 次。②1 小时后静脉输入碘化钠每天 $1\sim2$ g。③地塞米松每次 $1\sim2$ mg,6 小时 1 次。④静脉注射普萘洛尔每次 0.1 mg/kg,最大量5 mg,每 10 小时 1 次,共 4 次。⑤肌内注射利舍平,每次 0.07 mg/kg,最大量 1 mg,必要时 $4\sim6$ 小时重复。⑥高热者积极物理降温,必要时采用人工冬眠疗法、给氧。⑦纠正脱水,补充电解质,供给热量及大量维生素。⑧有感染者给予抗生素治疗。

(二)预后

本病为自身免疫性疾病,有一定自限性。儿童应用抗甲状腺药物治疗的永久缓解率报道不一,一般在 $38\%\sim60\%$。

(江爱清)

第三节 糖 尿 病

糖尿病(DM)是由于胰岛素绝对或相对缺乏所造成的糖、脂肪、蛋白质代谢紊乱,致使血糖增高、尿糖增加的一种疾病。糖尿病可分为 1 型、2 型和其他类型糖尿病,儿童糖尿病大多为 1 型。

一、病因及发病机制

(一)病因

1 型糖尿病的发病机制目前尚未完全阐明,认为与遗传、自身免疫反应及环境因素等有关。其中,环境因素可能有病毒感染(风疹、腮腺炎、柯萨奇病毒)、化学毒素(如亚硝铵)、饮食(如牛奶)、胰腺遭到缺血损伤等因素的触发。机体在遗传易感性的基础上,病毒感染或其他因子触发易感者产生由细胞和体液免疫都参与的自身免疫过程,最终破坏了胰岛 G 细胞,使胰岛分泌胰岛素的功能降低以致衰竭。

(二)发病机制

人体中有 6 种涉及能量代谢的激素:胰岛素、胰高糖素、肾上腺素、去甲肾上腺素、皮质醇和生长激素。胰岛素是其中唯一降低血糖的激素(促进能量储存),其他 5 种激素在饥饿状态时均可升高血糖,为反调节激素。1 型糖尿病患儿 β 细胞被破坏,致使胰岛素分泌不足或完全丧失,是造成代谢紊乱的主要原因。

胰岛素能够促进糖的利用,促进蛋白质、脂肪合成,抑制肝糖原和脂肪分解等。当胰岛素分泌不足时,葡萄糖的利用量减少,而增高的胰高糖素、生长激素和氢化可的松等又促进肝糖原分解和糖异生作用,脂肪和蛋白质分解加速,使血液中的葡萄糖增高,当血糖浓度超过肾糖阈值时(10 mmol/L 或 180 mg/dL)导致渗透性利尿,引起多尿,可造成电解质紊乱和慢性脱水;作为代偿,患儿渴感增加,导致多饮;同时由于组织不能利用葡萄糖,能量不足而使机体乏力、软弱,易产生饥饿感,引起多食;同时由于蛋白质合成减少,体重下降,生长发育延迟和抵抗力降低,易继发感染。胰岛素不足和反调节激素增高促进了脂肪分解,使血中脂肪酸增高,机体通过脂肪酸供能来弥补不能有效利用葡萄糖产生能量,而过多的游离脂肪酸在体内代谢,导致乙酰乙酸、β-羟丁酸和丙酮酸等在体内堆积,形成酮症酸中毒。

二、临床表现

(一)儿童糖尿病特点

起病较急剧,部分患儿起病缓慢,表现为精神不振、疲乏无力、体重逐渐减轻等。多数患儿表现为多尿、多饮、多食和体重下降等"三多一少"的典型症状。学龄儿可因遗尿或夜尿增多而就诊。

约有 40% 的患儿首次就诊即表现为糖尿病酮症酸中毒,常由于急性感染、过食、诊断延误或突然中断胰岛素治疗等而诱发,且年龄越小者发生率越高。表现为恶心、呕吐、腹痛、食欲缺乏等胃肠道症状及脱水和酸中毒症状:皮肤黏膜干燥,呼吸深长,呼吸中有酮味(烂苹果味),脉搏细速,血压下降,随即可出现嗜睡、昏迷甚至死亡。

(二)婴幼儿糖尿病特点

遗尿或夜尿增多,多饮多尿不易被察觉,很快发生脱水和酮症酸中毒。

三、辅助检查

(一)尿液检查

尿糖阳性,通过尿糖试纸的呈色强度或尿常规检查可粗略估计血糖水平;尿酮体阳性提示有酮症酸中毒;尿蛋白阳性提示可能有肾脏的继发损害。

(二)血糖

空腹全血或血浆血糖分别≥6.7 mmol/L(120 mg/dL)、≥7.8 mmol/L(140 mg/dL)。1 天内任意时刻(非空腹)血糖≥11.1 mmol/L(200 mg/dL)。

(三)糖耐量试验

本试验适用于空腹血糖正常或正常高限,餐后血糖高于正常而尿糖偶尔阳性的患儿。试验方法:试验前避免剧烈运动、精神紧张,停服氢氯噻嗪、水杨酸等影响糖代谢的药物,试验当天自

0时起禁食;清晨按 1.75 g/kg 口服葡萄糖,最大量不超过 75 g,每克加温水 2.5 mL,于 3～5 分钟内服完;喝糖水时的速度不宜过快,以免引起恶心、呕吐等胃肠道症状;在口服前(0 分钟)和服后 60 分钟、120 分钟、180 分钟各采血测定血糖和胰岛素含量。结果判定见表 8-1。

表 8-1　糖耐量试验结果判定

项目	0 分钟	60 分钟	120 分钟
正常人	<6.2 mmol/L(110 mg/dL)	<10 mmol/L(180 mg/dL)	<7.8 mmol/L(140 mg/dL)
糖尿病患儿	≥6.2 mmol/L(110 mg/dL)	—	>11 mmol/L(200 mg/dL)

(四)糖化血红蛋白(HbA1c)检测

该指标反应患儿抽血前 2～3 个月血糖的总体水平。糖尿病患儿此指标明显高于正常(正常人<7%)。

(五)血气分析

pH<7.30,HCO_3<15 mmol/L 时证实患儿存在代谢性酸中毒。

(六)其他

胆固醇、甘油三酯及游离脂肪酸均增高,胰岛细胞抗体可呈阳性。

四、诊断

典型病例根据"三多一少"症状,结合尿糖阳性,空腹血糖≥7.0 mmol/L(126 mg/dL)即可诊断。糖化血红蛋白等测定有助于诊断。

五、鉴别诊断

(一)婴儿暂时性糖尿病

病因不明。多数在出生后 6 周左右发病。表现为发热、呕吐、体重不增、脱水等症状。血糖升高,尿糖和酮体阳性。经补液等一般处理后即可恢复。

(二)非糖尿病性葡萄糖尿症

Fanconi 综合征、肾小管酸中毒等患儿都可发生糖尿,鉴别主要靠空腹血糖测定,肾功能检查,必要时行糖耐量试验。

(三)与酮症酸中毒昏迷相鉴别的疾病

如重度脱水、低血糖、某些毒物的中毒等。可根据原发病及病史鉴别。

六、治疗

(一)治疗原则与目标

治疗原则与目标:①消除糖尿病症状;②防止酮症酸中毒、避免低血糖;③保证患儿正常生长发育和青春期发育,防止肥胖;④早期诊断与预防急性并发症,避免和延缓慢性并发症的发生和发展;⑤长期、系统管理和教育,包括胰岛素的应用、计划饮食、身体锻炼和心理治疗,并使患儿和家属学会自我管理,保持健康心理,保证合理的学习生活能力。

(二)胰岛素的应用

1 型糖尿病患儿必须终身使用胰岛素治疗。

1.常用制剂及用法

有短效的正规胰岛素(RI),中效的珠蛋白胰岛素(NPH)和长效的鱼精蛋白锌胰岛素(PZI)3类制剂。PZI在儿童中很少单独使用。

应用方法。初始用法：①短效胰岛素(RI)初剂量 $0.5\sim1.0$ U/(kg·d),年龄＜3岁用 0.25 U/(kg·d),分 $3\sim4$ 次,于早、中、晚餐前30分钟及睡前皮下注射(睡前最好用NPH);②NPH与RI混合(NPH占60%,RI占40%)在早餐前30分钟分2次注射,早餐前注射总量的2/3,晚餐前用1/3。根据尿糖定性,每 $2\sim3$ 天调整剂量1次,直至尿糖定性不超过＋＋。每次调整 $2\sim4$ 个单位为宜。也有人主张年幼儿使用每天2次的方法,年长儿每天注射 $3\sim4$ 次。

2.胰岛素笔

为普通注射器的改良,用喷嘴压力和极细的针头将胰岛素推入皮下,操作简便,注射剂量准确。

3.胰岛素泵

胰岛素泵即人工胰岛,通过模拟正常人胰岛 β 细胞,按照不同的速度向体内持续释放胰岛素,适用于血糖波动较大、分次胰岛素注射不易控制者。

4.胰岛素治疗中易发生的问题

(1)注射部位萎缩:由于反复在同一部位注射所致,影响胰岛素的治疗效果。应选用双上臂前外侧、双下肢大腿前外侧、脐两侧和臀部轮换注射,每针间距 2 cm,1个月内不应在同一部位重复注射。

(2)低-高血糖反应(Somogyi 现象):由于慢性胰岛素过量,夜间低血糖后引发的高血糖现象。此时应逐步减少胰岛素用量使血糖稳定。

(3)黎明现象:是一种在早晨 $5\sim9$ 时空腹血糖升高,而无夜间低血糖发生的情况,为晚间胰岛素用量不足所致。可加大晚间胰岛素剂量或将 NPH 注射时间稍往后移即可。

(4)低血糖:胰岛素用量过大,或使用胰岛素后未按时进食,或剧烈运动后,均易发生低血糖。久病者肾上腺素分泌反应延迟,也是易发生低血糖的因素。严重的低血糖很危险,可造成永久性脑组织损伤,如不及时抢救,可危及生命。一旦发生,立即给予葡萄糖口服或静脉注射。

(三)饮食管理

合理的饮食是治疗糖尿病的重要环节之一,在制订饮食计划时,既要使血糖控制在正常范围,又要满足小儿生长发育的需要。每天所需热量(kcal)为 $1\,000＋(年龄\times80\sim100)$。饮食供热量按蛋白质占15%～20%,碳水化合物占 50%～55%,脂肪占 30%。蛋白质宜选用动物蛋白,脂肪应以植物油为主,碳水化合物最好以米饭为主。全天热量分 3 餐供应,分别占 1/5、2/5、2/5,并由每餐中留少量食物作为餐间点心。

(四)运动疗法

胰岛素注射、计划饮食和运动锻炼被称为糖尿病治疗的三要素。运动可使热量平稳并控制体重,减少冠心病的发生。但糖尿病患儿必须在血糖得到控制后才能参加运动,运动应安排在胰岛素注射及进餐后 2 小时之间,防止发生低血糖。若发生视网膜病变时应避免头部剧烈运动,以防发生视网膜出血。

(五)糖尿病的长期管理和监控

由于本病需要终身饮食控制和注射胰岛素,给患儿带来各种压力和心理负担,因此医务人员应介绍有关知识,定期讲座,帮助患儿树立信心,使其坚持有规律的治疗和生活。国内有举办糖尿病夏令营的经验,证实这种活动有助于患儿身心的康复。

对患儿的监控内容主要包括以下几项。

1.建立病历

定期复诊,做好家庭治疗记录。

2.监控内容和时间

监控内容和时间如下。①血糖或尿糖和尿酮体:尿糖应每天查 4 次(三餐前和睡前,至少 2 次),每周 1 次凌晨 2～3 点钟的血糖。无血糖仪者测尿糖同时测酮体。定期测 24 小时尿糖,至少每年 1 次。②糖化血红蛋白:每 2～3 个月 1 次,1 年至少 4 次。③尿微量清蛋白:病情稳定后 2～3 个月或每年 1～2 次。④血脂:最好每半年 1 次,包括总胆固醇、甘油三酯、HDL、LDL、VLDL。⑤体格检查:每次复诊均应测量血压、身高、体重和青春期发育状况。⑥眼底:病程 5 年以上或青春期患者每年 1 次。

3.控制监测

主要目的是使患儿维持尿糖定性在(＋)～(－);尿酮体(－),24 小时尿糖≤5 g;保证小儿正常生长发育,并早期发现并发症。予以及时处理:关于血糖的监测见表 8-2。

表 8-2　糖尿病患儿血糖控制监测

项目	理想	良好	差	需调整治疗
空腹血糖(mmol/L)	3.6～6.1	4.0～7.0	>8	>9
餐后 2 小时血糖(mmol/L)	4.0～7.0	5.0～11.0	11.1～14.0	>14
凌晨 2～4 时血糖(mmol/L)	3.6～6.0	≥3.6	<3.0 或>9	>9
糖化血红蛋白(%)	<6.05	<7.6	7.9～9.0	>9.0

(六)移植治疗

1.胰腺移植

多采用节段移植或全胰腺移植,文献报道 1 年成活率可达 80%,肾、胰腺联合移植成活率更高。

2.胰岛移植

采用人或猪胚胎胰岛细胞,可通过门静脉或肾被膜下移植于 IDDM 患者,移植后的胰岛细胞可以生存数月,可停止或减少胰岛素用量。

(七)酮症酸中毒的治疗

原则为纠正脱水,控制高血糖,纠正电解质紊乱和酸碱失衡;消除诱因,防治并发症。

酮症酸中毒是引起儿童糖尿病急症死亡的主要原因。主要治疗措施是补充液体和电解质、胰岛素治疗和重要并发症的处理。

1.液体和电解质的补充

治疗酮症酸中毒最重要的是扩充血容量以恢复心血管功能和排尿。纠正丢失的液体按 100 mL/kg 计算,输液开始的第一小时,按 20 mL/kg 输入 0.9%氯化钠溶液,在第 2～3 小时,输入0.45%氯化钠溶液,按10 mL/kg 静脉滴注。当血糖<17 mmol/L时用含有 0.2%氯化钠的 5%葡萄糖液静脉滴注,治疗最初 12 小时内补充丢失液体总量的 50%～60%,以后的 24 小时内补充继续丢失量和生理需要量。

钾的补充:在患儿开始排尿后应立即在输入液体中加入氯化钾作静脉滴注,其浓度为

0.1％～0.3％。一般按每天 2～3 mmol/kg(150～225 mg/kg)补给。

纠正酸中毒:碳酸氢钠不宜常规使用,仅在血 pH＜7.1、HCO_3^-＜12 mmol/L 时,按 2 mmol/kg给予1.4％碳酸氢钠溶液静脉滴注,当 pH≥7.2 时即停用。

2.胰岛素治疗

现多数采用小剂量胰岛素静脉滴注,正规胰岛素(RI)最初剂量 0.1 U/kg 静脉注射,继之持续滴注 0.1 U/(kg·h),即将正规胰岛素 25 U 加入等渗盐水 250 mL 中输入。当血糖＜17 mmol/L时,改输含0.2％氯化钠的 5％葡萄糖液,RI 改为皮下注射,每次 0.25～0.5 U/kg,每4～6小时 1 次,根据血糖浓度调整胰岛素用量。

(江爱清)

第四节 低 血 糖 症

低血糖是指某些病理或生理原因使血糖下降至低于正常水平。低血糖症的诊断标准是血糖在婴儿和儿童＜2.8 mmol/L,足月新生儿＜2.2 mmol/L,当出生婴儿血糖＜2.2 mmol/L 就应开始积极治疗。

正常情况下,血糖的来源和去路保持动态平衡,血糖水平在正常范围内波动,当平衡被破坏时可引起高血糖或低血糖。葡萄糖是脑部的主要能量来源,由于脑细胞储存葡萄糖的能力有限,仅能维持数分钟脑部活动对能量的需求,且不能利用循环中的游离脂肪酸作为能量来源,脑细胞所需要的能量几乎全部直接来自血糖。因此,持续时间过长或反复发作的低血糖可造成不可逆性脑损伤,甚至死亡,年龄越小,脑损伤越重,出现低血糖状态时需要紧急处理。

一、诊断

(一)病史采集要点

1.起病情况

临床症状与血糖下降速度、持续时间长短、个体反应性及基础疾病有关。通常血糖下降速度越快,持续时间越长,原发病越严重,临床症状越明显。

2.主要临床表现

(1)交感神经过度兴奋症状:恶心、呕吐、饥饿感、软弱无力、紧张、焦虑、心悸、出冷汗等。

(2)急性脑功能障碍症状:轻者仅有烦躁不安、焦虑、淡漠,重者出现头痛、视物不清,反应迟钝,语言和思维障碍,定向力丧失,痉挛、癫痫样小发作,偶可偏瘫。新生儿和小婴儿低血糖的症状不典型,并且无特异性,常被忽略。

(3)小婴儿低血糖可表现为青紫发作、呼吸困难、呼吸暂停、拒乳,突发的短暂性肌阵挛、衰弱、嗜睡和惊厥,体温常不正常。儿童容易出现行为的异常,如注意力不集中,表情淡漠、贪食等。

(二)体格检查要点

面色苍白、血压偏高、手足震颤,如低血糖严重而持久可出现意识模糊,甚至昏迷,各种反射消失。

（三）门诊资料分析

血糖：婴儿和儿童<2.8 mmol/L，足月新生儿<2.2 mmol/L 时说明存在低血糖症。

（四）进一步检查

1.同时测血糖和血胰岛素

当血糖<2.24 mmol/L（40 mg/dL）时正常人血胰岛素应<5 mU/L，而不能>10 mU/L。如果有 2 次以上血糖低而胰岛素>10 mU/L 即可诊断为高胰岛素血症。

2.血酮体和丙氨酸检测

禁食 8～16 小时出现低血糖症状，血和尿中酮体水平明显增高，并有血丙氨酸降低时应考虑酮症性低血糖。

3.血促肾上腺皮质激素（ACTH）、皮质醇、甲状腺素和生长激素监测

如检测的水平减低说明相应的激素缺乏。

4.酮体、乳酸、丙酮酸及 pH、尿酮体

除低血糖外还伴有高乳酸血症，血酮体增多，酸中毒时要考虑是否为糖原累积病。

5.腹部 CT

发现胰岛细胞腺瘤有助诊断。

6.腹部 B 超

发现腺瘤回声图有助于诊断。

二、诊断

（一）诊断要点

有上述低血糖发作的临床表现，立即检测血糖，在婴儿和儿童<2.8 mmol/L，足月新生儿<2.2 mmol/L，给予葡萄糖后症状消除即可诊断。

（二）病因鉴别诊断要点

低血糖发作确诊后必须进一步查明病因，然后才能针对病因进行治疗和预防低血糖再发。

1.高胰岛素血症

高胰岛素血症可发生于任何年龄，患者血糖低而胰岛素仍>10 mU/L，可因胰岛 β 细胞增生、胰岛细胞增殖症或胰岛细胞腺瘤所引起。胰岛细胞腺瘤的胰岛素分泌是自主性的，胰岛素呈间断的释放，与血糖浓度无相关关系。胰岛细胞增生是分泌胰岛素的 β 细胞增生，胰岛细胞增殖症是胰腺管内含有胰岛的四种细胞，呈分散的单个细胞或是细胞簇存在的腺样组织，为未分化的小胰岛或微腺瘤。腹部 B 超发现腺瘤回声图、腹部 CT 可能发现胰岛细胞腺瘤有助于诊断，确诊需要依靠病理组织检查。

2.酮症性低血糖

为最多见的儿童低血糖，多在晚餐进食过少或未进餐，伴有感染或胃肠炎时发病。次日晨可出现昏迷、惊厥，尿酮体阳性。患儿发育营养较差，不耐饥饿，禁食 12～18 小时就出现低血糖，空腹血丙氨酸降低，注射丙氨酸 2 mg/kg 可使血葡萄糖、丙酮酸盐及乳酸盐上升。至 7～8 岁可能因肌肉发育其中所含丙氨酸增多，可供糖异生之用而自然缓解。

3.各种升糖激素缺乏

生长激素、皮质醇不足以及甲状腺激素缺乏，均可出现低血糖。由于这些激素有降低周围组织葡萄糖利用，动员脂肪酸和氨基酸以增加肝糖原合成，并有拮抗胰岛素的作用。根据症状和体

征临床疑诊升糖激素缺乏者可测定相应的激素,包括生长激素激发试验,血甲状腺激素、ACTH、皮质醇及胰高糖素水平检测。

4.糖类代谢障碍

(1)糖原累积病:除低血糖外还有高乳酸血症,血酮体增多和酸中毒。其Ⅰ型、Ⅲ型、Ⅳ型和O型均可发生低血糖,以Ⅰ型较为多见。Ⅰ型为葡萄糖-6-磷酸酶缺乏,该酶是糖原分解和糖异生最后一步产生葡萄糖所需的酶,此酶缺乏使葡萄糖的产生减少而发生严重的低血糖。Ⅲ型为脱酶缺乏,使糖原分解产生葡萄糖减少,但糖异生途径正常,因此低血糖症状较轻。Ⅳ型为肝磷酸化酶缺乏,可发生于糖原分解中激活磷酸化酶的任何一步,偶有低血糖发生,肝功有损害。O型为糖原合成酶缺乏,肝糖原合成减少,易发生空腹低血糖和酮血症,而餐后有高血糖和尿糖。

(2)糖异生的缺陷:糖异生过程中所需要的许多酶可发生缺陷,如果糖-1,6-二磷酸醛缩酶缺乏时可发生空腹低血糖,以磷酸烯醇式丙酮酸羧化酶缺乏时低血糖最为严重,此酶为糖异生的关键酶,脂肪和氨基酸代谢的中间产物都不能转化成葡萄糖,因而发生空腹低血糖。

(3)半乳糖血症:是一种常染色体隐性遗传病,因缺乏 1-磷酸半乳糖尿苷转移酶,使 1-磷酸半乳糖不能转化成 1-磷酸葡萄糖,前者在体内积聚,抑制磷酸葡萄糖变位酶,使糖原分解出现急性阻滞,患儿于食乳后发生低血糖。患儿在食乳制品或人乳后发生低血糖,同时伴有呕吐腹泻、营养差、黄疸、肝大、酸中毒、尿糖及尿蛋白阳性、白内障,给予限制半乳糖饮食后尿糖、尿蛋白转阴,肝脏回缩,轻度白内障可消退,酶学检查有助于确诊。

(4)果糖不耐受症:因缺乏 1-磷酸果糖醛缩酶,1-磷酸果糖不能进一步代谢,在体内积聚。本病主要表现在进食含果糖食物后出现低血糖和呕吐。患儿食母乳时无低血糖症状,在添加辅食后由于辅食中含果糖,不能进行代谢,临床出现低血糖、肝大和黄疸等。血中乳酸、酮体和游离脂肪酸增多,甘油三酯减低。

5.氨基酸代谢障碍

因支链氨基酸代谢中 α-酮酸氧化脱羧酶缺乏,亮氨酸、异亮氨酸和缬氨酸的 α-酮酸不能脱羧,以致这些氨基酸及其 α-酮酸在肝内积聚,引起低血糖和重度低丙氨酸血症。临床多有酸中毒、吐泻、尿味异常,可查血、尿氨基酸确诊。

6.脂肪代谢障碍

各种脂肪代谢酶的先天缺乏可引起肉卡尼汀乏或脂肪酸代谢缺陷,使脂肪代谢中间停滞而不能生成酮体,发生低血糖、肝大、肌张力低下、心肌肥大,除低血糖外可合并有酸中毒,血浆卡尼汀水平降低,酮体阴性,亦可有惊厥。

7.新生儿暂时性低血糖

新生儿尤其早产儿和低出生体重儿低血糖发生率较高,主要原因是糖原贮备不足,体脂储存量少,脂肪分解成游离脂肪酸和酮体均少,因而容易发生低血糖。糖尿病母亲婴儿由于存在高胰岛素血症及胰高糖素分泌不足,内生葡萄糖产生受抑制而易发生低血糖。

8.糖尿病治疗不当

糖尿病患者因胰岛素应用不当而致低血糖是临床最常见的原因,主要是胰岛素过量,其次与注射胰岛素后未能按时进餐、饮食量减少、剧烈活动等因素有关。

9.其他

严重的和慢性的肝脏病变、小肠吸收障碍等亦可引起低血糖。

三、治疗对策

(一)治疗原则

(1)一经确诊低血糖,应立即静脉给予葡萄糖。

(2)针对病因治疗。

(二)治疗计划

1.尽快提高血糖水平

静脉推注25%(早产儿为10%)葡萄糖,每次1～2 mL/kg,继以10%葡萄糖液滴注,按5～8 mg/(kg·min)用输液泵持续滴注,严重者可给15 mg/(kg·min),注意避免超过20 mg/(kg·min)或一次静脉推注25%葡萄糖4 mL/kg。一般用10%葡萄糖,输糖量应逐渐减慢,直至胰岛素不再释放,防止骤然停止引起胰岛素分泌再诱发低血糖。

2.升糖激素的应用

如输入葡萄糖不能有效维持血糖正常,可用皮质激素增加糖异生,如氢化可的松5 mg/(kg·d),分3次静脉注射或口服,或泼尼松1～2 mg/(kg·d),分3次口服。效果不明显时改用胰高糖素30 μg/kg,最大量为1 mg,促进肝糖原分解,延长血糖升高时间。肾上腺素可阻断葡萄糖的摄取,对抗胰岛素的作用,用量为1:2 000肾上腺素皮下注射,从小量渐增,每次<1 mL。二氮嗪10～15 mg/(kg·d)分3～4次口服,对抑制胰岛素的分泌有效。

3.高胰岛素血症的治疗

(1)糖尿病母亲婴儿由于存在高胰岛素血症,输入葡萄糖后又刺激胰岛素分泌可致继发性低血糖,因此葡萄糖的输入应维持到高胰岛素血症消失才能停止。

(2)非糖尿病母亲的新生儿、婴儿或儿童的高胰岛素血症时应进行病因的鉴别,应按以下步骤进行治疗,静脉输入葡萄糖急救后开始服用皮质激素,效果不明显时试用人生长激素每天肌内注射1 U,或直接改服二氮嗪,连服5天。近年报道长效生长抑素治疗能抑制胰岛素的释放和纠正低血糖。药物治疗效果不明显时需剖腹探查,发现胰腺腺瘤则切除,如无胰腺瘤时切除85%～90%的胰腺组织。

4.酮症性低血糖的治疗

以高蛋白、高糖饮食为主,在低血糖不发作的间期应监测尿酮体,如尿酮体阳性,预示数小时后将有低血糖发生,可及时给含糖饮料,防止低血糖的发生。

5.激素缺乏者治疗

应补充有关激素。

6.糖原代谢病的治疗

夜间多次喂哺或胃管连续喂食,后者予每天食物总热量的1/3,于8～12小时连续缓慢滴入,尚可服用生玉米淀粉液,粉量每次1.75 g/kg,每6小时1次,于餐间、睡前及夜间服用,可使病情好转。

7.枫糖尿症患者

饮食中应限制亮氨酸、异亮氨酸及缬氨酸含量,加服硫胺维生素 B_1,遇感染易出现低血糖时予输注葡萄糖。

(江爱清)

第五节 血脂异常

一、概述

儿童血脂异常是指儿童时期血浆脂质代谢紊乱,主要表现为高脂血症,包括血浆总胆固醇(TC)、甘油三酯(TG)、低密度脂蛋白-胆固醇(LDL-C)的升高及高密度脂蛋白-胆固醇(HDL-C)的降低。儿童血脂异常不仅可导致代谢综合征、脂肪肝、胰腺炎、脂质肾病等,还与成人动脉粥样硬化密切相关,是成人心脑血管疾病的独立危险因素。儿童血脂异常并非少见,其发病率在个别发达国家已达 15%～20%,我国也在 10% 左右。北京地区的一项流行病学调查显示,儿童青少年(6～18 岁)高脂血症的发病率为 9.8%,其中城区发病率为 10.55%(男生 10.16%,女生 10.94%),郊区发病率为 8.62%(男生 6.11%,女生 11.18%)。

二、病因

儿童血脂异常分原发性和继发性两类。原发性者病因尚不明确,目前有两种推测:①遗传因素,占小儿高脂血症的绝大多数。由于先天性遗传基因缺陷,使参与脂蛋白转运和代谢的受体、酶或载脂蛋白异常,影响血浆脂质水平。患儿可以是单基因遗传,如家族性高胆固醇血症系由 LDL-C 受体缺如引起,家族性高乳糜微粒血症系由脂蛋白脂酶(LPL)基因缺陷引发;也可以是多基因遗传,如家族性多基因高胆固醇血症等。②机体与环境因素(饮食习惯、生活方式等)长期相互作用,如长期过量摄入糖类,可影响胰岛素分泌,加速肝脏极低密度脂蛋白的合成,引起高甘油三酯血症;长期过量摄入胆固醇和动物脂肪,则易引起高胆固醇血症。正因为此,原发性高脂血症也可能有一定的种族性、地域性倾向。

继发性血脂异常的病因分为外源性和内源性两种:①外源性因素,包括长期应用影响脂质代谢的药物(如糖皮质激素、抗惊厥药)、酒精(经常过量饮酒)和吸烟(及被动吸烟)等。②内源性因素,主要指全身系统疾病影响血脂代谢。常见有内分泌和代谢性疾病,如肥胖、代谢综合征、甲状腺功能减低、皮质醇增多症、糖尿病等;也可因癌症化疗、肾病综合征或胆道阻塞性疾病如胆管狭窄、胆汁性肝硬化引起。

三、诊断

儿童血脂异常发病隐匿,进展缓慢,症状体征多不明显,其诊断主要依靠实验室检查。

(一)临床表现

严重的家族性高脂血症儿童可能有以下临床表现:①黄色瘤,系脂质在真皮内沉积形成;呈丘疹或结节样皮肤隆起,黄色或橘黄色,直径 2～5 mm,多出现在肘、股、臀部。②脂性角膜弓,系脂质在角膜沉积形成。③肝脾大,由于肝脾巨噬细胞大量吞噬吸收脂蛋白所致;肝脏超声可显示脂肪肝。④早发冠心病或脑卒中,由于脂质在血管内皮沉积引起 AS 所致;儿童青少年时期虽少见,但确有报道。当患儿出现不能解释的胸痛、左肩放射痛或头痛时,应引起警惕。⑤血管超声多普勒,颈动脉、腹主动脉可能显示血管内膜毛糙、中层增厚、血流频谱改变。

（二）高危人群血脂筛查

儿童血脂异常的高危人群：①遗传因素（有心血管疾病或血脂异常的家族史者）。②饮食因素（高脂肪、高胆固醇饮食）。③疾病因素（高血压、肥胖/超重、糖尿病、代谢综合征、川崎病、终末期肾病、癌症化疗等）。④长期应用影响血脂代谢的药物（如糖皮质激素等）。⑤吸烟与被动吸烟者。

对有上述高危因素的儿童青少年，建议每3～5年筛查一次血脂，即检测清晨空腹血 TC、TG、LDL-C、HDL-C 水平。如发现异常，2周内应再次复查。

（三）血脂异常分类

实验室检查确定高脂血症后，应进一步明确系原发性抑或继发性高脂血症，并按临床分类法进行血脂异常分类，以利于选择药物及对因治疗。临床分类法包括以下4种。

（1）高胆固醇血症：空腹血 TC 上升。

（2）高甘油三酯血症：空腹血 TG 上升。

（3）混合性高脂血症：空腹血 TC、TG 均上升。

（4）低高密度脂蛋白血症：空腹血 HDL-C 下降。

四、鉴别诊断

儿童血脂异常的鉴别诊断主要是继发性高脂血症的鉴别。引起儿童高脂血症的最常见疾病包括单纯性肥胖症、代谢综合征、肾病综合征等。

（一）单纯性肥胖症

患儿由于进食多、活动少而导致体内脂肪积聚过多，可伴血脂升高，皮下脂肪增厚，体重超过按身高计算的平均标准体重的 20%，或超过按年龄计算的平均标准体重加上两个标准差（SD）以上。

（二）代谢综合征

代谢综合征是一组复杂的代谢紊乱综合征，主要临床表现为中心型肥胖，伴高血压、高血脂及高血糖等。

（三）肾病综合征

肾病综合征是由多种病因引起的以肾小球基膜通透性增加为主要改变的一组临床综合征。典型表现为"三高一低"，即大量蛋白尿、低蛋白血症、高度水肿、高脂血症。

五、治疗

（一）饮食干预

针对儿童血脂异常，不论何种原因，饮食干预都是必要和首选的治疗措施。要调整饮食结构，改变饮食习惯，采取合理的营养模式，要减少饱和脂肪酸和胆固醇的摄入。其目的是降低血中胆固醇水平，尽可能实现 LDL-C＜110 mg/dL（2.85 mg/L）、TC＜170 mg/dL（4.40 mg/L）的理想目标。

对饮食干预的种类、程度和开始时间，应考虑患儿的年龄、高脂血症类型、治疗的反应性和顺应性等多种因素，制订个体化方案，并加强监测。必须满足儿童的生长发育所需，不宜过分限制胆固醇的摄取，同时确保供给足够的能量、维生素和矿物质。由于多链不饱和脂肪酸可促进肝内胆固醇氧化为胆酸而排出，故应以食用多链不饱和脂肪酸为主（如亚油酸、亚麻油酸、花生油、玉米油等),这比单纯限制胆固醇摄入量更为重要。实施饮食干预要循序渐进、分步进行。如开始只是减少富含高胆固醇与饱和脂肪酸的食品摄入,少食动物内脏、蛋黄、猪油、洋快餐等;进一步则减少畜肉摄入,改食鱼肉、鸡肉、鸭肉等;重症高脂血症患者,应逐步过渡到以谷类、豆类、水果、蔬菜为主。烹调方法则宜采用烘、烤、蒸、煮,尽量不要油煎。

通常不主张对 2 岁以下的婴幼儿进行饮食干预,以防能量摄取不足和脂质维生素缺乏而导致生长发育障碍。但美国血脂异常管理和动脉粥样硬化预防指南认为,婴幼儿如果有肥胖或心血管疾病家族史,可以从 12 个月龄就开始建议饮用低脂牛奶。

(二)运动干预

儿童血脂异常的另一行之有效的非药物治疗方法是规律运动,对于肥胖或代谢综合征伴发的高脂血症,运动干预尤其适用。有氧运动(快走、慢跑、游泳等)不仅能控制体重,还可通过降低血清 TC、TG 和 LDL-C 水平,提高 HDL-C 比例和载脂蛋白 A1 的活性,改善血脂紊乱。国内已制定了适合中国儿童体质、切实可行的运动处方。每天至少锻炼 30 分钟,每周至少活动 5 天,长期坚持。但要注意小儿运动防护,最好在专门教练的带领下进行,避免发生骨骼肌肉损伤。

儿童的饮食干预与运动干预不宜单独实施,两者同时并举,再配合家庭学校教育以改变小儿的不良生活习性,可收到非药物治疗的最佳效果。

(三)药物治疗

既往对儿童血脂异常的药物治疗时期和方法存在较多争议。《儿童血脂异常防治专家共识》提出,儿童青少年高脂血症可以应用药物治疗,但有以下严格适应证。10 岁以上儿童,饮食治疗 6 个月至 1 年无效,LDL-C≥4.92 mmol/L(190 mg/dL)或者 LDL-C≥4.14 mmol/L (160 mg/dL)并伴有:①确切的早发冠心病家族史(一级男性亲属发病时<55 岁,一级女性亲属发病时<65 岁)。②同时存在两个或两个以上的冠心病危险因素儿童,且控制失败,可采用药物治疗。对纯合子型家族性高胆固醇血症,药物降脂治疗的年龄可适当提前到 8 岁。

儿童青少年宜采用的降脂药物包括以下几种。

1.他汀类药物

他汀类药物即胆固醇生物合成限速酶抑制剂(HMG-CoA 还原酶抑制剂),对家族性高胆固醇血症患儿尤为适用。其主要作用是抑制肝脏合成内源性胆固醇,不影响酶类和激素分泌,不干扰生长发育和性成熟。用法:从最低剂量开始,睡前服用,4 周后检测空腹血脂水平,治疗目标是LDL-C<3.35 mmol/L (130 mg/dL)。若治疗目标实现,继续用药,8 周、3 个月后复查;如未实现,则剂量加倍,4 周后复查,逐渐加量至推荐的最大剂量。治疗的理想目标是 LDL-C<2.85 mmol/L(110 mg/dL)。用药过程中要防止药物不良反应,特别是肌病和肝损害,应注意监测磷酸肌酸激酶(CK)和肝功能。

2.胆汁酸螯合剂

胆汁酸螯合剂又称胆酸结合树脂,系一种碱性阴离子交换树脂。其作用是与胆酸结合,影响肝肠循环,增加胆固醇与胆酸排泄,同时增强肝脏 LDL-C 受体活性,降低血中 LDL-C 水平。该药不被机体吸收,高效安全,适合儿童用药。代表药为胆固酰胺(消胆胺),用法:0.3 g/(kg·d),口服,每天 2 次,根据反应,逐步调整剂量,维持量不超过 4 g/d。该药无明显不良反应,口服有点异味,可能影响儿童服用;少数患儿发生脂肪痢;长期服用可能影响脂溶性维生素的吸收,故用药同时应补充维生素 A、维生素 D、维生素 E、维生素 K。

3.烟酸

成人高脂血症防治指南建议常规用药。其在体内烟酰胺腺嘌呤二核苷酸(NAD)辅酶系统中转变为 NAD 后发挥降脂效应,可使 TC、LDL-C 和 TG 水平下降,并使 HDL-C 水平上升。我国《儿童血脂异常防治专家共识》虽未推荐烟酸作为儿童青少年常规降脂药物,但因其临床不良反应较小,《诸福棠实用儿科学》提出儿童可以应用,剂量:0.15 mg/(kg·d)。

(四)原发病治疗

小儿继发性高脂血症,既要治表,更要治本,即积极治疗原发病。常见有内分泌或代谢性疾病,如甲状腺功能减退、皮质醇增多症、糖尿病、肾病综合征、脂肪营养不良等;胆汁阻塞性疾病,如胆管狭窄、胆汁性肝硬化等;肾脏疾病,如肾病综合征、慢性肾衰竭等。

(江爱清)

第六节　先天性肾上腺皮质增生症

先天性肾上腺皮质增生症是肾上腺性征综合征中的一种。主要由于肾上腺皮质激素生物合成过程中所必需的酶的先天缺陷,致使皮质激素合成不正常,理糖激素、理盐激素不足而激素合成过程中前身物及雄性激素过多,故临床上出现不同程度的肾上腺皮质功能减退,伴有女孩男性化,而男孩则表现为性早熟,此外尚可有低血钠或高血压等多种综合征。

一、病因与病理生理

正常肾上腺皮质激素的合成(见图 8-1)。在各种酶的作用下,皮质醇等的前身胆固醇转变为皮质醇、醛固酮、性激素等。本病患者由于合成以上激素的过程中有不同部位酶的缺陷,以致皮质醇、皮质酮合成减少,而在阻断部位以前的各种中间产物随之在体内堆积起来,致使肾上腺产生的雄激素明显增多。由于血中皮质醇水平降低,通过反馈抑制减弱,下丘脑促肾上腺皮质激素释放因子(CRF)和 ACTH 分泌增多,致肾上腺皮质增生,从而皮质醇的合成量得以维持生命的最低水平,但网状带也随之增生,产生大量雄激素引起男性化。由于不同酶的缺陷,如 21-羟化酶缺陷、17-羟化酶缺陷、3β-羟类固醇脱氢酶缺陷者及 20、22 碳链酶缺陷者,还可伴有低血钠。11β-羟化酶缺陷者,由于盐皮质激素过多可伴有高血压等症状。并在患者体内出现阻断部位以前各种中间代谢产物如 17α-羟孕酮、17-酮类固醇、孕三醇、17-羟孕烯醇酮、四氢化合物 S 等堆积。

造成肾上腺皮质激素生物合成过程中酶缺陷的根本原因,是由于控制这些酶合成的基因的缺陷。21-羟化酶缺陷型患者的发病基因位于第 6 号染色体短臂 HLA-B 位点,隐匿型 21-羟化酶缺乏者以及表型正常的同胞及双亲的基因亦与 HLA-B 位点紧密连锁。本病系通过常染色体隐性基因传递,在两个携带致病的基因同时存在时(纯合子)发病,仅有一个致病的基因存在时(杂合子)不发病。一个家庭成员中一般只出现同一类型的缺陷。

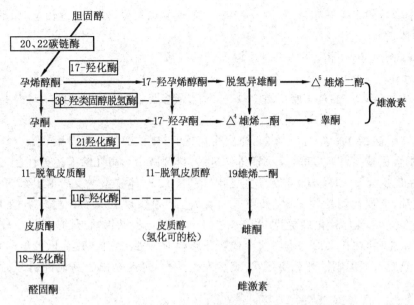

图 8-1 肾上腺皮质激素的合成途径及各种酶缺陷的影响

二、临床表现

本病以女孩为多见,男性与女性之比约为 1:4。由于酶缺陷的部位和缺陷的严重程度不同,临床上本病分为 6 种类型。较多见的为 21-羟化酶缺陷(占患者总数的 90% 以上)和 11β-羟化酶(约占患者总人数的 5%)的缺陷。其他如 17-羟化酶、3β-羟类固醇脱氨酶、18-羟化酶、20、22 碳链酶等缺陷则甚少见。本节重点介绍 21-羟化酶缺陷型及 11β-羟化酶缺陷型。

(一)21-羟化酶缺陷型

男婴出生时阴茎即较正常稍大,但往往不引人注意。失盐型男孩的典型症状是往往于出生后 2~3 周出现失盐危象,如不查电解质易被误诊。半年以后逐渐出现性早熟症状,至 4~5 岁时更为明显。主要表现为阴茎迅速增大,阴囊及前列腺增大,但睾丸相对地并不增大,与年龄相称,亦无精子形成,称为假性性早熟或称早熟巨阴症。患儿很早即出现阴毛,皮肤生痤疮,有喉结,声音变低沉,肌肉发达,体格发育过快,身长超过同年龄小儿,骨骺生长亦远远超过年龄。若未能及时诊断及正确治疗,则骨骺融合过早,至成人时体格反而矮小。智力发育一般正常。非失盐型男孩,仅出现性早熟症状。

女婴出生时可有阴蒂肥大,以后逐渐增长似男孩阴茎,但比同年龄男孩的阴茎更粗大,大阴唇似男孩阴囊但无睾丸,胚胎时期由于过量雄激素的影响,可阻止女性生殖器官的正常发育,胎儿于第 12 周时,女性外生殖器形成,尿道与阴道口分开。如 21-羟化酶缺陷为部分性,患者男性化程度较轻,则仅表现阴蒂肥大;如 21-羟化酶的缺乏较严重,则雄激素对胚胎期性器官发育影响较早且严重,尿道与阴道不分开,均开口于尿生殖窦中,甚至可前伸达阴蒂的基底部,外观很像男孩尿道下裂。因此,其外生殖器可表现为 3 种畸形。但其内生殖器完全属于女性,故又称假两性畸形。其他男性化症状及体格发育与上述男孩患者的表现相仿。少数患病女孩在出生时可无男性表现,而在儿童期表现为过早出现阴毛及生长加速。

此外,因为 ACTH 和促黑色素细胞激素增多,患者常表现皮肤黏膜色素增深,一般说来,缺陷越严重,色素增深的发生率亦越高。在新生儿只表现乳晕发黑,外生殖器较黑,如不予治疗,则色素增深可迅速发展。

21-羟化酶缺陷型在临床上可有两种不同类型的表现。

1.单纯男性化型

症状如上述,系由于21-羟化酶不完全缺乏,本型最多见,占患者总数的50%以上。

2.失盐型

占本病患者总数的1/3左右。当21-羟化酶缺乏时,皮质醇的前身孕酮、17α-羟孕酮等分泌过多,而醛固酮合成减少,以致远端肾小管排钠过多、排钾减少。患儿除上述男性化表现外,于出生后不久(常在出生后2~3周)即开始发生呕吐、厌食、不安、体重不增及严重脱水、高血钾、低血钠等电解质紊乱,出现代谢性酸中毒,如不及时治疗,可因循环衰竭而死亡。本型患者是由于21-羟化酶的缺乏较单纯男性化型更为严重,女孩于出生时已有两性畸形的外观,比较容易诊断;男孩诊断比较困难些,往往误诊为幽门狭窄或婴儿腹泻而失去治疗的机会,以致早期死亡。也有的病例并无明显脱水或周围循环衰竭症状,突然发生死亡,可能是由于高血钾引起的心脏停搏,应提高警惕。

3.晚发型(非典型型)

此型主要见于女性,其男性化症状出现晚,常于儿童期或青春期前出现男性化症状。隐匿型者阴蒂不一定肥大,但可有痤疮、多毛,无初潮或经期短,经量少,不规则。

(二)11β-羟化酶缺陷型

本型发病率较低,约占本病患者总数的5%,当11β-羟化酶缺陷时,除雄激素增多外,还产生过多的11脱氧皮质酮。临床表现与21-羟化酶缺陷型的单纯男性化型相同,但男性化程度相对地较轻。可以引起高血压,通常血压升高为中等度,有时达(21.3~26.7)/(13.3~21.3)kPa[(160~200)/(100~160)mmHg],可有高血压脑病和脑血管意外的并发症。此种高血压的特点是应用皮质激素后可使之下降,而停用后又复升。

三、诊断

本病若能早期诊断及早开始治疗,可防止两性畸形或男性性早熟的发展,患儿得以维持正常生活及生长发育。

诊断主要根据临床表现,参考家族史,对可疑病例可测定其24小时尿17-酮类固醇排出量。正常婴儿出生后3周内尿17-酮类固醇排出量较多,每天可达2.5 mg,以后减少,1岁以内<1 mg,1~4岁<2 mg,4~8岁<3 mg,青春期前<5 mg,患者可达5~30 mg,并随年龄而增加。

当21-羟化酶缺乏时,血或唾液中17α-羟孕酮明显升高,血17α-羟孕酮往往>100 mmol/L(正常<15 mmol/L),11β-羟化酶缺乏时,尿中可出现大量的四氢化合物S,脱氧皮质酮亦增多,而血及唾液17羟孕酮可正常或轻度升高。

血清钾、钠、氯、二氧化碳结合力对测定失盐型患者的诊断可有参考意义。

四、鉴别诊断

(一)真两性畸形

女性患儿应注意与真两性畸形相鉴别,真两性畸形系在一人体内具有两性的生殖腺——卵巢及睾丸的组织,但发育不全,因而其雌激素、雄激素及尿 17-酮类固醇排出量皆较正常为低。

(二)尿道下裂伴隐睾

女孩尿道、阴道同开口于生殖窦的患者,特别是开口位于阴蒂基底部时,须注意与男孩尿道下裂伴隐睾相鉴别。可做碘油造影观察有无子宫,并可做染色体检查助诊。

(三)胃肠道疾病

失盐型患者于出生后早期出现呕吐、脱水等症状时,应注意与幽门狭窄及肠梗阻等胃肠道疾病相鉴别,尤其是男性患儿,如经补液而低血钠、高血钾不易纠正者应予注意。

五、治疗

(一)理糖激素

诊断确定后应及早应用糖皮质激素治疗。皮质醇类的应用可抑制过多的 ACTH 释放,减少雄激素等的过度产生,并替代自身皮质醇的不足。氢化可的松为首选,因其接近肾上腺皮质生理分泌的激素。已知人类皮质激素的分泌量是恒定的,每天 6.8 ± 1.9 mg/m²,口服氢化可的松 50% 以上能被吸收,因此婴幼儿期氢化可的松需要量为每天 20 mg/m²(约 0.7 mg/kg),分 2～3 次口服,初治 2 周内剂量可加倍。一般在几周内即可有效地抑制血中升高的 17α-羟孕酮,按此计算,婴儿所需量为 5 mg/d,可分成 2.5 mg(早上)、1.25 mg(中午)和 1.25 mg(晚上)3 次口服。

为能维持儿童期正常生长,并在适当的年龄出现青春发育,在婴幼儿期以后可继续用氢化可的松直至生长停止。氢化可的松一般以每天 15～20 mg/m² 为宜(0.5～0.7 mg/kg),可分早晚 2 次口服。无氢化可的松时可以泼尼松替代(泼尼松 5 mg 相当氢化可的松 20 mg)。当体格发育已成熟,可改用地塞米松每天 0.01 mg/kg 治疗,由于地塞米松半衰期长,可每天早上 1 次给药或分早晚两次给药,患者对激素需要量有个体差异,应根据生长速率、骨龄、血或唾液 17α-羟孕酮等实验室检查调整剂量,应坚持终身服药。在感染、应激情况下,激素用量应为平时剂量的 2～3 倍,如遇严重应激情况或发生急性肾上腺皮质功能减退危象时,激素剂量需更大些,可采用水溶性氢化可的松静脉滴注治疗。11β-羟化酶缺陷者治疗同上。

(二)理盐激素

失盐型先天性肾上腺皮质增生症患者除应用糖皮质激素外,需应用适量理盐激素替代。常采用醋酸去氧皮质酮(DOCA)1～2 mg/d 肌内注射,或 9α 氟氢皮质素 0.05～0.1 mg/d,晚上 1 次口服。肌内注射 DOCA1 mg 相当于口服 9α 氟氢皮质素 0.05 mg。

(三)其他治疗

失盐危象时常需静脉补充氯化钠以纠正脱水及低血钠,补钠量可根据血钠及脱水程度计算。轻型失盐者,可不用理盐激素,每天加用 2～3 g 食盐即能维持电解质平衡。经补钠及激素治疗,高钾血症常可自行缓解,很少需用胰岛素降低血钾。对出现性早熟者可加环丙氯地孕酮或黄体生成素释放激素类似物(LHRH-a)治疗。

(四)外生殖器矫形

女性假两性畸形的阴蒂增大和阴唇融合常需做矫形手术。阴蒂切除术宜在婴儿期进行,如果太晚对患者的心理及社会影响不利。阴道成形术最好在青春发育期进行,做父母的应了解女孩内生殖器发育是正常的。不管男性化的程度如何,先天性肾上腺皮质增生症女性患者应按女性抚养。

治疗观察指标:①每 3～6 个月测量身高以了解生长速率是否正常。②每 6 个月至 1 年随访骨龄,若骨龄落后显示激素用量过大;骨龄提前有早熟可能,显示剂量不足。③是否有皮质醇过多的症状:皮肤条纹样色素斑、体重增加、高血压等。④已发育女性月经是否规则。⑤定期随访血或唾液 17α-羟孕酮,此检查是判断激素用量是否适当的敏感指标,血 17α-羟孕酮(早上采血)测定值的意义是:70～240 mmol/L 示激素用量不足,30～70 mmol/L 示激素用量适当,<10 mmol/L 示激素用量过大。血 17α-羟孕酮易受紧张等因素影响,因此从早上到晚上多次测定更有意义。⑥24 小时尿 17 酮类固醇测定,此化验较粗糙,对治疗观察不够敏感。⑦血肾素测定可反映理盐激素用量是否适当。

(江爱清)

第七节 性 早 熟

性早熟是一种生长发育异常;表现为青春期特征提早出现。一般认为女孩在 8 岁以前、男孩在 9 岁以前出现第二性征,或女孩月经初潮发生在 10 岁以前即属性早熟。女孩发生性早熟较男孩多 4～5 倍。

正常的青春发育过程是受下丘脑-垂体-性腺轴控制的。下丘脑的神经分泌细胞产生促性腺激素释放激素,刺激垂体分泌促性腺激素,包括卵泡刺激素和黄体生成素,后两者再刺激卵巢分泌雌二醇(E_2)和睾丸分泌睾酮(T),以促进生殖器官及性征的发育。目前认为中枢神经系统通过神经递质调节着下丘脑的神经分泌,如去甲肾上腺素促进 GnRH 的分泌而 γ-氨基丁酸(GABA)及 5 羟色胺(5-HT)则抑制 GnRH 的分泌。松果体产生的褪黑激素也抑制 GnRH 的分泌,而 5-HT 即是松果体合成 MLT 的前体物质。此外,下丘脑分泌 GnRH 还受血中性激素水平的负反馈调节。幼儿至学龄期的儿童下丘脑-垂体-性腺轴处于抑制状态,这主要是由于此时中枢神经系统的抑制因素占优势,以及下丘脑对性激素的负反馈抑制作用高度敏感所致。接近青春期时中枢神经系统的这种抑制性影响逐渐解除,且随着下丘脑的发育成熟,其受体对性激素负反馈抑制的敏感性显著下降,使下丘脑-垂体-性腺轴功能被激活,导致青春发动。青春期早期主要表现为睡眠时出现阵发性脉冲式的 GnRH 及 LH 释放,随着青春期的进程,白天也出现 GnRH 及 LH 的释放,且脉冲式分泌的频率及振幅也逐渐增加,至青春期后期达到成人的型式,一天中大约每 2 小时出现一次脉冲式的 GnRH 及 LH 释放。女性在青春期后期,当血中 E_2 浓度升高到一个临界水平并持续一定时间后,即引起 GnRH、LH 及 FSH 分泌突然剧增,达到峰值,从而诱发排卵,这种正反馈机制的形成是月经周期的基础。不过正反馈机制的成熟及规则的月经周期的建立往往要到初潮后 2～5 年才能实现。

正常青春期开始的年龄,女孩为 10～11 岁,男孩为 12～13 岁,但个体差异很大,与遗传、营养状况、疾病及心理因素均有关。

青春发动后,在性激素的影响下,生殖器官及性征迅速发育。乳房发育是女孩首先出现的第二性征,继之大小阴唇发育、色素沉着、阴道分泌物增多,阴腋毛出现。月经初潮平均发生在13 岁左右。睾丸增大则是男孩青春发动的最早征象,继之阴茎增大,阴囊皮肤变松、着色,阴腋毛出现,接着出现胡须、喉结及变声。首次遗精平均发生在 15 岁左右。临床上通常按性征发育的程度作青春发育的分期(Tanner 分期)(见表 8-3,表 8-4)。

表 8-3　女性性征发育分期

青春发育		乳房		阴毛	
分期	阶段	分期	形态	分期	形态分布
P₁	期前	B₁	幼儿型	PH1	无
P₂	早期	B₂	芽孢状隆起,乳晕增大	PH₂	稀少,分布于大阴唇
P₃	中期	B₃	乳房、乳晕继续增大	PH3	卷曲,曼向阴阜
P₄	后期	B₄	乳晕突出乳房面	PH4	卷曲,增多,增粗
P₅	成年	B₅	成人型,乳晕与乳房在同一丘面	PH5	成人倒三角形分布

表 8-4　男性性征发育分期

青春期发育		外生殖器				阴毛	
分期	阶段	分期	睾丸长径(cm)	阴茎长度(cm)	阴囊	分期	形态分布
P₁	期前	G₁	<2.5	3~4	幼儿型	PH1	无
P₂	早期	G₂	2.5~3.3	5	表皮变松、变薄	PH₂	稀少,分布于阴茎根部
P₃	中期	G₃	3.3~4.0	6	增大	PH3	卷曲,曼向阴阜
P₄	后期	G₄	4.0~4.5	7	继续增大,色素变深	PH4	卷曲,增多,增粗
P₅	成年	G₅	>4.5	8	成人型	PH5	成人菱形分布

生长突增也是青春发育的重要标志,表现在体格和体态的发育等诸方面。其中身高的增长最具代表性,经历起始期、快速增长期及减慢增长期,其总增长量男性平均为 28 cm,女性约为 25 cm。女孩月经初潮是开始性成熟的标志,并意味着身高快速增长期的结束。此外,由于性激素对蛋白质和脂肪合成代谢的不同促进作用,导致男性身材较高、肩部较宽、肌肉发达,而女性身材较矮、臀部较宽、体脂丰满的不同体态。

一、病因与分类

性早熟的病因分类见下表 8-5。

表 8-5　性早熟的病因分类

真性性早熟	假性性早熟	部分性性早熟
1.特发性(体质性)	1.性腺肿瘤	1.单纯性乳房早发育
2.中枢神经系统病变	卵巢肿瘤	2.单纯性阴毛早现
颅内肿瘤	睾丸肿瘤	
脑炎,结核性脑膜炎	2.肾上腺疾病	
脑外伤	先天性肾上腺皮质增生症	
3.原发性甲状腺功能减低	后天性肾上腺皮质增生症	
	肾上腺肿瘤	
	3.异位产生促性腺激素的肿瘤	
	4.摄入外源性激素	
	5.McCune-Albright 综合征	

(一)真性性早熟

由下丘脑-垂体-性腺轴提前发动、功能亢进所致,可导致生殖能力提前出现,其中非器质性病变所致者称为特发性或体质性性早熟。

(二)假性性早熟

由于内源性或外源性性激素的作用,导致第二性征提早出现,在女孩甚至引起阴道出血,但血中存在的大量性激素对下丘脑-垂体产生显著的抑制作用,故患儿并不具备生殖能力。

(三)部分性性早熟

乳房或阴毛提早发育,但不伴有其他性征的发育。第二性征与遗传性别一致者为同性性早熟,相矛盾时则为异性性早熟,如男孩出现乳房发育等女性化表现,或女孩出现阴蒂肥大、多毛、肌肉发达等男性化表现。

二、临床表现

(一)真性性早熟

1.特发性性早熟

以女孩多见,占女孩性早熟的 80% 以上,男孩性早熟的 40%。部分患儿有家族性。绝大多数在4~8岁出现,但也有婴儿期发病者。发育顺序与正常青春发育相似,但提前并加速。女孩首先出现乳房发育,可有触痛,继而外生殖器发育、阴道分泌物增多及阴毛生长,然后月经来潮和腋毛出现。开始多为不规则阴道出血,亦无排卵,以后逐渐过渡到规则的周期性月经,故有妊娠的可能。男孩首先出现睾丸及阴茎增大,以后可有阴茎勃起及排精,并出现阴毛、痤疮和声音低沉,体力较一般同龄儿强壮。

在性发育的同时,患儿的身高及体重增长加快,骨骼生长加速,故身材常较同龄儿高,然而由于其骨骼成熟加速,骨骺提前融合,成年后身材将比正常人矮小,约有 1/3 的患儿最终身高不足 150 cm。患儿的智能及心理状态则与其实际年龄相称。不同患儿临床表现及其发展速度快慢可有较大差异。少数轻症病例,经 1~2 年自行缓解。

2.颅内肿瘤

男孩远多于女孩。往往先出现性早熟表现,病情发展至一定阶段方出现中枢占位性症状,故应警惕。肿瘤多位于第三脑室底、下丘脑后部,故常可伴有多饮、多尿、过食、肥胖等下丘脑功能紊乱的表现。常见者为下丘脑错构瘤、胶质瘤、颅咽管瘤、松果体瘤等。

3.原发性甲状腺功能减低

部分甲状腺功能减低的女孩乳房发育,男孩睾丸增大,但生长仍缓慢,骨龄仍延迟,可能由于 T_4 分泌减少,负反馈作用减弱,导致下丘脑 TRH 分泌增多,刺激垂体 PRL、TSH 分泌增加,且可能 FSH、LH 分泌也同时增加之故。

(二)假性性早熟

1.卵巢肿瘤

因瘤体自律性分泌大量雌激素所致。患儿乳房发育,乳晕及小阴唇色素沉着,阴道分泌物增多并可有不规则阴道出血。恶性肿瘤有卵巢颗粒细胞瘤及泡膜细胞瘤,良性的多为卵巢囊肿。切除后阴道出血停止,第二性征可完全消退。有的卵巢囊肿也可自行消退。

2.先天性肾上腺皮质增生症

在男孩引起同性性早熟,但睾丸不增大,女孩则为异性性早熟(假两性畸形)伴原发性闭经。

因肾上腺皮质 21-羟化酶或 11β-羟化酶缺陷引起脱氢异雄酮分泌过多所致。男性患儿用皮质激素替代治疗开始过晚者,往往发展为真性性早熟。

3.后天性肾上腺皮质增生症及肿瘤

除雄激素增多表现外,还伴有库欣征。

4.异位产生促性腺激素的肿瘤

绒毛膜上皮癌或畸胎瘤可产生绒毛膜促性腺激素,肝母细胞瘤可产生类似 LH 样物质,均可引致性激素分泌过多。但患儿并无下丘脑-垂体-性腺轴的真正发动,也不具备生殖能力,故属假性性早熟。

5.外源性

因摄入含性激素的药物或食物,如避孕药、含蜂王浆、花粉、鸡胚、蚕蛹等的制剂所引起,近年来有逐渐增多的趋势。摄入的雌激素过多,可致乳房发育、乳晕色素沉着,女孩还可出现小阴唇色素沉着,阴道分泌物增多,甚至阴道出血。停止摄入后,上述征象会逐渐自行消退。

6.Mc Cune-Albright 综合征

几乎皆为女孩,除性早熟外还伴有单侧或双侧多发性的骨纤维结构不良,同侧肢体皮肤有片状棕褐色色素沉着(牛奶咖啡斑),也可伴有多种内分泌腺的功能异常,如结节性甲状腺肿性甲亢、肾上腺皮质增生症、高泌乳素血症等。其性早熟是由卵巢黄体化的滤泡囊肿自主性产生过多的雌激素所致。本征的发病机制是胚胎早期的体细胞内编码细胞膜上 G_s 蛋白 α 亚基的基因发生点突变,使其内在的 GTP 酶活性显著降低,引起腺苷酸环化酶持续的激活,导致 cAMP 水平的增高与累积,从而诱生激素反应细胞的增殖及自主性的功能亢进。

(三)部分性性早熟

1.单纯性乳房早发育

女孩为主,多在 4 岁以前出现,2 岁以下更多。乳房增大但无乳头、乳晕增大或色素沉着,不伴有其他性征发育及生长加速。可能与此年龄期下丘脑稳定的负反馈机制尚未建立而有 FSH 及 E_2 增高有关。病程呈自限性,大多于数月或数年内回缩,或持续存在,个别的发展为真性性早熟。

2.单纯性阴毛早现

女孩多见,自 5~6 岁即有阴(腋)毛出现,可伴生长加速,但无其他性征发育。可能与肾上腺皮质过早分泌脱氢异雄酮或阴(腋)毛囊受体对后者过早敏感有关。

三、诊断与鉴别诊断

对性征过早出现的患儿,首先应确定是同性还是异性,其次确定性征发育程度及各性征是否相称,再应区分真性还是假性,最后则区分其病因是特发性还是器质性。

详细询问病史,全面体格检查,并选择下列有关的实验室检查做出鉴别诊断。

(一)骨龄

骨龄代表骨骼的成熟度,能较准确地反映青春发育的成熟程度。真性性早熟及先天性肾上腺皮质增生症骨龄往往较实际年龄提前,单纯性乳房早发育骨龄不提前,而原发性甲状腺功能减低则骨龄显著落后。

(二)盆腔 B 超

可观察子宫的形态,测定子宫、卵巢体积,卵泡直径,了解内生殖器官发育情况,并可确定卵巢有无占位性病变。

(三)性激素测定

性激素分泌有显著的年龄特点。男孩血清 T、女孩血清 E_2 均在 2 岁前较高,2 岁后下降并持续维持在低水平,至青春期再度升高,其水平与发育程度密切相关。性早熟者性激素水平较正常同龄儿显著升高,而性腺肿瘤者则性激素往往增加极甚。先天性肾上腺皮质增生者血 17α-羟孕酮及尿 17-酮类固醇显著升高。

(四)促性腺激素测定

测定促性腺激素水平对鉴别真性和假性性早熟意义较大。真性者水平升高,假性者水平低下,而分泌促性腺激素肿瘤者则显著升高。FSH、LH 的分泌也具有与性激素类似的年龄差异,此外,在青春期早期其分泌特点为睡眠诱发的脉冲式释放,因此一次血标本往往不能反映其真正的分泌水平,如留取 24 小时尿标本测定则意义较大。

(五)促性腺激素释放激素(GnRH)兴奋试验

对鉴别真性和假性性早熟很有价值。真性者静脉注射 GnRH 后 15~30 分钟,FSH、LH 水平成倍升高,而假性者无此反应。单纯性乳房早发育者仅稍有增高。

(六)其他

头颅磁共振显像(MRI)及眼底检查可协助鉴别颅内肿瘤,长骨摄片则可鉴别 McCune-Albright 综合征。

四、治疗

(一)药物治疗

1.促性腺激素释放激素拟似剂

是目前治疗真性性早熟最有效的药物。这类药物系将天然的 GnRH 的肽链序列作化学改变后产生,可引起对受体的亲和力增加,并增强对酶降解的抵抗力,从而使活性增高,半衰期延长。用药后最初 2~3 周内刺激促性腺激素分泌,但接着便引起垂体促性腺细胞的 GnRH 受体发生降调节,造成受体位点显著减少,使垂体对内源性 GnRH 失敏,促性腺激素分泌减少,从而使性激素水平下降,性征消退,并能有效地延缓骨骼的成熟,防止骨骺过早融合,有利于改善最终身高,这种抑制作用是高度可逆的。

早期的制剂需每天皮下注射或鼻腔吸入,近年来又研制出长效的控释制剂,可供肌内注射,每月 1 次,较为方便。常用的几种为亮丙瑞林,曲普瑞林剂量分别为 140~300 $\mu g/kg$ 和 50~100 $\mu g/kg$,每月 1 次肌内注射。布舍瑞林,那法瑞林剂量分别为每天 1 200~1 800 μg 和 800~1 600 μg,分次鼻腔吸入。

2.甲孕酮

能反馈抑制垂体分泌促性腺激素,使性激素水平下降,从而使性征消退,但不能控制骨骼生长过速,故不能防止身材矮小。口服剂量为 20~60 mg/d,分次服用,或肌内注射 100~150 mg,每 2 周 1 次。甲地孕酮效价较高,疗效较好,剂量为 4~8 mg/d,分次服用。出现疗效后减量。

3.环丙氯地孕酮

能反馈抑制垂体分泌促性腺激素并拮抗雄激素对靶器官的作用,使性征消退并可能对控制骨骼生长过速有一定效果。剂量为每天 70~150 mg/m^2,分次服用。

上述孕酮类药物长期使用可能抑制垂体分泌 ACTH,使皮质激素分泌减少。

4.睾内酯

系芳香化酶的竞争性抑制剂,可阻止雄激素向雌激素转化,使雌激素水平降低,可有效地治疗 Mc Cune-Albright 综合征。剂量为开始用每天 20 μg/kg,4 周后加量至 40 μg/kg。

5.中药

中医认为性早熟的病机为肾阴虚相火旺,给予滋阴泻火中药,如大补阴丸、知柏地黄丸等有一定疗效。

(二)手术治疗

(1)颅内肿瘤所致的真性性早熟,可采用立体定向放射外科技术(X 刀、γ-刀或高能粒子加速器等)治疗。经头颅 MRI 将肿瘤准确定位后,由计算机自动控制的了射线或高能粒子束聚焦在病灶部位。经照射治疗后肿瘤显著缩小、机化,性征明显消退,而对病灶周围正常的中枢神经组织损伤很小。由于这种"手术"安全、不良反应小、并发症少而疗效肯定,因此使此类患儿的预后大为改观。

(2)确诊性腺、肾上腺肿瘤所致的假性性早熟,应尽早手术切除。

(江爱清)

第九章

小儿血液系统疾病

第一节 营养性贫血

一、缺铁性贫血

缺铁性贫血是由于体内贮铁不足致使血红蛋白合成减少而引起的一种低色素小细胞性贫血，又称为营养性小细胞性贫血。这是小儿时期最常见的一种贫血，多见于 6 个月至 2 岁的婴幼儿。

(一)病因及发病机制

1.铁在体内的代谢

铁是合成血红蛋白的重要原料，也是多种含铁酶(如细胞色素 C、单胺氧化酶、琥珀酸脱氢酶等)中的重要物质。人体所需要的铁来源有两个：①衰老的红细胞破坏后所释放的铁，约 80% 被重新利用，20% 贮存备用。②自食物中摄取：肉、鱼、蛋黄、肝、肾、豆类、绿叶菜等含铁较多。食物中的铁以二价铁形式从十二指肠及空肠上部被吸收，进入肠黏膜后被氧化成三价铁，一部分与细胞内的去铁蛋白结合成铁蛋白，另一部分通过肠黏膜细胞入血，与血浆中的转铁蛋白结合，随血液循环运送到各贮铁组织，并与组织中的去铁蛋白结合成铁蛋白，作为贮存铁备用。通过还原酶的作用，铁自铁蛋白中释出，并经氧化酶作用氧化成为三价铁，再与转铁蛋白结合，转运至骨髓造血，在幼红细胞内与原卟啉结合形成血红素，后者再与珠蛋白结合形成血红蛋白。正常小儿每天铁的排泄量极微，不超过 15 μg/kg。小儿由于不断生长发育，铁的需要量较多，4 个月至 3 岁每天约需由食物补充元素铁 0.8～1.5 mg/kg。各年龄小儿每天摄入元素铁总量不宜超过 15 mg。

2.导致缺铁的原因

(1)先天贮铁不足：足月新生儿自母体贮存的铁及生后红细胞破坏释放的铁足够生后 3～4 个月造血之需，如因早产、双胎、胎儿失血(如胎儿向母体输血，或向另一孪生胎儿输血)及母亲患严重缺铁性贫血均可使胎儿贮铁减少。出生后延迟结扎脐带，可使新生儿贮铁增多(约增加贮铁 40 mg)。

(2)食物中铁摄入量不足：导致缺铁的主要原因。人乳、牛乳中含铁量均低(小于 0.2 mg/dL)。长期以乳类喂养、不及时添加含铁较多的辅食者，或较大小儿偏食者，易发生缺铁性贫血。

(3)铁自肠道吸收不良:食物中铁的吸收率受诸多因素影响,动物性食物中铁有 $10\%\sim25\%$ 被吸收,人乳中铁 50%,牛乳中铁 10% 被吸收,植物性食物中铁吸收率仅约 1%。维生素 C、果糖、氨基酸等有助于铁的吸收。但食物中磷酸、草酸、鞣酸(如喝浓茶)等可减少铁的吸收。此外,长期腹泻、呕吐、胃酸过少等均可影响铁的吸收。

(4)生长发育过快:婴儿期生长快,早产儿速度更快,随体重增长血容量也增加较快,较易出现铁的不足。

(5)铁的丢失过多:如因对牛奶过敏引起小量肠出血(每天可失血约 0.7 mL),或因肠息肉、膈疝、肛裂、钩虫病等发生慢性小量失血,均可使铁的丢失过多而导致缺铁(每失血 1 mL 损失铁 0.5 mg)。

(6)铁的利用障碍:如长期或反复感染可影响铁在体内的利用,不利于血红蛋白的合成。

3.缺铁对各系统的影响

(1)血液:不是体内一有缺铁即很快出现贫血,而是要经过 3 个阶段。①铁减少期(ID):体内贮铁虽减少,但供红细胞合成血红蛋白的铁尚未减少。②红细胞生成缺铁期(IDE):此期红细胞生成所需铁已不足,但血红蛋白尚不减少。③缺铁性贫血期(IDA):此期出现低色素小细胞性贫血。

(2)其他:肌红蛋白合成减少。由于多种含铁酶活力降低,影响生物氧化、组织呼吸、神经介质的分解与合成等,使细胞功能紊乱,引起皮肤黏膜损害、精神神经症状以及细胞免疫功能降低等。

(二)临床表现

1.一般表现

起病缓慢。逐渐出现皮肤黏膜苍白,甲床苍白,疲乏无力,不爱活动,年长儿可诉头晕、耳鸣。易患感染性疾病。

2.髓外造血表现

常见肝、脾、淋巴结轻度肿大。

3.其他系统症状

食欲减退,易有呕吐、腹泻、消化功能不良,可有异嗜癖(如喜食泥土、墙皮等)。易发生口腔炎。常有烦躁不安或萎靡不振,精力不集中,智力多低于同龄儿。明显贫血时呼吸、心率加快,甚至引起贫血性心脏病。

(三)实验室检查

1.血常规

血红蛋白降低比红细胞减少明显,呈小细胞低色素性贫血,血涂片可见红细胞大小不等,以小细胞为主,中心浅染区扩大。网织红细胞、白细胞、血小板大致正常。

2.骨髓细胞学检查

幼红细胞增生活跃,以中、晚幼红细胞增生为主。各期红细胞均较小,胞浆量少,染色偏蓝。其他系列细胞大致正常。

3.铁代谢检查

(1)血清铁蛋白(SF):缺铁的 ID 期即降低(小于 12 μg/L),IDE、IDA 期更明显。

(2)红细胞游离原卟啉(FEP):IDE 期增高(大于 0.9 μmol/L 或大于 50 μg/dL)。

（3）血清铁（SI）、总铁结合力（TIBC）：IDA 时 SI 降低（小于 10.7 μmol/L 或小于 60 μg/dL），TIBC 增高（大于 62.7 μmol/L 或大于 350 g/dL）。

（4）骨髓可染铁：骨髓涂片用普鲁蓝染色镜检，细胞外铁颗粒减少，铁粒幼细胞减少（小于 15％）。

（四）诊断

根据临床表现、血常规特点结合喂养史，一般可做出诊断。必要时可做骨髓检查。铁代谢的生化检查有确诊意义。铁剂治疗有效可证实诊断。异常血红蛋白病、地中海贫血、铁粒幼红细胞性贫血等也可表现为低色素小细胞性贫血，应注意鉴别。

（五）治疗

1.一般治疗

加强护理，改善喂养，合理安排饮食，纠正不合理的饮食习惯。避免感染，治疗引起慢性失血的疾病。

2.铁剂治疗

铁剂治疗为特效疗法。口服铁剂宜选用二价铁盐，因其比三价铁易于吸收。常用铁剂有硫酸亚铁（含元素铁 20％）、富马酸亚铁（含元素铁 33％）、葡萄糖酸亚铁（含元素铁 11％）等。每天口服元素铁 4～6 mg/kg，分 3 次于两餐之间口服。同时服用维生素 C 以促进铁的吸收。一般于服药 3～4 天后网织红细胞上升，7～10 天达高峰，其后血红蛋白上升，3～4 周内贫血可望纠正，但仍需继续服药 2 个月左右，以补充贮存铁。

个别重症病例或由于伴有严重胃肠疾病不能口服或口服无效者可应用铁剂（如右旋糖酐铁、山梨醇枸橼酸铁复合物等）肌内注射。总剂量按 2.5 mg/kg 元素铁可增加血红蛋白 1 g/kg 计算，另加 10 mg/kg 以补足贮铁量。将总量分次深部肌内注射，首次量宜小，以后每次剂量不超过 5 mg/kg，每 1～3 天注射 1 次，于 2～3 周内注射完。

3.输血治疗

重症贫血并发心功能不全或重症感染者可予输血。

（六）预防

缺铁性贫血主要预防措施如下。

（1）做好喂养指导，提倡母乳喂养，及时添加富含铁的辅助食品，纠正偏食习惯。

（2）对早产儿、低体重儿可自生后 2 个月给予铁剂预防，给元素铁 0.8～1.5 mg/kg，也可食用铁强化奶粉。

（3）积极防治慢性胃肠病。

二、营养性巨幼细胞性贫血

营养性巨幼细胞性贫血又称营养性大细胞性贫血，主要是由于缺乏维生素 B_{12} 和/或叶酸所致。多见于喂养不当的婴幼儿。

（一）病因及发病机制

1.发病机制

维生素 B_{12} 和叶酸是 DNA 合成过程中的重要辅酶物质，缺乏时因 DNA 合成不足，使细胞核分裂时间延长（S 期和 G_1 期延长），细胞增殖速度减慢，而胞浆中 RNA 的合成不受影响，红细胞中血红蛋白的合成也正常进行，因而各期红细胞变大，核染色质疏松呈巨幼样变，由于红细胞生成速度减慢,成熟红细胞寿命较短,因而导致贫血。粒细胞、巨核细胞也有类似改变。此外,维生素 B_{12} 缺乏尚可引起神经系统改变,可能与神经髓鞘中脂蛋白合成不足有关。

2.维生素 B_{12}、叶酸缺乏的原因

(1)饮食中供给不足:动物性食物如肉、蛋、肝、肾中含维生素 B_{12} 较多;植物性食物如绿叶菜、水果、谷类中含叶酸较多,但加热后被破坏。各种乳类中含维生素 B_{12} 及叶酸均较少,羊乳中含叶酸更少。婴儿每天需要量维生素 B_{12} 为 $0.5\sim1~\mu g$,叶酸为 $0.1\sim0.2~mg$。长期母乳喂养不及时添加辅食容易发生维生素 B_{12} 缺乏;长期羊乳、奶粉喂养不加辅食易致叶酸缺乏。

(2)吸收障碍:见于慢性腹泻、脂肪下痢、小肠切除等胃肠疾病时。慢性肝病可影响维生素 B_{12}、叶酸在体内的贮存。

(3)需要量增加:生长发育过快的婴儿(尤其是早产儿),或患严重感染(如肺炎)时需要量增加,易致缺乏。

(二)临床表现

本病约 2/3 病例见于 6~12 个月,2 岁以上少见。急性感染常为发病诱因。临床表现特点如下。

1.贫血及一般表现

面色蜡黄,虚胖,易倦,头发稀黄发干,肝脾可轻度肿大,重症可出现心脏扩大,甚至心功能不全。

2.消化系统症状

常有厌食、恶心、呕吐、腹泻、舌炎、舌面光滑。

3.神经系统症状

见于维生素 B_{12} 缺乏所致者。表现为表情呆滞、嗜睡、反应迟钝、少哭不笑、哭时无泪、少汗、智力体力发育落后,常有倒退现象,不能完成原来已会的动作。可出现唇、舌、肢体震颤,腱反射亢进,踝阵挛阳性。

(三)实验室检查

1.血常规

红细胞数减少比血红蛋白降低明显。红细胞大小不等,以大者为主,中央淡染区不明显。重症白细胞可减少,粒细胞胞体较大,核分叶过多(核右移),血小板亦可减少,体积变大。

2.骨髓细胞学检查

红系细胞增生活跃,以原红及早幼红细胞增多相对明显。各期幼红细胞均有巨幼变,表现如胞体变大,核染色质疏松,副染色质明显,显示细胞核发育落后于胞浆。粒细胞系及巨核细胞系也可有巨幼变表现。

3.生化检查

血清维生素 B_{12} 及叶酸测定低于正常含量(维生素 B_{12} 小于 $100~ng/L$,叶酸小于 $3~\mu g/L$)。

(四)诊断

根据贫血表现、血常规特点,结合发病年龄、喂养史,一般不难作出诊断。进一步做骨髓检查有助于确诊。少数情况下须注意与脑发育不全(无贫血及上述血常规、骨髓细胞学改变,自生后不久即有智力低下)及少见的非营养性巨幼细胞性贫血相鉴别。

(五)治疗与预防

(1)加强营养和护理,防治感染。

（2）维生素 B_{12} 及叶酸的应用：维生素 B_{12} 缺乏所致者应用维生素 B_{12} 肌内注射，每次 $50\sim$ $100\,\mu g$，每周 $2\sim3$ 次，连用 $2\sim4$ 周，或至血常规恢复正常为止。应用维生素 B_{12} $2\sim3$ 天后可见精神好转，网织红细胞增加，$6\sim7$ 天达高峰，约 2 周后降至正常。骨髓内巨幼红细胞于用药 $6\sim$ 72 小时内即转为正常幼红细胞，精神神经症状恢复较慢。由于叶酸缺乏所致者给予叶酸口服每次 $5\,mg$，每天 3 次，连服数周。治疗后血常规、骨髓细胞学反应大致如上所述。维生素 C 能促进叶酸的利用，宜同时口服。须注意单纯由于缺乏维生素 B_{12} 所致者不宜加用叶酸，以免加重精神神经症状。重症贫血于恢复期应加用铁剂，以免发生铁的相对缺乏。

（3）输血的应用原则同缺铁性贫血。

（4）预防措施主要是强调改善乳母营养，婴儿及时添加辅食，避免单纯羊奶喂养，年长儿要注意食物均衡，防止偏食习惯。

三、营养性混合性贫血

营养性缺铁性贫血与营养性巨幼细胞性贫血同时存在时称为营养性混合性贫血，较常见于婴幼儿期。

（一）临床表现

具有两种贫血的混合表现，贫血程度一般较重。

（二）实验室检查

1.血常规

血红蛋白及红细胞近于平行降低，红细胞大小不等更明显，大者大于正常，小者小于正常，大红细胞中央浅染区扩大为本病红细胞典型表现。白细胞、血小板常减少。

2.骨髓细胞学检查

红细胞系具有两种贫血的表现，如可见巨幼红细胞而胞浆嗜碱性强，粒细胞、巨核细胞也可见巨幼细胞性贫血时的形态改变。

（三）治疗

需同时应用铁剂及维生素 B_{12} 或叶酸治疗。

（曹婷婷）

第二节　感染性贫血

感染性贫血又称婴儿假性白血病性贫血、雅克什综合征等。其特点是婴儿期发病，表现有严重贫血、肝及脾大、外周血白细胞增多并出现幼稚粒细胞及有核红细胞。

一、诊断

（一）病史

本病多发生于 6 个月至 2 岁婴幼儿，在营养不良及佝偻病基础上，由于感染性疾病如迁延性肺炎、肺脓肿、脓胸、败血症、慢性尿路感染等而发病。

(二)临床表现

起病缓慢,面色逐渐苍白或蜡黄,身体瘦弱,精神萎靡,常反复感染而有不规则发热。体格检查可见肝、脾大,尤以脾大明显。全身淋巴结可轻度肿大,有时可见皮肤出血点或水肿。可伴有佝偻病的临床表现。

(三)辅助检查

1.血常规

多为中度以上的营养性混合性贫血。白细胞增多,甚至可达 $30×10^9/L$ 以上,分类可见各期幼稚粒细胞,但仍以较成熟者占多数。

2.骨髓细胞学检查

增生活跃或明显活跃,少数病例可增生低下,细胞分类和形态学改变与营养性混合性贫血相似。

3.铁代谢的检查

感染时血清铁明显降低,总铁结合力也下降,肝、脾和骨髓组织中的贮存铁增多。感染恢复后,铁代谢失常可得到纠正。

二、鉴别诊断

(一)营养性缺铁性贫血

雅克什综合征严重时可见小细胞低色素性贫血,血清铁下降,易误诊为营养性缺铁性贫血,本病与缺铁性贫血不同的是其血清总铁结合力下降,骨髓细胞外铁增多,肝脾明显大,可资鉴别。

(二)白血病

急性白血病病情发展快,多有出血倾向,血常规中幼稚细胞以原幼阶段为主,血小板大多明显减少,骨髓细胞学有典型白血病改变。婴儿慢性粒细胞白血病血常规、骨髓细胞学以粒细胞改变明显,胎儿血红蛋白常明显增高。以上特点可资鉴别。

(三)类白血病反应

多能查出原发感染灶,脾大较轻,血常规结果不一定有贫血,粒细胞有感染中毒改变,原发病控制后血常规恢复正常。

(四)溶血性贫血

有核红细胞及网织红细胞增加时,雅克什综合征应与慢性溶血性贫血相鉴别,主要根据病史、红细胞的形态及血红蛋白异常,以及证实溶血存在的试验阳性结果进行鉴别。

(五)其他有骨髓外造血的疾病

如婴儿型石骨症、骨髓纤维化等也表现为贫血、脾大、外周血白细胞出现幼稚粒细胞、幼稚红细胞,但骨髓穿刺常不能成功。骨髓活检、X线骨骼摄片等可助鉴别。

三、治疗

(一)治疗原发病

改善营养,加强护理。要积极的控制感染,仔细寻找慢性感染灶,应用有效的抗生素。

(二)抗贫血治疗

根据贫血性质给予铁剂、维生素 B_{12} 或叶酸,用至血红蛋白正常。

（三）其他

饮食疗法、支持治疗及输血原则上与营养性贫血相同。伴有活动性佝偻病者给予维生素 D 制剂及钙剂积极治疗。

四、预后

（1）本病一般经去除病因、改善营养、治疗贫血等综合措施后可治愈。

（2）要积极控制感染，清除感染病灶，感染不能控制时贫血不易改善。

（3）本病抗贫血治疗一般常按营养性混合性贫血治疗，合用铁剂、维生素 B_{12} 或叶酸。

（4）重症病例可给予输血治疗。

（5）本病治疗一般于感染控制后血常规结果迅速好转，但较单纯营养性贫血恢复慢，需要治疗的时间长。肝、脾大常需数月至 1 年方可恢复正常。

（曹婷婷）

第三节 溶血性贫血

由于红细胞破坏过多，寿命缩短，骨髓造血功能不足以代偿红细胞的耗损而形成的贫血称为溶血性贫血。小儿时期发生的溶血性贫血可分为先天性和后天获得性两大类，各有不同病因和病种，本节仅作一总述。

一、病因分类

（一）先天性溶血性贫血（由于红细胞内在缺陷所致）

1.红细胞膜缺陷

（1）遗传性球形细胞增多症。

（2）遗传性椭圆形细胞增多症。

（3）其他如遗传性口形细胞增多症等。

2.血红蛋白异常

（1）地中海贫血。

（2）其他血红蛋白病。

3.红细胞酶的缺陷

（1）红细胞葡萄糖-6-磷酸脱氢酶（G-6-PD）缺陷，包括蚕豆病、药物性溶血性贫血、Ⅰ型遗传性非球形细胞性溶血性贫血等。

（2）丙酮酸激酶（PK）缺乏（Ⅱ型遗传性非球形细胞性溶血性贫血）。

（3）其他红细胞酶缺乏。

（二）获得性溶血性贫血（由于红细胞外在因素所致）

（1）同种免疫性溶血性贫血：如新生儿溶血症、血型不合溶血性贫血等。

（2）自身免疫性溶血性贫血（包括温抗体型、冷抗体型）。

（3）继发于感染（如败血症、疟疾）、化学物理因素、微血管病的非免疫性溶血性贫血。

二、诊断

一般可按以下步骤考虑诊断。

(一)初步确定存在溶血性贫血

1.临床表现

主要特点是表现为不同程度的贫血和黄疸。急性溶血性贫血起病急,急重者可有发热、寒战、恶心、呕吐,腰背四肢疼痛、头痛、腹痛,急剧发展的面色苍白。贫血重者可发生休克或心力衰竭、肾衰竭。慢性溶血性贫血起病缓慢,逐渐出现贫血、黄疸,但可短期内加重,其他全身症状不明显。由于溶血场所的不同(血管内溶血,或是血管外溶血),临床表现有不同特点(表 9-1)。

表 9-1 血管内、外溶血的不同表现

项目	血管内溶血	血管外溶血
病程	急	慢
病因	获得性溶血性贫血(如 G-6-PD 缺乏)	先天遗传性溶血性贫血(如遗传性球形细胞增多症)
溶血场所	红细胞在血管内破坏	红细胞在单核巨噬细胞系统中破坏
贫血程度	较重	较轻,发生溶血危象时加重
黄疸	明显	较轻,溶血危象时明显
肝脾肿大	不明显	显著,急性发作时更明显
血红蛋白尿	常见	无

2.实验室检查

(1)红细胞破坏增加的证据:①正细胞正色素性贫血。②血清未结合胆红素增高,乳酸脱氢酶活性增高,血浆游离血红蛋白增高,结合珠蛋白减少或消失。③尿血红蛋白阳性,尿胆原增加。④红细胞寿命缩短。

(2)红细胞代偿增加的证据:①外周血网织红细胞增多,出现嗜多色性点彩红细胞或有核红细胞。②骨髓红细胞系统增生旺盛。

(二)进一步明确溶血性贫血的病因

1.先天遗传性溶血性贫血的诊断

(1)病史:可早至生后不久即发病,贫血、黄疸逐渐加重。有血管外溶血表现。多有家族史。

(2)体征:多有明显肝脾肿大,尤其是脾肿大。

(3)血常规:血涂片镜检红细胞有形态改变,如球形红细胞增多(见于遗传性球形细胞增多症)、椭圆形红细胞增多(见于遗传性椭圆形细胞增多症)等。

(4)红细胞脆性试验、溶血试验。

(5)红细胞酶活性测定:目前已能做多种酶的筛选试验,如 G-6-PD、PK、P5'N(嘧啶 5'核苷激酶)等,可测出某种酶的缺陷。

(6)血红蛋白电泳:有助于诊断地中海贫血及异常血红蛋白病等。

(7)其他检查异常血红蛋白的试验:如异丙醇试验(检测不稳定血红蛋白)、变性珠蛋白小体生成率、血红蛋白结构分析等。

2.后天获得性溶血性贫血的诊断

(1)病史:发病诱因(如感染、药物史、输血史等)有助于诊断。

(2)实验室检查:Coombs 试验阳性提示免疫性溶血性贫血(如自身免疫性溶血性贫血)。酸溶血试验(Ham 试验)、蔗糖溶血试验有助于阵发性睡眠性血红蛋白尿症的诊断。

三、治疗原则

(一)去除病因

例如 G-6-PD 缺乏症应避免应用氧化性药物、禁食蚕豆等。对自身免疫性溶血性贫血应积极控制感染。

(二)适当应用输血

输血为急性溶血性贫血及慢性溶血性贫血发生再障危象或溶血危象时的重要急救措施。但对自身免疫性溶血性贫血应慎用,应用不当可使溶血加重。

(三)肾上腺皮质激素的应用

适用于温抗体型自身免疫性溶血性贫血。

(四)脾切除

主要用于遗传性球形细胞增多症及其他类型溶血性贫血(如地中海贫血、自身免疫性溶血性贫血)有切脾适应证者,手术年龄一般应大于 4 岁。

（曹婷婷）

第四节　再生障碍性贫血

再生障碍性贫血(AA,简称再障)又称全血细胞减少症,是骨髓造血功能衰竭导致的一种全血减少综合征。在小儿时期比较多见。主要临床表现是贫血、出血和反复感染;三种血红细胞同时减少,无肝脾和淋巴结肿大。

一、病因及发病机制

(一)病因

本病分为原发性、继发性两类。再障的病因相当复杂,部分病例是由于化学、物理或生物因素对骨髓的毒性作用所引起,称为继发性再障。但在临床上约半数的病例因找不到明显的病因,称为原发性再障。能引起继发性再障的原因包括以下几个方面。

1.药物及化学物质

(1)药物引起的再障近几年逐渐增多,在发病因素中居首位。如抗癌药物、氯霉素、磺胺类药物、保泰松、阿司匹林等。

(2)许多化学物质都有不同程度的骨髓抑制作用,如苯、二甲苯、杀虫剂、化肥、染料等。

2.物理因素

各种放射线如 X 线、γ 射线或中子等均能引起骨髓细胞损害。骨髓抑制程度与接触的剂量与时间有关。

3.生物因素

再障可由病毒、细菌、原虫等感染引起,病毒所致者尤为多见。如丙型肝炎病毒、乙型肝炎病毒等。近年来发现,人类矮小病毒可直接感染骨髓,引致再障。此外,CB病毒、麻疹病毒等均可引起再障。

(二)发病机制

本病的发病机埋比较复杂,至今尚未明了。近年来国内外主要围绕着造血干细胞受损、造血微环境缺陷及免疫因素3个方面进行了大量研究。

1.干细胞受损

骨髓中多能干细胞是造血的原始细胞,自20世纪60年代Pluznik和Bradley在体外琼脂培养条件下,建立了人骨髓祖细胞的集落形成以来,得知造血祖细胞(GM-CFU)产率的正常值为$164\pm10.4/2\times10^9$细胞,正常人保持着较为恒定的数量和维持自身的增殖能力,且有一定的贮备能力.当骨髓受到一般性损害时尚不致发病,当骨髓受到严重损害时,则GM-CFU的产率明显下降,仅为正常值的10%或更低,还可有质的改变,导致染色体畸变,故当干细胞衰竭时骨髓移植有效。

2.造血微环境缺陷

骨髓干细胞的增殖与分化需要一个完整无损的骨髓微环境,因血细胞的生成需要细胞周围供应造血原料,如骨髓的血窦受损,骨髓造血干细胞的增殖受抑制,导致再障,有学者认为再障患者自主神经兴奋性差,骨髓神经兴奋性亦差,致骨髓血流缓慢,小血管收缩,毛细动脉减少,造成造血微环境缺陷。

3.免疫因素

近年来对这方面的研究最多,特别是关于T淋巴细胞的研究尤多,多数学者认为再障患者辅助性T细胞(Th)下降,抑制性T细胞(Tb)上升,Th/Ts比值降低。体外培养再障患者骨髓干细胞产率降低时,加入抗胸腺细胞球蛋白(ATG)后干细胞产率增加,说明T细胞起了抑制作用。某学者等对136例再障患者的免疫功能进行了研究,认为Ts细胞不仅能抑制骨髓造血干细胞的增殖与分化还能抑制B细胞向浆细胞方向分化,从而产生全细胞(包括淋巴细胞在内)的严重减少和低丙种球蛋白血症。淋巴细胞绝对数越低,预后越差,除此之外,IgG-y受体阳性细胞(Tr细胞)是由抑制性T细胞、细胞毒性T细胞、抗体依赖性细胞毒T细胞等组成的细胞群体,因此Tr细胞增多可抑制造血干细胞,导致再障,但Tr细胞必须被患者体内某种可溶性因子激活后才能对造血干细胞的增殖与分化起抑制作用。血清抑制因子亦能起到抑制造血干细胞的作用。Ts细胞还能使γ-干扰素、白细胞介素-2(IL-2)也增加,这些均可以抑制造血干细胞的正常功能。此外,再障患者铁的利用率不佳,表现为血清铁增高,未饱和铁结合率下降,铁粒幼细胞阳性率增高;血浆红细胞生成素增高,红细胞内游离原卟啉和抗碱血红蛋白较高等异常。再障患者甲状腺功能降低。可见再障的发病机制是复杂的,大多数再障的发病往往是多种因素共同参与的结果,例如,造血抑制性增强时,常伴随造血刺激功能下降,T细胞抑制造血干细胞与造血微环境缺陷可并存,细胞免疫与体液免疫缺陷可并存。

二、先天性再生障碍性贫血

先天性再生障碍性贫血又称范可尼综合征,是一种常染色体隐性遗传性疾病,除全血细胞减少外,还伴有多发性先天畸形。

(一)临床表现及诊断

有多发性畸形,如小头畸形、斜小眼球,约3/4的患者有骨骼畸形,以桡骨和拇指缺如或畸形最多见,其次为第一掌骨发育不全、尺骨畸形、并趾等,并常伴有体格矮小,皮肤片状棕色素沉着、外耳畸形、耳聋。部分患儿智力低下,男孩约50%伴生殖器发育不全。家族中有同样患者。

血常规变化一般在6～8岁出现,男多于女,贫血为主要表现,红细胞为大细胞正色素性,伴有核细胞和血小板减少。骨髓变化与后天性再生障碍性贫血相似。骨髓显示脂肪增多,增生明显低下,仅见分散的生血岛。血红蛋白F增多,为5%～15%。骨髓培养,显示红系与粒系祖细胞增生低下。

本病有多发性畸形,易与获得性再障区别。有5%～10%的患者最后发展为急性白血病,多为粒单型白血病。

(二)治疗

治疗与一般再障相同。皮质激素与睾酮联合应用可使血常规好转,但停药后易复发,必须长期应用小剂量维持。严重贫血时可输红细胞悬液。骨髓移植5年存活率约50%。贫血缓解后,身长、体重、智力也明显好转。

三、获得性再生障碍性贫血

获得性再生障碍性贫血是小儿时期较多见的贫血之一,此类贫血可发生于任何年龄,但以儿童和青春期多见,无性别差异。获得性再障又分为原发性与继发性两类。

(一)临床表现及辅助检查

1.临床表现

起病多缓慢。症状的轻重视病情发展的速度和贫血程度而异。常见面色苍白、气促、乏力。常出现皮下瘀点、瘀斑或鼻出血而引起注意,病情进展,出血症状逐渐加重,严重者出现便血和血尿。肝脾淋巴结一般不肿大。由于粒细胞减少而反复发生口腔黏膜溃疡、咽峡炎及坏死性口腔炎,甚至并发全身严重感染,应用抗生素也很难控制。起病急的病程短,进展快,出血与感染迅速加重,慢性病例可迁延数年,在缓解期贫血与出血可不明显。

2.实验室检查

全血细胞减少,红细胞和血红蛋白一般成比例减少,因起病缓慢,不易引起注意,诊断时血红蛋白多已降至30～70 g/L,呈正细胞正色素性贫血。网织红细胞减低,严重者血涂片中找不到网织红细胞。个别慢性型病例可见网织红细胞轻度增多。红细胞寿命正常。

白细胞总数明显减少,多在$(1.5～4.0)×10^9$/L,以粒细胞减少为主,淋巴细胞相对增多,血小板明显减少,血块收缩不良,出血时间延长。

骨髓标本中脂肪增多。增生低下,细胞总数明显减少。涂片中非造血细胞增多(组织嗜碱性粒细胞、浆细胞),淋巴细胞百分比增高。部分患儿血红蛋白F轻度增高。血清铁增高,运铁蛋白饱和度增高,口服铁吸收减低,与贫血程度不成比例。

(二)诊断及分型

1.再障的诊断标准

(1)全血细胞减少、网织红细胞绝对值减少。

(2)一般无脾大。

(3)骨体检查显示至少一部位增生减低或重度减低(如增生活跃,须有巨核细胞明显减少,骨髓小粒成分中应见非造血细胞增多,有条件者应作骨髓活检等检查)。

(4)能除外其他引起全血细胞减少的疾病,如阵发性睡眠性血红蛋白尿、骨髓增生异常综合征中的难治性贫血、急性造血功能停滞、骨髓纤维化、急性白血病、恶性组织细胞病等。

2.再障的分型标准

(1)急性再生障碍性贫血(简称 AAA):亦称重型再障星型(SAA-Ⅰ)。

临床表现:发病急,贫血呈进行性加剧,常伴严重感染、内脏出血。

血常规:除血红蛋白下降较快外,须具备以下 3 项中之 2 项。①网织红细胞小于 1‰,绝对值小于 $15\times10^9/L$。②白细胞明显减少,中性粒细胞绝对值小于 $0.5\times10^9/L$。③血小板小于 $20\times10^9/L$。

骨髓细胞学检查:①多部位增生减低,三系造血细胞明显减少,非造血细胞增多,如增生活跃须有淋巴细胞增多。②骨髓小粒非造血细胞及脂肪细胞增多。

(2)慢性再生障碍性贫血(CAA),有以下特点。

临床:发病慢,贫血、感染、出血较轻。

血常规:血红蛋白下降速度较慢,网织红细胞、白细胞、中性粒细胞及血小板值常较急性型为高。

骨髓细胞学检查:①三系或两系减少,至少一个部位增生不良,如增生良好红系中常有晚幼红(炭核)比例增多,巨核细胞明显减少。②骨髓小粒脂肪细胞及非造血细胞增加。

病程中如病情恶化,临床血象及骨髓象与急性再障相同,称重型再生障碍性贫血Ⅱ型(SAA-Ⅱ)。

(三)预后

因病因而异。高危病例预后较差有 50%～60%于发病数月内死于感染。高危的指征是发病急,贫血进行性加剧,常伴有严重感染,内脏出血。血常规:除血红蛋白下降较快外,必具备以下 3 项之 2 项,网织红细胞小于 1‰,绝对值小于 $15\times10^9/L$;白细胞明显减少,中性粒细胞绝对值小于 $0.5\times10^9/L$;血小板小于 $20\times10^9/L$。骨髓细胞学检查:多部位增生减低,三系造血细胞明显减少,非造血细胞增多,脂肪细胞增多。

病情进展缓慢,粒细胞与血小板减少,不严重,骨髓受累较轻,对雄激素有反应者,预后较好。

(四)治疗

首先应去除病因,其治疗原则:①支持疗法,包括输红细胞、血小板和白细胞维持血液功能,有感染时采用有效的抗生素。②采用雄激素与糖皮质激素等刺激骨髓造血功能的药物。③免疫抑制剂。④骨髓移植。⑤冻存胎肝输注法。

1.支持疗法

大多数再障患者病程很长,应鼓励患者坚持治疗,避免诱发因素。要防止外伤引起出血。对于粒细胞低于 $0.5\times10^9/L$ 的要严格隔离。有感染的患儿应根据血培养及鼻咽分泌物、痰或尿培养结果采用相应抗生素。无明显感染者不可滥用抗生素,以免发生菌群紊乱和真菌感染。

输血只适用于贫血较重(血红蛋白在 60 g/L 以下)且有缺氧症状者,最好输浓缩的红细胞。出血严重可考虑输血小板。多次输血或小板易产生抗血小板抗体,使效果减低。

2.雄激素

适用于慢性轻、中度贫血的患儿,对儿童疗效优于成人,雄激素有刺激红细胞生成的作用,可能是通过刺激肾脏产生更多的红细胞生成素,并可直接刺激骨髓干细胞使之对红细胞生成素敏感性增高。

常用丙酸睾丸酮 1～2 mg/(kg·d),每天肌内注射 1 次,用药不应少于半年,半合成制剂常用康力龙,每次 1～2 mg,每天 3 次口服;或大力补,每次 15 mg,每天 3 次口服。后 2 种半合成制剂的男性化不良反应轻,但疗效稍差,肝损害较大。雄激素可加快骨髓成熟,使骨干和骨髓提前愈合,可使患者的身高受到影响。治疗有效者,先有网织红细胞增高,随之血红蛋白上升,继之白细胞增加,血小板上升最慢。

3.肾上腺皮质激素

近年来多认为本病应用大剂量肾上腺皮质激素对刺激骨髓生血并无作用,而有引起免疫抑制、增加感染的危险性。小量应用可以减少软组织出血。故一般用于再障患儿有软组织出血时,泼尼松的剂量一般为每天 0.5 mg/kg。对先天性再生低下性贫血患儿,则应首选肾上腺皮质激素治疗。泼尼松用量开始为每天 1~1.5 mg/kg,分 4 次口服。如果有效,在用药后 1~2 周即可出现效果。如果用药 2 周后仍不见效,还可适当加大剂量至每天 2~2.5 mg/L。如用药 1 个月仍无效,则可停用,但以后还可间断试用,因有的患者后期还可有效,有效病例在用药至血常规接近正常时,即逐渐减至最小量,并隔天 1 次。约 80% 的患儿药量可减至 5~15 mg,并隔天 1 次,少数患者还可完全停药。如果小量隔天一次不能维持,而需大量应用激素时,可考虑改用骨髓移植治疗。

4.免疫抑制剂的应用

抗淋巴细胞球蛋白(ALG)及抗胸腺细胞球蛋白(ATG)为近年来治疗急性或严重型再障常用的药物之一。本制品最早应用于同种异体骨髓移植前作为预处理药物使用,1976 年有学者在应用 ALG 作为骨髓移植预处理治疗再障 27 例中,有 5 例骨髓虽未植活,但自身骨髓获得重建。以后陆续有一些单独应用 ALG 或 ATG 治疗严重再障的报告,其效果不完全一致。有报告统计治疗 400 例的结果有效率为 50% 左右,完全缓解率 14%~32%,一年生存率为 16%。我国医学科学院血液病研究所报告用 ATG 治疗 23 例严重再障总有效率为 30.4%。ALG 的一般剂量为每天 20~40 mg/kg,稀释于 250~500 mL 生理盐水中加适量激素静脉静脉注射,以每分钟 5~10 滴的速度滴入,10 分钟后如无反应,逐渐加快滴速,持续时间一般每天不短于 6 小时,1 个疗程 5~7 天。间隔 2 周以上,如病情需要再注射时,应注意有无变态反应。如对一种动物的 ALG 制剂产生变态反应,可改换另一种动物的制剂。近年来国外有用甲泼尼龙脉冲治疗代替 ALG 者。除了应用 ALG 或 ATG 外,同样道理也有应用环磷酰胺,长春新碱以及环孢霉素 A 治疗严重再障取得成功的报告。目前多数学者认为 ATG 应用为急性再障Ⅰ型(SAA-Ⅰ)的首选治疗。

5.大剂量丙种球蛋白(HDIG)

可清除侵入骨髓干细胞微环境中并造成干细胞抑制的病毒,并可与 r-IFN 等淋巴因子结合,以去除其对干细胞生长的抑制作用,剂量为 1 g/(kg·d)静脉滴注,4 周 1 次,显效后适当延长间隔时间,共6~10 次。

6.造血干细胞移植

造血干细胞的缺乏是导致再障的一个重要原因,对这类患者进行造血干细胞移植是治疗的最佳选择,对于急重症的患者已成为最有效的方法。对于配型相合的骨髓移植,有50%~80% 的患儿得到长期缓解,但由于髓源不易解决,现胎肝移植,脐血干细胞移植开始临床应用,终将代替骨髓移植。

7.其他治疗

(1)抗病毒治疗:常用阿昔洛韦(ACV)15 mg/(kg·d)静脉点滴,疗效 10 天。

(2)改善造血微环境:应用神经刺激剂或改善微循环的药物,对造血微环境可能有改善作用、如硝酸士的宁,每周连用 5 天,每天的剂量为 1 mg、2 mg、3 mg、3.4 mg 肌内注射,休息 2 天后重复使用。消旋山莨菪碱,0.5～2 mg/(kg·d)静脉滴注,于2～3小时内滴完,并于每晚睡前服消旋山莨菪碱等0.25～1 mg/kg,1个月为1个疗程,休息7天重复使用。

(曹婷婷)

第五节　凝血障碍性贫血

凝血障碍可因凝血3个阶段中任何阶段异常所致,以凝血第一阶段异常最常见,因凝血障碍导致的贫血称为凝血障碍性贫血,包括血友病甲、血友病乙、血友病丙及血管性假性血友病。

血友病是一种X染色体连锁隐性遗传疾病,由于编码凝血因子的基因异常而导致凝血因子生成障碍,通常男性发病,女性携带。患者以自幼反复异常出血为主要表现,常见的出血部位为关节,占所有出血表现70%～80%,反复关节出血可引起退行性改变、畸形,导致关节功能部分或完全丧失。

一、血友病甲

血友病甲(hemophilia A)又称血浆Ⅷ因子缺乏症(factor Ⅷ deficiency)。位于X染色体上的Ⅷ因子基因缺陷致血浆Ⅷ因子促凝成分(Ⅷ:C)减少,凝血第一阶段异常致出血。此病为伴性隐性遗传,男性发病,女性传递者Ⅷ:C活性也下降,但出血极少见。

(一)诊断

1.临床表现

(1)家族史:大部分有阳性家族史,患者的同胞兄弟、表兄弟、舅舅中有类似患者,20%～40%无家族史。

(2)发病时间:一般1岁左右患儿开始爬行时发病,严重者新生儿期即可出血,轻者5～6岁甚至成年后才发病,一旦发病即持续终身。

(3)出血症状:为创伤性小动脉出血,反复性关节出血为本病特征性表现,皮肤瘀斑、皮下血肿、鼻出血、口腔黏膜出血常见,单纯皮肤出血点罕见,严重者可有内脏出血。

2.辅助检查

(1)血小板数、出血时间、血块收缩、凝血酶原时间及纤维蛋白原定量正常。

(2)凝血时间及凝血酶原消耗试验:凝血时间检查不敏感,仅重型才延长。凝血酶原消耗不良,但轻型亦可正常。

(3)白陶土部分凝血活酶时间(KPTT)延长:此为血友病过筛试验,Ⅷ:C低于40%即可检出。

(4)简易凝血活酶生成试验(STGT)或Biggs凝血活酶生成试验(TGT)不良:本法较精确,血友病甲、乙、丙均异常,血友病甲可用正常硫酸钡吸附血浆纠正而血清不能纠正。

(5)Ⅷ:C活性测定:一般Ⅷ:C活性<10%。

(6)Ⅷ:Ag:正常或稍增高。

(7)Ⅷ:C/ⅧR:Ag:主要用于女性携带者诊断及产前诊断,女性携带者及血友病胎儿此值明显下降。

347

(8)基因检查。仅用于携带者及产前检查,所用方法:①等位基因专一性寡核苷酸探针做分子杂交。②限制性片段长度多态性间接分析。③聚合酶链反应(PCR)与前两者综合应用。可检出血友病胎儿及女性携带者缺陷的血友病甲基因。

3.诊断

(1)产后诊断:据男性发病,阳性家族史,反复出血以皮肤血肿,关节出血为主考虑此病,做凝血机制检查确诊。据血浆Ⅷ:C水平本病分四型:①重型,Ⅷ:C<1%,自幼自发性出血,反复关节及深部组织出血,病程较长者有关节畸形。②中型,Ⅷ:C活性2%~5%,自发性出血倾向较重型轻,但轻微损伤可致严重出血,少数有关节内出血,一般不引起关节畸形。③轻型,Ⅷ:C活性5%~25%,创伤后出血难止,自发性出血和关节内出血罕见。④亚临床型,Ⅷ:C活性25%~45%,无出血症状,仅在大手术或严重外伤时出血较多,多在家系调查时发现。

(2)携带者诊断及产前诊断:家族中有血友病甲患者时,女性可能成为携带者,除据遗传规律推测概率外,可能查Ⅷ:C/ⅧR:Ag降低,基因检查带有异常血友病甲基因确定。

(二)治疗

本病为先天性遗传缺陷,尚无根治疗法。治疗包括预防及治疗出血、预防畸形。

1.预防出血

尽量避免手术及外伤;禁用抑制血小板功能药物。一般治疗无出血时应适量运动,可提高Ⅷ因子活性。

2.补充疗法

血友病以补充治疗为主,予输血、新鲜血浆或输第Ⅷ因子浓缩剂。根据治疗目的不同,分为按需治疗及预防治疗。①按需治疗:即发生出血时给予的暂时性补充治疗,其目的在于止血。浓缩Ⅷ因子制剂:Ⅷ因子用量为需达到的Ⅷ因子浓度×千克体重×0.5,12小时后再输$1/2$~$2/3$量,一般闭合性血肿或关节出血,应将血浆Ⅷ因子提高到10%~20%;一般手术或严重出血,提高到25%~40%,每12小时1次,维持2~3天;大手术或颅内出血提高到60%~100%,每12小时补充一次,维持7~14天或更长。新鲜血及血浆:采血后6小时内使用才有效,输全血2 mL/kg或血浆1 mL/kg可提高血浆Ⅷ因子活性2%,因引起血容量扩大,每天输血量应少于15 mL/kg,血浆少于30 mL/kg。此法仅适用于轻型出血患者。冷沉淀物:所含Ⅷ因子为新鲜血浆10倍以上。②预防治疗:研究结果显示预防治疗组的平均年关节出血次数及总体出血次数明显低于按需治疗组,世界卫生组织(WHO)及世界血友病联盟(WFH)将预防治疗推荐为重度血友病标准的治疗方法。

3.其他治疗

(1)局部止血。

(2)药物治疗:6-氨基乙酸、氨甲环酸(止血环酸)、对羧基苄胺抑制已形成血块的溶解,有利于止血。肾脏出血者忌用。

(3)基因治疗:正在研究中。

(4)器官移植。

(5)重组Ⅷ因子:已用于临床。

(6)针对抗因子Ⅷ抗体的治疗。

二、血友病乙

血友病乙(hemophilia B)又称Ⅸ因子缺乏症,伴性隐性遗传,发病率为血友病甲的1/5。

（一）诊断

1.临床表现

遗传特点同血友病甲,有轻度出血倾向的女性传递者较血友病甲常见。患者出血症状较轻,以软组织、关节出血为主,较常见。

2.辅助检查

凝血机制检查类似血友病甲,但TCT延长可被正常血清纠正而不被正常硫酸钡吸附血浆纠正,Ⅷ:C正常,Ⅸ:C活性下降。据Ⅸ因子水平将血友病乙分为四型,分型标准同血友病甲。

（二）治疗

一般治疗同血友病甲。由于血中Ⅸ因子(PTC)达10%就不出血,达30%就可使严重创伤停止出血,因此治疗时首次输血量视出血程度及治疗目的决定。输浓缩的Ⅸ因子可使血浆PTC提高更快,多在输入一次后即可止血。今后有待于转基因治疗。

三、血友病丙

血友病丙(hemophilia C)又称血浆Ⅺ因子缺乏症,常染色体不完全隐性遗传,较少见。

（一）临床表现

男女性均可发病,出血症状较血友病甲、乙轻,其中纯合子出血较重,可有皮肤瘀斑、鼻出血、外伤后出血不止,自发性出血少见;杂合子出血轻微,即使手术出血也不严重。

（二）辅助检查

凝血功能检查似血友病甲,凝血异常较轻,TGT异常可被正常硫酸钡吸附血浆和正常血清纠正。

四、血管性假性血友病

血管性假性血友病开始由Von Willebrand描述,故又称Von Willebrand disease(VWD),常染色体不完全显性或隐性遗传,VW因子(VWF)基因缺陷致VWF产生减少、分子结构或功能异常。VWF为Ⅷ因子组成分之一,属糖蛋白,分布在血浆中及血小板α颗粒内,其通过在血管壁与血小板间起桥联作用调节血小板黏附,促进血栓形成,并与Ⅷ:C结合。能稳定Ⅷ:C活性。VWF数量或质量异常则导致类似血友病甲的出血表现。

（一）诊断

1.临床表现

出血一般较轻,最常见的症状是皮肤紫癜、反复鼻出血或出牙时出血。多数患者4岁之前发病,随年龄增长出血症状可逐渐减轻。皮下深部及肌肉血肿少见,极重者也可有关节腔出血、腹腔出血或颅内出血,不遗留关节畸形。

2.辅助检查

(1)血小板计数及形态正常,但出血时间延长,血小板黏附率降低,血小板加瑞斯托霉素不聚集。

(2)vW因子(ⅧR:WF)缺乏,Ⅷ因子相关抗原(ⅧR:Ag)减少。

(3)Ⅷ因子活性(Ⅷ：C)降低，降低程度比血友病甲低。

(4)阿司匹林耐量实验阳性。

(5)束臂试验约 50％阳性。

(6)瑞斯托霉素辅因子降低。

3.诊断

据家族史,出血倾向,血小板数及形态正常而出血时间延长,进一步检查Ⅷ：C 与 VWF：Ag 下降即可确诊,如 VWF：Ag 正常,则需进一步检查 VWF 的结构与功能,排除Ⅱ型 VWD。

据 VWF 浓度、多聚体成分及 VWF 功能,VWD 分为四型。①Ⅰ型:常染色体显性遗传,临床症状轻度至中度,血浆 VWF 不同程度下降,但各多聚体成分均存在。②Ⅱ型:血浆 VWF 浓度正常但性质异常,除Ⅱ$_\beta$、Ⅱ$_\beta$ 变异型及血小板型外,其他亚型的 VWD 只与血小板 GP16 发生轻微反应或毫无反应,其中Ⅱ$_A$ 为常染色体显性遗传,血小板及血浆中缺乏大型多聚体,Ⅱ$_{C-H}$ 为常染色体隐性遗传,大型多聚体缺乏或减少。Ⅱ$_B$ 在无兴奋剂时即能与血小板 GP16 受体结合,大型多聚体与血小板结合被清除,致血浆中缺乏大型多聚体,Ⅱ$_B$ 变异型对低浓度瑞斯托霉素敏感性增加,但血浆中 VWF 多聚体各成分存在,血小板型又称假性 VWD,VWF 正常而血小板受体对正常 VWF 亲和力增高。③Ⅲ型:常染色体隐性遗传,重者婴儿期即有严重出血,血浆及血小板中均测不到 VWF。④未分类型:除与Ⅷ：C 结合力降低外,VWF 结构与功能异常。

(二)治疗

1.一般治疗

避免外伤及手术,忌用阿司匹林、双嘧达莫等。

2.补充治疗

用于出血不止或手术前后。可输新鲜全血、血浆或冷冻血浆。首剂新鲜血浆 10 mL/kg,可使Ⅷ因子提高至 30％左右。

(曹婷婷)

第六节　弥散性血管内凝血

弥散性血管内凝血(DIC)是一种继发于多种疾病的出血综合征。在一些致病因素的作用下,血液中的凝血机制被激活,启动凝血过程,在毛细血管和小动脉、小静脉内大量的纤维蛋白沉积,血小板凝集,从而产生广泛的微血栓。由于凝血过程加速,大量的凝血因子和血小板被消耗,纤维蛋白溶解系统被激活,产生继发性纤溶亢进,临床上表现为广泛性出血倾向、微循环障碍、栓塞表现及溶血等。

一、诊断

(一)病史

常有原发病的病史,诱发弥散性血管内凝血的常见原发病有以下几方面。

1.各种感染

如细菌、病毒及疟原虫等。

2.组织损伤

如外科大手术、严重外伤、挤压伤,严重烧伤等。

3.免疫性疾病

如溶血性输血反应、流脑等所致的暴发性紫癜等。

4.某些新生儿疾病

如新生儿寒冷损伤综合征、新生儿窒息、新生儿溶血、新生儿呼吸窘迫综合征等。

5.其他

如巨大血管瘤、急性出血性坏死性小肠炎等。

(二)临床表现

有原发病的症状和体征,且有下述表现。

1.出血

皮肤黏膜出血,注射部位或手术野渗血不止,消化系统、泌尿系统、呼吸系统出血。

2.休克

一过性或持续性血压下降,不能用原发病解释的微循环衰竭。婴幼儿常为精神萎靡、面色青灰、黏膜青紫、肢端冰冷、尿少等。

3.栓塞

表现为各脏器(如肾、肺、脑、肝等)功能障碍,出现如血尿、少尿、无尿或肾衰竭、发绀、呼吸困难、昏迷、抽搐、黄疸、腹水等。

4.溶血

表现为高热、黄疸、腰背痛及血红蛋白尿。

(三)辅助检查

由于凝血及纤溶系统均受累,有多种出、凝血方面检查的异常,主要诊断指标有以下几项。

1.血小板计数

血小板数量低于正常或进行性下降。

2.凝血酶原时间和白陶土部分凝血活酶时间

凝血酶原时间(PT)延长 3 秒以上或白陶土部分凝血活酶时间(KPTT)延长 10 秒以上。

3.纤维蛋白原

低于 1.6 g/L(肝病 DIC 时小于 1 g/L),或进行性下降。

4.血浆鱼精蛋白副凝试验(3P 试验)

阳性或 FDP 大于 20 mg/L(肝病 DIC 时,FDP 大于 60 mg/L)。

5.血片中破碎红细胞

数值可大于 20%。

(四)诊断标准

存在易引起 DIC 的基础疾病,有出血、栓塞、休克、溶血表现,或对抗凝治疗有效,则要考虑 DIC 的可能性。实验室检查中的主要指标如有 3 项或 3 项以上异常即可确诊。如异常者少于 3 项,则做进一步检查帮助确诊。DIC 低凝期及纤溶亢进期用上述指标确定,而高凝期因持续时间很短,临床不易发现,如在高凝期做检查,则表现为抽血时血液易凝固、凝血时间缩短、AFYF 缩短,血小板数可正常或稍增高,纤维蛋白原正常或稍增高。

中华血液学会全国血栓与止血学术会议制定的诊断标准如下。

1.临床表现

(1)存在易引起 DIC 的基础疾病。

(2)有下列两项以上表现:①多发性出血倾向。②不易用原发病解释的微循环衰竭或休克。③多发性微血管栓塞的症状和体征,如皮肤、皮下、黏膜栓塞坏死,以及早期出现的肾、肺、脑等脏器功能不全。④抗凝治疗有效。

2.实验室检查

(1)主要诊断指标同时有下列 3 项以上异常:①血小板计数低于 $100 \times 10^9/L$ 或呈进行性下降(肝病、白血病患者要求血小板数低于 $50 \times 10^9/L$),或有下述两项以上血浆血小板活化产物升高:β 血小板球蛋白(β-TG);血小板第 4 因子(PF$_4$);血栓素 B$_2$(TXB$_2$);颗粒膜蛋白(GMP)140。②血浆纤维蛋白原含量小于 1.5 g/L 或进行性下降或超过 4 g/L(白血病及其他恶性肿瘤小于 1.8 g/L,肝病小于 1.0 g/L)。③3P 试验阳性或血浆 FDP 大于 20 mg/L(肝病时 FDP 大于 60 mg/L),或 D-二聚体水平升高或阳性。④凝血酶原时间缩短或延长 3 秒以上,或呈动态变化(肝病者延长 5 秒以上)。⑤纤溶酶原含量及活性降低。⑥抗凝血酶Ⅲ(AT-Ⅲ)含量及活性降低。⑦血浆因子Ⅷ:C 活性低于 50%(肝病患者为必备项目)。

(2)疑难病例应有下列一项以上异常:①因子Ⅷ:C 降低,vWF:Ag 升高,Ⅷ:C/vWF:加比值降低。②血浆凝血酶-抗凝血酶试验(TAT)浓度升高或凝血酶原碎片 1+2(F$_{1+2}$)水平升高。③血浆纤溶酶与纤溶酶抑制复合物(PIC)浓度升高。④血(尿)中纤维蛋白肽 A(FPA)水平增高。

二、鉴别诊断

与其他类似的微血管性溶血性贫血如血栓性血小板减少性紫癜和溶血尿毒综合征鉴别。

三、治疗

(一)一般治疗
治疗引起 DIC 的原发病。

(二)特异性治疗

1.肝素

(1)一般在 DIC 的早期使用,应用肝素的指征有以下几方面:①处于高凝状态者。②有明显栓塞表现者。③消耗性凝血期表现为凝血因子、血小板、纤维蛋白原进行性下降,出血逐渐加重,血压下降或休克者。④准备补充凝血因子如输血或血浆,或应用纤溶抑制药物而未能确定促凝物质是否仍在发挥作用者。

(2)以下情况应禁用或慎用肝素:①颅内出血或脊髓内出血、肺结核空洞出血、溃疡出血。②有血管损伤或新鲜创面者。③DIC 晚期以继发性纤溶为主者。④原有重度出血性疾病,如血友病等。⑤有严重肝脏疾病者。肝素 60~125 U/kg,每 4~6 小时 1 次,静脉注射或静脉滴注,用药前后监测试管法凝血时间(CT),如果 CT 延长 2 倍以上,则应减量或停用,肝素过量者用等量鱼精蛋白中和。

2.抗血小板聚集药物

常用于轻型 DIC、疑似 DIC 而未肯定诊断者或高凝状态者,常用药物有以下所述。

(1)阿司匹林:10~20 mg/(kg·d),分 2~3 次口服。用到血小板数恢复正常数天后才停药。

(2)双嘧达莫(潘生丁):5 mg/(kg·d),分 2～3 次口服,疗程同阿司匹林。

3.抗凝血因子

(1)抗凝血酶Ⅲ:常用于 DIC 的早期,补充减少抗凝血酶Ⅲ量,其有抗凝血酶及抑制活化的 Ⅹ 因子的作用,能保证肝素的疗效。常用剂量为首剂 80～100 U/kg,1 小时内滴完,以后剂量减半,12 小时 1 次,连用 5 天。

(2)蛋白 C 浓缩剂:对感染等所致的内毒素引起的 DIC,应用蛋白 C 浓缩物可以提高肝素的疗效。

4.其他抗凝制剂

脉酸脂、MD-850、刺参酸性黏多糖、重组凝血酶调节蛋白、水蛭素等均有抗凝血作用,可用于 DIC 早期即高凝期。

5.血液成分输注

有活动性 DIC 时,可补充洗涤红细胞、浓缩血小板、清蛋白等。如果 DIC 过程已停止,或者肝素化后仍持续出血,应该补充凝血因子,可输注新鲜血浆、凝血酶原复合物。

6.抗纤溶药物

在 DIC 早期,为高凝状态时禁用抗纤溶药物,当病情发展到以纤溶为主时,可在肝素化的基础上慎用抗纤溶药,如 EACA、PAMBA 等。

(三)对症治疗

(1)改善微循环:①右旋糖酐 40。②血管活性药物如消旋山莨菪碱、多巴胺等。

(2)纠正酸中毒及水、电解质的平衡紊乱。

四、疗效评价

(一)预后评估

DIC 的预后与原发病表现、DIC 治疗早晚等因素相关。

(二)痊愈标准

1.痊愈

(1)出血、休克、脏器功能不全等 DIC 表现消失。

(2)低血压、瘀斑等体征消失。

(3)血小板计数、纤维蛋白原含量以及其他实验室指标全部恢复正常。

2.显效

以上 3 项指标中,有 2 项符合要求者。

3.无效

经过治疗,DIC 症状和实验室指标无好转,或病情恶化死亡者。

(曹婷婷)

第十章

小儿传染性疾病

第一节 麻 疹

麻疹是由麻疹病毒引起的一种急性出疹性呼吸道传染病,临床以发热、咳嗽、流涕、结膜炎、口腔麻疹黏膜斑及全身斑丘疹,疹退后有糠麸样脱屑,色素沉着为主要特征。

一、病因

麻疹病毒属副黏液病毒科,为单股负链 RNA 病毒,只有一个血清型,但已发现有 8 个不同基因组共 15 个基因型。电镜下呈球形或丝杆状,直径 100~250 nm,由 6 种结构蛋白组成,即含 M、F 和 H 的包膜蛋白和 N、P 和 L 核衣壳蛋白。H 蛋白能与细胞受体结合;F 蛋白与病毒细胞融合有关;M 蛋白与病毒释出相关。其抗原性稳定,在体外生活力较弱,在阳光照射或流通空气中 20 分种即可失去致病力。但耐寒冷及干燥,于 0 ℃可存活 1 个月,−70 ℃可保存活力数月至数年。

二、流行病学

麻疹患者为唯一传染源,无症状病毒携带者及隐性感染者传染性较低。传播方式主要为空气飞沫传播。麻疹患者的潜伏期末至出疹后 5 天内都具有传染性,其口、鼻、咽、眼结合膜的分泌物中均含有病毒,在咳嗽、打喷嚏、说话时,以飞沫形式传染易感者,而经被污染的衣物、食物及用具等间接传染的机会较少。该病的传染性较强,未患过麻疹而又未接种疫苗者,即易感者接触后,90%以上发病。在我国多见于 8 个月~5 岁儿童。近年来发病年龄有向两极发展趋势,8 个月龄以下和 15 岁以上年龄组发病比例有所增加,好发季节为冬春季。

三、发病机制及病理

当麻疹病毒侵入易感者的呼吸道黏膜和眼结合膜时,在其局部上皮细胞内增殖,然后播散到局部淋巴组织,于感染后第 2~3 天病毒释放入血,引起第 1 次病毒血症,继之病毒在全身的单核-巨噬细胞系统内增殖,于感染后第 5~7 天,大量病毒释放入血,引起第二次病毒血症。病毒在感染后 7~11 天播散至全身组织器官,但以口、呼吸道、眼结合膜、皮肤及胃肠道等部位为主,并表现出一系列的临床症状及体征。至感染后第 15～17 天,病毒血症逐渐消失,器官内病毒快速减少至消除。

麻疹病理特征是感染部位形成两种类型的多核巨细胞,其一为网状内皮巨细胞,又称"华-佛细胞",其二为上皮巨细胞。两者均系多个细胞融合而成。前者广泛存在于全身淋巴结及肝、脾等器官中,后者主要位于皮肤、眼结合膜、鼻、咽、呼吸道和胃肠道黏膜等处。

麻疹系全身性疾病,病毒直接损伤皮肤浅表血管内皮细胞,特异性细胞毒性 T 细胞杀伤病毒感染的靶细胞—上皮和内皮细胞、单核细胞和巨噬细胞,使真皮淋巴细胞浸润、充血肿胀,表皮细胞坏死及退行性变性形成脱屑,因红细胞崩解及血浆渗出使皮疹消退后留有色素沉着。呼吸道病变最明显,可表现为鼻炎、咽炎、支气管炎及肺炎。肠道黏膜可有受累,严重时可并发脑炎。

四、临床表现

(一)典型麻疹

1.潜伏期

一般为 6～18 天,可有低热及全身不适。

2.前驱期

一般持续 3～4 天,主要为上呼吸道及眼结膜炎的表现,有发热、咳嗽、流涕、流泪,眼结合膜充血、畏光及咽痛和周身乏力。病后的第 2～3 天,于第二下磨牙相对应的颊黏膜处,可见直径0.5～1.0 mm 灰白色斑点,外周有红晕,即麻疹黏膜斑,为麻疹前驱期的特异性体征,有诊断价值。初起时仅数个,1～2 天内迅速增多,可波及整个颊黏膜,甚至唇部黏膜,部分可融合,于出疹后 2～3 天迅速消失。部分患者也可有头痛,呕吐、腹泻等消化道症状。

3.出疹期

一般持续 3～5 天,此时发热、呼吸道症状达高峰。皮疹先出现于耳后、发际,渐及前额、面和颈部,自上而下至胸、腹、背及四肢,最后达手掌和足底。皮疹初为淡红色斑丘疹,压之退色,疹间皮肤正常,可融合成片,继之转为暗红色,部分病例可出现出血性皮疹。此期全身浅表淋巴结及肝脾可有轻度肿大,肺部可有湿啰音。

4.恢复期

一般持续 3～4 天,按出疹先后顺序依次消退。此期体温下降,全身症状明显减轻。疹退处有糠麸状脱屑及浅褐色色素沉着。整个病程为 10～14 天。

(二)非典型麻疹

1.轻型麻疹

轻型麻疹多见于对麻疹具有部分免疫力者,如 6 个月以内婴儿、近期接受过被动免疫或曾接种过麻疹疫苗者。前驱期较短,发热及上呼吸道症状较轻,麻疹黏膜斑不典型或不出现,皮疹稀疏,可不遗留色素沉着,无并发症,病程 1 周左右。

2.重型麻疹

重型麻疹多见于全身状况差,免疫力低下或继发严重感染者。起病急骤,持续高热或体温不升,全身中毒症状重,皮疹可呈出血性,或皮疹出不透,或皮疹出而骤退,常有肺炎和呼吸窘迫、神经系统症状或心血管功能不全。此型病情危重,病死率高。

3.异型麻疹(非典型麻疹综合征)

异型麻疹(非典型麻疹综合征)见于接种麻疹灭活疫苗或个别减毒活疫苗缺乏 F 蛋白抗体

者。表现高热、头痛、肌痛、乏力等,多无麻疹黏膜斑,2～3 天后出疹,但从四肢远端开始,渐及躯干及面部。皮疹为多形性,有斑丘疹、疱疹、紫癜或荨麻疹等。

4.无皮疹型麻疹

无皮疹型麻疹见于应用免疫抑制剂者、免疫能力较强者或者接种过麻疹疫苗后发生突破感染的患者全病程无皮疹,也可不出现麻疹黏膜斑,呼吸道症状可有可无、可轻可重,以发热为主要表现。临床诊断较困难,需通过血清麻疹抗体 IgH 和/或咽拭子麻疹病毒检测以确诊。

五、辅助检查

(一)血常规检查

白细胞总数减少,淋巴细胞相对增多。若白细胞总数增高,尤为中性粒细胞增加,提示继发细菌感染;如淋巴细胞严重减少,常提示预后不良。

(二)血清学检查

ELISA 测定血清特异性 IgM 和 IgG 抗体,敏感性及特异性较好。IgM 抗体于病后 5～20 天最高,故测定其是诊断麻疹的标准方法。IgG 抗体恢复期较早期增高 4 倍以上也有近期感染的诊断意义。

(三)病原学检测

取患儿鼻咽部分泌物、血细胞及尿沉渣细胞,应用免疫荧光或免疫酶法检测麻疹病毒抗原,可做出早期诊断。

(四)多核巨细胞检查

于出疹前 2 天至出疹后 1 天取患者鼻、咽、眼分泌物涂片,瑞氏染色后直接镜检多核巨细胞。

六、并发症

(一)肺炎

肺炎为麻疹最常见并发症,可发生于麻疹过程中各个时期,是麻疹死亡的主要原因之一。麻疹病毒引起的原发性肺炎多不严重,在病程早期发生,随热退和皮疹出齐而消散,但在细胞免疫缺陷者可呈致死性。可继发细菌或其他病毒肺炎,多发生在出疹期。

(二)喉炎

喉炎多见于 2～3 岁以下小儿,原发于麻疹病毒或继发细菌感染。临床表现为声音嘶哑、犬吠样咳嗽及吸气性呼吸困难。轻者随体温下降、皮疹消退,症状逐渐消失,重者可致气道阻塞,窒息而导致死亡。

(三)脑炎

脑炎多发生于出疹后的 2～6 天,也可在前驱期或恢复期,临床表现及脑脊液改变与其他病毒性脑炎相似。多数可恢复,重者可留有不同程度的智力低下、癫痫及瘫痪等神经系统后遗症。

(四)亚急性硬化性全脑炎

亚急性硬化性全脑炎是麻疹的一种远期并发症,是致死性慢性进行性脑退行性病变,较罕见。多发生麻疹后 2～17 年(平均 7 年)。临床表现为逐渐出现智力障碍、性格改变、运动不协调、语言障碍及癫痫发作等,最后因昏迷、强直性瘫痪而死亡。患者血清病毒抗体滴度很高;脑组织中有麻疹病毒或其抗原。

七、诊断

典型麻疹根据流行病学史,典型麻疹的各期临床表现,如前驱期的麻疹黏膜斑;出疹期高热出疹特点和出疹顺序与皮疹形态;恢复期疹退脱屑和色素沉着等即可做出临床诊断。非典型麻疹,需依赖于实验室的病原学检查。

八、鉴别诊断

(一)风疹

呼吸道表现及全身中毒症状较轻,无口腔麻疹黏膜斑。常于发热 1~2 天后出疹,皮疹分布以面、颈及躯干为主,疹退后无脱屑及色素沉着。常伴有耳后及颈部淋巴结肿大。

(二)幼儿急疹

突然高热,持续 3~5 天,上呼吸道症状较轻,热骤降而出现皮疹,皮疹分布以躯干为主,1~3 天皮疹退尽。热退疹出为本病特点。

(三)猩红热

发热、咽痛明显,1~2 天内全身出现针尖大小的丘疹,疹间皮肤充血,面部无皮疹,口周苍白圈,持续3~5 天皮疹消退,1 周后全身大片脱皮。血白细胞总数及中性粒细胞明显增高。

(四)药物疹

近期有用药史,皮疹痒,伴低热或无热,停药后皮疹逐渐消退。血嗜酸性粒细胞可升高。

九、治疗

目前尚无特效抗麻疹病毒药物。其主要治疗原则为对症治疗,加强护理和防止并发症的发生。

(一)一般治疗

应卧床休息,保持室内空气新鲜,注意温度及湿度。保持眼、鼻及口腔清洁,避免强光刺激,给予营养丰富并易于消化的食物,注意补充维生素,尤其是维生素 A 和维生素 D。

(二)对症治疗

高热可采用物理降温或酌用小剂量退热药,切忌退热过猛引起虚脱;咳嗽可适用祛痰镇咳剂;惊厥时可给予镇静止惊剂。此外,还应保持水电解质及酸碱平衡。

(三)并发症治疗

根据各种并发症的发生,及时给予相应的有效治疗。抗生素无预防并发症的作用,故不宜滥用。

十、预防

预防麻疹的关键是对易感者接种麻疹疫苗,提高其免疫力。

(一)管理传染源

应做到早发现、早报告、早隔离及早治疗麻疹患儿。一般患者应隔离至出疹后 5 天,合并肺炎者应延长到出疹后 10 天。接触者应检疫 3 周,并给予被动免疫制剂。

(二)切断传播途径

在麻疹流行期间,易感者尽量避免去人群密集的场所,患者居住处应通风并用紫外线照射。

（三）保护易感人群

1.主动免疫

采用麻疹减毒活疫苗进行预防接种。我国儿童计划免疫程序规定初种麻疹疫苗年龄为生后8个月,1岁半和4～6岁再次加强。在麻疹流行地区,易感者可在接触患者2天内进行应急接种,可防止麻疹发生或减轻病情。

2.被动免疫

对体弱多病患儿和婴幼儿,未接受过麻疹预防接种者,在接触麻疹5天内,注射人血丙种球蛋白0.25 mL/kg可预防发病;若在接触麻疹5天后注射,则只能减轻症状。被动免疫维持3～8周,以后还应采取主动免疫。

（彭　峰）

第二节　水　　痘

水痘是由水痘-带状疱疹病毒初次感染引起的急性传染病,临床以斑疹、丘疹、疱疹和结痂的皮疹共同存在为特征。具有较强的传染性,以冬春季为多见,常呈流行性。

一、病因

水痘-带状疱疹病毒,是α疱疹病毒,呈球形颗粒,直径150～200 nm,核酸为双链DNA。该病毒仅有一个血清型,在外界环境中生活力较弱,不耐高温,不耐酸,在痂皮中不能存活。人类是该病毒的唯一宿主。

二、流行病学

患者是唯一的传染源。自发病前1～2天至皮疹干燥结痂均有传染性,主要通过空气飞沫和接触传播,传染性极强。任何年龄均可发病,以学龄前儿童发病率较高,病后免疫力持久。本病遍布全球,一年四季均可发生,但以冬春季多见。

三、发病机制及病理

水痘-带状疱疹病毒初次经口、鼻侵入人体,首先在呼吸道黏膜内增殖,2～3天后入血,产生病毒血症,并在肝脾及单核-吞噬细胞系统内增殖后再次入血,产生第二次病毒血症,并向全身扩散,主要在肝脾及网状内皮系统,导致器官病变,水痘的恢复依赖于细胞(T细胞)免疫,在T细胞免疫功能缺陷的患者中水痘病情更为严重。其主要损害部位在皮肤黏膜,较少累及内脏。皮疹分批出现与间隙性病毒血症相一致。通常在皮疹出现后1～4天,特异性抗体产生,病毒血症消失,症状也随之缓解。原发感染后,病毒潜伏在神经节内,如果再激活,临床上就表现为带状疱疹。

水痘的皮肤病变主要在表皮棘细胞层,呈退行性变性和水肿,组织液渗入形成水痘疱疹,内含大量病毒。水疱液开始透明,继之上皮细胞脱落及炎性细胞浸润,疱内液体减少并变混浊。如有继发感染,可变为脓疱。最后上皮细胞再生,结痂后脱落,一般不留瘢痕。

四、临床表现

(一)潜伏期
一般为 14 天左右(10～20 天)。

(二)前驱期
婴幼儿常无前驱症状或症状轻微,皮疹和全身表现多同时出现。年长儿可有畏寒、低热、头痛、乏力及咽痛等表现,持续 1～2 天后出现皮疹。

(三)出疹期
发热数小时至 24 小时出现皮疹。皮疹先于躯干和头部,后波及面部和四肢。初为红色斑疹,数小时变为丘疹,再数小时左右发展成疱疹。疱疹为单房性,疱液初清亮,呈珠状,后稍混浊,周围有红晕。1～2 天后疱疹从中心开始干枯、结痂,红晕消失。1 周左右痂皮脱落,一般不留瘢痕。皮疹呈向心性分布,主要位于躯干,其次头面部,四肢相对较少,手掌、足底更少。黏膜也常受累,见于口咽部、眼结膜、外阴及肛门等处,皮疹分批出现,故可见丘疹、疱疹和痂疹同时存在。

水痘多为自限性疾病,10 天左右可自愈。除了上述的典型水痘外,可有疱疹内出血的出血型水痘,该型病情极严重,常因血小板减少或弥漫性血管内出血所致。

五、辅助检查

(一)血常规检查
白细胞总数正常或稍低。

(二)疱疹刮片
刮取新鲜疱疹基底组织涂片,用瑞特或吉姆萨染色可发现多核巨细胞,用苏木精-伊红染色可见核内包涵体。

(三)血清学检查
补体结合抗体高滴度或双份血清抗体滴度 4 倍以上升高可明确诊断。

(四)病毒分离
将疱疹液直接接种于人胚成纤维细胞,分离出病毒再进一步鉴定。该方法仅用于非典型病例。

(五)核酸检测
PCR 法检测患儿皮损或疱液中的病毒 DNA 片段,是敏感、快速的早期诊断方法。

六、并发症

常见为皮肤继发细菌感染,如脓疱疮、丹毒、蜂窝组织炎等,严重时可发生败血症;继发性血小板减少可致皮肤、黏膜出血,严重内脏出血;水痘肺炎多见于成人患者或免疫缺陷者;神经系统受累可见水痘后脑炎、吉兰-巴雷综合征等。此外,少数病例可发生心肌炎、肝炎、肾炎等。

七、诊断及鉴别诊断

典型水痘根据流行病学及皮疹特点,如向心性分布、分批出现、不同形态皮疹同时存在等可做出临床诊断。目前临床广泛应用外周血检测抗原、抗体,该方法敏感、可靠。水痘应注意与丘疹性荨麻疹和能引起疱疹性皮肤损害的疾病,如肠道病毒和金黄色葡萄球菌感染、虫咬性皮疹、药物和接触性皮炎等相鉴别。

八、治疗

(一)一般治疗

对水痘患儿应早期隔离,直到全部皮疹结痂为止。轻者给予易消化的食物和注意补充水分,重者必要时可静脉输液。局部治疗以止痒和防止继发感染为主。皮肤瘙痒可局部涂擦润肤剂和内服抗组胺药物,继发感染可用抗生素软膏。发热患儿应卧床休息,并保持水、电解质平衡,因为水痘时使用阿司匹林与 Reye 综合征的发生有关,应避免使用阿司匹林。

(二)抗病毒治疗

阿昔洛伟是目前治疗水痘-带状疱疹病毒的首选抗病毒药物。此外,也可应用 α-干扰素。

(三)防治并发症

继发细菌感染时应及早给予抗生素,并发脑炎时应适当应用脱水剂。

九、预防

控制传染源,隔离患儿至皮疹全部结痂为止;对已接触的易感儿,应检疫 3 周。对于免疫功能低下、应用免疫抑制剂者及孕妇,若有接触史,应尽早(在暴露后的 10 天内)使用丙种球蛋白或水痘-带状疱疹免疫球蛋白。对于易感者接种水痘减毒活疫苗,可预防水痘,如在暴露于水痘患者后 72 小时内,采取应急接种水痘疫苗可预防水痘的发生。

(彭　峰)

第三节　幼儿急疹

幼儿急疹又称婴儿玫瑰疹,是常见于婴幼儿的急性出疹性传染病。临床特征为高热 3～4 天,然后骤然退热并出现皮疹,病情很快恢复。

一、病原和流行病学

1988 年,从急疹患儿外周血淋巴细胞中分离到人类疱疹 6 型 B 组病毒,患者脑脊液中也可见 HHV-6B 病毒。患者血清中抗 HHV-6 抗体有意义地升高。目前认为,HHV-6 是该病的主要病因,但并不是唯一的病原。HHV-6 还可引起婴儿发生无皮疹的急性发热性疾病。本病 90% 发生于 2 岁以内,7～13 月龄为发病高峰年龄段,3 月龄前和4 岁后少见,偶见于年长儿、青少年和新生儿。大多为散在发病。一项 6 735 例儿童 10 年研究资料总结显示,年发病率为 1%～10%,平均3.3%。感染后获持久免疫,偶见第 2 次发病。

二、临床表现

潜伏期一般为 5～15 天。

(一)发热期

常突起高热,持续 3～5 天。高热初期可伴惊厥。此期除有食欲减退、不安或轻咳外,体征不明显,仅有咽部和扁桃体轻度充血和头颈部浅表淋巴结轻度肿大。表现为高热与轻微的症状及体征不相称。

(二)出疹期

病程第 3～5 天体温骤然退至正常,同时或稍后出现皮疹。皮疹散在,为玫瑰红色斑疹或斑丘疹,压之退色,很少融合。首现于躯干,然后迅速波及颈、上肢、脸和下肢。皮疹持续 24～48 小时很快消退,无色素沉着,也不脱皮。偶有并发脑炎和血小板减少性紫癜的报告。

三、实验室检查

血常规检查见白细胞总数减少,伴中性粒细胞减少。也可随后出现白细胞总数增多。

四、诊断

在发热期诊断比较困难,不过,从患儿全身症状轻微与高热表现不一致,周围血常规中白细胞总数减少,应考虑之。一旦高热骤退,同时出现皮疹,诊断就不难建立。在出现症状 3 天内可从外周血淋巴细胞和唾液中分离 HHV-6,或用核酸杂交技术检测病毒基因进行病原诊断。

五、治疗

一般不需特殊治疗,主要是对症处理,尤其对高热患者应予以退热剂;加强水分和营养供给。

(彭　峰)

第四节　流行性腮腺炎

流行性腮腺炎是由腮腺炎病毒引起的急性呼吸道传染病。其临床特征为腮腺(包括颌下腺和舌下腺)的非化脓性肿胀、疼痛和发热,并可累及其他各种腺体及其他器官。传染性仅次于麻疹、水痘。预后良好,感染后可获持久免疫。

一、病因

腮腺炎病毒属副黏液病毒科的单股 RNA 病毒。其直径 100～200 nm,呈球形,只有一个血清型,有 12 个基因型从 A 到 L。对物理和化学因素敏感,加热至 55～60 ℃后 20 分钟即可失去活力,福尔马林或紫外线也能将其灭活,但耐低温,4 ℃可存活 2 个月以上。

二、流行性

人是流行性腮腺炎病毒的唯一宿主,可通过直接接触、飞沫、唾液污染食具或玩具等途径传播。一年四季均可发生,但以冬春季为高峰。人群对本病普遍易感,感染后可获持久免疫,仅有 1%～2% 的人可能再次感染。

三、发病机制及病理

病毒首先侵犯口腔和鼻黏膜,在其局部上皮细胞增殖,并释放入血,形成第 1 次病毒血症。病毒经血液至全身各器官,首先累及各种腺体,如腮腺、颌下腺、舌下腺及胰腺、生殖腺等,并在其腺上皮细胞增殖,再次入血,形成第二次病毒血症,进一步波及其他脏器。

病理特征为腮腺非化脓性炎症,包括间质水肿、点状出血、淋巴细胞浸润和腺泡坏死。腺体导管水肿,管腔内脱落的坏死上皮细胞堆积,使腺体分泌排出受阻,唾液淀粉酶经淋巴系统进入血液而使血、尿淀粉酶升高。此外,其他器官如胰腺、睾丸可有类似病理改变。

四、临床表现

潜伏期 14～25 天,多无前驱症状。起病较急,可有发热、头痛、咽痛、食欲缺乏、恶心及呕吐等,数小时至 1～2 天出现腮腺肿大,初为一侧,继之对侧也出现肿大。腮腺肿大以耳垂为中心,并向前、后、下发展,边界不清,局部表面热而不红,触之有弹性感并有压痛。当腮腺肿大明显时出现胀痛,咀嚼或进酸性食物时疼痛加剧。腮腺导管口(位于上颌第二磨牙旁的颊黏膜处)在早期常有红肿。腮腺肿大 1～3 天达高峰,一周左右消退,整个病程 10～14 天。

此外,颌下腺和舌下腺也可同时受累。常合并有脑膜炎、胰腺炎和生殖腺炎(多见睾丸炎)。不典型病例可无腮腺肿大,仅以单纯睾丸炎或脑膜炎的症状为临床表现。

五、辅助检查

(一)一般检查

1.血常规检查

白细胞总数大多正常或稍高,淋巴细胞相对增高。

2.血清及尿淀粉酶测定

其增高程度常与腮腺肿胀程度相平行。90%患儿发病早期血清及尿淀粉酶增高,有助于诊断。

3.脑脊液检测

约半数腮腺炎患者在无脑膜炎症状和体征时,脑脊液中白细胞可轻度升高。

(二)血清学检查

ELISA 法检测血清中腮腺炎病毒核蛋白的 IgM 抗体在临床症状后 3 天逐渐升高可作为近期感染的诊断;近年来应用特异性抗体或单克隆抗体检测腮腺炎病毒抗原,可作早期诊断;逆转录 PCR 技术检测腮腺炎病毒 RNA,可提高对可疑患者的诊断率。

(三)病毒分离

可从患儿唾液、尿及脑脊液中分离出病毒。

六、并发症

流行性腮腺炎是全身性疾病,病毒常侵犯中枢神经系统及其他腺体而出现症状。甚至某些并发症可不伴有腮腺肿大而单独出现。

(一)神经系统

1.脑膜脑炎

较为常见,多在腮腺肿大后 1 周左右出现,也可发生在腮腺肿大前或腮腺肿后 2 周内,临床表现及脑脊液改变与其他病毒性脑膜脑炎相似。疾病早期,脑脊液中可分离出腮腺炎病毒,大多数预后良好,但也偶有死亡及留有神经系统后遗症者。

2.多发性神经炎、脑脊髓炎

偶有腮腺炎后 1~3 周出现多发性神经炎、脑脊髓炎,但预后多良好。肿大腮腺可压迫面神经引起暂时性面神经麻痹,有时出现三叉神经炎、偏瘫、截瘫及上升性麻痹等。

3.耳聋

由听神经受累所致。发生率虽不高(约 1/15 000),但可发展成永久性和完全性耳聋,所幸75%为单侧,故影响较小。

(二)生殖系统睾丸炎

生殖系统睾丸炎是青春发育期男孩常见的并发症,多为单侧,肿大且有压痛,近半数病例发生不同程度睾丸萎缩,但很少引起不育症。7%青春期后女性患者可并发卵巢炎,表现下腹疼痛及压痛,目前尚未见因此导致不育的报告。

(三)胰腺炎

胰腺炎常发生于腮腺肿大后 3、4 天至 1 周左右出现,以中上腹疼痛为主要症状,可伴有发热、呕吐、腹胀或腹泻等,轻型及亚临床型较常见,发生严重胰腺炎的极少见。由于单纯腮腺炎即可引起血、尿淀粉酶升高,故血、尿淀粉酶不宜作为诊断依据。血脂肪酶检测有助于胰腺炎的诊断。

(四)其他

还可有心肌炎、肾炎、乳腺炎、关节炎、肝炎等。

七、诊断及鉴别诊断

依据流行病学史、腮腺及其他唾液腺非化脓性肿大的特点,可作出临床诊断。

对非典型的流行性腮腺炎需依靠血清学抗体 IgM 检查或病毒检测分离确诊。

鉴别诊断包括其他病原(细菌、流感病毒、副流感病毒等)引起的腮腺炎和其他原因引起的腮腺肿大,如白血病、淋巴瘤及腮腺肿瘤等。

八、治疗

自限性疾病,目前尚无抗流行性腮腺病毒的特效药物。主要是对症治疗,镇痛及退热。急性期应避免食刺激性食物,多饮水,保持口腔卫生。高热患儿可采用物理降温或使用解热剂,严重头痛和并发睾丸炎者可酌情应用止痛药。此外,也可采用中医中药内外兼治。对重症脑膜脑炎、睾丸炎或心肌炎者,可短程给予糖皮质激素治疗。此外,氦氖激光局部照射治疗腮腺炎,对止痛、消肿有一定疗效。

九、预防

及早隔离患者直至腮腺肿胀完全消退为止。集体机构的易感儿应检疫 3 周。流行性腮腺炎减毒活疫苗具有较好的预防效果。此外,对鸡蛋过敏者不能使用腮腺炎减毒活疫苗。

(彭　峰)

第五节　流行性乙型脑炎

一、概述

流行性乙型脑炎简称乙脑,是由乙型脑炎病毒引起,经蚊传播的一种中枢神经系统急性传染病。因其首先在日本发现,故又名"日本脑炎"。本病流行于夏秋季。重型患者病死率高,幸存者常留有后遗症。在广泛接种乙脑疫苗后,发病率已明显下降。

二、病因及流行病学特征

乙脑病毒为单股正链 RNA 病毒,属于黄病毒科黄病毒属,为 B 组虫媒病毒。乙脑病毒嗜神经性强,抗原性稳定。猪为主要传染源,其次为马、牛、羊和狗,其他如猫、鸡、鸭和鹅等也可感染。蚊虫是主要传播媒介,主要是三带喙库蚊,伊蚊和按蚊也能传播。候鸟及蝙蝠也是乙脑病毒的越冬宿主。人是终宿主,但感染后病毒血症期短暂且病毒载量低,因此不是主要传染源。未见人与人传播的报道。人群普遍易感,多见于 10 岁以下儿童,病后获得持久免疫力。典型患者与隐性感染者之比为 1∶(1 000～2 000)。

三、诊断

(一)病史

夏季发病;居住环境附近有养猪场;有蚊虫叮咬史;未接种乙型脑炎疫苗。

(二)临床表现

潜伏期 4～21 天,大多为 10～14 天。大多呈隐性感染或轻症,仅少数出现中枢神经系统症状。

1.临床分期

(1)初热期:病初 3 天,为病毒血症期。有发热、精神差、食欲缺乏、轻度嗜睡及头痛。体温 39 ℃左右持续不退。常无明显神经系统症状,易误诊为上呼吸道感染。

(2)极期:病程第 4～10 天,体温达 40 ℃以上并持续不退。全身症状加重,出现明显神经系统症状及体征。意识障碍加重,渐转入昏迷,并出现惊厥。重者惊厥反复发作,出现肢体强直性瘫痪、昏迷加重、深浅反射消失及颈强直等明显脑膜刺激症状。严重者发生脑疝或中枢性呼吸衰竭。

(3)恢复期:极期过后即进入恢复期。体温下降,昏迷者经过短期精神呆滞或淡漠而渐清醒。神经系统体征逐渐改善或消失。重症患者可有中枢性发热、多汗、神志呆滞及反应迟钝,部分记忆力丧失、精神及行为异常,肢体强直性瘫痪或有癫痫样发作。

(4)后遗症期:5%～20%患者有不同程度神经系统后遗症,病程 6 个月后仍不能恢复。主要为意识异常、智力障碍、癫痫样发作及肢体强直性瘫痪等。

2.病情分型

乙脑可分为下列四型,以轻型和普通型为多见。

(1)轻型:体温 38～39 ℃,神志清楚,有嗜睡、轻度颈强直等脑膜刺激症状,一般无惊厥。病程 1 周,无后遗症。

(2)普通型(中型):体温 39～40 ℃,昏睡、头痛、呕吐,出现浅昏迷。脑膜刺激症状明显,深浅反射消失,有 1 次或短暂数次惊厥。病程为 10～14 天,无或有轻度恢复期神经精神症状,一般无后遗症。

(3)重型:体温持续 40 ℃或更高,出现不同程度昏迷、反复或持续惊厥。病程在 2 周以上。部分患者留有不同程度后遗症。

(4)极重型:初热期体温迅速上升达 40.5～41.0 ℃或更高,伴反复发作难以控制的持续惊厥。于 1～2 天内转入深昏迷,肢体强直,有重度脑水肿表现,可发生中枢性呼吸衰竭或脑疝。病死率高,存活者均有严重后遗症。少数极重型可出现循环衰竭,由于延髓血管舒缩中枢严重病变或并发心肌炎和心功能不全所致。

(三)实验室检查

(1)外周血常规:白细胞总数$(10～20)×10^9$/L,儿童可达 $40×10^9$/L。病初中性粒细胞可高达 80%以上,1～2 天后,淋巴细胞占优势。少数患者血常规始终正常。

(2)脑脊液检查:外观无色透明,压力增高,白细胞计数$(50～500)×10^6$/L,个别高达$1 000×10^6$/L,病初 1～2 天以中性粒细胞为主,以后则淋巴细胞增多。蛋白轻度增高,糖及氯化物正常。极少数脑脊液常规和生化正常。

(四)脑电图和影像学检查

脑电图为非特异性表现,呈弥漫性不规则高幅慢波改变。头颅 CT 或 MRI 可见弥漫性脑水肿,可在丘脑、基底节、中脑、脑桥或延髓见低密度影。

(五)病原学检查

病原学诊断依赖病毒分离或脑脊液和血病毒特异性抗原或抗体检测。确诊条件为下列之一:①酶联免疫法在脑脊液或血中检测出特异性 IgM 抗体;②在组织、血、脑脊液或其他体液分离到病毒或证实病毒特异性抗原或基因片段;③双份血清特异性 IgG 抗体有≥4 倍升高。

四、鉴别诊断

(一)中毒性菌痢

与乙脑季节相同,多见于夏秋季。但起病急骤,数小时内出现高热、惊厥、昏迷、休克、甚至呼吸衰竭。一般不出现颈强直等脑膜刺激征。用生理盐水灌肠,粪便有黏液和脓血,镜检和粪便培养可明确诊断。特殊情况下可进行脑脊液检查,中毒性菌痢脑脊液一般正常。

(二)化脓性脑膜炎

多发生在冬春季,脑脊液混浊,白细胞可数以万计,中性粒细胞在 80%以上,糖明显降低,蛋白增高。脑脊液涂片及培养可检出细菌。

(三)其他病毒性脑炎

腮腺炎病毒、肠道病毒和单纯疱疹病毒等可引起脑炎,应根据流行病学资料、临床特征以及病原学检查加以区别。

五、治疗

重点是把握高热、惊厥、呼吸衰竭这 3 个主要病症的有效处理。

(一)急性期治疗

1.一般治疗

保证足够营养。高热、惊厥者易有脱水,应静脉补液,补液量根据有无呕吐及进食情况而定,50～80 mL/(kg·d)。昏迷者给予鼻饲,注意口腔卫生。注意观察患者精神、意识、呼吸、脉搏、血压及瞳孔的变化等。

2.对症治疗

(1)高热:室温应维持在 25 ℃以下;最好使体温保持在 38 ℃左右。每隔 2 小时测体温,若体温高于 38 ℃给予退热药(可采用布洛芬口服和退热栓交替使用)和/或冰袋冰帽等物理降温;若持续性高热伴反复惊厥者可采用亚冬眠疗法:氯丙嗪和异丙嗪各每次 0.5～1 mg/kg,肌内注射,间隔 2～4 小时重复,维持 12～24 小时。

(2)控制颅内压:首选 20％甘露醇(0.5～1 g/kg)30 分钟内静脉滴完,间隔 4～6 小时重复使用;脑疝时剂量增至 2.0 g/kg,分 2 次间隔 30 分钟快速静脉注射,可先利尿如呋塞米。重症病例可短期(<3 天)加用地塞米松静脉推注,地塞米松 0.5 mg/(kg·d)。

(3)惊厥:用止痉剂如氯硝西泮、水合氯醛及苯巴比妥等。氯硝西泮每次 0.03～0.05 mg/kg,静脉缓慢推注,每天 2～3 次;10％水合氯醛保留灌肠 1～2 mL/(次·岁);苯巴比妥 10～15 mg/kg 饱和量肌内注射,极量为每次 0.2 g,12 小时后 5 mg/(kg·d)维持。并针对发生惊厥的原因采取相应措施:如脑水肿者应以脱水治疗为主;气道分泌物堵塞者应吸痰、保持呼吸道通畅,必要时气管插管或切开;因高热所致惊厥者应迅速降温。

(4)呼吸障碍和呼吸衰竭:深昏迷患者喉部痰液增多影响呼吸时,应加强吸痰。出现呼吸衰竭表现者应及早使用呼吸机,必要时行气管切开术。

(5)循环衰竭:如为心源性心力衰竭,应用强心药物如毛花苷 C 等洋地黄类。毛花苷 C:24 小时负荷量<2 岁 0.03～0.04 mg/kg,>2 岁 0.02～0.03 mg/kg,静脉推注。首次用 1/2 量,余 1/2 量分 2 次用,间隔 6～12 小时给药。次日给予地高辛维持(1/5～1/4 负荷量)。如因高热、昏迷、脱水过多,造成血容量不足而致循环衰竭,则应以扩容为主。先予生理盐水或等渗含钠液 10～20 mL/kg,30 分钟内输入,仍不能纠正者输注胶体液如清蛋白或血浆。

(二)恢复期及后遗症治疗

重点在于功能锻炼。可采用理疗、针灸、按摩、推拿或中药等。

六、预防

(一)灭蚊

为预防乙脑的主要措施。消除蚊虫的滋生地,喷药灭蚊能起到有效作用。使用蚊帐、蚊香,涂擦防蚊剂等防蚊措施。

(二)动物宿主的管理

有条件者最好对母猪进行免疫接种,在乡村及饲养场要做好环境卫生,以控制猪的感染,可有效降低局部地区人群乙脑的发病率。

(三)接种乙脑疫苗

初次免疫年龄为 8 月龄,乙脑灭活疫苗需接种 2 次,间隔 7～10 天;18～24 月龄和 6 岁时各需加强接种 1 剂,保护率为 70％～90％。乙脑减毒活疫苗初次免疫接种 1 次,2 周岁时加强 1 次,2 次接种的保护率达 97.5％。

(彭　峰)

第六节 传染性单核细胞增多症

一、概述

传染性单核细胞增多症简称传单，临床以发热、咽扁桃体炎和淋巴结肿大以及外周血淋巴细胞和异型淋巴细胞增多为特征。典型传单主要由 EB 病毒感染引起，除免疫缺陷者有严重并发症外，大多恢复较好。其他病原如人巨细胞病毒、HHV-6、弓形虫、腺病毒、风疹病毒、甲型和乙型肝炎病毒等也可引起类似临床表现，又称单核细胞增多症样综合征，或称类传单。本节主要介绍 EB 病毒相关性传单。

二、病因及流行病学特征

EBV 属于疱疹病毒科 γ 亚科，为 DNA 病毒，表达核抗原、膜抗原、早期抗原和病毒衣壳抗原等多种抗原。EBV 主要感染有 CD21 受体的成熟 B 淋巴细胞，具有使靶淋巴细胞无限增殖的能力和潜伏-活化的特性。绝大多数原发感染后 EBV 进入潜伏状态。少数患者可呈慢性持续性感染（病毒基因在细胞内形成环化游离小体，依赖细胞酶进行复制，仅表达 6 种核蛋白、3 种膜蛋白和 2 种小 RNA 产物），可引起感染的 T 细胞、NK 细胞或 B 细胞发生克隆性增生，导致各种淋巴细胞增殖性疾病，还与 Burkitt 淋巴瘤、鼻咽癌、多克隆 B 细胞淋巴瘤及某些风湿病如干燥综合征等发生有关。

EBV 感染呈全球性分布，我国 3～5 岁儿童抗 VCA IgG 阳性率已达 90% 以上。原发感染者为传染源，往往持续或间歇从唾液中排病毒数月之久。接触带病毒的唾液是主要传播方式。偶可经输血传播。EBV 也可从宫颈分泌物中排出，但无性传播和母婴传播的流行病学证据。

三、诊断

(一)病史
常无明确接触史。

(二)临床表现
潜伏期一般 30～50 天，在年幼儿童可较短。

1.无症状或不典型感染

多见于年幼儿。显性表现常较轻微，如上呼吸道感染、扁桃体炎、持续发热伴或不伴淋巴结肿大。

2.急性传染性单核细胞增多症

常先有 2～3 天前驱表现：头痛、不适、乏力及畏食等，然后出现下列典型征象。

(1)发热、咽扁桃体炎和淋巴结肿大三联症：几乎均有发热，体温常≥39.5 ℃，可持续 10 天，个别长达 1～2 个月。约 80% 有咽扁桃体炎，半数以上有白色膜状渗出，约 5% 伴链球菌感染。＞90% 起病不久全身浅表淋巴结迅速肿大，颈部最为明显。纵隔淋巴结肿可致咳嗽和气促，肠系膜淋巴结肿可致腹痛。

(2)脾大:见于 50%～70%患者,质柔软。脾破裂罕见,却为严重并发症。

(3)肝大及肝功能异常:40%以上有肝酶增高;肝大见于 30%～50%;2%～15%有黄疸。少数呈重症肝炎样表现。

(4)其他表现:可有皮疹。少见血液系统(贫血、血小板减少及粒细胞减少)、肺部(肺炎)、神经系统(脑炎、脑膜脑炎、吉兰-巴雷综合征及周围性面瘫)、心血管(心肌炎和心包炎)和肾脏(肾小球肾炎)等并发症。若无并发症,病程一般为2～4周。

3.免疫缺陷儿童 EBV 感染

常发生致死性单核细胞增多症、继发性低或无免疫球蛋白血症、恶性多克隆源性淋巴瘤、再生障碍性贫血及慢性淋巴细胞性间质性肺炎等。病死率高达 60%。

4.慢性活动性 EBV 感染

主要表现为持续性或反复发热,伴有淋巴结肿大和肝大、脾大,常有肝功能异常、贫血、血小板减少或全血减少、黄疸、皮疹和蚊虫叮咬过敏、视网膜炎等,若抗 VCA-IgG、抗 EAIgG 异常增高或抗 VCA-IgA 和抗 EA-IgA 阳性,或病变组织包括外周血单个核细胞内 EBV DNA 载量增高即可诊断。病情常反复发作,根据临床征象和 EBV 载量分为活动性疾病和非活动性疾病状态。大多预后不良,常死于疾病活动期的严重脏器功能损伤,继发感染,并发 EBV 相关性噬血细胞综合征、间质性肺炎、神经系统并发症或恶性肿瘤等。

(三)实验室检查

病后 1～4 周内出现典型血常规改变,包括淋巴细胞增多≥5×10^9/L 或 50%和异型淋巴细胞增多≥10%,白细胞计数一般为(10～20)×10^9/L。

(四)病原学诊断

1.血清学检查

抗 VCA-IgG 阳性表明既往或现症 EBV 感染;抗 VCA-IgM 是急性原发感染指标(持续 2～3 个月),但<4 岁者该抗体水平低,消失快(病后 3～4 周内消失);抗 EA 在急性晚期出现;抗 NA 在恢复期出现。抗 VCA IgG 和抗 NA 抗体将持续存在。在慢性活动性感染时,可见抗 VCA IgG 高滴度;抗 EA 常增高;抗 NA 阳性;或抗 VCA-IgA 和/或抗 EA-IgA 阳性;而抗 VCA-IgM 通常阴性。

2.病毒标志物检测

用核酸杂交和 PCR 法检测唾液或口咽洗液脱落上皮、外周血单个核细胞或血浆或血清和病变组织中 EBV DNA 或 EBERs 是最特异方法。还可用免疫标记法检测样本中病毒抗原。

3.病毒分离

利用 EBV 感染使培养 B 细胞(人脐血或外周淋巴细胞)无限增殖的特性进行病毒分离鉴定,需耗时6～8 周。

四、鉴别诊断

(一)链球菌性扁桃体炎

缺乏传单的其他体征,外周血白细胞总数、中性粒细胞和 C-反应蛋白增高。但若抗链球菌治疗 48 小时后发热等仍无缓解应考虑到本病。

(二)单核细胞增多症样综合征

异型淋巴细胞增多不如传单明显。风疹时咽峡炎不明显,少见淋巴结和脾大;腺病毒感染时咳嗽等呼吸道症状突出,淋巴结肿大少见;肝炎病毒感染时肝功能异常更严重,且无咽峡炎;HCMV 感染时淋巴结肿和咽峡炎少见等特点有助鉴别。病原学检查是确定病原的重要手段。

(三)早期出现严重并发症

易因突出的器官或系统损害而误诊为其他疾病。此时,应注意动态观测血常规变化、监测 EBV 特异性抗体,及时检测外周血淋巴细胞或组织中病毒基因帮助诊断。

(四)继发其他疾病如川崎病、噬血细胞综合征或类风湿关节炎

已陆续有临床报道,可在本病急性阶段发生,更多见于 CAEBV 患儿。此时,综合分析病情演变特点、寻找病原学证据显得尤其重要,必要时可考虑相应诊断性治疗。

五、治疗

(一)支持对症治疗

急性期需卧床休息,给予对症治疗如退热、镇痛及护肝等。症状严重者可慎用短期常规剂量地塞米松;发生因扁桃体肿大明显或气管旁淋巴结肿致喘鸣或有血液或神经系统并发症时亦常需使用皮质激素。根据咽拭培养或抗原检测证实继发链球菌感染时需加用敏感抗生素。脾大者恢复期应避免明显身体活动或运动,以防脾破裂;脾破裂时应紧急外科处理或非手术治疗。因深部上呼吸道炎症致完全呼吸道梗阻时宜行气管插管。

(二)抗病毒治疗

目前尚缺乏对 EBV 感染有明显疗效的抗病毒药物。更昔洛韦体外有抑制 EBV 效应,临床急性期应用可缩短热程和减轻严重的扁桃体肿胀,但尚缺乏适宜的临床研究评估。可按抗 HCMV 诱导治疗方案给药,待体温正常或扁桃体肿胀明显减轻即可停药,无需维持治疗。

(三)慢性活动性 EBV 感染的治疗

目前认为,造血干细胞移植是 CAEBV 的治愈性手段。在造血干细胞移植前,如果处于疾病活动状态需应用联合化疗方案,控制病情。如果化疗期间,疾病持续处于活动状态,应尽快接受造血干细胞移植。日本学者提出三步策略和化疗方案可供参考。

(1)第一步:抑制被激活的 T 细胞、NK 细胞和巨噬细胞。可选择泼尼松龙,$1\sim2$ mg/(kg·d);依托泊苷(VP-16),每周 150 mg/m^2;环孢素,3 mg/(kg·d),共 $4\sim8$ 周。

(2)第二步:清除 EBV 感染的 T 细胞和 NK 细胞。如果 EBV 载量下降<1 个 log 数量级,可重复化疗或换用新的化疗方案。①联合化疗方案:改良的 CHOP 方案(环磷酰胺 750 mg/m^2,第 1 天。吡柔比星 25 mg/m^2,第 1、2 天。长春新碱 2 mg/m^2,第 1 天。泼尼松龙 50 mg/m^2,第 $1\sim5$ 天)。②Capizzi 方案(阿糖胞苷:3 g/m^2,每 12 小时 1 次,共 4 次。L-天门冬酰胺酶 10 000 U/m^2,在阿糖胞苷滴注 4 小时后1 次静脉滴注。泼尼松龙 30 mg/m^2,第 1、2 天)。③高剂量阿糖胞苷方案(阿糖胞苷 1.5 g/m^2,每 12 小时 1 次,共 12 次。泼尼松龙 30 mg/m^2,第 $1\sim6$ 天)。④VPL 方案(VP-16 150 mg/m^2,第 1 天。泼尼松龙30 mg/m^2,第 $1\sim7$ 天。L-天门冬酰胺酶:6 000 U/m^2,第$1\sim7$ 天)。

(3)第三步:接受造血干细胞移植。若患者表现为 EBV 相关性噬血细胞综合征,可按噬血细胞综合征的化疗方案进行治疗。

六、预防

传单患者恢复期时仍可存在病毒血症,故在发病 6 个月后才能献血。已有两种 EBV 疫苗用

于志愿者:表达 EBV gp320 的重组痘病毒疫苗和提纯病毒 gp320 膜糖蛋白的疫苗,有望开发应用于 EBV 感染的预防。

(彭　峰)

第七节　手足口病

手足口病是由多种人肠道病毒引起的常见传染病,以婴幼儿发病为主。大多数患者症状轻微,以发热和手、足、口腔等部位的皮疹或疱疹为主要特征。少数患儿可出现中枢神经系统、呼吸系统受累,引发无菌性脑膜炎、脑干脑炎、急性弛缓性麻痹、神经源性肺水肿和心肌炎等,个别重症患儿病情进展快,导致死亡。青少年和成人感染后多不发病,但能够传播病毒。引起手足口病的肠道病毒包括肠道病毒 71 型(EV71)和 A 组柯萨奇病毒(CoxA)、埃可病毒的某些血清型。

一、病因

引起 HFMD 的病原体主要为单股线形小 RNA 病毒科,肠道病毒属的柯萨奇病毒 A 组的 2、4、5、7、9、10、16 型等,B 组的 1、2、3、4、5 型等;肠道病毒 71 型;埃可病毒等。其中以 EV71 及 Cox A16 型较为常见。

肠道病毒适合在湿、热的环境下生存与传播,对乙醚、去氯胆酸盐等不敏感,75% 酒精和 5% 来苏亦不能将其灭活,但对紫外线及干燥敏感。各种氧化剂(高锰酸钾、漂白粉等)、甲醛、碘酒都能灭活病毒。病毒在 50 ℃可被迅速灭活,但 1 mol 浓度二价阳离子环境可提高病毒对热灭活的抵抗力,病毒在 4 ℃可存活 1 年,在 −20 ℃可长期保存,在外环境中病毒可长期存活。

二、流行病学

(一)流行概况

HFMD 是全球性传染病,世界大部分地区均有此病流行的报道。1957 年新西兰首次报道,1958 年分离出柯萨奇病毒,1959 年正式命名 HFMD。1969 年 EV71 在美国被首次确认。此后 EV71 感染与 Cox A16 感染交替出现,成为 HFMD 主要病原体。我国自 1981 年在上海报道 HFMD,1998 年我国台湾省发生 EV71 引起的手足口病和疱疹性咽峡炎暴发流行,HFMD 分布广泛,流行无明显的地区性,全年均可发生,一般 4~7 月为发病高峰。托幼机构等易感人群集中处可发生暴发。肠道病毒传染性强、隐性感染比例高、传播途径复杂、传播速度快,控制难度大,容易出现暴发和短时间内较大范围流行。

(二)传染源

人是人肠道病毒的唯一宿主,患者和隐性感染者为传染源。发病前数天,感染者咽部与粪便就可检出病毒,通常以发病后一周内传染性最强。

(三)传播途径

肠道病毒可经胃肠道(粪-口途径)传播,也可经呼吸道(飞沫、咳嗽、打喷嚏等)传播,亦可因接触患者口鼻分泌物、皮肤或黏膜疱疹液及被污染的手及物品等造成传播。尚不能明确是否可经水或食物传播。

(四)易感性

人普遍易感。各年龄组儿童均可感染发病,多发生于学龄前儿童,尤以 3 岁及以下儿童发病率最高。显性感染和隐性感染后均可获得特异性免疫力,产生的中和抗体可在体内存留较长时间,对同血清型病毒产生比较牢固的免疫力,但不同血清型间无交叉免疫。

三、发病机制及病理

引起手足口病的常见病毒是 EV71 及 Cox A16,导致手足口病肺水肿或肺出血死亡的病毒主要是 EV71。当肠道病毒通过咽部或肠道侵入易感者体内,在其局部黏膜、淋巴结内增殖,然后释放入血,引起第 1 次病毒血症,继之病毒在全身淋巴结、肝脾内增殖,释放入血,引起第二次病毒血症,到达全身的靶器官。目前肠道病毒导致重症的机制尚不完全清楚,EV71 具有嗜神经性,侵犯外周神经末梢,通过逆向神经转运进入中枢神经感系统,直接感染和免疫损伤引起神经系统临床表现;EV71 感染导致肺水肿的机制为神经源性。

四、临床表现

潜伏期为 2～10 天,平均 3～5 天,病程一般为 7～10 天。

(一)普通病例

急性起病,初期有轻度上感症状,部分患儿可伴有咳嗽、流涕、食欲缺乏、恶心、呕吐和头痛等症状,半数患者发病前 1～2 天或发病的同时有发热,多在 38 ℃左右。患儿手、足、口、臀四个部位可出现斑丘疹和/或疱疹,皮疹具有不痛、不痒、不结痂、不结疤的四不特征。疱疹周围可有炎性红晕,疱内液体较少。手、足、口病损在同一患者不一定全部出现。水疱和皮疹通常在 1 周内消退。

(二)重症病例

少数病例,尤其在<3 岁的儿童,病情进展迅速,在发病的 1～5 天内出现神经系统受累、呼吸及循环功能障碍等表现,极少数病例病情危重,可致死亡,存活者可留有神经系统后遗症。①神经系统损害:精神差、嗜睡、易惊、头痛、呕吐、烦躁、肢体抖动、急性肢体无力、肌阵挛、眼球震颤、共济失调、眼球运动障碍、颈项强直等;②呼吸系统表现:呼吸浅快或节律改变,呼吸困难,口唇发绀,咳嗽、有粉红色或血性泡沫痰;③循环系统表现:面色青灰、皮肤花纹、四肢发凉、出冷汗、毛细血管充盈时间延长,心率增快或减慢,血压升高或下降。

五、辅助检查

(一)血常规检查

白细胞计数正常或偏低,病情危重者白细胞计数可明显升高。

(二)血生化检查

部分病例谷丙转氨酶(ALT)、谷草转氨酶(AST)、肌酸激酶同工酶(CKMB)轻度升高。重症病例可有肌钙蛋白、血糖升高。C-反应蛋白一般不升高。

(三)脑脊液检查

在神经系统受累时可表现为外观清亮,压力增高,白细胞计数增多,多以单核细胞为主,蛋白正常或轻度增多,糖和氯化物正常。

(四)胸部 X 线检查

肺水肿患儿可表现为双肺纹理增多,网络状、点片状、大片状阴影,部分病例以单侧为主,快速进展为双侧大片阴影。

(五)磁共振检查

在神经系统受累时可有异常改变,以脑干、脊髓灰质损害为主。

(六)脑电图检查

部分病例可表现为弥漫性慢波,少数可出现棘(尖)慢波。

(七)心电图检查

无特异性改变,可见窦性心动过速或过缓,ST-T 改变。

(八)病原学检测

(1)病毒核酸检测或病毒分离:咽及气道分泌物、疱疹液、粪便和脑、肺、脾、淋巴结等组织标本中肠道病毒特异性核酸阳性或分离到肠道病毒,如 EV71、Cox A16 或其他肠道病毒。

(2)血清学检测:急性期与恢复期血清 EV71、Cox A16 或其他肠道病毒中和抗体有 4 倍或 4 倍以上升高。

六、诊断及鉴别诊断

临床诊断主要依据流行病学资料、临床表现及实验室检查,确诊须有病原学证据。主要依据包括:①学龄前儿童为主要发病对象,常以婴幼儿多见,在集聚的场所呈流行趋势。②临床主要表现为初起发热,继而口腔、手、足和臀等部位出现斑丘疹及疱疹样损害。

不典型、散在性 HFMD 很难与其他出疹发热性疾病鉴别,须结合病原学及血清学检查作出诊断。HFMD 普通病例常需与其他儿童发疹性疾病相鉴别,如与丘疹性荨麻疹、水痘、不典型麻疹、幼儿急疹、带状疱疹以及风疹等鉴别。可根据流行病学特点、皮疹形态、部位、出疹时间、有无淋巴结肿大以及伴随症状等进行鉴别,以皮疹形态及部位最为重要。最终可依据病原学和血清学检测进行鉴别。

对于 HFMD 的重症病例要与其他病毒所致脑炎或脑膜炎、肺炎、暴发性心肌炎相鉴别,可根据流行病学史尽快留取标本进行肠道病毒,尤其是 EV71 的病毒学检查,结合病原学或血清学检查做出诊断。

七、治疗

(一)普通病例治疗

1.加强隔离

避免交叉感染,适当休息,清淡饮食,做好口腔和皮肤护理。

2.对症治疗

发热、呕吐、腹泻等给予相应处理。

3.病因治疗

选用利巴韦林等。

(二)重症病例治疗

1.合并神经系统受累的病例

(1)对症治疗:如降温、镇静、止惊(地西泮、苯巴比妥钠、水合氯醛等)。

（2）控制颅高压：限制入量，给予甘露醇脱水，剂量每次 0.5～1.0 g/kg，每 4～8 小时 1 次，根据病情调整给药时间和剂量，必要时加用呋塞米。

（3）静脉注射丙种球蛋白：每次 1 g/kg×2 次或每次 2 g/kg×1 次。

（4）酌情使用糖皮质激素。

（5）呼吸衰竭者进行机械通气，加强呼吸管理。

2.合并呼吸、循环系统受累的病例

（1）保持呼吸道通畅，吸氧。

（2）建立静脉通路，监测呼吸、心率、血压及血氧饱和度。

（3）呼吸衰竭时及时气管插管，使用正压机械通气，根据血气分析随时调整呼吸参数。

（4）必要时使用血管活性药物、丙种球蛋白等。

八、预防

本病至今尚无特异性预防方法。加强监测、提高监测敏感性是控制本病流行的关键。各地要做好疫情报告，托幼单位应做好晨间检查，及时发现患者，采集标本，明确病原学诊断，并做好患者粪便及其用具的消毒处理，预防疾病的蔓延扩散。流行期间，家长应尽量少让孩子到拥挤的公共场所，减少感染的机会。医院应加强预防，设立专门诊室，严防交叉感染。密切接触患者的体弱婴幼儿可酌情注射丙种球蛋白。

（彭　峰）

第八节　猩　红　热

猩红热是一种由 A 组溶血性链球菌所致的急性呼吸道传染病，其临床以发热、咽峡炎、全身弥漫性红色皮疹及疹退后皮肤脱屑为特征。多见于 5～15 岁的儿童，少数患儿于病后 2～3 周可因为变态反应发生风湿热或急性肾小球肾炎。

一、病因

病原菌为 A 组 β 溶血性链球菌。其直径为 0.6～1.0 μm，依据其表面抗原 M，可分为 80 个血清型。M 蛋白是细菌的菌体成分，对中性粒细胞和血小板都有免疫毒性作用。链球菌能产生 A、B、C 三种抗原性不同的红疹毒素，其抗体无交叉保护力，均能致发热和猩红热皮疹。此外，该细菌还能产生链激酶和透明质酸酶，前者可溶解血块并阻止血液凝固，后者可溶解组织间的透明质酸，使细菌在组织内扩散。细菌的致热性外毒素可引起发热、头痛等全身中毒症状。

A 组 β 溶血性链球菌对热及干燥抵抗力不强，经 55 ℃处理 30 分钟可全部灭活，也很容易被各种消毒剂杀死，但在 0 ℃环境中可生活几个月。

二、流行病学

猩红热通过飞沫传播，由于这种链球菌在外界环境中普遍存在，患者带菌者和不典型的病例为主要传染源。被污染的日常用品的间接传播偶可发生，皮肤脱屑本身没有传染性。人群普遍易感,冬春季为发病高峰,夏秋季较少。

三、发病机制及病理

溶血性链球菌从呼吸道侵入咽、扁桃体,引起局部炎症,表现为咽峡及扁桃体急性充血、水肿,有中性粒细胞浸润,纤维素渗出,可为卡他性、脓性或膜性,并可向邻近组织器官扩散,亦可通过血源播散。炎症病灶处溶血性链球菌产生红疹毒素,经吸收后使机体表皮毛细血管扩张,真皮层广泛充血,在毛囊口周围有淋巴细胞及单核细胞浸润,形成猩红热样皮疹。恢复期表皮细胞角化过度,并逐渐脱落形成临床上的脱皮。舌乳头红肿突起,形成杨梅舌。重型患者可有全身淋巴结、肝、脾等网状内皮组织增生,心肌发生中毒性退行性变。部分患者于2~3周后可出现变态反应,主要表现为肾小球肾炎或风湿热。

四、临床表观

(一)潜伏期

通常为2~3天,短者1天,长者5~6天。外科性猩红热潜伏期较短,一般为1~2天。

(二)前驱期

从发病到出疹为前驱期,一般不超过24小时,少数病例可达2天。起病多急骤,当局部细菌繁殖到一定数量,并产生足够的外毒素时即出现症状,有畏寒,高热伴头痛、恶心、呕吐、咽痛等。婴儿在起病时烦躁或惊厥。检查时轻者仅咽部或扁桃体充血,重者咽及软腭有脓性渗出物和点状红疹或出血性红疹,或有假膜形成。颈及颌下淋巴结肿大及压痛。

(三)出疹期

多见于发病后1~2天出疹。皮疹从颈、上胸部开始,然后迅速波及躯干及上肢,最后到下肢。皮疹特点是全身皮肤弥漫性发红,其上有红色点状皮疹,高出皮面,扪之有粗糙感,压之退色,有痒感,疹间无正常皮肤,以手按压则红色可暂时消退数秒钟,出现苍白的手印,此种现象称为贫血性皮肤划痕,为猩红热的特征之一。在皮肤皱褶处,如腋窝、肘弯和腹股沟等处,皮疹密集成线压之不退,称为帕氏线,为猩红热特征之二。前驱期或发疹初期,舌质淡红,其上被覆灰白色苔,边缘充血水肿,舌刺突起,2~3天后舌苔由边缘消退,舌面清净呈牛肉样深红色,舌刺红肿明显,突出于舌面上,形成"杨梅"样舌,为猩红热特征之三。猩红热患者还可出现口周苍白区,系口周皮肤与面颊部发红的皮肤比较相对苍白。

(四)恢复期

皮疹于3~5天后颜色转暗,逐渐隐退。并按出疹先后顺序脱皮,皮疹愈多,脱屑愈明显。轻症患者呈细屑状或片状屑。重症患者有时呈大片脱皮,以指、趾部最显。此时全身中毒症状及局部炎症也很快消退。此期1周左右。

除了上述典型的临床表现外,随着细菌毒力的强弱,侵入部位的差异和机体反应性的不同,又有其特殊表现。

(1)脓毒型咽峡炎明显,渗出物多,局部黏膜可坏死而形成溃疡。细菌扩散到附近组织,发生化脓性中耳炎、鼻窦炎、乳突炎及颈部淋巴结炎,重者导致败血症。目前该型已较少见。

(2)中毒型全身中毒症状重,高热40 ℃以上。往往出现意识障碍、萎靡、嗜睡或烦躁,重者谵妄,惊厥及昏迷。亦可呈循环衰竭及中毒性心肌炎表现。皮疹可为出血性,延时较久,但咽峡炎不明显。此型患者易引起全身或局部的细菌感染性并发症。自抗生素应用以来,已很少见到。

（3）外科型（包括产科型）病原菌通过咽外途径如伤口、产道、烧、烫伤创面或皮肤感染侵入人体引起发病，其皮疹先出现于细菌入侵部位附近，邻近的淋巴结炎较显著，全身症状轻，咽扁桃体无炎症。预后良好。

五、辅助检查

（一）血常规
白细胞总数增加，在$(10\sim20)\times10^9/L$，中性粒细胞可达80%以上，严重者可出现中毒颗粒。

（二）快速抗原检测
免疫荧光法或乳胶凝集法检测咽拭子或伤口分泌物A组β溶血性链球菌，用于快速诊断。

（三）细菌培养
从咽拭子或其他病灶内取标本培养，分离出A组β溶血性链球菌。

六、诊断和鉴别诊断

典型皮疹、帕氏线、"杨梅"舌等是临床诊断猩红热的主要依据，再结合全身症状如发热、咽痛、扁桃体红肿以及流行病学特点，诊断并不难。诊断困难者多系极轻和极重的或就诊时恰在出疹期与脱屑期之间，缺乏显著症状的病例。应仔细询问病史，体检时尤需注意本病特征性表现。咽拭子细菌培养阳性有助于诊断。

本病应与下列疾病作鉴别诊断。

（一）风疹
其皮疹有时与猩红热不易鉴别，但枕后淋巴结肿大，白细胞减少，当地流行情况可供鉴别。

（二）麻疹
典型麻疹皮疹与猩红热皮疹不相同，但在麻疹前驱期偶或暂现猩红热样的皮疹，反之猩红热患儿四肢有时可见麻疹样皮疹。但麻疹的卡他症状，麻疹黏膜斑，皮疹特点及出疹顺序及疹退后的色素沉着，白细胞降低，流行史等有助于鉴别。

（三）药物疹
奎宁、苯巴比妥、磺胺类、安替比林、颠茄合剂、阿托品等药物，有时可致皮肤弥漫性潮红，或可表现为斑丘疹。但缺乏全身症状、无咽峡炎症，皮疹分布不均匀，主要靠仔细询问药物史有助鉴别。

（四）金黄色葡萄球菌败血症
部分金黄色葡萄球菌可产生红疹毒素也可引起类似猩红热样皮疹，与中毒型猩红热不易鉴别，其皮疹多在起病后3～5天出现，持续时间较短，中毒症状更为明显，大多有金黄色葡萄球菌感染灶，最重要的鉴别是病灶的细菌培养、血培养。

七、治疗

（一）一般治疗
供给充分的营养、热量。在发热，咽痛期间可给予流质或半流质饮食，保持口腔清洁，较大儿童可用温盐水漱口。高热者，应物理降温或用退热剂。

（二）抗生素治疗
青霉素能迅速消灭链球菌，预防和治疗脓毒并发症，是治疗猩红热的首选药物。更重要的在于预防并发症如急性肾小球肾炎和急性风湿热的发生。治疗开始愈早,预防效果愈好,疗程至少10天。青霉素过敏者可选用头孢菌素,或酌情选用红霉素、克林霉素,但后者对 A 组溶血性链球菌耐药性很高,需根据药物敏感性结果选用,疗程 7～10 天。

八、预防

(一)早期隔离

患者明确诊断后将患儿进行隔离治疗,由于早期使用抗生素,病原菌很快消失,隔离期限缩短为 1 周。病情不需住院者,尽可能在家隔离治疗。最好咽培养 3 次阴性后解除隔离。

(二)接触者的处理

儿童机构发生猩红热时,应严密观察接触者。认真进行晨间检查,有条件可做咽拭子培养。对可疑猩红热、咽峡炎患者,都应给予隔离治疗。

(彭　峰)

第九节　中毒性细菌性痢疾

细菌性痢疾是由志贺菌属引起的肠道传染病,而中毒性细菌性痢疾则是急性细菌性痢疾的危重型。起病急骤,临床以高热、嗜睡、惊厥、迅速发生休克及昏迷为特征。本病多见于 3～5 岁体格健康的儿童,病死率高,必须积极抢救。

一、病因及流行病学

本病的病原体为痢疾杆菌,属肠杆菌的志贺菌属。志贺菌属分成 A、B、C、D 四群,A 群为痢疾志贺菌,B 群为福氏志贺菌,C 群为鲍氏志贺菌,D 群宋内志贺菌。

我国引起流行的多数为福氏志贺菌,其次为宋内志贺菌。

急性、慢性痢疾病者及带菌者是主要传染源。其传播方式通过消化道传播,可通过污染的水和食物传播,夏秋季多见,多见于体格健壮的小儿,发病年龄以 3～5 岁多见。

二、发病机制

目前尚未完全清楚。引起中毒性细菌性痢疾与普通急性细菌性痢疾的机制不同,与机体对志贺菌的毒素反应有关。志贺菌侵袭人体后,细菌裂解,产生大量内毒素和少量外毒素。志贺菌内毒素从肠壁吸收入血,引起发热、毒血症及微循环障碍。内毒素作用于肾上腺髓质及兴奋交感神经系统释放肾上腺素及去甲肾上腺素等,使小动脉和小静脉发生痉挛性收缩。内毒素直接作用或通过刺激网状内皮系统,使组氨酸脱羧酶活性增加,或通过溶酶体释放,导致大量血管扩张物质释放,使血浆外渗,血液浓缩。此外,血小板凝聚,释放血小板因子 3,促进血管内凝血,加重微循环障碍。

中毒性细菌性痢疾的病变在脑组织中最为明显,可发生脑水肿,甚至脑疝,临床表现为昏迷、抽搐及呼吸衰竭,常是导致中毒性细菌性痢疾的死亡原因。

三、病理

中毒性细菌性痢疾的肠道病变轻而不典型,特别在疾病的早期,中毒症状虽极严重,但病理改变并不明显,甚至在死亡病例中,结肠仅见充血、水肿。主要病理改变为大脑及脑干水肿,神经细胞变性及点状出血,肾小管上皮细胞变性坏死,部分肾上腺充血、皮质出血和萎缩。

四、临床表现

潜伏期通常为 1~2 天,但可短至数小时,长达 8 天。

(一)发病特点

起病急骤,突发高热,常在肠道症状出现前发生惊厥,短时期内(一般在数小时内)即可出现中毒症状。起病后体温很快上升至 39 ℃以上,可达 40~41 ℃,可伴有头痛,畏寒等症状,但无上呼吸道感染症状。肠道症状往往在数小时或数十小时后出现,故常被误诊为其他热性疾病。

(二)分型

根据其临床表现,分为如下几型。

1.休克型(皮肤内脏微循环障碍型)

主要表现为感染性休克。初起面色灰白,唇周青灰,四肢冷,指趾甲发白,脉细速,心率增快。后期出现发绀,血压下降,尿量减少,脉细速或细弱,甚至不能触及,心音低钝,无尿。重者发绀严重,心率减慢,心音微弱,血压测不出。并可同时伴心、肺、血液及肾脏等多器官功能不全的表现。

2.脑型(脑微循环障碍型)

病初起时小儿烦躁或萎靡、嗜睡,严重者出现惊厥。惊厥可反复发作,病初发作前后神志清楚,继之可转入谵妄昏迷,并可在持续惊厥后呼吸突然停止,这是由于脑细胞缺氧引起脑水肿产生脑疝所致。眼底检查可见小动脉直径变细,小静脉淤血扩张。此型较重,病死率高。

3.肺型(肺微循环障碍型)

主要表现为呼吸窘迫综合征。以肺微循环障碍为主,常由中毒性细菌性痢疾的休克型或脑型发展而来,病情危重,病死率高。

4.混合型

上述两型或三型同时存在或先后出现,此型极为凶险,病死率更高。

五、辅助检查

(一)血常规检查

白细胞总数及中性粒细胞增高,但发热仅数小时的患儿可以不高。

(二)大便常规检查

可见成堆白细胞、吞噬细胞和红细胞。尚无腹泻的早期病例,应用生理盐水灌肠后作粪便检查。粪便常规 1 次正常,不能排除该病的诊断,需要复查。

(三)大便培养

可分离出志贺菌属痢疾杆菌。

(四)特异性核酸检测

采用核酸杂交或聚合酶链式反应可直接检查大便中的痢疾杆菌核酸,其灵敏度较高,特异性较强,快捷方便,是较有发展前途的检测方法。

六、诊断及鉴别诊断

3～5 岁的健康儿童,夏秋季节突然高热,伴反复惊厥、脑病和休克表现者,均应考虑本病。可用肛拭子或灌肠取便,若镜检发现大量脓细胞或红细胞可临床诊断,但需与下列疾病相鉴别。

(一)上呼吸道感染

初起高热可伴有惊厥,但惊厥很少反复,且高热时及惊厥后精神尚可,面颊潮红,而中毒性细菌性痢疾病者常精神萎靡,面色灰白。还可结合流行病学史以资区别。

(二)流行性乙型脑炎

也有发热,惊厥等表现。但其发热的热度是逐日升高,初 1～2 天热度并不很高,神经症状也常在发热 1～2 天后出现。乙脑很少有循环障碍,脑脊液检查常有异常,而中毒性细菌性痢疾的脑脊液检查无异常可资鉴别。

(三)流行性脑膜炎

也有高热、惊厥、昏迷,亦可伴有面灰肢冷而很快发展为休克,但流脑常伴有呕吐,皮肤瘀点或瘀斑,脑膜刺激征亦较为明显,且多见于冬春季节。脑脊液检查可资区别。

(四)大叶性肺炎、尿道感染或败血症

这类细菌性感染亦常以发高热起病,偶尔也可发生抽搐,面色苍白等中毒症状,鉴别需依赖肺部体征,胸部 X 线检查,尿常规及血培养等加以区别。

(五)急性出血性坏死性小肠炎

常以发热起病,有血便,粪便具有特殊的臭味,腹痛较剧。热度一般不高,腹泻症状明显,严重时便血较多。休克常出现在后期。

七、治疗

本病病情凶险,必须及时抢救治疗。

(一)降温止惊

可采用物理、药物降温或亚冬眠疗法。持续惊厥者,可用地西泮 0.3 mg/kg 肌内注射或静脉注射(最大剂量≤每次 10 mg);或用水合氯醛 40～60 mg/kg 保留灌肠;或苯巴比妥钠肌内注射。

(二)控制感染

通常选用两种痢疾杆菌敏感的抗生素静脉滴注。因近年来痢疾杆菌对氨苄西林、庆大霉素等耐药菌株日益增多,故可选用阿米卡星、头孢噻肟钠或头孢曲松钠等药物。

(三)抗休克治疗

(1)扩充血容量,纠正酸中毒,维持水、电解质酸碱平衡。

(2)改善微循环:在充分扩容的基础上,适当应用血管活性药物,如多巴胺、酚妥拉明等。

(3)糖皮质激素可及早应用。地塞米松每次 0.2～0.5 mg/kg 静脉滴注,每天 1～2 次,疗程 3～5 天。

(四)防治脑水肿和呼吸衰竭

首选 20% 甘露醇减低颅内压,剂量每次 0.5～1 g/kg 静脉注射,每天 3～4 次,疗程 3～5 天,必要时与利尿剂交替使用。此外,保持患儿呼吸道通畅,保证血氧在正常范围内,若出现呼吸衰竭,及早给予机械通气治疗。

(彭　峰)

第十节 原发型肺结核

原发型肺结核是原发性结核病中最常见的一种类型,为结核杆菌初次侵入肺部后发生的原发感染,是小儿肺结核的主要类型,占儿童各型肺结核总数的85.3%。原发型肺结核包括原发综合征与支气管淋巴结结核。前者由肺原发病灶、局部淋巴结病变和两者相连的淋巴管炎组成;后者以胸腔内肿大淋巴结为主。肺部原发病灶或因其范围较小,或被纵隔影掩盖,X线片无法查出,或原发病灶已经吸收,仅遗留局部肿大的淋巴结,故在临床上诊断为支气管淋巴结结核。此两者并为一型,即原发型肺结核。

一、病理

肺部原发病灶多位于胸膜下,肺上叶底部和下叶的上部,右侧较多见。基本病变为渗出、增殖、坏死。渗出性病变以炎症细胞、单核细胞及纤维蛋白为主要成分;增殖性改变以结核结节及结核性肉芽肿为主;坏死的特征性改变为干酪样改变,常出现于渗出性病变中。结核性炎症的主要特征是上皮样细胞结节及朗格汉斯细胞。

典型的原发综合征呈"双极"病变,即一端为原发病灶,一端为肿大的肺门淋巴结。由于小儿机体处于高度过敏状态,使病灶周围炎症甚广泛,原发病灶范围扩大到一个肺段甚至一叶。小儿年龄愈小,此种大片性病变愈明显。引流淋巴结肿大多为单侧,但亦有对侧淋巴结受累者。

原发型肺结核的病理转归如下。

(一)吸收好转

病变完全吸收,钙化或硬结(潜伏或痊愈)。此种转归最常见,出现钙化表示病变至少已有6个月。

(二)进展

(1)原发病灶扩大,产生空洞。

(2)支气管淋巴结周围炎,形成淋巴结支气管瘘,导致支气管内膜结核或干酪性肺炎。

(3)支气管淋巴结肿大,造成肺不张或阻塞性肺气肿。

(4)结核性胸膜炎。

(三)恶化

血行播散,导致急性粟粒性肺结核或全身性粟粒性结核病。

二、临床表现

症状轻重不一。轻者可无症状,一般起病缓慢,可有低热、食欲减退、疲乏、盗汗等结核中毒症状,多见于年龄较大儿童。婴幼儿及症状较重者可急性起病,高热可达39~40℃,但一般情况尚好,与发热不相称,持续2~3周后转为低热,并伴结核中毒症状,干咳和轻度呼吸困难是最常见的症状。婴儿可表现为体重不增或生长发育障碍。部分高度过敏状态小儿可出现眼疱疹性结膜炎,皮肤结节性红斑及(或)多发性一过性关节炎。当胸内淋巴结高度肿大时,可产生一系列压迫症状:压迫气管分叉处可出现类似百日咳样痉挛性咳嗽;压迫支气管使其部分阻塞时可引起喘鸣;压迫喉返神经可致声嘶;压迫静脉可致胸部一侧或双侧静脉怒张。

体格检查可见周围淋巴结不同程度肿大。肺部体征可不明显,与肺内病变不一致。胸片呈中到重度肺结核病变者,50%以上可无体征。如原发病灶较大,叩诊呈浊音,听诊呼吸音减低或有少许干湿啰音。婴儿可伴肝大。

三、诊断和鉴别诊断

(一)诊断

早期诊断很重要。应结合病史、临床表现及其有关检查进行综合分析。

1.病史

应详细询问临床症状和卡介苗接种史,结核接触史及有关麻疹或百日咳等传染病既往史。

2.体格检查

应注意检查双上臂有无卡介苗接种后瘢痕;若发现眼疱疹性结膜炎、皮肤结节性红斑者,活动性结核病的可能性较大。

3.结核菌素试验

为简便实用的诊断方法。结核菌素试验呈强阳性或由阴性转为阳性者,应作进一步检查。

4.X线检查

对确定肺结核病灶的性质、部位、范围及其发展情况和决定治疗方案等具有重要作用,是诊断小儿肺结核的重要方法之一。最好同时作正、侧位胸片检查,对发现肿大淋巴结或靠近肺门部位的原发病灶,侧位片有不可忽视的作用。

(1)原发综合征:肺内原发灶大小不一。局部炎性淋巴结相对较大而肺部的感染灶相对较小是原发型肺结核的特征。婴幼儿病灶范围较广,可占据一肺段甚至一肺叶;年长儿病灶周围炎症较轻,阴影范围不大,多呈小圆形或小片状影。部分病例可见局部胸膜病变。小儿原发型肺结核在胸部 X 线片上呈现典型哑铃状双极影者已少见。

(2)支气管淋巴结结核:是小儿原发型肺结核胸部 X 线片最为常见者。分以下两种类型。①炎症型:淋巴结周围肺组织的渗出性炎性浸润,呈现从肺门向外扩展的密度增高阴影,边缘模糊,此为肺门部肿大淋巴结阴影。②结节型:表现为肺门区域圆形或卵圆形致密阴影,边缘清楚,突向肺野。

除以上肿大淋巴结影像外,胸片常显示伴随影像,如气管、支气管受压、变形、移位,局限性狭窄,气管分支部变宽等。以上影像特别易见于婴幼儿。此改变多系肿大淋巴结压迫或溃入支气管内腔而引起。

如有下列征象可提示原发型肺结核或曾感染肺结核:①肺门影增浓,轮廓不整。②肺野内有钙化点且附近有增粗或僵直的肺纹理。③某些部位肺纹理走行僵直、增粗。横膈位置升高可由胸内或腹内病变引起。在小儿原发型肺结核病例中,增大的肺门和气管旁,尤其是纵隔淋巴结可累及膈神经造成膈神经麻痹,X 线上表现为膈上升,膈活动受限。

CT 扫描可显示纵隔和肺门淋巴结肿大。对疑诊肺结核但胸部平片正常病例有助于诊断。CT 表现为肺门增大、变形、肺门血管移位,纵隔淋巴结肿大,且大都为多个、多组淋巴结肿大,以气管旁侧及肺门组、气管支气管组淋巴结肿大为多见,单侧多于双侧,双侧者则大都不对称,淋巴结内可有钙化。增强扫描后淋巴结周围有环型强化,中心因干酪性坏死呈低密度。

5.纤维支气管镜检查

结核病变蔓延至支气管内造成支气管结核,纤维支气管镜检查可见到以下病变:①肿大淋巴结压迫支气管致管腔狭窄,或与支气管壁粘连固定,以致活动受限;②黏膜充血、水肿、炎性浸润、溃疡或肉芽肿;③在淋巴结穿孔前期,可见突入支气管腔的肿块;④淋巴结穿孔形成淋巴结支气管瘘,穿孔口呈火山样突起,色泽红而有干酪样物质排出。

(二)鉴别诊断

本病在 X 线检查前,应与上呼吸道感染、支气管炎、百日咳、风湿热、伤寒等相鉴别;在 X 线检查后应与各种肺炎、支气管扩张相鉴别;胸内淋巴结肿大明显时,应与纵隔良性及恶性肿瘤相鉴别。X 线表现为肺不张-肺实变或肺段性结核病者需与异物吸入鉴别。鉴别方法为寻找结核杆菌,结核菌素试验、实验室检查、X 线摄片动态观察及淋巴结活检等。

四、治疗

一般治疗及治疗原则见总论。抗结核药物的应用如下。

选用短程疗法,每天服用 INH、RFP 和 EMB,强化治疗阶段 2～3 个月,后以 INH,RFP 巩固维持治疗 4～6 个月。总疗程为 6～9 个月。

判断小儿活动性结核病的参考指标为:①结核菌素试验强阳性和极强阳性;②未接种卡介苗且<3 岁,尤其是<1 岁婴儿结核菌素试验中度阳性者;③排出物中找到结核杆菌;④胸部 X 线检查示活动性原发型肺结核改变者;⑤纤维支气管镜检查有明显支气管结核病变者。

（彭　峰）

第十一章

小儿疾病的中西医结合治疗

第一节　肺炎的中西医结合治疗

肺炎系由不同病原体或其他因素所致的肺部炎症。临床以发热、咳嗽、气促、呼吸困难及肺部固定湿啰音为主要表现。发病季节以冬春二季为多发,寒冷地区发病率高。肺炎可发生在任何年龄,但以婴幼儿为多发。肺炎是我国婴儿死亡的第一位原因,因此,加强对本病的防治十分重要。

一、分类

(一)病理分类

按解剖部位分为:小叶性肺炎(支气管肺炎)、大叶性肺炎、间质性肺炎、毛细支气管炎等。其中以支气管肺炎最为多见。

(二)病因分类

由于微生物学的进展,许多肺炎可以得到病原学的证据。按病因可分为:

1.细菌性肺炎

有肺炎链球菌、流感嗜血杆菌、葡萄球菌、大肠埃希菌、肺炎杆菌、绿脓杆菌等,还有军团菌及厌氧菌等。

2.病毒性肺炎

最常见的为呼吸道合胞病毒,其次为腺病毒(3、7、11、21 型)、甲型流感病毒、副流感病毒(1、2、3 型)、巨细胞病毒、麻疹病毒、肠道病毒及鼻病毒等。

3.支原体肺炎

由肺炎支原体所致。

4.衣原体肺炎

以沙眼衣原体为主。

5.真菌性肺炎

有白色念珠菌、曲霉菌、球孢子菌、隐球菌、组织胞浆菌、毛霉菌等。

6.原虫性肺炎

原虫性肺炎以卡氏肺囊虫为主。

7.非感染因素引起的肺炎

吸入性肺炎、坠积性肺炎、嗜酸细胞性肺炎等。

（三）病程分类

病程＜1月者，称为急性肺炎；1～3个月称为迁延性肺炎；＞3月者称为慢性肺炎。

（四）病情分类

1.轻症

呼吸系统症状为主，无全身中毒症状。

2.重症

除呼吸系统受累外，其他系统亦受累，且全身中毒症状明显。

肺炎相当于中医的"肺炎喘嗽"。肺炎喘嗽的命名首见于谢玉琼的《麻科活人全书》，其在叙述麻疹时指出，若出现"喘而无涕，兼之鼻煽"，称为"肺炎喘嗽"。然而根据肺炎喘嗽的主证，追溯文献记载，早在《素问·通评虚实论》即有"乳子中风热，喘鸣息肩"，类似肺炎喘嗽的描述。

本节将重点讲述儿科常见的支气管肺炎。

二、中医病因病机

小儿肺炎喘嗽发生的原因，主要有外因和内因两大类。外因责之于感受风邪，或由其他疾病传变而来；内因责之于小儿形气未充，肺脏娇嫩，卫外不固。

肺为娇脏，肺主气，司呼吸，外合皮毛，开窍于鼻。外感风邪，由口鼻或皮毛而入，侵犯肺卫，致肺气郁闭；肺失宣降，闭郁不宣，化热灼津炼液成痰，阻于气道，肃降无权，从而出现咳嗽、气喘、痰鸣、鼻煽等肺气闭塞的证候，发为肺炎喘嗽。

（一）风寒闭肺

风寒之邪外侵，寒邪束肺，肺气郁闭，失于宣降，肺气上逆，则致呛咳气急；卫阳为寒邪所遏，阳气不得敷布全身，则见恶寒发热而无汗；肺气郁闭，水液输化无权，凝而为痰，则见痰涎色白而清稀。

（二）风热闭肺

风热之邪外侵，热邪闭肺，肺气郁阻，失于宣肃，则致发热咳嗽；邪闭肺络，水液输化无权，留滞肺络，凝聚为痰，或温热之邪，灼津炼液为痰，痰阻气道，壅盛于肺，则见咳嗽剧烈，喉间痰鸣，气急鼻煽。本证也可由外感风寒之证转化而来。

（三）痰热闭肺

邪热闭阻于肺，导致肺失于宣肃，肺津因之熏灼凝聚，痰热胶结，闭阻于肺，则致发热咳嗽，气急鼻煽，喉间痰鸣；痰堵胸宇，胃失和降，则胸闷胀满，泛吐痰涎；肺热壅盛，则见面赤口渴；肺气郁闭，气滞血瘀，血流不畅，则致口唇发绀。

（四）毒热闭肺

邪气炽盛，毒热内闭肺气，或痰热炽盛化火，熏灼肺金，则致高热持续，咳嗽剧烈，气急喘憋，烦躁口渴，面赤唇红，小便短黄，大便干结；毒热耗灼阴津，津不上承，清窍不利则见涕泪俱无，鼻孔干燥如煤烟。

（五）阴虚肺热

小儿肺脏娇嫩，邪伤于肺，后期正虚邪恋。久热久咳，耗伤肺阴，则见干咳、无痰、舌红乏津。余邪留恋不去，则致低热盗汗，舌苔黄，脉细数。

(六)肺脾气虚

体质虚弱儿或伴有其他疾病者,感受外邪后易累及于脾,导致病情迁延不愈。若病程中肺气耗伤太过,正虚未复,余邪留恋,则发热起伏不定;肺虚气无所主,则致咳嗽无力;肺气虚弱,营卫失和,卫表失固,则动辄汗出;脾虚运化不健,痰湿内生,则致喉中痰鸣,食欲缺乏,大便溏;肺脾气虚,气血生化乏源,则见面色无华,神疲乏力,舌淡苔薄,脉细无力。

肺主气而朝百脉。小儿肺脏娇嫩,或素体虚弱,感邪之后,病情进展,由肺而涉及其他脏腑。如肺为邪闭,气机不利,气为血之帅,气滞则血瘀,心血运行不畅,可致心失所养,心气不足,心阳不能运行敷布全身,则致面色苍白,口唇青紫,四肢厥冷;肝为藏血之脏,右胁为肝脏之位,肝血瘀阻,故右胁下出现痞块;脉通于心,心阳虚,运血无力,则脉微弱而数,出现心阳虚衰之变证。小儿感受风温之邪,易化热化火,内陷厥阴,邪热内陷手厥阴心包经,则致壮热,烦躁,神志不清;邪热内陷足厥阴肝经,则热盛动风,致两目窜视,口噤项强。小儿肺失肃降,可引起脾胃升降失司,以致浊气停聚,大肠之气不得下行,出现腹胀、便秘等证候。肺炎喘嗽的病机关键为肺气郁闭,痰热是其主要病理产物,病变部位主要在肺,常累及心肝。

三、西医病因及发病机制

(一)病因
肺炎的病因主要为感染因素和非感染因素。

1.感染因素

常见的病原微生物为细菌和病毒。发达国家中小儿肺炎病原以病毒为主,发展中国家则以细菌为主。其中肺炎链球菌、金黄色葡萄球菌、流感嗜血杆菌是重症肺炎的主要病因。儿童肺炎支原体感染、婴儿衣原体感染有增多的趋势。此外,临床上小儿肺炎病毒与细菌混合感染者并不少见。

2.非感染因素

常见有吸入性肺炎、坠积性肺炎、过敏性肺炎等。

(二)发病机制
病原体常由呼吸道入侵,少数经血行入肺。当炎症蔓延到细支气管和肺泡时,支气管黏膜充血、水肿,管腔变窄,导致通气功能障碍;肺泡壁充血水肿,炎性分泌物增多,导致换气功能障碍。通气不足引起缺氧和 CO_2 潴留,导致 PaO_2 降低和 $PaCO_2$ 增高;换气功能障碍主要引起缺氧,导致 PaO_2 降低,为代偿缺氧状态。患儿呼吸频率加快,呼吸深度加强,呼吸辅助肌参与活动,出现鼻翼翕动和三凹征,同时心率也加快。

缺氧、CO_2 潴留和毒血症,可导致机体其他系统器官的功能障碍和代谢紊乱。

1.循环系统

病原体和毒素侵袭心肌,可引起心肌炎;缺氧时肺小动脉反射性收缩,肺循环压力增高,肺动脉高压,使右心负担增加。肺动脉高压和中毒性心肌炎是诱发心力衰竭的主要原因。重症患者常出现微循环障碍、休克甚至弥散性血管内凝血(DIC)。

2.中枢神经系统

缺氧和 CO_2 潴留使血与脑脊液 pH 降低,CO_2 向细胞内和中枢神经系统弥散;高碳酸血症使脑血管扩张,血流减慢,血管通透性增加,致使颅内压增高。严重缺氧可使脑细胞无氧代谢增加,造成乳酸堆积、ATP 生成减少和 Na^+-K^+ 离子泵运转功能障碍,导致脑细胞内钠、水潴留,形成脑水肿。病原体毒素作用亦可引起脑水肿。

3.消化系统

低氧血症或酸中毒,使胃肠黏膜出现糜烂、出血和上皮细胞坏死脱落等应激性反应,而致黏膜屏障功能破坏,使胃肠功能紊乱,出现厌食、恶心、呕吐及腹泻等症状,严重者可引起中毒性肠麻痹或消化道出血。

4.水、电解质紊乱和酸碱平衡失调

严重缺氧时体内需氧代谢障碍、酸性代谢产物增加,加上高热、饥饿、吐泻等因素,常可引起代谢性酸中毒;而 CO_2 潴留可导致呼吸性酸中毒。重症肺炎可出现混合性酸中毒。缺氧和 CO_2 潴留可致肾小动脉痉挛而引起水钠潴留,且重症肺炎时常有抗利尿激素(ADH)分泌增加,加上缺氧使细胞膜通透性改变、钠泵功能失调,使 Na^+ 进入细胞内,造成稀释性低钠血症。

四、病理

支气管肺炎的病理变化,以肺组织充血、水肿、炎性浸润为主。肺泡内充满渗出物,形成点片状炎症灶。若病变融合成片,可累及多个肺小叶或更广泛。当小支气管、毛细支气管发生炎症时,可致管腔部分或完全阻塞,引起肺不张或肺气肿。不同病原所致的肺炎病理变化不同:细菌性肺炎以肺实质受累为主;病毒性肺炎以间质受累为主,亦可累及肺泡。临床上支气管肺炎与间质性肺炎常同时并存。金黄色葡萄球菌引起的支气管肺炎,以广泛的出血性坏死、多发性小脓肿为特点。

五、临床表现

起病急,发病前多数有上呼吸道感染表现,以发热、咳嗽、气促为主要症状。发热热型不定,多为不规则发热,也可表现为弛张热或稽留热,新生儿及体弱儿可表现为不发热;咳嗽较频,早期为刺激性干咳,以后咳嗽有痰,痰色白或黄,新生儿、早产儿则表现为口吐白沫;气促多发生于发热、咳嗽之后,月龄<2个月,呼吸≥60次/分;月龄2~12个月,呼吸≥50次/分;1~5岁,呼吸≥40次/分。气促加重,可出现呼吸困难,表现为鼻翼翕动,点头呼吸、三凹征等。肺部体征早期可不明显或仅有呼吸音粗糙,以后可闻及固定的中、细湿啰音;若病灶融合,出现肺实变体征,则表现语颤增强、叩诊浊音、听诊呼吸音减弱或管状呼吸音。新生儿肺炎肺部听诊仅可闻及呼吸音粗糙或减低,病程中亦可出现细湿啰音或哮鸣音。

重症肺炎的表现主要有以下几种。

(1)循环系统:常见心肌炎和心力衰竭。

心肌炎表现轻重不一,取决于年龄和感染的急性或慢性过程。大部分患儿在心脏症状出现前有呼吸道或肠道感染症状,继而出现心脏症状,主要表现为明显乏力,食欲缺乏,面色苍白,多汗,心悸,气短,头晕,手足凉等;部分患儿起病隐匿,仅有乏力等非特异性症状;部分患儿呈慢性进程,演变为扩张性心肌病;少数重症患儿可发生心力衰竭并发严重心律失常、心源性休克,甚至猝死。新生儿患病时病情进展快,常见高热、反应低下、呼吸困难和发绀,常有神经、肝脏和肺的并发症。

心力衰竭的表现:①心率突然加快,超过180次/分。②呼吸突然加快,超过60次/分。③突然发生极度烦躁不安,明显发绀,皮肤苍白发灰,指(趾)甲微血管再充盈时间延长。④心音低钝,有奔马律,颈静脉怒张。⑤肝脏迅速增大。⑥颜面、眼睑或下肢水肿,尿少或无尿。具有前5项

者即可诊断为心力衰竭(以上表现不包括新生儿)。重症革兰阴性杆菌感染还可发生微循环衰竭。

(2)神经系统:常见烦躁不安、嗜睡,或两者交替出现。继而出现昏迷,惊厥,前囟隆起,呼吸不规则,瞳孔对光反应迟钝或消失及有脑膜刺激征。

(3)消化系统:常见食欲缺乏,呕吐,腹泻,腹胀等。重症肺炎可见中毒性肠麻痹,肠鸣音消失,腹胀严重时致使膈肌上升,压迫胸部,使呼吸困难加重。

六、并发症

早期正确治疗者并发症很少见。若延误诊断或病原体致病力强者可引起并发症。细菌性肺炎最易出现的并发症为脓胸、脓气胸及肺大泡。

七、辅助检查

(一)外周血检查

1.血白细胞检查

细菌性肺炎白细胞总数和中性粒细胞多增高,甚至可见核左移,胞浆有中毒颗粒;病毒性肺炎白细胞总数正常或降低,淋巴细胞增高,有时可见异型淋巴细胞。

2.C 反应蛋白(CRP)

细菌感染时,血清 CRP 浓度上升;非细菌感染时则上升不明显。

(二)病原学检查

1.细菌培养和涂片

采取痰液、肺泡灌洗液、胸腔穿刺液或血液等进行细菌培养,可明确病原菌,同时应进行药物敏感试验。亦可做涂片染色镜检,进行初筛试验。

2.病毒分离

应于起病 7 天内取鼻咽或气管分泌物标本做病毒分离,阳性率高,但需时间较长,不能做早期诊断。

3.病原特异性抗体检测

发病早期血清中主要为 IgM 抗体,但持续时间较短;后期或恢复期抗体产生较多,以 IgG 为主,持续时间较长。因此,急性期特异性 IgM 测定有早期诊断价值;急性期与恢复期双份血清特异性 IgG 检测4 倍以上增高或降低,对诊断有重要意义。

4.细菌或病毒核酸检测

应用杂交或 PCR 技术,通过检测病原体特异性核酸(RNA 或 DNA)来发现相关的细菌或病毒,此法灵敏,可进行微量检测。

5.其他试验

鲎珠溶解物试验有助于革兰阴性杆菌肺炎的诊断。

(三)血气分析

对重症肺炎有呼吸困难的患儿,可作 PaO_2、$PaCO_2$ 及血 pH 测定,以此了解缺氧、酸碱失衡的类型及程度,有助于诊断、治疗和判断预后。

(四)X 线检查

支气管肺炎可表现为点状或小斑片状肺实质浸润阴影,以两肺下野、心膈角区及中内带较多;也可见小斑片病灶部分融合在一起成为大片状浸润影,甚至可类似节段或大叶肺炎的形态。肺不张可见均匀致密的阴影,占据一侧胸部、一叶或肺段,阴影无结构,肺纹理消失;肺气肿可见病侧肋间距较大,透明度增强;并发脓胸可见肋膈角变钝,积液多可见一片致密阴影,肋间隙增大,纵隔、心脏向健侧移位;肺大泡时则见完整的薄壁、多无液平面的大泡影。

八、诊断

根据临床有发热、咳嗽、气促或呼吸困难,肺部有较固定的中、细湿啰音,一般不难诊断。胸片有斑片影,可协助诊断。确诊后,应进一步判断病情的轻重,有无并发症,并作病原学诊断,以指导治疗和评估预后。

九、鉴别诊断

(一)急性支气管炎

急性支气管炎以咳嗽为主,一般无发热或仅有低热,肺部听诊呼吸音粗糙或有不固定的干、湿啰音。

(二)支气管异物

吸入异物可继发感染引起肺部炎症。根据异物吸入史,突然出现呛咳及胸部 X 线检查可予以鉴别,支气管纤维镜检查可确定诊断。

(三)肺结核

婴幼儿活动性肺结核的临床症状及 X 线影像改变与支气管肺炎有相似之处,但肺部啰音常不明显。应根据结核接触史、结核菌素试验、血清结核抗体检测、X 线胸片随访观察加以鉴别。

十、中医治疗

(一)辨证论治

病初起多有表证,但很快入里化热。病初辨证应分清风热还是风寒,凡恶寒发热,无汗,咳嗽气急,痰多清稀,舌质不红,苔白,为风寒闭肺;若发热恶风,咳嗽气急,痰多黏稠或色黄,咽红,舌质红,苔薄白或黄,为风热闭肺;痰阻肺闭时应辨清热重还是痰重,凡咳嗽喘促,气急鼻煽,喉间痰鸣,泛吐痰涎,为痰热闭肺;若高热炽盛,面红唇赤,气急喘憋,烦躁口渴,为毒热闭肺。凡发病急,病程短多为实证;发病缓,病程长多为虚证或虚实夹杂之证。肺炎喘嗽治疗,以开肺化痰,止咳平喘为基本法则。气滞血瘀者,佐以活血化瘀;肺与大肠相表里,壮热炽盛时宜用通下药以通腑泄热。病久肺脾气虚者,宜健脾补肺为主;若阴虚肺热,治以养阴润肺,兼清解余热。出现变证,心阳虚衰者,宜温补心阳;邪陷厥阴者,宜开窍熄风。

1.常证

(1)风寒闭肺。

证候:恶寒发热,无汗,呛咳气急,痰白而稀,口不渴,咽不红,舌质不红,舌苔薄白或白腻,脉浮紧,指纹浮红。

治法:辛温宣肺,化痰止咳。

方药:华盖散加减。若恶寒身痛重加桂枝、白芷,温散表寒;痰多,苔白腻加半夏、莱菔子,止咳化痰;若寒邪外束,内有郁热,症见发热口渴,面赤心烦,苔白,脉数者,则宜用大青龙汤,表里双解。

（2）风热闭肺。

证候：发热恶风，微有汗出，咳嗽气急，痰多，痰黏稠或黄，口渴咽红，舌红，苔薄白或黄，脉浮数。重证则见高热，咳嗽微喘，气急鼻煽，喉中痰鸣，面赤，便干尿黄，舌红，苔黄，脉滑数，指纹浮紫或紫滞。

治法：辛凉宣肺，清热化痰。

方药：银翘散合麻杏石甘汤加减。咳剧痰多者，加川贝母、瓜蒌皮、天竺黄，清化痰热；热重者，加黄芩、山栀、板蓝根、鱼腥草，清肺泄热；夹有积滞者，加莱菔子、全瓜蒌，化痰通腑。

（3）痰热闭肺。

证候：发热，烦躁，咳嗽喘促，气急鼻煽，喉间痰鸣，口唇青紫，面赤口渴，胸闷胀满，泛吐痰涎，舌质红，舌苔黄腻，脉弦滑。

治法：清热涤痰，开肺定喘。

方药：五虎汤合葶苈大枣泻肺汤。痰盛者，加浙贝母、天竺黄、鲜竹沥，清化痰热；热甚者，加栀子、虎杖，清泄肺热；热盛便秘，痰壅喘急，加生大黄，或用牛黄夺命散，涤痰泻火；面唇青紫者，加丹参、赤芍，活血化瘀。

（4）毒热闭肺。

证候：高热持续，咳嗽剧烈，气急鼻煽，喘憋，涕泪俱无，鼻孔干燥，面赤唇红，烦躁口渴，小便短黄，大便秘结，舌红而干，舌苔黄，脉滑数。

治法：清热解毒，泻肺开闭。

方药：黄连解毒汤合三拗汤加减。热重者，加虎杖、蒲公英、败酱草，清热解毒；腹胀大便秘结者，加生大黄、玄明粉，通腑泄热；口干鼻燥、涕泪俱无者，加生地黄、玄参、麦冬，润肺生津；咳嗽重者，加前胡、款冬花，宣肺止咳；烦躁不宁者，加白芍、钩藤，清心宁神。

（5）阴虚肺热。

证候：病程较长，干咳少痰，低热盗汗，面色潮红，五心烦热，舌质红乏津，舌苔花剥、少苔或无苔，脉细数。

治法：养阴清肺，润肺止咳。

方药：沙参麦冬汤加减。余邪留恋、低热起伏者，加地骨皮、知母、黄芩、鳖甲、青蒿，滋阴清热；久咳者，加百部、枇杷叶、百合、诃子，敛肺止咳；汗多者，加龙骨、牡蛎、酸枣厂、五味子，敛阴止汗。

（6）肺脾气虚。

证候：低热起伏不定，面白少华，动则汗出，咳嗽无力，喉中痰鸣，食欲缺乏，大便溏，舌质偏淡，舌苔薄白，脉细无力。

治法：补肺健脾，益气化痰。

方药：人参五味子汤加减。咳嗽痰多者，去五味子，加半夏、陈皮、杏仁，化痰止咳；咳嗽重者，加紫菀、款冬花，宣肺止咳；动则汗出重者，加黄芪、龙骨、牡蛎，固表止汗；汗出不温者，加桂枝、白芍，温卫和营；食欲缺乏者，加山楂、神曲、麦芽，健胃助运；久泻不止者，加扁豆、山药、煨木香、煨诃子，健脾止泻。

2.变证

（1）心阳虚衰。

证候：突然面色苍白，口唇青紫，呼吸困难，或呼吸浅促，额汗不温，四肢厥冷，烦躁不安，或神萎淡漠,右胁下出现痞块并逐渐增大,舌质略紫,苔薄白,脉细弱而数,指纹青紫,可达命关。

治法:温补心阳,救逆固脱。

方药:参附龙牡救逆汤加减。若气阳虚衰者,可用独参汤或参附汤少量频服以救急;气阴两竭者,加麦冬;右胁下痞块者,可酌加红花、丹参以活血化瘀。

(2)邪陷厥阴。

证候:壮热烦躁,神昏谵语,四肢抽搐,口噤项强,两目窜视,舌质红绛,指纹青紫,可达命关,或透关射甲。

治法:平肝熄风,清心开窍。

方药:羚角钩藤汤合牛黄清心丸加减。若昏迷痰多者,加菖蒲、胆南星、竹沥等,豁痰开窍;高热神昏抽搐者,可选加紫雪丹、安宫牛黄丸和至宝丹等。

(二)中药成药

1.养阴清肺口服液

用于阴虚肺热证。口服。1岁以内 2.5 mL,1～6岁 5～10 mL,6岁以上 10 mL,每天 2～3次。

2.止咳橘红口服液

用于痰热闭肺证。口服。每次 5 mL,每天 2～3次。

3.儿童清肺丸

用于痰热闭肺证。口服。每次 1丸,每天 2次;3岁以下每次半丸。

(三)针灸疗法

1.针刺

主穴取大椎、肺俞、天突(点刺)、尺泽、太渊。配穴喘憋重者,加取膻中(平刺)、定喘(针后拔罐);痰热闭肺者,加取丰隆、曲池;毒热闭肺者,加取身柱(点刺拔罐)。对于痰热闭肺、毒热蔽肺者,热证常合并积滞,可选用刺四缝治疗,2次(间隔 7天后行第二次)。

2.灸法

隔姜灸百会、神阙、气海,有回阳固脱作用。

(四)拔罐疗法

取双侧肩胛下部,拔火罐。每次 5～10分钟,每天 1次,5天为 1个疗程。适用于肺炎湿啰音久不消退者。

(五)中药外治法

主要采用敷贴疗法,用于肺炎后期迁延不愈或痰多、两肺湿啰音经久不消失者。

(1)白芥子末、面粉各 30 g,加水调和,用纱布包后,敷贴背部,每天一次,每次约 15分钟,出现皮肤发红为止,连敷 3天。

(2)大黄、芒硝各 15～30 g,大蒜 4～6 g,姜汁 2～3 mL。调成膏状,纱布包,敷贴背部,如皮肤未出现刺激反应,可连用 3～5天。

(六)沐足疗法

(1)风寒闭肺者,选用苏叶 10 g、苏梗 10 g、苦杏仁 10 g、藿香 10 g、麻黄 5 g、荆芥穗 10 g、防风 10 g,约 1 000 mL 水煎煮以上诸药,沸腾后调至文火,药味溢出后再煎 5～10分钟即可,加入适量水,沐足用,睡前沐足约 10分钟,连续 3天。

(2)风热闭肺和痰热闭肺者,选用鱼腥草 10 g、前胡 10 g、竹茹 10 g、连翘 10 g,约 1 000 mL

水煎煮以上诸药,沸腾后调至文火,药味溢出后再煎 5～10 分钟即可,加入适量水,沐足用,睡前沐足约 10 分钟,连续 3 天。

十一、西医治疗

(一)病因治疗

根据不同病原选择药物。

细菌感染者,宜采用抗生素治疗。抗生素使用原则:①根据病原菌选择敏感药物。②早期治疗。③选用渗入下呼吸道浓度高的药物。④足量、足疗程。⑤重症宜联合用药,经静脉给药。根据不同的病原选择抗生素,若肺炎球菌感染,首选青霉素或阿莫西林;若金黄色葡萄球菌感染,甲氧西林敏感者首选苯唑西林钠或氯唑西林钠,耐药者选用万古霉素或联用利福平;若流感嗜血杆菌感染,首选阿莫西林加克拉维酸(或加舒巴坦);若大肠埃希菌和肺炎杆菌感染,首选头孢曲松或头孢噻肟;若绿脓杆菌肺炎首选替卡西林加克拉维酸。用药时间应持续至体温正常后5～7 天,临床症状基本消失后 3 天。葡萄球菌肺炎疗程宜长,一般于体温正常后继续用药 2 周,总疗程≥6 周。

肺炎支原体、衣原体感染,选用大环内酯类抗生素,如红霉素、罗红霉素、阿奇霉素等。支原体肺炎至少用药 2 周,以免复发。

病毒感染目前尚无理想的抗病毒药物,临床可选用利巴韦林:每天 10 mg,肌内注射或静脉滴注,亦可超声雾化吸入,对合胞病毒、腺病毒有效;干扰素:抑制病毒在细胞内复制,早期使用疗效好。

(二)对症治疗

1.氧疗

凡有呼吸困难、喘憋,口唇发绀、面色苍白等低氧血症表现者,应立即给氧。多采取鼻前庭给氧,氧流量为每分钟 0.5～1.0 L,氧浓度不超过 40%,氧气宜湿化,以免损伤气道纤毛上皮细胞和使痰液变黏稠。缺氧严重者可用面罩给氧,氧流量为每分钟 2～4 L,氧浓度为 50%～60%。若出现呼吸衰竭,则需用人工呼吸器。

2.保持呼吸道通畅

及时清除鼻咽分泌物和吸痰,使用祛痰剂,雾化吸入;喘憋严重者选用支气管解痉剂;保证液体摄入量,有利于痰液排除。

3.腹胀的治疗

低钾血症引起者及时补钾。若中毒性肠麻痹,应禁食,胃肠减压,用酚妥拉明每次 0.5 mg/kg,加入 10%葡萄糖 20～30 mL 静脉滴注。

4.肺炎合并心力衰竭的治疗

主要镇静、给氧,增强心肌收缩力,减慢心率,增加心搏出量,减轻心脏负荷。

(三)糖皮质激素的应用

糖皮质激素可减少炎性渗出,解除支气管痉挛,改善血管通透性,降低颅内压,改善微循环。适应证:①中毒症状明显。②严重喘憋。③伴有脑水肿、中毒性脑病。④伴有感染性休克、呼吸衰竭等。⑤胸膜有渗出者。可用琥珀酸氢化可的松每天 5～10 mg/kg 或用地塞米松 0.1～0.3 mg/kg 静脉滴注,疗程 3～5 天。

（四）并存症和并发症的治疗

对并存佝偻病、营养不良者，应给予相应疾病的治疗。对并发脓胸、脓气胸者，应及时抽脓、抽气。对年龄小、中毒症状重，或脓液黏稠，经反复穿刺抽脓不畅者，或张力性气胸都宜考虑胸腔闭式引流。

（五）雾化吸入

对于肺部炎症渗出明显者，使用布地奈德或丙酸倍氯米松进行雾化吸入治疗。对于气道敏感、痉挛气喘者，选用硫酸沙丁胺醇进行雾化吸入治疗。

（六）机械振动辅助排痰

对于痰多粘稠者，可以使用机器振动辅助排痰，减少痰液堵塞，改善呼吸道通气。

十二、预防与调护

（一）预防

（1）积极锻炼身体，预防急性呼吸道感染。

（2）加强营养，防止佝偻病及营养不良是预防重症肺炎的关键。

（3）预防并发症及继发感染。已患肺炎的婴幼儿抵抗力低，在病房中应将不同病原体肺炎患儿分室居住。恢复期及新入院的患儿应尽量分开。医务人员接触不同患儿时，要注意消毒隔离操作。

（二）调护

（1）保持室内空气流通，室温以18～20℃为宜，相对湿度60%。

（2）呼吸急促时，应保持气道通畅，随时吸痰。

（3）咳嗽剧烈时可抱起小儿轻拍其背部，伴呕吐时应防止呕吐物吸入气管。

（4）重症肺炎患儿要加强巡视，监测血压、心率等，密切观察病情变化。

（罗莉娟）

第二节 腹泻的中西医结合治疗

一、概述

小儿腹泻是一组多病原、多因素引起的肠功能紊乱、大便次数增多和大便性状改变为特点的儿科常见病。中医称之为"泄泻"。一般预后良好，若病情严重，治不及时，可发生伤阴、伤阳之重证，甚则产生危候。

二、中医病因病机

小儿泄泻发生的原因，以感受外邪、内伤饮食、脾胃虚弱为多见。其病变主要在脾胃。因胃主受纳腐熟水谷，脾主运化水湿和水谷精微，若脾胃受病，则饮食入胃后，水谷不化，精微不布，清浊不分，合污而下，致成泄泻。故《幼幼集成·泄泻证治》说："夫泄泻之本，无不由于脾胃。盖胃为水谷之海，而脾主运化，使脾健胃和，则水谷腐化而为气血，以行荣卫。若饮食失节，寒温不调，以致脾胃受伤,则水反为湿,谷反为滞,精华之气不能输化,乃致合污下降,而泄泻作矣。"

(一)感受外邪

小儿脏腑柔嫩,肌肤薄弱,冷暖不知自调,易为外邪侵袭而发病。外感风、寒、暑、热诸邪常与湿邪相合而致泻,盖因脾喜燥而恶湿,湿困脾阳,运化失职,湿盛则濡泄,故前人有"无湿不成泻""湿多成五泻"之说。由于时令气候不同,长夏多湿,故外感泄泻以夏秋季节多见,其中又以湿热泻最常见,风寒致泻则四季均有。

(二)伤于饮食

小儿脾常不足,饮食不知自节,若调护失宜,哺乳不当,饮食失节或不洁,过食生冷瓜果或难以消化之食物,皆能损伤脾胃,发生泄泻。如《素问·痹论》所说:"饮食自倍,肠胃乃伤。"小儿易为食伤,发生伤食泻,在其他各种泄泻证候中亦常兼见伤食证候。

(三)脾胃虚弱

小儿素体脾虚,或久病迁延不愈,脾胃虚弱,胃弱则腐熟无能,脾虚则运化失职,不能分清别浊,清浊相干并走大肠,而成脾虚泄泻。亦有暴泻实证,失治误治,迁延不愈,风寒、湿热外邪已解而脾胃损伤,转成脾虚泄泻者。

(四)脾肾阳虚

脾虚致泻者,一般先耗脾气,继伤脾阳,日久则脾损及肾,造成脾肾阳虚。阳气不足,温煦失职,阴寒内盛,水谷不化,并走肠间,而致澄澈清冷,洞泄而下的脾肾阳虚泻。

由于小儿稚阳未充、稚阴未长,患泄泻后较成人更易于损阴伤阳发生变证。重症泄泻,因泻下过度,易于伤阴耗气,出现气阴两伤,甚至阴伤及阳,导致阴竭阳脱的危重变证。若久泻不止,脾气虚弱,肝旺而生内风,可成慢惊风;脾虚失运,生化乏源,气血不足无以荣养脏腑肌肤,久则可致疳证。

三、西医病因及发病机制

(一)病因

小儿易发生腹泻与其特有的解剖、生理特点密切相关。腹泻的病因主要有感染性和非感染性两大类,而以感染性多见,如病毒、细菌、真菌、寄生虫等感染;非感染性因素包括饮食不当、过敏、双糖酶缺乏及其他因素等引起的腹泻。

1.易感因素

(1)婴幼儿消化系统发育不成熟,胃酸分泌少,消化酶活性低,但营养需要相对较多,胃肠道负担重。

(2)免疫功能差,血清中 IgM、IgA 和胃肠道分泌型 IgA 均较低。

(3)母乳中含有大量体液因子、巨噬细胞、粒细胞及溶酶体等,有很强的抗肠道感染作用。家畜乳在加热过程中上述成分被破坏,故人工喂养儿易发生肠道感染。

2.感染因素

肠道内感染可由病毒、细菌、真菌、寄生虫引起,以前两者多见,尤其是病毒。

(1)病毒感染:人类轮状病毒是引起秋季腹泻的最常见病原,其他如诺沃克病毒、埃可病毒、柯萨奇病毒、腺病毒、冠状病毒均可致腹泻。

(2)细菌感染:主要为致腹泻大肠埃希菌(包括致病性大肠埃希菌、产毒性大肠埃希菌、侵袭性大肠埃希菌、出血性大肠埃希菌、黏附-集聚性大肠埃希菌),其他细菌如空肠弯曲菌、耶尔森菌、变形杆菌、绿脓杆菌、枸橼酸杆菌等。

（3）真菌性：如白色念珠菌、毛霉菌、曲菌等。

（4）寄生虫：如梨形鞭毛虫、结肠小袋虫、隐孢子虫等。

3.非感染因素

（1）饮食不当导致腹泻：多为人工喂养儿，常因喂养不定时，饮食量不当，突然改变食物品种，过早喂给大量淀粉类食品引起。

（2）过敏性腹泻：如对牛奶或大豆过敏而引起腹泻。

（3）原发性或继发性双糖酶（主要为乳糖酶）缺乏或活性降低，使肠道对糖的消化吸收不良，乳糖积滞引起腹泻。

（4）气候突变、腹部受凉使肠蠕动增加，天气过热消化液分泌减少等，都可能诱发消化功能紊乱而致腹泻。

此外还有症状性腹泻，如患中耳炎、上呼吸道感染、肺炎、肾盂肾炎、皮肤感染或急性传染病时，可由于发热和病原体的毒素作用而并发腹泻。

（二）发病机制

导致腹泻的机制：因肠腔内存在大量不能吸收的具有渗透活性的物质而致，为"渗透性"腹泻；因肠腔内电解质分泌过多而致，为"分泌性"腹泻；因炎症所致的液体大量渗出，为"渗出性"腹泻；因肠道运动功能异常而致，为"肠道功能异常"腹泻。但在临床上不少腹泻并非由某种单一机制引起，而是在多种机制共同作用下发生的。

1.感染性腹泻

多为病原微生物随污染的食物或饮水进入消化道，亦可通过污染的日用品、手、玩具或带菌者传播。病原微生物能否引起肠道感染，取决于宿主防御机能的强弱、感染菌量的大小及微生物的毒力。

（1）病毒性肠炎：各种病毒侵入肠道后，在小肠绒毛顶端的柱状上皮细胞上复制，使细胞发生空泡变性和坏死，其微绒毛肿胀、不规则和变短，受累的肠黏膜上皮细胞脱落，遗留有不规则的裸露病变，致使小肠黏膜回吸收水分和电解质的能力受损，肠液在肠腔内大量积聚而引起腹泻。同时，发生病变的肠黏膜细胞分泌双糖酶不足，活性降低，使食物中碳水化合物分解吸收发生障碍而积滞在肠腔内，并被细菌分解成小分子的短链有机酸，使肠液的渗透压增高；双糖的分解不全亦造成微绒毛上皮细胞钠转运的功能障碍，两者均造成水和电解质的进一步丧失。

（2）细菌性肠炎：由于肠道感染的病原菌不同，发病机制亦不相同。①肠毒性肠炎：各种产生肠毒素的细菌可引起分泌性腹泻，如霍乱弧菌、产肠毒素性大肠埃希菌、空肠弯曲菌、金黄色葡萄球菌、产气荚膜杆菌等。病原体侵入肠道后，一般仅在肠腔内繁殖，黏附在肠上皮细胞刷状缘，不入侵肠黏膜。细菌在肠腔中释放两种肠毒素，一种为不耐热肠毒素，与小肠细胞膜上的受体结合后激活腺苷酸环化酶，使三磷酸腺苷（ATP）转变为环磷酸腺苷（cAMP），cAMP 增多后即抑制小肠绒毛上皮细胞吸收 Na^+、Cl^- 和水，并促进肠腺分泌 Cl^-；另一种为耐热肠毒素，通过激活鸟苷酸环化酶，使三磷酸鸟苷（GTP）转变为环磷酸鸟苷（cGMP），cGMP 增多后亦使肠上皮细胞减少对 Na^+ 和水的吸收，促进 Cl^- 分泌。两者均使小肠液总量增多，超过结肠的吸收限度而发生腹泻，排出大量无脓血的水样便，导致患儿脱水和电解质紊乱。②侵袭性肠炎：各种侵袭性细菌感染可引起渗出性腹泻，如志贺菌属、沙门菌属、侵袭性大肠埃希菌、空肠弯曲菌、耶尔森菌和金黄色葡萄球菌等，均可直接侵袭小肠或结肠肠壁，使黏膜充血、水肿，炎症细胞浸润引起渗出和溃疡等病变。患儿排出大量白细胞和红细胞的菌痢样粪便；结肠由于炎症病变不能充分吸收来自小肠的液体，且某些致病菌还会产生肠毒素，故亦可发生水泻。

2.非感染性腹泻

非感染性腹泻主要由饮食不当引起，当饮食过量或食物成分不当时，消化过程发生障碍，食物不能被充分消化和吸收而积滞于小肠上部，使肠腔内酸度降低，有利于肠道下部的细菌上移和繁殖，使食物发酵和腐败（即所谓内源性感染），使消化功能更为紊乱。分解产生的短链有机酸使肠腔内渗透压增高（渗透性腹泻），并协同腐败性毒性产物刺激肠壁使肠蠕动增加导致腹泻、脱水和电解质紊乱。

四、临床表现

凡大便性质发生改变及次数增多均应诊断腹泻病；然后再根据腹泻次数、脱水程度、病程长短、病原学结果做出确切诊断。非感染性腹泻可根据病史，症状及检查综合分析，以确诊为食饵性腹泻、症状性腹泻、过敏性腹泻、非特异性溃疡性结肠炎或者糖原性腹泻等。病程在2周内为急性腹泻，在2周至2个月为迁延性腹泻，在2个月以上为慢性腹泻。

(一)腹泻的共同临床表现

1.胃肠道症状

大便次数增多，大便每天数次至数十次，多为黄色水样或蛋花样大便，含有少量黏液，少数患儿也可有少量血便。食欲低下，常有呕吐，严重者可吐咖啡色液体。

2.重型腹泻

除较重的胃肠道症状外，常有较明显的脱水、电解质紊乱和全身中毒症状。

(1)脱水：由于吐泻丢失体液和摄入量不足，使体液总量尤其是细胞外液量减少，导致不同程度脱水。患儿表现皮肤黏膜干燥，弹性下降，眼窝、囟门凹陷，尿少、泪少，甚则出现四肢发凉等末梢循环改变。由于腹泻患儿丧失的水和电解质的比例不尽相同，可造成等渗、低渗、高渗性脱水，以前两者多见。

(2)代谢性酸中毒：发生的原因有吐泻丢失大量碱性物质；进食量少，热卡不足，肠吸收不良，机体得不到正常能量供应导致脂肪分解增加，产生大量酮体；脱水时血容量减少，血液浓缩，血流缓慢，组织缺氧致乳酸堆积；脱水使肾血流量亦不足，其排酸、保钠功能低下使酸性代谢产物滞留体内。患儿可出现精神不振，口唇樱红，呼吸深大等症状，但小婴儿症状很不典型。

(3)低钾血症：胃肠液中含钾较多，吐泻导致大量钾盐丢失；进食少，摄入钾不足等均可致体内缺钾。但脱水酸中毒时钾由细胞内转移到细胞外，血清钾大多正常。当脱水酸中毒被纠正，排尿后钾排出增加、大便继续失钾及输入葡萄糖消耗钾等因素使血钾迅速下降，随即出现不同程度的缺钾症状。表现为精神不振、无力、腹胀、心律不齐等。

(4)低钙和低镁血症：腹泻患儿进食少，吸收不良，从大便丢失钙、镁，可使体内钙、镁减少，活动性佝偻病和营养不良患儿更多见，脱水、酸中毒纠正后易出现低钙症状（手足搐搦和惊厥）；极少数久泻和营养不良患儿输液后出现震颤、抽搐，用钙治疗无效时应考虑低镁血症的可能。

(二)几种常见类型肠炎的临床特点

1.轮状病毒肠炎

轮状病毒是秋、冬季小儿腹泻最常见的病原，故又称秋季腹泻。呈散发或小流行，经粪-口传播，也可以气溶胶形式经呼吸道感染而致病。潜伏期1～3天，多发生在6～24个月的婴儿。起病急,常伴发热和上呼吸道感染症状,病初即有呕吐,常先于腹泻;大便次数多,量多,水分多,黄色水样便或蛋花样便带少量黏液,无腥臭味,常并发脱水、酸中毒及电解质紊乱。大便镜检有少量白细胞。感染后1~3天即有大量病毒自大便中排出,最长可达6天。血清抗体一般在感染后3周上升。病毒较难分离,有条件可直接用电镜或免疫电镜检测病毒,或用大便乳胶凝集试验检测病毒抗原,或PCR及核酸探针技术检测病毒基因。本病为自限性疾病,病程3~8天,少数病程较长。

2.产毒性细菌引起的肠炎

潜伏期1~2天,起病较急。轻症仅大便次数稍增,性状轻微改变;重症腹泻频繁,量多,呈水样或蛋花样,混有黏液,伴呕吐,常发生脱水、电解质和酸碱平衡紊乱。镜检无白细胞,本病为自限性疾病,病程3~8天,亦可较长。

3.侵袭性细菌引起的肠炎

常见的侵袭性细菌有侵袭性大肠埃希菌。空肠弯曲菌、耶尔森菌、鼠伤寒杆菌等。潜伏期长短不一。起病急,腹泻频繁,大便呈黏冻状,带脓血。常伴恶心、呕吐、高热、腹痛和里急后重,可出现严重的中毒症状,如高热、意识改变,甚至出现休克。大便镜检有大量白细胞和数量不等的红细胞,大便细菌培养可找到相应的致病菌。

4.出血性大肠埃希菌肠炎

大便次数增多,开始为黄色水样便,后转为血水便,有特殊臭味;大便镜检有大量红细胞,常无白细胞。临床常伴腹痛。个别病例可伴发溶血性尿毒综合征和血小板减少性紫癜。

5.抗生素诱发的肠炎

长期应用广谱抗生素可使肠道菌群失调,肠道内耐药的金葡菌、绿脓杆菌、变形杆菌、某些梭状芽孢杆菌和白色念珠菌大量繁殖而引起肠炎。多见于营养不良、免疫功能低下,或长期应用肾上腺皮质激素患儿,婴幼儿病情多较重。金黄色葡萄球菌肠炎的典型大便为暗绿色,量多带黏液,少数为血便。大便镜检有大量脓细胞和成簇的革兰阳性球菌,培养有葡萄球菌生长,凝固酶阳性。真菌性肠炎多为白色念珠菌所致,大便次数增多,黄色稀便,泡沫较多,带黏液,有时可见豆腐渣样细块(菌落)。大便镜检有真菌孢子和菌丝。

五、辅助检查

(1)大便镜检可有白细胞,脓细胞,红细胞及寄生虫虫卵,必要时做大便培养。

(2)重症可查血气,血 K^+,Na^+,Cl^-,Ca^{2+} 及 Mg^{2+} 等。

六、诊断和鉴别诊断

根据发病季节、病史(包括喂养史和流行病学资料)、临床表现和大便性状易于作出临床诊断。必须判定有无脱水(程度和性质)、电解质紊乱和酸碱失衡;注意寻找病因,肠道内感染的病原学诊断比较困难,从临床诊断和治疗需要考虑,可先根据大便常规有无白细胞将腹泻分为两组。

(一)大便无或偶见少量白细胞者

为侵袭性细菌以外的病因(如病毒、非侵袭性细菌、寄生虫等肠道内、外感染或喂养不当)引起的腹泻,多为水泻,有时伴脱水症状,应与下列疾病鉴别:

1.生理性腹泻

生理性腹泻多见于6个月以内婴儿,外观虚胖,常有湿疹,生后不久即出现腹泻,除大便次数增多外,无其他症状,食欲好,不影响生长发育。近年来发现此类腹泻可为乳糖不耐受的一种特殊类型,添加辅食后,大便即转为正常。

2.导致小肠消化吸收功能障碍的各种疾病

如乳糖酶缺乏、葡萄糖-半乳糖吸收不良、失氯性腹泻、原发性胆酸吸收不良、过敏性腹泻等,可根据各病特点进行鉴别。

(二)大便有较多白细胞者

常由各种侵袭性细菌感染所致,仅凭临床表现难以区分,必要时应进行大便细菌培养、细菌血清型和毒性检测,尚需与下列疾病鉴别。

1.细菌性痢疾

常有流行病学接触史,便次多,量少,脓血便伴里急后重,大便镜检有较多脓细胞、红细胞和吞噬细胞,大便细菌培养有痢疾杆菌生长可确诊。

2.坏死性肠炎

中毒症状较严重,腹痛,腹胀,频繁呕吐,高热,大便糊状呈暗红色,渐出现典型的赤豆汤样血便,常伴休克,腹部 X 线摄片呈小肠局限性充气扩张,肠间隙增宽,肠壁积气等。

七、中医治疗

中医治疗以运脾化湿为基本治则,针对不同病因辨证施治,同时配合小儿推拿、针灸等外治法。

(一)辨证要点

1.辨病因

大便稀烂夹乳片或食物残渣,气味酸臭,多由伤乳引起;大便清稀多泡沫,色淡黄,臭气不重,多由风寒引起;水样或蛋花样便,色黄褐,气秽臭多属湿热;大便稀薄或溏烂,色淡气味不臭多属脾虚;大便清稀,完谷不化,色淡无臭多属脾肾阳虚。

2.辨轻重

腹泻病程短暂,大便次数不多,精神尚好为轻证;泻下急暴,次多量多,神萎嗜睡,面色苍白或灰白为重证。

3.辨虚实

泻下来势急骤,量多,腹胀或腹痛者多为实证;泄泻日久,泻下缓慢,腹胀喜按者多为虚证;迁延日久难愈,或急或缓,腹胀拒按者多为虚中夹实。

(二)辨证论治

本病以八纲辨证为主,常证重在辨寒、热、虚、实;变证重在辨阴、阳。常证按起病缓急、病程长短分为暴泻、久泻,暴泻多属实,久泻多属虚或虚中央实;变证起于泻下不止,可出现气阴两伤证,甚则导致阴竭阳脱证,属危重症。

腹泻治疗主要以运脾化湿为基本法则。实证以祛邪为主,根据不同的证型分别治以清肠化湿、祛风散寒、消食导滞。虚证以扶正为主,分别治以健脾益气,温补脾肾。泄泻变证,总属正气大伤,分别治以益气养阴、酸甘敛阴,护阴回阳、救逆固脱。在辨证论治的同时还可结合辨病治疗,如轮状病毒肠炎,据其发病季节和症状,可从风寒、湿热、寒湿等证型辨证治疗,而大肠埃希菌肠炎,因其多发生于夏季,有大便腥臭、发热等临床症状,则常从暑湿、湿热辨证,而非感染性腹泻则多从调理脾肾着手。本病除内服药外,还常使用推拿、外治、针灸等法治疗。

1.常证

(1)湿热泻。

证候:大便水样,或如蛋花汤样,泻下急迫,量多次频,气味秽臭,或见少许黏液,腹痛时作,食欲缺乏,或伴呕恶,神疲乏力,或发热烦闹,口渴,小便短黄,舌质红,苔黄腻,脉滑数,指纹紫。

治法:清肠解热,化湿止泻。

方药:葛根黄芩黄连汤加减。热重泻频,加鸡苏散、马鞭草,清热解毒;发热口渴,加生石膏、芦根,清热生津;湿重水泻,加车前子、苍术,燥湿利湿;泛恶苔腻,加藿香、佩兰,芳化湿浊;呕吐,加竹茹、半夏,降逆止呕;腹痛,加白芍、木香,理气止痛;食欲缺乏,加焦山楂、焦神曲,运脾消食;泻下有黏液,舌质红,加重黄芩、黄连剂量。

(2)风寒泻。

证候:大便清稀,夹有泡沫,臭气不甚,肠鸣腹痛,或伴恶寒发热,鼻流清涕,咳嗽,舌质淡,苔薄白,脉浮紧,指纹淡红。

治法:疏风散寒,化湿和中。

方药:藿香正气散加减。风寒束表、恶寒发热较重者,加防风、羌活,散风寒;大便质稀色淡,泡沫多,加防风炭,祛风止泻;腹痛甚,里寒重,加干姜、砂仁、木香,温中散寒理气;腹胀苔腻,加大腹皮、厚朴,顺气消胀;夹有食滞者,去甘草、大枣,加焦山楂、鸡内金,消食导滞;小便短少,加泽泻、车前子,渗湿利尿;恶寒鼻塞声重者,加荆芥、防风,加强解表散寒之力。

(3)伤食泻。

证候:大便稀溏,夹有乳凝块或食物残渣,气味酸臭,或如败卵,脘腹胀满,便前腹痛,腹痛拒按,泻后痛减,嗳气酸馊,或有呕吐,不思乳食,夜卧不安,舌苔厚腻,或微黄,脉滑实,指纹滞。

治法:运脾和胃,消食化滞。

方药:保和丸加减。腹痛,加木香、槟榔,理气止痛;腹胀,加厚朴、莱菔子,消积除胀;呕吐,加藿香、生姜,和胃止呕;积滞化热,加黄连,清热燥湿。

(4)脾虚泻。

证候:大便稀溏,色淡不臭,多于食后作泻,时轻时重,面色萎黄,形体消瘦,神疲倦怠,舌淡苔白,脉缓弱,指纹淡。

治法:健脾益气,助运止泻。

方药:参苓白术散加减。胃纳呆滞,舌苔腻,加藿香、苍术、陈皮、焦山楂,芳香化湿,消食助运;腹胀不舒,加木香、乌药,理气消胀;腹痛,加白芍、木香,理气止痛;腹痛喜温,大便夹不消化物,舌淡,加炮姜,温中散寒,暖脾助运;久泻不止,内无积滞者,加煨益智仁、肉豆蔻、石榴皮,固涩止泻。

(5)脾肾阳虚泻。

证候:久泻不止,大便清稀,澄澈清冷,完谷不化,或见脱肛,形寒肢冷,面色㿠白,精神萎靡,睡时露睛,舌淡苔白,脉细弱,指纹色淡。

治法:温补脾肾,固涩止泻。

方药:附子理中汤合四神九加减。附子理中汤重在温补脾肾,四神丸重在固涩止泻。脱肛,加炙黄芪、升麻,升举中阳;久泻滑脱不禁,加诃子、石榴皮、赤石脂,收敛固涩止泻。

2.变证

(1)气阴两伤。

证候:泻下过度,质稀如水,精神萎靡或心烦不安,目眶及囟门凹陷,皮肤干燥或枯瘪。啼哭无泪。口渴引饮。小便短少,甚至无尿,唇红而干,舌红少津,苔少或无苔,脉细数。

治法:健脾益气,酸甘敛阴。

方药:人参乌梅汤加减。泻下不止,加山楂炭、诃子、赤石脂,涩肠止泻;口渴引饮,加石斛、土竹、天花粉、芦根,养阴生津止渴;大便热臭,加黄连,清解湿热。

(2)阴竭阳脱。

证候:泻下不止,次频量多,精神萎靡,表情淡漠,面色青灰或苍白,哭声微弱,啼哭无泪,尿少或无,四肢厥冷,舌淡无津,脉沉细欲绝。

治法:挽阴回阳,救逆固脱。

方药:生脉散合参附龙牡救逆汤加减。大便洞泄不止。加干姜、白术,温中扶脾。本证病情危重,应及时抢救治疗。

(二)中药成药

1.葛根芩连微丸

用于湿热泻。每次 1～2 g,每天 3～4 次口服。

2.藿香正气口服液

用于风寒泻。4 岁以下每次 4 mL,1～6 岁 2～3 mL,7～14 岁 5～10 mL,每天 2～3 次口服。

3.纯阳正气丸

用于中寒泄泻,腹冷呕吐。每次 2～3 g,每天 3～4 次口服。

4.附子理中丸

用于脾肾阳虚泻。每次 2～3 g,每天 3～4 次口服。

(三)针灸疗法

1.针刺疗法

取穴:天枢、足三里、中脘、四缝。

辨证选穴:湿热泻取大肠俞、曲池、上巨虚,脾虚泻取关元、三阴交、阴陵泉、脾俞,伤食泻取胃俞、建里、大肠俞、内庭。

方法:每次取穴 3～5 个,实热证用泻法,每天针 1～2 次;虚证每天 1 次或隔天 1 次,用补法或在关元、中脘、脾俞等穴以艾条熏灸;呕吐加内关;神志不清加人中;抽搐加合谷、太冲、阳陵泉;发热加少商、尺泽、委中,均可点刺出血;久泻不止加长强;营养不良加四缝,三棱针点刺挤出黄色黏液。

2.灸法

取穴:足外踝最高点直下赤白肉交界处。

方法:艾条温灸两侧穴位各 10～15 分钟,日灸 3～4 次,用于各型泄泻。

3.耳针疗法

取穴:交感、神门、胃、大肠、小肠、胰、胆。

方法:直刺捻转 5～6 次后,留针 20 分钟。

4.皮肤针疗法

取穴:脾俞、胃俞、三焦俞、足三里、合谷、$L_{1～5}$ 夹脊穴。备用穴为身柱、关元、中脘、气海、三阴交。

方法:先循足太阳,足太阴,任脉在腹、背、腰部的分布区自上而下反复叩刺,后点刺上穴,以皮肤潮红为度。

5.穴位注射疗法

取穴:双足三里。

方法:山莨菪碱注射液 0.5～1.0 mg/kg 注入,每天 2 次,1～3 天为 1 个疗程。

(四)推拿疗法

1.捏脊疗法

患儿取俯卧位,医者双手屈曲,分别以食指的第二节抵住脊柱两旁皮肤,拇指捏起肌肤,连续随推、随捏、随放,自长强穴至大椎穴,由下而上捏 5 遍,后 2 遍应在 $L_{1～3}$ 向上重提 3 次。以发出响声为得法的表现,最后以拇指指腹上推 2 遍,每天 1 次,3 次为 1 个疗程,为防止损伤皮肤,捏脊之前在该区域涂上少量滑石粉,适用于婴儿腹泻。

2.推上七节 100 次

七节位于从尾椎骨末端到第四腰椎成一直线。患儿取俯卧位。医者用拇指桡侧由下向上直推 100 次,用于小儿脾虚久泻。

3.清脾土 100 次

脾土位于拇指桡侧缘,从指尖到指根成一直线。医者用拇指桡侧从指根向指尖直推 100 次,用于小儿湿热泻。

4.补脾土 100 次

位置和操作方法同上,从患儿指尖推向指根方向 100 次,用于脾虚泻。

5.摩腹 5 分钟

腹位于在整个腹部从剑突下直至耻骨联合上,医者用四指贴于腹部顺时针按摩,用于食积泻。

6.揉丹田 5 分钟

丹田位于脐下整个小腹部,患者仰卧,医者用掌根贴于小腹,按顺时针方向旋转 5 分钟,用于寒泻。

(五)沐足或者药浴疗法

脾虚者,可选用藿香 10 g、白术 10 g、煨葛根 15 g、扁豆 10 g、茯苓 15 g,约 1 000 mL 水煎煮以上诸药,沸腾后调至文火,药味溢出后再煎 5～10 分钟即可,加入适量水,沐足用,睡前沐足约 10 分钟,每周 2～3 天,年龄较小者,可予药浴。

八、西医治疗

西医治疗以预防和纠正脱水、调整饮食、合理用药及预防并发症为原则。急性腹泻注意维持水、电解质平衡及抗感染,迁延性和慢性腹泻应注意肠道菌群失调及饮食疗法问题。

(一)饮食疗法

腹泻时应注意进行饮食调整,减轻胃肠道负担,但是由于肠黏膜的修复及蛋白丢失导致机体对蛋白质需求增加,故控制饮食应适当,以保证机体生理的需要量,补充疾病消耗,利于疾病的恢复。母乳喂养的患儿可继续母乳喂养;混合喂养或人工喂养的患儿,用稀释牛奶或奶制品喂养,逐渐恢复正常饮食;儿童则采用半流质易消化饮食,然后恢复正常饮食。有严重呕吐者可暂时禁食 4～6 小时,但不禁水,待病情好转,再由少到多,由稀到稠逐渐恢复正常饮食;病毒性肠炎多有继发性双糖酶缺乏,可采用去乳糖饮食,如用去乳糖配方奶粉或去乳糖豆奶粉。有些患儿在应用无双糖饮食后腹泻仍不改善,需要考虑蛋白过敏引起的过敏性腹泻,改用其他种类饮食。腹泻停止后,继续给予营养丰富的饮食,并每天加餐一次,共两周。

(二)液体疗法

主要是纠正水、电解质紊乱及酸碱失衡。脱水往往是急性腹泻死亡的主要原因,合理的液体疗法是降低病死率的关键。治疗小儿腹泻常用的液体疗法有口服补液和静脉补液法。

1.口服补液

世界卫生组织推荐的口服补液盐(oral rehydration salt,ORS)可用于预防和纠正腹泻轻、中度脱水而无明显周围循环障碍者。新生儿和有明显呕吐、腹胀、休克、心肾功能不全或其他严重并发症的患儿,不宜采用口服补液。使用过程中如发现眼睑浮肿可改白开水口服。

(1)预防脱水:ORS液 20～40 mL/kg,4 小时内服完,以后随时口服,尽量多喝。2 岁内小儿每 1～2 分钟喂约 5 mL,年长儿用杯子频频小量喝水,如呕吐可停 10 分钟再喝。稀便后应给ORS量见表 11-1。

表 11-1　稀便后应给 ORS 量

年龄	每次 ORS 用量	每天 ORS 用量
<24 个月	50～100 mL	500 mL
2～10 岁	100～200 mL	1 000 mL
>10 岁	能喝多少喝多少	2 000 mL

(2)纠正脱水:轻度脱水,较轻的中度脱水可采用口服补液。轻度脱水 50 mL/kg,4 小时内服完。中度脱水 100 mL/kg,6 小时以上服完。2 岁内每隔 1～2 分钟喂 1 小勺(约 5 mL);年长儿频喝,每次 10～20 mL。如果出现呕吐应注射艾茂尔等止吐药后再喂,可减慢喂水速度,如持续呕吐停止口服补液,改静脉滴注。4～6 小时重新评估脱水情况,如脱水已纠正,仍腹泻,应按预防脱水方案继续口服补液,见表 11-2,如脱水加重或频吐应改为静脉补液。

表 11-2　纠正脱水最初 4 小时内 ORS 用量

年龄	<4 个月	4～11 个月	12～23 个月	2～4 岁	5～14 岁	>15 岁
体重(kg)	>5	5.0～7.9	8.0～10.9	11.0～15.9	16.0～29.9	≥30
用量(mL)	200～400	400～600	600～800	800～1 200	1 200～1 600	2 200～2 400

注:ORS 溶液为 2/3 张含钠液,在预防脱水和维持输液及病毒性肠炎时,需适当补充水分,防止发生高钠血症。

亦可按公式求得,即大概所需 ORS 用量(mL)=75(mL)×体重(kg)。

2.静脉补液

适用于中度以上脱水或吐泻重或腹胀的患儿。第 1 天补液要补充累积损失的液体量、继续丢失的液体量及生理需要的液体量。

(1)补液量。

累积损失量:轻度脱水 50 mL/kg,中度脱水 50～100 mL/kg,重度脱水 100～120 mL/kg,过婴儿期后累积损失量按上述量减少 1/3～1/2。

选择溶液种类:等渗性脱水用 1/2 张含钠液,低渗性脱水用等张或 2/3 张含钠液,高渗性脱水补 1/5～1/3 张含钠液。

继续损失量:在禁食情况下每天大便量为 10～40 mL/kg,一般用 1/2～1/3 张含钠液。

生理需要量:每天供热能 209.0～260.8 kJ/kg,水需要量为每天 60～80 mL/kg,补 1/3 张含钠液维持。

(2)输液速度。

快速扩容:适用于各种性质的脱水患儿伴有周围循环障碍者。采用 2:1 等张含钠液(如有严重酸中毒可用 1.4% 碳酸氢钠代替)20 mL/kg,30～60 分钟内快速静脉滴注。

继续输液:用以补足累积损失量,即累积损失量减去快速扩容量。如无明显周围循环障碍可不扩容,直接从本阶段开始补液,以 8～10 mL/(kg·h)速度滴入;8～12 小时输完。

维持补液:此时脱水已经纠正,此阶段补充继续损失生理需要量,以 5 mL/(kg·h)的速度于 12～16 小时滴完。如吐泻减轻可减少补液量或改为口服补液,用 1/3～1/2 张含钠液体。

3.纠正酸中毒

需 5% 碳酸氢钠毫升数 =0.3×(－BE 值)×kg×1.7,提高 CO_2CP 4.46 mmol/L 需 1.4% 碳酸氢钠 20 mL/kg 或 5% 碳酸氢钠 5 mL/kg。

4.补充钾

6 小时内有尿补钾,一般患儿按 3～4 mmol/(kg·d)[相当氯化钾 200～300 mg/(kg·d)],有缺钾症状者 4～6 mmol/(kg·d)[相当于氯化钾 300～450 mg/(kg·d)],轻度脱水时可分次口服,每 4～6 小时 1 次,中度、重度脱水时静脉滴注或同时口服一部分,浓度为 0.2%～0.3%,钾总量应在 8 小时以上补完,一般补 4～6 天,严重缺钾适当延长。

5.钙、镁缺乏者

有钙、镁缺乏者应注意及时补充第二天以后的补液,补充生理需要和继续丢失量。继续补充钾,供给热量,一般用口服补液,如口服有困难,腹泻重仍静脉补液,补充生理需要量按 60～80 mL/(kg·d),用 1/3 张维持液;继续损失液体,应按丢多少补多少的原则;早期禁食者,大便量可在 30 mL/(kg·d)以下,用 1/3～1/2 张含钠液,两部分内容于 12～24 小时滴入。

(三)药物治疗

1.控制感染

(1)病毒性肠炎和非侵袭性细菌所致的急性肠炎属自限性疾病,予饮食和支持疗法,可服用思密达和胃蛋白酶、乳酶生、双歧三联活菌、金双歧等微生态制剂,不宜滥用抗生素,以防止肠道菌群失调。

(2)侵袭性大肠埃希菌、空肠弯曲菌、小肠结肠炎耶尔森菌、鼠伤寒杆菌等可用氨苄西林、庆大霉素或呋喃唑酮等。

(3)金黄色葡萄球菌肠炎可用万古霉素。

(4)伪膜性肠炎可用万古霉素和甲硝唑;真菌性肠炎用制霉菌素或克霉唑;梨形鞭毛虫用甲硝唑、呋喃唑酮。

(5)用药期间定期检查肠道菌群,对腹泻迁延不愈且有使用抗生素史者,亦应查肠道菌群,如有肠道菌群失调应停用抗生素,给微生态制剂,扶植正常肠道菌群。

2.对症治疗

(1)腹泻。经治疗一般症状好转,中毒症状消失,但仍频泻时可用鞣酸蛋白,1 岁以下每次 0.10～0.15 g,2～7 岁每次 0.2～0.5 g,每天 3 次空腹服。

(2)腹胀。肠道细菌分解糖产气可试行肛管排气,缺钾时补钾。

(3)呕吐。一般随病情好转而吐止,重者可口服吗丁啉片剂每次 0.3 mg/kg,每天 3 次口服。

混悬液每次 0.3 mL/kg,每天 3 次口服。肌内注射氯丙嗪 1 mg/kg,次。

3.微生态疗法

长期腹泻者大多与肠道功能及肠道菌群失调有关,故切忌滥用抗生素,可用微生态疗法。微生态制剂有助于恢复肠道正常菌群的生态平衡,抑制病原菌的定植和侵袭,有利于控制腹泻。常用的有双歧杆菌、嗜乳酸杆菌、粪链球杆菌、需氧芽孢杆菌等菌制剂。如肠道菌群严重紊乱,应选用 2 种以上的菌制剂进行治疗。

4.肠黏膜保护剂

与肠道黏液蛋白相互作用可增强其屏障功能,同时能吸附病原体和毒素,阻止病原微生物的攻击,维持肠细胞的吸收和分泌功能,如蒙脱石粉。

5.迁延性和慢性腹泻病的治疗

主要是积极寻找病程迁延的原因,针对病因治疗;同时做好液体疗法、营养治疗和药物疗法。

(1)液体疗法:预防和治疗脱水,纠正电解质紊乱,调节酸碱平衡。

(2)营养治疗。①继续母乳喂养:人工喂养儿应调整饮食。<6 个月婴儿,牛奶加等量米汤或酸奶,每天 6~8 次;>6 个月婴儿用已习惯的平常饮食。②糖原性腹泻采用去双糖饮食,如豆浆,酸奶或不含乳的奶粉。③过敏性腹泻(如牛奶或其他食品)应改为其他饮食。④要素饮食:由氨基酸、葡萄糖、中链三酰甘油、多种维生素和微量元素组合而成。⑤静脉高营养:10%脂肪乳剂 2~3 g/(kg·d),复方氨基酸 2~2.5 g/(kg·d),葡萄糖 12~15 g/(kg·d),电解质及多种微量元素,液体 120~150 mL/(kg·d);热量 209~376 kJ/(kg·d)静脉输入。

(3)药物疗法:抗生素应慎用,仅用于分离出有特异病原的患儿,并要依据药物敏感试验结果选用。注意补充微量元素与维生素,同时给予微生态疗法和肠黏膜保护剂。

九、预防与调护

(一)预防

(1)注意饮食卫生。食品应新鲜、清洁,不吃变质食品,不暴饮暴食。饭前、便后要洗手,餐具要卫生。

(2)注意科学喂养。提倡母乳喂养,不宜在夏季及小儿有病时断奶,遵守添加辅食的原则。

(3)加强户外活动,注意气候变化,防止感受外邪,避免腹部受凉。

(二)调护

(1)适当控制饮食,减轻胃肠负担。对吐泻严重及伤食泻患儿暂时禁食,以后随着病情好转,逐渐增加饮食量。忌食油腻、生冷及不易消化的食物。

(2)保持皮肤清洁干燥,勤换尿布。每次大便后,要用温水清洗臀部,并扑上爽身粉,预防上行性尿道感染和尿布皮炎。

(3)密切观察病情变化。包括呕吐及大便的次数、大便量和性质,以及尿量等。

(罗莉娟)

第十二章

小儿疾病的中医治疗

第一节 感冒的中医治疗

一、概述

(一)定义

感冒是小儿常见肺系疾病之一。临床上以感受外邪所引起的发热、鼻塞流涕、喷嚏、咳嗽等表证为主要特征。小儿感冒有四时感冒与时疫感冒之分,四时感冒由感受四时不正之气发生,而时疫感冒由感受时行疫毒所致。

任何年龄小儿皆可发病,婴幼儿更为多见。因小儿肺脏娇嫩,脾常不足,神气怯弱,感邪之后,易出现夹痰、夹滞、夹惊的兼夹证。如《婴童类粹·伤寒论》所说:"夫小儿伤寒于大人无异,所兼者惊、积而已。"

(二)命名

根据本病的发病病因与临床表现,有不同的命名。

"伤风"见《小儿药证直诀·伤风》,在《素问·太阴阳明论》"伤于风者,上先受之"的基础上引申而称为伤风。又如《景岳全书·伤风论证》所说:"伤风之病,本由外感……邪轻而浅者,止犯皮毛,即为伤风"。

"感冒"见杨仁斋《仁斋直指小儿附遗方论》:"感冒风邪,发热头痛,咳嗽声重,涕唾黏稠。"概括了感冒的原因和症状。《幼科释谜·感冒》解释"感冒"为"感者触也,冒其罩乎",是指感受外邪,触罩肌表全身,概括了病名及其含义。

"小儿伤寒"见《婴童百问·第五十二问》:"小儿伤寒,得之与大人无异,所异治者,兼惊而已,又有因夹惊食而得。"描述了小儿感冒容易夹惊、夹滞的特点。

(三)范围

本病相当于西医学所称的急性上呼吸道感染,简称上感。上感的病变部位主要在鼻、鼻咽和咽部。

西医学的急性上呼吸道感染又分为普通感冒与流行性感冒两大类。普通感冒相当于中医学的四时感冒,而流行性感冒则属于中医学的时疫感冒。

(四)发病情况

感冒是儿科时期最常见的肺系疾病之一,病位在表,病情多轻,但也常因感冒失于表散,致病程迁延,或遗患风湿痹痛、心悸、水肿等证。

1.发病季节

本病发作无明显的季节性,一年四季均可发生,以冬春二季及气候骤变时易发病。

2.好发年龄

任何年龄都可发生本病,但年龄越小发病率越高,年幼体弱的小儿更易罹患。

3.发病特点

本病发病率占儿科疾病首位。本病大多由于小儿寒暖不能自调,加之护理不当,感受外邪而发。由于小儿肺常不足、脾常不足、心神怯弱,在患感冒之后易出现夹痰、夹滞、夹惊等兼夹证。

(五)治疗转归

小儿感冒大多经合理治疗而痊愈,痊愈后经适当调理,多可较快恢复健康,故一般预后良好。但少数患儿可因正气虚弱,无力抗邪于外,风邪化热入里,进一步发展成肺炎喘嗽;部分患儿在患病期间因发汗或攻伐太过,耗损气阴,肺脾受伤,形成日后的反复呼吸道感染;还有少数患儿因感邪后正气不支,致风邪化热,侵入心经,形成心悸怔忡之证。

二、学术源流

关于伤风、感冒,在宋代以前已有认识。钱乙对伤风的论述,着重阐述了其症状、治法、方药及兼夹症状,如《小儿药证直诀·伤风》说:"伤风昏睡,口中气热,呵欠闷顿,当发散,大青膏解。"大青膏以青黛为君,由天麻、白附子、青黛、蝎尾、乌梢蛇肉、朱砂、天竺黄组成。此方主要作用为解热定惊、熄风化痰,可见钱乙当时就认识到青黛是治疗小儿感冒的要药,本病还有易于夹惊的特点。钱乙还分述了"伤风发惊""伤风吐泻""伤风嗽"等证治,提示本病还有易于夹滞、夹痰等特点。

元代朱震亨《幼科全书·发热》说:"凡伤风发热,其证汗出身热,呵欠面赤,目涩多肿,恶风喘气。此因解脱受风所致,宜疏风解肌退热,先服柴葛解肌汤,发去风邪,俟热之时,再服凉惊丸以防内热。"详述了感冒的症状,并指出了疏风解肌退热的基本治法。明代鲁伯嗣著《婴童百问·第五十二问》也支持小儿患热性病容易夹食、夹惊的观点。

清代《医宗金鉴·幼科杂病心法要诀》说:"小儿伤暑,谓受暑复感风寒也。其证发热无汗,口渴饮水,面色红赤,干呕恶心,或腹中绞痛,嗜卧懒食。以二香饮治之……若伤暑夹食、大吐泻者,以加味香薷饮治之。"明确了本病的伤暑证候及治法。沈金鳌《幼科释迷·感冒》云:"感者触也,冒其罩乎,触则必犯,犯则内趋,罩则必蒙,蒙则裹瘀。当其感冒,浅在肌肤,表之则散,发之则祛。"指出感冒是由于感受外邪引起,病情较轻浅,通过发散祛邪,可以痊愈。

三、病因病机

(一)病因

小儿感冒的发病内因责之于正气不足,外因责之于感受风邪。

1.内因

小儿肺常不足,卫外不固,腠理疏薄,抗病力弱,遇到四时气候的变化,寒暖失调,容易感受外邪而发病。

2.外因

感冒的主要致病原因是感受风邪。风为百病之长,风邪又常兼夹寒、热、暑、湿等外邪同时侵袭机体而发病。故临床上常有风寒、风热、暑湿等不同的病因。

(1)感受风寒:风寒之邪,由口鼻或皮毛而入,束于肌表,郁于腠理,寒主收引,致使肌肤闭郁,卫阳不得宣发,导致发热、恶寒、无汗;寒邪束肺,肺气失宣,气道不利,则致鼻塞、流涕、咳嗽;寒邪郁于太阳经脉,经脉拘急收引,气血凝滞不通,则致头痛、身痛、肢节酸痛等症。

(2)感受风热:风热之邪,侵犯肺咽。邪在卫表,卫气不畅,则致发热较重、恶风、微有汗出;风热之邪上扰,则头痛;热邪客于肺卫,肺气失宣,则致鼻塞、流涕、喷嚏、咳嗽;咽喉为肺胃之门户,风热上乘咽喉,则致咽喉肿痛等证候。

小儿发病之后易于传变,即使是外感风寒,正邪相争,寒易化热,或表寒未解,已入内化热,也可形成寒热夹杂之证。

(3)感受暑湿:夏令冒暑,长夏多湿,暑为阳邪,暑多夹湿,暑湿之邪束表困脾,而致暑邪感冒。暑邪外袭,卫表失宣,则致发热、无汗;暑邪郁遏,清阳不升,则致头晕或头痛;湿邪遏于肌表,则身重困倦;湿邪困于中焦,阻碍气机,脾胃升降失司,则致胸闷、泛恶、食欲缺乏,甚至呕吐、泄泻。

(4)感受时邪:外感时疫之邪,犯于肺胃二经。疫邪性烈,易于传变,故起病急骤;邪犯肺卫,郁于肌表,则初起发热、恶寒、肌肉酸痛;疫火上熏,则目赤咽红;邪毒犯胃,胃气上逆,则见恶心、呕吐等症。

(二)病机

本病的发病是外因作用于内因的结果,病变部位主要在肺。外邪经口鼻或皮毛侵犯肺卫。肺司呼吸,外合皮毛,主腠理开合,开窍于鼻,邪自口鼻吸入,皮毛开合失常,卫阳被遏,故恶寒发热、头痛、身痛;咽喉为肺之门户,外邪循经相犯,可见鼻塞流涕或咽喉红肿;肺失宣肃,产生咳嗽。这就是外邪侵袭产生诸症的机制。由于风邪夹邪的性质不同,病机变化亦有区别:夹热,因热为阳邪,表现为风热证;夹寒,因寒为阴邪,主收引,腠理闭塞,表现为风寒证;夹暑,因暑多兼湿,困阻中焦,常表现为脾胃升降失司而呕吐、泄泻。

(1)小儿肺常不足,肺失清肃,气机不利,津液凝聚为痰,以致痰阻气道,则为感冒夹痰。

(2)小儿脾常不足,饮食不节,感冒之后,往往影响运化功能,再加之乳食未节,以致乳食停滞不化,阻滞中焦,则为感冒夹滞。

(3)小儿神气怯弱,筋脉未盛,若见高热熏灼,容易扰动心肝,产生心神不宁、惊惕抽风,则为感冒夹惊。

四、临床诊断

(一)诊断要点

(1)气候骤变,冷暖失调,或与感冒患者接触,有感受外邪病史。

(2)有发热、恶风寒、鼻塞流涕、喷嚏、微咳等症状。

(3)感冒伴兼夹证者,可见咳嗽加剧,喉间痰鸣;或脘腹胀满,不思饮食,呕吐酸腐,大便失调;或睡卧不宁,惊惕抽风。

(4)特殊类型感冒:可见咽部充血,咽腭弓、悬雍垂、软腭等处有 2~4 mm 大小的疱疹,或滤泡性眼结膜炎及颈部、耳后淋巴结肿大等体征。

(5)血象检查:病毒感染者白细胞总数正常或偏低,继发细菌感染者白细胞总数及中性粒细胞均增高。

(6)病原学检查:鼻咽或气管分泌物病毒分离或桥联酶标法检测,可作病毒学诊断。咽拭子培养可有病原菌生长;链球菌感染者,血中抗链球菌溶血素"O"(ASO)滴度增高。

(二)病证鉴别

(1)急性传染病早期:多种急性传染病的早期都有类似感冒的症状,如麻疹、百日咳、水痘、幼儿急疹、传染性非典型肺炎、流行性脑脊髓膜炎等,应根据流行病学史、临床表现、实验室资料及其演变特点等加以鉴别。

(2)急性感染性喉炎(急喉喑):本病初起仅表现发热、微咳,当患儿哭叫时可闻及声音嘶哑,病情较重时可闻犬吠样咳嗽及吸气性喉鸣。

(3)麻疹早期:麻疹早期可因外邪侵犯肺卫,表现为发热、微恶风寒、鼻塞流涕、咳嗽等症状。但其有明显的麻疹特殊表现如目胞赤肿、泪水汪汪、畏光羞明、倦怠思睡、麻疹黏膜斑等。

(4)肺炎喘嗽:本病是以肺热炽盛为主要病机的肺系疾病,初期邪犯肺卫可有肺卫表证,但常同时具有发热、咳嗽、气喘、鼻扇等证候特点。

(5)如出现感冒夹惊抽搐者,应注意与中枢神经系统感染性疾病进行辨别。

五、辨证思路

(一)辨别四时感冒与时疫感冒

四时感冒一般肺系症状明显,全身症状较轻,无流行趋势;时疫感冒一般肺系局部症状不明显,而全身症状较重,有在同一地区流行传播的特点。

(二)辨别风寒风热

如具有肺卫表证伴唇舌咽红者为风热;具有肺卫表证而唇舌咽不红者为风寒。

(三)辨别兼夹证候

除有表证外,兼见咳嗽较剧,咳声重浊,喉中痰鸣,舌苔白腻,脉浮滑等表现者为夹痰;兼见脘腹胀满,不思乳食,呕吐酸腐,口气秽浊,大便酸臭等为夹滞;兼见惊惕啼叫,睡卧不宁,甚或惊风抽搐,舌尖红,脉弦数等为夹惊。

六、治疗原则

小儿感冒的治疗与成人相同,应以解表为主,根据寒热辨证,治法有辛温、辛凉之别。但小儿感冒治疗还应注意以下几点:①小儿感冒容易出现夹痰、夹滞、夹惊等兼夹证,因此应同时注意兼夹证的治疗。②小儿表虚卫外不固,治疗宜以轻清疏解为主,不宜过汗,以防耗伤气阴。③小儿感冒容易化热,若表证未解,兼里热内郁,或已有燥屎内结,需用清热解毒或下法时应慎重,须防苦寒伤伐脾胃。

治疗感冒,以疏风解表为基本原则。根据不同的证型分别治以辛温解表、辛凉解表、清暑解表、清热解毒。治疗兼证,在解表基础上,分别佐以化痰、消导、镇惊之法。小儿为稚阴稚阳之体,发汗不宜太过,防止津液耗损。小儿感冒易于寒从热化,或热为寒闭,形成寒热夹杂证,单用辛凉药汗出不透,单用辛温药助热化火,故常以辛凉、辛温药并用。体质虚弱者可采用扶正解表法。本病除内服汤药外,还常使用中成药等法治疗。

七、证治分类

(一)主证

1.风寒感冒

证候:发热,恶寒,无汗,头痛,鼻塞流清涕,喷嚏,咳嗽,咽喉痒、无红肿,舌淡红,苔薄白,脉浮紧或指纹浮红。

辨证:本证主要由于风寒束表,卫阳受遏,经气不得宣畅,邪正交争而出现一系列风寒表证。辨证要领为有外感表证与唇舌咽部不红。小儿感冒风寒,邪盛正实者,易于从阳化热,演变转化为热证。若患儿素蕴积热,复感风寒,也可见恶寒、头痛、身痛、流清涕、面赤唇红、口干渴、咽红、舌质红、苔薄黄等外寒里热之证。

发热,恶寒,头痛,无汗——风寒束表,卫阳受遏,经气不得宣畅,邪正交争。

鼻塞流清涕,喷嚏,咳嗽,咽喉痒——风寒犯肺,肺气失宣,外窍失利。

咽不红,舌淡红,苔薄白,脉浮紧或指纹浮红——均为风寒之象。

治法:辛温解表。

本证风寒束表,卫阳受遏,故治当辛温解表,重在祛邪。通过辛温发汗,使风寒之邪由表而散。

方药:荆防败毒散加减。

方解:方中荆芥、防风、羌活、苏叶解表散寒,前胡宣肺化痰,桔梗宣肺利咽,甘草调和诸药。全方共奏辛温散寒,发汗解表之功。

加减:头痛明显加葛根、白芷散寒止痛;恶寒重、无汗加桂枝、麻黄解表散寒;咳声重浊加白前、紫菀宣肺止咳;痰多加半夏、陈皮燥湿化痰;呕吐加半夏、生姜、竹茹降逆止呕;纳呆、舌苔白腻去甘草,加厚朴和胃消胀;外寒里热证加黄芩、石膏等清热泻火之药物。

2.风热感冒

证候:发热重,恶风,有汗或少汗,头痛,鼻塞,鼻流浊涕,喷嚏,咳嗽,痰稠色白或黄,咽红肿痛,口干渴,舌质红,苔薄黄,脉浮数或指纹浮紫。

辨证:本证为外感风热,或寒从热化。咽部是否红肿,为本证与风寒感冒的鉴别要点。小儿感冒风热,正邪交争激烈,易于从热化火,犯扰心肝而出现夹惊之证。

发热重,有汗或少汗——邪在卫表,寒从热化,腠理开泄,故发热重而有汗出。

鼻流浊涕,痰稠或黄——肺气不利,肺有郁热之象。

咽喉红肿疼痛——风热上乘,搏结咽喉。

口干渴,舌质红,苔薄黄,脉浮数或指纹浮紫——风热犯表之象。

治法:辛凉解表。

本证由于风热袭表,肺卫郁热,正邪交争,故治当以辛凉以解表热。通过辛凉发汗,使风热之邪由表而散。

方药:银翘散加减。

方解:方中金银花、连翘解表清热;薄荷、桔梗、牛蒡子疏风散热,宣肺利咽;荆芥、豆豉辛温透表,助辛凉药疏表达邪外出;芦根、竹叶清热生津除烦。全方共奏辛凉发汗,解热散邪之功。

加减:高热加栀子、黄芩清热;咳嗽重,痰稠色黄加桑叶、瓜蒌皮、鱼腥草宣肺止咳祛痰;咽红肿痛加蝉蜕、蒲公英、玄参清热利咽;大便秘结加枳实、生大黄通腑泄热。

3.暑邪感冒

证候:高热持续,无汗或汗出热不解,头晕、头痛,鼻塞,身重困倦,胸闷,泛恶,口渴心烦,食欲缺乏,或有呕吐、泄泻,小便短黄,舌质红,苔黄腻,脉数或指纹紫滞。

辨证:《素问·热论》说"后夏至日者为病暑",本证以发于夏季,高热,汗出热不解,身重困倦,食欲缺乏,舌红,苔黄腻为特征。偏热重者高热,头晕、头痛,口渴心烦,小便短黄;偏湿重者发热,有汗或汗出热不解,身重困倦,胸闷泛恶,食欲缺乏,或见泄泻。

高热持续,心烦——暑为阳邪,内归于心,心火内炽。

无汗或汗出热不解——暑夹湿邪,其性黏腻,缠绵难去,故常微汗出而热不解。

身重困倦,胸闷,泛恶,食欲缺乏——暑邪夹湿,湿困中焦,脾胃升降失司。

头晕、头痛,鼻塞——暑湿犯表,清阳不升。

舌质红,苔黄腻,脉数或指纹紫滞——为暑热夹湿之征。

治法:清暑解表。

暑为阳邪,多夹湿邪,侵袭机体,清暑当从表散,清暑应兼除湿,使湿去热孤,方能解热。

方药:新加香薷饮加减。

方解:香薷发汗解表化湿;金银花、连翘清热解暑;厚朴行气和中,理气除痞;扁豆健脾和中,利湿消暑。

加减:偏热重者加黄连、栀子清热,偏湿重加佩兰、藿香、豆豉祛暑利湿,呕吐加竹茹降逆止呕,大便溏薄加葛根、黄芩、苍术清肠化湿。

4.时疫感冒

证候:起病急骤,全身症状重。高热,恶寒,无汗或汗出热不解,头痛,心烦,目赤咽红,肌肉酸痛,腹痛,或有恶心、呕吐,舌质红,舌苔黄,脉数。

辨证:本证以起病急骤,肺系症状轻、全身症状重,有传染性为特征。表证重者高热,无汗或汗出热不解,头痛,肌肉酸痛;里证重者目赤,腹痛,或恶心、呕吐。

起病急骤,全身症状重——时疫毒邪,犯及人体,正邪交争,故起病急而全身酸痛。

高热,恶寒,头痛——时疫邪毒犯表,正邪相恃,清阳受扰。

无汗或汗出热不解,肌肉酸痛,腹痛,或有恶心、呕吐——时疫邪毒夹湿,肌表不疏,脾胃困遏,升降失司。

心烦,目赤咽红——时疫化火,内扰心肝。

舌质红,舌苔黄,脉数——邪热内盛之象。

治法:清热解毒。

方药:银翘散合普济消毒饮加减。

方解:常用金银花、连翘清热解毒,荆芥、羌活解表祛邪,栀子、黄芩清肺泄热,大青叶、桔梗、牛蒡子宣肺利咽,薄荷辛凉发散。

加减:高热加柴胡、葛根解表清热;恶心、呕吐加竹茹、黄连降逆止呕。

(二)兼证

1.夹痰

证候:感冒兼见咳嗽较剧,痰多,喉间痰鸣。

辨证:风邪犯肺,肺失清宣,津液敷布失常,水液停聚为痰。此外,小儿脾常不足,肺病及脾,运化失职,水湿不化亦聚而为痰。本证以兼见咳嗽剧烈,痰多喉鸣为特征。

咳嗽较剧——痰贮于肺,气道不利。

痰多——肺失治节,水津失布,津液内停,聚而为痰。

喉间痰鸣——痰浊内盛,壅阻气道。

治法:风寒夹痰者,辛温解表,宣肺化痰;风热夹痰者,辛凉解表,清肺化痰。

方药:在疏风解表的基础上,风寒夹痰证加用三拗汤、二陈汤,常用麻黄、杏仁、半夏、陈皮等宣肺化痰。风热夹痰证加用桑菊饮加减,常用桑叶、菊花、瓜蒌皮、浙贝母等清肺化痰。

2.夹滞

证候:感冒兼见脘腹胀满,不思饮食,呕吐酸腐,口气秽浊,大便酸臭,或腹痛泄泻,或大便秘结,小便短黄,舌苔厚腻,脉滑。

辨证:本证可为先有食滞中焦,后感受风邪而发生感冒夹滞,也可在感受风邪之后,肺脏受邪,影响脾胃的升降,乳食内停,积而化热所致。

脘腹胀满,不思饮食,呕吐酸腐——食停中脘,脾气不升,胃失和降。

口气秽浊,大便酸臭——食积化腐,食滞中焦则浊气上逆。

大便不调,小便短黄——积滞内停,运化失职,蕴蒸生热。

舌苔厚腻,脉滑——为食积内滞之征。

治法:解表兼以消食导滞。

方药:在疏风解表的基础上,加用保和丸加减。常加用焦山楂、焦神曲、鸡内金消食化积;莱菔子、枳壳导滞消积。若大便秘结,小便短黄,壮热口渴,加大黄、枳实通腑泄热。

3.夹惊

证候:感冒兼见惊惕哭闹,睡卧不宁,甚至骤然抽风,舌质红,脉浮弦。

辨证:小儿心神怯弱,筋脉未盛,外感邪热化火内扰心肝,易于生惊动风,故在病理上表现肝常有余、心常有余的特点。

惊惕哭闹,睡卧不宁——热扰于心,神明失主。

骤然抽风——热扰于肝,风阳鼓动。

舌质红,脉浮弦——风热动风之征。

治法:解表兼以清热镇惊。

方药:在疏风解表的基础上,加用镇惊丸加减。常加用钩藤、僵蚕、蝉蜕。另服小儿回春丹或小儿金丹片。

八、其他疗法

(一)中药成药

1.午时茶

每服 1/2～1 包,1 天 2～3 次。用于风寒感冒夹滞。

2.健儿清解液

每服 5～10 mL,1 天 3 次。用于风热感冒夹滞。

3.小儿消炎栓

每次直肠给药 1 粒(1.5 g),1 天 2 次。用于风热感冒。

4.清开灵颗粒

每服 3～6 g,1 天 2～3 次。用于风热感冒、感冒夹惊。

5.抗病毒口服液

每服 10 mL,1 天 2～3 次。用于时疫感冒。

(二)药物外治

香薷 30 g,柴胡 30 g,扁豆花 30 g,防风 30 g,金银花 50 g,连翘 50 g,淡豆豉 50 g,鸡苏散 50 g,石膏 50 g,板蓝根 50 g。煎水 3 000 mL,候温沐浴。1 天 1～2 次。用于暑邪感冒。

(三)针灸疗法

1.针法

取大椎、曲池、外关、合谷。头痛加太阳,咽喉痛加少商。用泻法,每天 1～2 次。用于风热感冒。

2.灸法

取大椎、风门、肺俞。用艾炷 1～2 壮,依次灸治,每穴 5～10 分钟,以表面皮肤温热为宜,每天 1～2 次。用于风寒感冒。

九、预防与调护

(一)预防

(1)经常户外活动,呼吸新鲜空气,多晒太阳,加强体格锻炼。

(2)根据气候变化,及时增减衣服。

(3)避免与感冒患者接触,感冒流行期间尽量不去公共场所,不要用手揉搓鼻眼,到过公共场所后要勤洗手。

(4)必要时可接种流感疫苗。

(5)反复呼吸道感染儿童,可按"反复呼吸道感染"节在非急性感染期根据辨证予以辨证固本治疗,以减少复感。

(二)调护

(1)居住房屋应经常开窗,并保持室内空气流通、新鲜。每天用食醋 50 mL,加水熏蒸 20～30 分钟,进行空气消毒。

(2)发热期间多饮热水,汤药应热服。饮食易消化、清淡,如米粥、新鲜蔬菜、水果等,忌食辛辣、冷饮、油腻食物。

(3)注意观察病情变化,及早发现感冒兼证。

(刘　辉)

第二节　咳嗽的中医治疗

一、概述

(一)定义

咳嗽是指以咳嗽或伴咳痰为临床主证的疾病。

咳嗽为儿科临床最常见的症状之一,外感或内伤所致的多种急慢性疾病都可引起咳嗽。

本节所论仅仅指咳嗽为主证的疾病,其他各种疾病引起的咳嗽症状只能参考本节进行辨证论治。

(二)命名

《素问》中即有"咳论"专篇论述其病机和症状。有关小儿咳嗽的记载,首见于《诸病源候论·小儿杂病诸候·嗽候》:"嗽者,由风寒伤于肺也。肺主气,候皮毛,而俞在于背。小儿解脱,风寒伤皮毛,故因从肺俞入伤肺,肺感微寒,即嗽也。"《幼幼集成·咳嗽证治》指出:"凡有声无痰谓之咳,肺气伤也;有痰无声谓之嗽,脾湿动也;有声有痰谓之咳嗽,初伤于肺,继动脾湿也。"说明咳和嗽含义有所不同,而二者又多并见,故通称咳嗽。

(三)范围

在小儿时期,许多外感、内伤疾病及传染病都可兼见咳嗽症状。若不是以咳嗽为突出主证的病证,则不属于本病。中医学小儿咳嗽相当于西医学的急慢性支气管炎。

(四)发病情况

1.发病季节

小儿咳嗽一年四季均可发生,而以冬春二季多见。

2.好发年龄

任何年龄小儿皆可发病,以婴幼儿为多见。

3.临床特点

小儿咳嗽有外感和内伤之分,临床上以外感咳嗽为多见,表现为起病急、病程较短、多伴表证、多为实证的特点。小儿咳嗽常有痰而不会自咯,故只能以咳嗽声的清浊判断有痰无痰及痰液的多少。

(五)治疗转归

本病一般预后良好,若能及时辨治,大多病情可愈。若治疗不及时或调护失宜,邪未去而病情加重,可发展为其他重病。小儿外感咳嗽如治不及时,可致邪毒深入,化热化火,以致痰火闭肺,形成肺炎喘嗽之证;若咳嗽表邪未尽,过早使用或误用酸涩收敛之药,也可致肺气郁闭,痰留胸膈,形成哮喘之宿根。

二、学术源流

关于咳嗽病名,始于《黄帝内经》。《素问·咳论》论咳精深,开宗明义阐发"五脏六腑皆令人咳,非独肺也"的理论。刘河间《素问病机气宜保命论·咳嗽论》将咳、嗽二字分别剖析,称:"咳谓无痰而有声,肺气伤而不清也;嗽是无声而有痰,脾湿动而为痰也。咳嗽谓有痰而有声,盖因伤于肺气,动于脾湿,咳而为嗽也。"

有关小儿咳嗽的记载,首见于《诸病源候论·小儿杂病诸候·嗽候》,该篇论述了咳嗽的病因、病机、传变等,认为小儿咳嗽病因多由外感六淫之邪而来,而病位主要在于肺。《诸病源候论·小儿杂病诸候·病气候》曰:"肺主气,肺气有余,即喘咳上气。若又为风冷所加,即气聚于肺,令肺胀,即胸满气急也。"《活幼心书·咳嗽》指出:"咳嗽者,固有数类,但分寒热虚实,随证疏解,初中时未有不因感冒而伤于肺。"说明了咳嗽的病因多由外感引起。此外,肺脾虚弱则是本病的主要内因。

有关小儿咳嗽的治疗,古代儿科文献有较丰富的记载。如《小儿药证直诀·咳嗽》曰:"夫嗽者,肺感微寒。八九月间,肺气大旺,病嗽者,其病必实,非久病也。其证面赤、痰盛、身热,法当以葶苈丸下之。若久者,不可下也。十一月、十二月嗽者,乃伤风嗽也,风从背脊第三椎肺俞穴入也,当以麻黄汤汗之。有热证,面赤、饮水、涎热、咽喉不利者,宜兼甘桔汤治之。若五七日间,其证身热、痰盛、唾黏者,以褊银丸下之。有肺盛者,咳而后喘,面肿,欲饮水,有不饮水,其身即热,以泻白散泻之。若伤风咳嗽五七日,无热证而但嗽者,亦葶苈丸下之,后用化痰药。有肺虚者,咳而哽气,时时长出气,喉中有声,此久病也,以阿胶散补之。痰盛者,先实脾,后以褊银丸微下之,涎退即补肺。补肺如上法。有嗽而吐水,或青绿水者,以百祥丸下之。有嗽而吐痰涎、乳食者,以白饼子下之。有嗽而咳脓血者,乃肺热,食后服甘桔汤。久嗽者,肺亡津液,阿胶散补之。咳而痰实,不甚,喘而面赤,时饮水者,可褊银丸下之。治嗽大法:盛即下之,久即补之,更量虚实,以意增损。"详细阐述了各种咳嗽证候的治法及选方。

《丹溪心法·咳嗽》曰:"上半日多嗽者,此属胃中有火,用贝母、石膏降胃火。午后嗽多者,属阴虚,必用四物汤加炒柏、知母降火。黄昏嗽者,是火气浮于肺,不宜用凉药,宜五味子、五倍子,敛而降之。五更嗽多者,此胃中有食积,至此时火气流入肺,以知母、地骨皮降肺火。"提出了清实火、降虚火的不同治法。《普济方·婴孩咳嗽喘门·总论》曰:"治嗽之法,肺脉实为气壅内热,宜清利行之。肺脉濡散为肺虚,宜补肺以安之。其间久嗽曾经解利,以致脾胃虚寒,饮食不进,则用温中助胃,加以和平治嗽之剂调理。然诸气诸痰嗽喘之类,惟用枳壳为佳。此药不独宽中,且最能行气,气下则痰下,他证自平矣"。《婴童类萃·咳嗽论》曰:"大凡热则泄之,寒则散之,有余者泻之,不足者补之。发散必以辛甘,涌泄系乎酸苦"。《医镜·小儿咳嗽》曰:"小儿咳嗽,风热居多,而寒者间或有之。以其为纯阳之体,其气常热,而不甚惧寒也。凡肌肉肥白者,易于惹风。色赤而结实者,易于感热。惟虚弱瘦损,面青不实,乃易感寒焉……药剂以清为佳,而服药亦不宜太骤,逐匙进之,不尽剂。"《活幼精要·咳嗽》说:"凡见咳嗽,须究表里。有热解表,温平顺气。和顺三焦,滋润肺经,化痰退热,避风慎冷。不可妄汗,不可妄下。鼻流清涕,面白痰薄,日轻夜重,微有邪热,冷嗽之因。鼻热面赤,痰稠脉数,日重夜轻,热嗽之源。治嗽之法,先实脾土,脾土得实,肺自和平。"提出了各种不同证型咳嗽的治法要领。

三、病因病机

(一)病因

"五脏所伤肺为咳""咳证虽多,无非肺病"。小儿肺常不足,肌肤柔嫩,藩篱疏薄,肺脏尤娇,卫外不固,易为外邪所侵;小儿脾常不足,易为饮食所伤,脾虚易生痰湿,上贮于肺,皆易发生咳嗽。故小儿咳嗽的病因,主要外因为感受风邪,主要内因为肺脾虚弱。

1.外因

主要为感受风邪。风邪致病,首犯肺卫,肺为邪侵,壅阻肺络,气机不宣,清肃失司,肺气上逆,则致咳嗽。风为百病之长,其他外邪多随风侵袭,犯肺作咳。

(1)感受风寒:若风夹寒邪,风寒束肺,肺气失宣,则见咳嗽频作,咽痒声重,痰白清稀。

(2)感受风热:若风夹热邪,风热犯肺,肺失清肃,则致咳嗽不爽,痰黄黏稠。

2.内因

小儿咳嗽的内因主要为肺脾虚弱,并由此而致生痰蕴热、或痰湿蕴肺,又可因肺脾虚弱而久嗽难止。

(1)痰热蕴肺:小儿肺脾虚弱,气不化津,痰易滋生。若外感邪热稽留,炼液生痰,或素有食积内热,或心肝火盛,痰热相结,阻于气道,肺失清肃,则致咳嗽痰多,痰稠色黄,不易咯出。

（2）痰湿蕴肺：小儿脾常不足，易为乳食、生冷所伤，则使脾失健运，水谷不能生成精微，酿为痰浊，上贮于肺。肺脏娇嫩，不能敷布津液，化液生痰，痰阻气道，肺失宣降，气机不畅，则致咳嗽痰多，痰色白而稀。

（3）肺气亏虚：小儿禀赋不足素体虚弱者，或外感咳嗽经久不愈耗伤正气后，致使肺气亏虚，脾气虚弱，运化失司，气不布津，痰液内生，蕴于肺络，则致久咳不止，咳嗽无力，痰白清稀。

（4）肺阴亏虚：小儿肺脏嫩弱，若遇外感咳嗽日久不愈，正虚邪恋，热伤肺津，阴津受损，阴虚生内热，损伤肺络，或阴虚生燥，而致久咳不止，干咳无痰，声音嘶哑。

（二）病机

小儿咳嗽病因虽多，但其发病机制则一，皆为肺脏受累，宣肃失司而成。外感咳嗽病起于肺，内伤咳嗽可因肺病迁延，或他脏先病，累及于肺所致。

咳嗽病位主要在肺，由肺失宣肃所致，分外感、内伤两大类。《素问·咳论》指出："五脏六腑皆令人咳，非独肺也。"《景岳全书·咳嗽》指出："外感咳嗽，其来在肺，故必由肺以及他脏……内伤之咳，先伤他脏，故必由他脏以及肺。"叶天士《临证指南医案·咳嗽》明确提出："咳为气逆，嗽为有痰，内伤外感之因甚多，确不离乎肺脏为患也。"故小儿咳嗽的病变部位主要在肺，病理机制以肺失宣肃为主。肺为娇脏，其性清宣肃降，上连咽喉，开窍于鼻，外合皮毛，主一身之气，司呼吸。外邪从口鼻或皮毛而入，邪侵入肺，肺气失宣，清肃失职，发生咳嗽。小儿咳嗽亦常与脾相关。小儿脾常不足，脾虚生痰，上贮于肺，或咳嗽日久不愈，耗伤正气，可转为内伤咳嗽。而内伤咳嗽正气不足，复感外邪，也可出现表里俱病，虚实夹杂之证。

外感咳嗽起病比较急，病程相对较短，以表证为主要表现，多属实证；内伤咳嗽起病相对缓慢，病程迁延，以里证为主要表现，先为实证，久则转为虚证或虚实夹杂证。

四、临床诊断

（一）诊断要点

（1）好发于冬春二季，常于气候变化时发病。

（2）病前多有感冒史。

（3）咳嗽为主要临床症状。

（4）肺部听诊：两肺呼吸音粗糙，可闻及干啰音、不固定的粗湿啰音。

（5）血常规检查：病毒感染者血白细胞总数正常或偏低，细菌感染者血白细胞总数及中性粒细胞增高。

（6）病原学检查：鼻咽或气管分泌物标本作病毒分离或桥联酶标法检测，可用作病毒学诊断。肺炎支原体抗体（IgG、IgM）检测，可用作肺炎支原体感染诊断。痰细菌培养，可用作细菌学诊断。

（7）X线检查：胸片显示肺纹理增粗模糊，肺门阴影增深。

（二）病证鉴别

咳嗽应与肺炎喘嗽、百日咳、原发型肺结核（肺痨）等鉴别。

1.肺炎喘嗽

（1）临床表现：起病较急，除咳嗽表现外，常伴有发热与呼吸急促，鼻翼翕动，严重者出现烦躁不安，面色苍白、青灰或唇甲青紫等症。

（2）肺部听诊：可闻及中细湿啰音。

（3）胸部 X 线检查：肺纹理增多、紊乱，可见小片状、斑片状阴影，或见不均匀的大片状阴影。

2.百日咳（顿嗽）

以阵发性痉挛性咳嗽为主证，咳后有鸡鸣样回声，并咯出痰涎，病程迁延日久，有传染性。

3.原发型肺结核（肺痨）

（1）临床表现：多有结核接触史，以低热、咳嗽、盗汗为主证。结核菌素试验的红斑硬结直径 ≥20 mm，气道排出物中可找到结核杆菌。

（2）胸部 X 线检查：显示活动性原发型肺结核改变，纤维支气管镜检查可见明显的支气管结核病变。

五、辨证思路

（一）辨外感内伤

小儿咳嗽起病急、病程短、兼有表证者多属外感咳嗽；如病势缓慢，病程较长，并伴不同程度脏腑虚证者多属内伤咳嗽。

（二）辨寒热虚实

通过小儿咳嗽的痰涎色量及伴随症状辨别。咳声频频，喉痒声重，伴鼻流清涕等肺卫表证、唇舌淡红、苔薄白、咽不红者，多属风寒咳嗽；咳声高亢气粗，或咳声嘶哑，伴鼻流浊涕等表证、唇舌咽红者，多属风热咳嗽；干咳阵阵，气涌作呛，舌红苔黄燥者，多为燥火伤肺；干咳或咳声短促而哑，舌红少苔或花剥者多属肺阴耗伤。咳声高亢，有力，为实；咳声低微，气短无力，为虚。痰稀色白易咯者多属寒；痰黄质黏咯之不爽者多属于热。

六、治疗原则

咳嗽治疗，应分清外感、内伤。外感咳嗽以疏散外邪，宣通肺气为基本法则，根据寒、热证候不同治以散寒宣肺、解热宣肺。外感咳嗽一般邪气盛而正气未虚，治疗时不宜过早使用滋腻、收涩、镇咳之药，以免留邪。误用滋腻之品则易生痰湿、过用镇咳之品不利观察病情；表邪未尽而过早使用收涩之品易致关门留寇之误。内伤咳嗽应辨别病位、病性，随证施治。痰盛者，按痰热、痰湿不同，分别治以清肺化痰、燥湿化痰。气阴虚者，按气虚、阴虚之不同，分别治以健脾补肺、益气化痰；养阴润肺、兼清余热之法。本病除内服药物外，还常使用中成药等方法治疗。

七、证治分类

（一）外感咳嗽

1.风寒咳嗽

证候：咳嗽频作、声重，咽痒，痰白清稀，恶寒无汗，发热头痛，全身酸痛，舌苔薄白，脉浮紧或指纹浮红。

辨证：本证多发生于冬春寒冷季节，起病急，咳嗽频作、声重，咽痒，痰白清稀为其特征。若风寒夹热，则见声音嘶哑、恶寒、鼻塞、咽红、口渴等症。

咳嗽频作——风寒犯肺，肺气失宣，肺窍失利。

声重咽痒——肺主声，诸痒皆属于风，风邪内郁于肺。

痰白清稀——风寒闭肺，水液输化无权，留滞肺络，凝而为痰。

恶寒无汗,发热头痛——风寒外束,腠理闭塞。

全身酸痛——风寒外袭,郁于肌腠,经络不舒。

舌苔薄白,脉象浮紧,指纹浮红——均主风寒束表。

治法:疏风散寒,宣肺止咳。

本证风寒犯肺,肺卫失宣,故治以疏散风寒为主,肺气宣发则咳嗽可平。外感咳嗽均以辛味宣发为主,所谓"治上焦如羽,非轻不举"。

方药:金沸草散加减。

方解:金沸草祛风化痰止咳,前胡、荆芥解散风寒,细辛温经发散,半夏、茯苓燥湿化逆,生姜散寒化痰,甘草、大枣调和诸药。邪散气顺则咳嗽自止。

加减:寒邪较重,咳痰不爽,气逆喘促者,加水炙麻黄辛温宣肺;咳甚者加杏仁、桔梗、枇杷叶宣肺止咳;痰多者加陈皮、浙贝母化痰理气;恶寒头痛甚者加防风、白芷、川芎温散寒邪。

若为风寒夹热证,方用杏苏散加大青叶、黄芩清肺热。

2.风热咳嗽

证候:咳嗽不爽,鼻流浊涕,痰黄黏稠,不易咯出,口渴咽痛,伴有发热恶风,头痛,微汗出,舌质红,苔薄黄,脉浮数或指纹浮紫。

辨证:本证可为感受风热而发,也可为风寒化热产生,以咳嗽不爽,痰黄黏稠为特征。风热咳嗽与燥热咳嗽在脉证上有很多相似之处,如咳嗽不爽,身热,舌红脉数等。但燥热咳嗽属于风燥伤肺,津液被烁,故多干咳无痰,鼻燥咽干,咳甚则胸痛等。

咳嗽不爽,鼻流浊涕——风热犯肺,肺失清肃,气道不宣,故咳嗽不爽。鼻通于肺,肺热熏灼,故鼻流浊涕。

痰黄黏稠,不易咯出——风热之邪灼津炼液成痰。

发热恶风,头痛,微汗出——肺主皮毛,风热束表,客于皮毛,疏泄失司。

咽痛——咽喉为肺气出入通道,肺热上熏于咽则痛。

口渴——热邪熏灼,津液耗伤。

舌苔薄黄,脉象浮数,指纹红紫——风热邪在肺卫。

治法:疏风解热,宣肺止咳。

方药:桑菊饮加减。

方解:桑叶、菊花疏散风热;薄荷、连翘、大青叶辛凉透邪,清热解表;杏仁、桔梗宣肺止咳;芦根清热生津;甘草调和诸药。

加减:肺热重加金银花、黄芩清宣肺热,咽红肿痛加土牛膝根、板蓝根、玄参利咽消肿,咳重加枇杷叶、前胡清肺止咳,痰多加浙贝母、瓜蒌皮止咳化痰。

若为风热夹湿证,方中加薏苡仁、半夏、橘皮宣肺燥湿。风燥犯肺证,用桑杏汤加减。

(二)内伤咳嗽

1.痰热咳嗽

证候:咳嗽痰多,色黄黏稠,难以咯出,甚则喉间痰鸣,发热口渴,烦躁不宁,尿少色黄,大便干结,舌质红,苔黄腻,脉滑数或指纹紫。

辨证:本证以咯痰多,色黄黏稠,难以咯出为特征。热重者发热口渴,烦躁不宁,尿少色黄,大便干结;痰重者喉间痰鸣,舌苔腻,脉滑数。

咳嗽痰多,色黄黏稠,难以咯出——肺热蒸灼,脾火素蕴,炼液成痰,阻于气道。

发热面红目赤——气火上升,里热熏蒸,肺气不宣。

发热口渴,烦躁不宁——肺热灼津,心火内盛。

尿少色黄,大便干结——火热内盛,肺气不降。

舌质红,苔黄腻,脉滑数或指纹紫——痰热内盛。

治法:清肺化痰止咳。

本证由于痰热壅阻肺络所致,故治当清肺化痰,痰盛者侧重化痰止咳,热重者侧重清肺降火。

方药:清金化痰汤加减。

方解:桑白皮、前胡、款冬花肃肺止咳,黄芩、栀子、鱼腥草清泄肺热,桔梗、浙贝母、橘红止咳化痰,麦冬、甘草润肺止咳。

加减:痰多色黄,黏稠难咯加瓜蒌皮、胆南星、葶苈子清肺化痰;咳重,胸胁疼痛加郁金、青皮理气通络;心烦口渴加生石膏、竹叶清心除烦;大便秘结加瓜蒌仁、制大黄涤痰通便。

2.痰湿咳嗽

证候:咳嗽重浊,痰多壅盛,色白而稀,喉间痰声辘辘,胸闷纳呆,神乏困倦,舌淡红,苔白腻,脉滑。

辨证:本证多见于素体脾虚患儿,以痰多壅盛,色白而稀为特征。

咳嗽重浊,痰多壅盛——痰湿从脾胃滋生,上渍于肺。

色白而稀,喉间痰声辘辘——痰湿内停,壅于气道。

胸闷纳呆,神乏困倦——痰湿内停,气失宣展,脾失运化,不思进食。

舌淡红,苔白腻,脉滑——痰湿内停。

治法:燥湿化痰止咳。

方药:三拗汤合二陈汤加减。

方解:炙麻黄、杏仁、白前宣肺止咳,陈皮、半夏、茯苓燥湿化痰,甘草和中。

加减:痰涎壅盛加苏子、莱菔子利气化痰;湿盛加苍术、厚朴燥湿健脾,宽胸行气;咳嗽重加款冬花、百部、枇杷叶宣肺化痰;纳呆者加焦神曲、炒麦芽、焦山楂醒脾消食。

3.气虚咳嗽

证候:咳而无力,痰白清稀,面色苍白,气短懒言,语声低微,自汗畏寒,舌淡嫩,边有齿痕,脉细无力。

辨证:本证常为久咳,尤多见于痰湿咳嗽转化而成,以咳嗽无力,痰白清稀为特征。偏肺气虚者气短懒言,语声低微,自汗畏寒;偏脾气虚者面色苍白,痰多清稀,食少纳呆,舌边齿痕。

咳而无力,气短懒言,语声低微——肺为气之主,肺虚则气无所主。

自汗畏寒,面色苍白——肺气虚弱,卫外不固。

痰白清稀——肺虚及脾,水湿不化,凝为痰饮。

舌淡嫩,边有齿痕,脉细无力——属肺脾气虚之象。

治法:健脾补肺,益气化痰。

本证因肺虚久咳,子病及母,培土可以生金,健脾即可补气、化痰、止咳。

方药:六君子汤加味。

方解:党参健脾益气,白术、茯苓健脾化湿,陈皮、半夏燥湿化痰,百部、炙紫菀宣肺止咳,甘草调和诸药。

加减:气虚重加黄芪、黄精补肺益气,咳重痰多加杏仁、川贝母、远志、炙枇杷叶化痰止咳,食少纳呆加焦山楂、焦神曲和胃消食。

4.阴虚咳嗽

证候:干咳无痰,喉痒,声音嘶哑,或痰少而黏,或痰中带血,不易咯出,口渴咽干,午后潮热或手足心热,舌红,少苔,脉细数。

辨证:本证多见于肺热久咳伤阴者,以干咳无痰,喉痒声嘶为特征。

干咳无痰,喉痒声嘶——温热久羁,津液被烁,阴虚生燥。

午后潮热,手足心热——阴虚内生虚热。

痰少而黏,咳痰带血——热炼肺津,损伤肺络。

口渴咽干——阴液受伤,无以上承。

舌红,少苔,脉细数——阴津亏虚之象。

治法:养阴润肺,兼清余热。

本证因阴虚生燥所致,故治当以养阴生津润燥为主,清热止咳为辅。

方药:沙参麦冬汤加减。

方解:南沙参清肺火,养肺阴;麦门冬、生地黄、玉竹清热润燥;天花粉、甘草生津保肺;桑白皮、炙冬花、炙枇杷叶宣肃肺气。

加减:阴虚重加地骨皮、石斛、阿胶养阴清热,咳嗽重加炙紫菀、川贝母、天门冬润肺止咳,咳重痰中带血加仙鹤草、黄芩、茅根清肺止血。

八、其他疗法

(一)中药成药

1.小儿宣肺止咳颗粒

1岁以下每服2.5 g、1~3岁5 g、4~7岁8 g、8~14岁12 g,1天3次。用于风寒外束、痰热郁肺证。

2.急支糖浆

每服5~10 mL,1天3次。用于风热咳嗽。

3.蛇胆川贝液

每服10 mL,1天2~3次。用于风热咳嗽,痰热咳嗽。

4.羚羊清肺散

每服1~2 g,1天3次。用于痰热咳嗽。

5.半夏露

每服5~10 mL,1天2~3次。用于痰湿咳嗽。

6.罗汉果止咳糖浆

每服5~10 mL,1天2~3次。用于阴虚咳嗽。

(二)推拿疗法

运内八卦、清肺平肝各300次,清天河水200次,开天门、推坎宫、推揉太阳各50次。加减法:风寒咳嗽,鼻塞流清涕加揉一窝风300次,发热加推三关200次;风热咳嗽,发热流浊涕、苔薄黄或厚腻加推六腑200次。每天1次,5次为1个疗程。

(三)拔罐疗法

先用三棱针扎大椎穴,并在其周围 6 cm 处上下左右各刺 2 针,共计 8 针,以微出血为佳,然后用中型火罐,拔于穴位上,以侧面横拔为宜,10～15 分钟起罐。适用于外感咳嗽。

九、预防与调护

(一)预防

(1)经常到户外活动,加强锻炼,增强小儿抗病能力。

(2)避免感受风邪,积极预防感冒。

(3)避免与煤气、烟尘等接触,减少不良刺激。

(4)对经常咳嗽的患儿,按反复呼吸道感染作恢复期固本治疗。

(二)调护

(1)保持室内空气新鲜、流通,室温以 18～20 ℃为宜,相对湿度 60%。

(2)注意休息,保持室内安静,咳嗽重的患儿可影响睡眠,应保证充足的睡眠。

(3)多喝水,经常变换体位及叩拍背部,使呼吸道分泌物易于咯出。

(4)饮食应给予易消化、富含营养之食品。婴幼儿尽量不改变原有的喂养方法,咳嗽时应停止喂哺或进食,以防食物呛入气管。年长儿饮食宜清淡,不给辛辣、炒香、油腻食物,少给生冷、过甜、过咸之品。

(5)注意观察病情变化。如注意观察患儿咳嗽发生的规律,咳痰的情况。特别要注意咳嗽与周围环境及饮食品种的相关影响因素;注意观察病程中有无体温的变化;注意用药后的病机转归变化,如痰量减少,干咳为主,及时随证更方。

十、现代研究

关于外感咳嗽的病因,李铁砚等认为风寒风热外侵,邪袭肌表,肺气不宣,清肃失职,痰液滋生;或感受燥气,气道干燥,咽喉不利,肺津受灼,痰涎黏结,均可引起外感咳嗽。

现代临床实践对于不同证型咳嗽的辨证论治,已经积累了许多经验。吕玉霞等认为小儿痰热壅肺证咳嗽多由外感之邪化热入里,内犯于肺,肺失宣降所致,热邪灼津炼液为痰,则咳嗽痰黄黏稠,咯吐不爽。痰热内盛则发热口渴,小便黄,大便干结。用清肺化痰散(杏仁、川贝母、前胡、款冬花、桑白皮、海浮石、瓜蒌、胆南星、青礞石、麦门冬、玄参等,共为细末)治疗痰热壅肺证咳嗽 128 例,并设对照组选用小儿肺热咳喘口服液比较。结果:清肺化痰散组总有效率为 89%,对照组总有效率为 87.5%。清肺化痰散在咳嗽起效时间方面优于对照组,且清肺化痰散有良好的润肠通便作用,尤其用于伴有大便干结者效果好。本方药性偏寒,功用清肺化痰、止咳、通便,用于痰热壅肺证咳嗽疗效显著。

赖意芬用代蛤汤治疗小儿久咳 65 例,治愈 59 例,占 90.8%;好转 4 例,占 6.2%;未愈 2 例,占 3%。代蛤汤方药:海蛤壳、代赭石、桑白皮、北杏仁、桔梗、川贝母、紫菀、百部、神曲、沙参各 10 g,莱菔子、瓜蒌皮各 15 g。每剂煎 25 分钟,取汁 100 mL。2 岁以下每服 30 mL,3～5 岁每服 50 mL,6 岁以上每服 100 mL,1 天 2 次。连服 7～10 天

宋国维认为小儿久咳的发生与肺脾气虚、风邪犯肺、痰湿阻肺等因素有关,故将本病分为 3 型:①喉痹久咳,多见于慢性咽喉炎或慢性扁桃体炎,治以清肺利咽、祛风止咳为主。方用黛蛤清咽汤加减。②肺燥久咳,多见于小儿过敏性咳嗽,治以清润兼顾、佐以祛风脱敏。方用桑杏汤

加减。③痰湿久咳,多见于小儿支气管炎及肺炎后期咳嗽,治以燥湿化痰、理气止咳。药用二陈三子养亲汤加减。

江育仁认为久咳患儿的体质以肺胃阴虚或肺脾气虚或气阴两虚为多见,故治疗以润肺养阴为本,或补益肺脾之气阴,重在调整患儿体质。如阴虚为主者,沙参麦门冬汤主之;气虚多汗者,玉屏风散最宜;夜咳甚而胃阴不足者,麦门冬汤为主调之;兼脾虚泄泻者,治以参苓白术散。

陈祺认为小儿久咳不但与肺有关,而且与肝有密切关联,所以在治肺基础上,根据患儿具体情况,从肝论治。分为四型:①阴虚火旺型。用沙参麦冬汤合黛蛤散加减以清肝泻火、养阴润肺。②横逆犯脾型。清宁散合二陈汤加减以疏肝扶脾、清肺化痰。③正虚邪恋型。用小柴胡汤加减以扶正祛邪,清肺疏肝。④水不涵木型。用麦味地黄丸合泻白散加减滋肾平肝、敛肺止咳。

中药外治法、推拿法治疗小儿咳嗽也有不少研究报道。李占勋运用中药外敷、穴位吸收治疗小儿急性支气管炎 25 例,总有效率为 92%。方药用白芥子、细辛、白芷各 10 g,共为细末。用蜂蜜 20 g,拌匀呈膏状,装入大口瓶中。治疗时嘱患儿俯卧,在第二胸椎棘突下,旁开 1.5 寸风门穴处,用生姜擦至发热后,取适量药膏外敷于双侧风门穴上,外加宽胶布固定。每 48 小时换药 1 次,连用 3～5 天。公雄军等用推拿治疗小儿咳喘 87 例。治疗方法为补脾经、补肺经、捏脊、揉肺俞健脾养肺;揉中脘、按揉足三里健脾胃助消化;揉膻中、运内八卦、揉天突、揉乳根、揉乳旁、搓摩胁肋,宽胸理气,化痰止咳。此方兼可健脾养肺、宽胸降逆、平喘止咳。15 次为 1 个疗程。根据"冬病夏治"的理论,对体质虚弱患儿宜在非发病季节坚持治疗 1～2 个疗程。薛维华等用速刺拔罐治疗该病 300 例。针刺取穴:尺泽、丰隆、大椎。操作:让患者取端坐位,暴露前臂、膝关节以下及颈项部,将针具及穴位皮肤常规消毒后,用 30 号 0.5 寸毫针迅速刺入穴位 0.2～0.3 寸,针下有沉紧感即迅速出针。针后使患者取俯卧位或家长抱患儿俯于膝盖上,充分暴露背部,根据患儿年龄与胖瘦选用适当口径且罐口光滑的玻璃火罐,取定喘、肺俞、膈俞、肺底,用 95% 酒精闪火法闪罐至皮肤潮红,然后留罐 10 分钟起罐(年龄较小的小儿罐内负压要小,负压过大易伤患儿皮肤)。每天 1 次,7 次为 1 个疗程,中间休息 3 天,继续下 1 个疗程。两个疗程观察疗效。

(刘　辉)

第三节　肺炎喘嗽的中医治疗

一、概述

肺炎喘嗽是小儿时期常见的肺系疾病,据统计,它是引致小儿死亡的最常见疾病之一。以婴幼儿发病率高。一年四季均可发生,但以冬春两季常见。一般起病较急,易传变。若能早期及时治疗,预后良好,素体虚弱小儿,患病后每致病程缠绵,迁延难愈。

本病病因为外感风邪,由皮毛口鼻侵袭肺系,致肺失宣肃,肺气闭郁,痰瘀困阻。肺气闭郁是其病机,痰湿为主要病理产物,而血瘀在本病之重症演变过程中起关键性作用。

本病临床可独立起病,常因感冒咳嗽等证下传而成,也可继发于麻疹、顿咳、丹痧等热性疾病之后。年幼体弱儿病情常较重。甚者可并发心阳虚衰或邪陷厥阴等危重证候,临床以并发心阳虚衰尤为常见。

现代医学认为本病病原体为病毒、细菌，近年亦发现有不少支原体、衣原体致病。现代医学之小儿肺炎属本病范畴。

二、学术源流

与肺炎喘嗽有关的文献记载，可以追溯到《素问·通评虚实论》"乳子中风热，喘鸣息肩者……"描述了婴儿外感风热后，以气急喘息、喉中痰鸣、张口抬肩为主证的疾病。《小儿药证直诀·脉证治法》说："肺盛复有风冷：胸满短气、气急喘嗽上气。"肺盛即肺中痰热盛，又感受风冷，使肺之宣肃失常则发生咳、喘等症状。《备急千金要方·少小婴孺方·咳嗽》中也指出"小儿风冷入肺，上气气逆，面青喘迫咳嗽，昼夜不息，食则吐。"对肺炎喘嗽的病因病机及症状表现已有一定的认识。《小儿卫生总微论方·五脏主病论》说："肺主喘，肺病实则身温闷乱，气促喘急……肺气盛而热，又复有风冷者，则胸满短气、闷乱、喘嗽上气……小儿身热面赤，时久不退，睡觉气急发渴，胸高痰壅……"这些论述描述的症状符合小儿肺炎的表现，并提出了该病的病机。《诸病源候论·气病诸候·上气鸣息候》中指出："肺主于气，邪乘于肺则肺胀，胀则肺管不利，不利则气道涩，故气上喘逆，鸣息不通。"进一步阐述了外邪犯肺，气道阻塞，肺闭咳喘的病机。《幼科金针·肺风痰喘》指出："小儿感冒风寒，入于肺经，遂发痰喘，咳嗽不得舒畅，喘急不止，面青潮热，啼哭惊乱。如不早治，则惊风立至矣。惟月内芽儿犯此即肺风痰喘。"清代《许氏幼科七种》记载："近古所谓结胸者，肺之痰热结聚，非胃腑之病也……其儿本有痰热，复感风寒，肺气外不得通，内何由化，故发热、咳嗽、痰鸣、喘促，甚至鼻扇口张，面青目直。"同时书中还提到治疗不当可引起"肝木无制而惊风"的表现，此则属于热盛动风或邪陷心肝所致，是小儿肺炎的变证。

关于肺炎喘嗽的病机，历代医家均认为病位主要在肺，有"肺盛""肺痹""肺热"等记载。如《素问·痹论》说："淫气喘息，痹聚在肺。"《小儿药证直诀·脉证治法》说："肺盛复有风冷。"秦景明《症因脉治·咳嗽总论》中"肺家伏热，外冒风邪，束于肌表，肺热不得发泄"等有关本病病位病机的论述。临床还常见到一种肺中热盛，又外感风寒的寒包热郁证，如《许氏幼科七种》说："其儿本有痰热，复感风寒。"《幼科要略·风温》说："肺乏津液上供，头目清窍为热气熏蒸，鼻干如煤，目瞑或上窜无泪。"则记述了本病邪热灼伤津液的证候。

关于肺炎喘嗽的治法方药，后汉张仲景在《伤寒论》中拟定的麻杏石甘汤是治疗热喘的代表方，一直为儿科临床用于治疗本病，《伤寒论·辨太阳病脉证并治法》说："发汗后，不可更行桂枝汤，汗出而喘，无大热者，可予麻黄杏仁甘草石膏汤主之。"《小儿药证直诀·脉证治法》提出："壮热饮水喘闷，泻白散主之。"《幼科全书》已注意到用通下法治疗重症肺炎喘嗽，指出："小儿肺胀喘满，胸膈气急，两肋煽动，陷下作坑，两鼻窍张，闷乱喘咳……此为脾风也，若不急治，或不识症，死在旦夕，宜先用牛黄夺命散治之，后用白虎汤调之。"其中所谓"陷下作坑"，与西医学中所称之"三凹症"相似，是重症肺炎呼吸困难的表现，用牛黄夺命散泻下涤痰通腑、清热解毒，确有较好的疗效。《万氏家藏育婴秘诀·喘》也说："有小儿胸膈积热大喘者，此肺胀也，名马脾风，用牛黄夺命散主之"。《幼科证治准绳·喘》说："无价散（辰砂、轻粉、甘遂）治风热喘促，闷乱不安，俗谓之马脾风。"《医宗金鉴·喘证门》说："暴喘传名马脾风，胸高胀满胁作坑，鼻窍煽动神闷乱，五虎一捻（大黄、黑丑、白丑、人参、槟榔）服最灵。"都指出了暴喘之马脾风证的泻肺通腑平喘急救治法。谢玉琼的《麻科活人全书·气促发喘鼻扇胸高第五十一》中有"气促之症，多缘肺热不清所致……肺炎喘嗽，以加味泻白散去人参甘草主之"。

三、病因病机

(一)病因

小儿肺炎喘嗽的发病原因,有外因和内因两大类。外因责之于感受风邪,小儿寒温失调,风邪外袭,夹热或夹寒而为病;或由其他疾病传变而来,如麻疹、水痘病程中的邪毒闭肺。内因责之于小儿形气未充,肺脏娇嫩,卫外不固,如先天禀赋不足,或后天喂养失宜,久病不愈,病后失调,则致正气虚弱,腠理不密,易为外邪所中。

西医学认为肺炎是由细菌或病毒等病原体感染所致,与小儿肺的解剖生理特点与机体抵抗力弱也有关。中医所说的外邪与现代医学的病原体相类,其包括细菌(如肺炎双球菌、金黄色葡萄球菌)、病毒(如呼吸道合胞病毒、腺病毒、流感病毒)、支原体(如肺炎支原体)、原虫(如卡氏肺囊虫)等。现代医学的生理解剖学证实:小儿肺脏弹力组织发育差,间质发育旺盛,肺泡数量较少,造成血多气少的特点,易发生感染;小儿胸腔较小,肺相对较大,呼吸肌发育差,使肺的扩张受到限制,不能充分地通气。这些解剖特点使小儿肺活量、潮气量、每分通气量、气体弥散量等各项呼吸功能的储备能力均较低;小儿呼吸道分泌型 IgA 少,全身免疫功能差。这些小儿解剖生理等方面的特点与中医学脏腑娇嫩、形气未充、肺常不足的理论是一致的。

(二)病机

肺炎喘嗽的病机演变可分为三个阶段,一是初期感受外邪,风邪闭肺;二是极期邪热炽盛,痰热闭肺;三是正虚邪恋,气阴亏耗。在肺炎喘嗽的病程中也有病情发展恶化,出现心阳虚衰和邪陷厥阴的两种变证。痰热闭肺是肺炎喘嗽病机传变的中心环节,肺气闭郁是肺炎喘嗽的病机关键。其病位主要在肺,常累及心、肝、脾。

1.风邪闭肺

肺主皮毛,风寒之邪外侵,由皮毛而入,寒邪束肺,肺气郁闭,失于宣降,其气上逆,则致呛咳气急;卫阳为寒邪所遏,阳气不得敷布全身,则见恶寒发热而无汗;肺气郁闭,水液输化无权,凝而为痰,则见痰涎色白而清。风热之邪侵袭,由皮毛或口鼻而入,或外感风寒化热,热邪闭肺,肺气郁阻,失于宣肃,则致发热咳嗽;邪闭肺络,水道通调失职,水液输化无权,留滞肺络,凝聚为痰,或温热之邪灼伤肺津,炼液为痰,痰阻气道,壅盛于肺,则见咳嗽剧烈,喉间痰鸣,气促鼻扇。

2.痰热闭肺

外邪由表入里,内闭于肺,肺失宣肃,肺津失布,遇热熬炼,致痰热相结,壅阻气道,则致发热咳嗽,气促鼻扇,喉间痰鸣;若痰重于热,则伴胸闷胀满,泛吐痰涎;热毒壅盛,则见面赤口渴;气滞血瘀,血流不畅,则致口唇发绀;毒热闭肺,邪气炽盛,毒热内闭肺气,或痰热炽盛化火,熏灼肺金,则致高热持续,咳嗽剧烈,气促喘憋,烦躁口渴,面赤唇红,小便短黄,大便干结;毒热耗灼阴津,津不上承,清窍不利,则见涕泪俱无,鼻孔干燥如煤烟。

肺主气而朝百脉,若邪气壅盛或正气虚弱,病情进一步发展,可由肺而涉及其他脏腑。如肺失肃降,可影响脾胃升降失司,以致浊气停聚,大肠之气不得下行,出现腹胀、便秘等腑实证候。若热毒之邪炽盛,热炽化火,内陷厥阴,引动肝风,则又可致神昏、抽搐之变证。肺主气,心主血,肝藏血,气为血帅,气行则血行,气滞则血滞。肺气闭塞,气机不利,则血流不畅,脉道涩滞,故重症患儿常有颜面苍白、青紫,唇甲发紫,舌质紫暗等气滞血瘀的证象;若正不胜邪,可致心失所养,心气不足,甚而心阳虚衰,并使肝脏藏血失调,临床出现呼吸不利或喘促息微,颜面唇甲发绀,胁下痞块增大,肢端逆冷,皮肤紫纹等危重变证。

3.正虚邪恋

疾病过程中,邪正交争,因邪热炽盛,往往伤阴耗气,形成后期正虚邪恋之证。素体脾虚或病中伤脾者,常见肺脾气虚、痰湿不化证,咳嗽无力、痰湿不清。素体阴虚或邪热伤阴者,常见肺阴耗伤、余邪留恋证,干咳无痰、舌红乏津。由于小儿的体质特点,肺炎喘嗽后期需及早注意到疾病由实转虚或虚实夹杂的变化,随其病机演变而应变。

二、诊断

(一)临床表现

(1)主证:发热、气促、咳嗽、痰多为主要症状,甚者可出现鼻煽、发绀或抽搐、神昏等危重表现。新生儿仅见不食、神萎、口吐白沫等症。

(2)病史:起病急,常因外感引发。

(3)冬春两季多发,婴幼儿常见。大叶性肺炎多见于学龄期儿童。

(4)体征:呼吸增快,甚者可有鼻煽、点头样呼吸及三凹征,唇周青紫,肺底部可闻及细湿啰音,病毒性肺炎可伴哮鸣音;间质性肺炎及支原体肺炎肺部听诊,啰音多不明显。

(二)辅助检查

1.胸部 X 线检查

肺野可见点状或斑片状阴影或可见大片状阴影。

2.血常规

白细胞数升高,分类示中性球增高或有核左移,为细菌感染;白细胞总数下降,分类以淋巴球为主,则为病毒感染。

3.血气分析

气促明显,呼吸困难者需做此检查。一般可有代谢性酸中毒或混和性酸中毒。呼吸衰竭时出现 $PaO_2 < 8\ kPa$、$PaCO_2 > 6.7\ kPa$。

三、鉴别诊断

(一)咳嗽(支气管炎)

临床中毒症状轻,以咳嗽为主症,可伴发热,但无气促、鼻煽、发绀等,双肺听诊呼吸音粗或可闻及干啰音,无细湿啰音。胸片提示肺纹理增粗,未见实变征。

(二)哮喘

以哮鸣气促,呼气延长为主症。双肺听诊以大量哮鸣音为主,可伴有大水泡音,胸片多无异常。

四、辨证施治

(一)辨证要点

1.辨风寒、风热

病之初为外感风邪,但需辨其风寒或风热。风寒者舌质淡红,苔薄白或白腻,脉紧或滑;风热者,舌质红,苔黄,脉多数或滑。

2.审痰、热偏重

痰与热为本病主症,临床常有偏重,当仔细辨别,以利于治。症见喉间痰鸣,呼吸喘促,甚则胸高闷胀,呼吸困难,舌苔厚腻者,为痰重,治当以祛痰为主;若高热难退,呼吸气粗,口渴烦躁,舌红,苔黄糙,或干糙无津属热重。治当以清热为先。

3.区别常证、变证

常证指病位在肺,证候有轻重之别:轻证为风寒闭肺,风热闭肺;若高热炽盛,喘憋严重,呼吸困难者,为毒热闭肺,痰热闭肺之重证;常证后期常因正虚但余邪未清而出现正虚邪恋的阴虚肺热或肺脾气虚的表现,当认真区分。若正虚而邪气炽盛,常可出现心阳虚衰,邪陷厥阴等危重证候。

(二)治疗法则

本病治疗原则当为宣肺开闭,清热化痰。痰多壅盛者,首先降气涤痰;喘憋严重者,治以平喘利气;气滞血瘀者,治以理气活血;病久气阴两伤者,治以补气养阴,扶正祛邪。出现变证者,随证施治。

(三)分型用药

1.常证

(1)风寒闭肺。

证候:恶寒身痛,发热无汗,呛咳不爽,呼吸气急,痰白而稀,口不渴,咽不红,舌质不红,舌苔薄白或白腻,脉浮紧,指纹浮红。

辨证:本证常在寒冷季节发生,由风寒之邪外袭于肺而致。辨证要领为有恶寒、发热、无汗之表寒证,年幼儿蜷缩母怀,年长儿可自述恶寒身痛,也常有痰涎色白清稀,咽红不著。小儿患病病情多变,正邪交争易于化热,此期一般都比较短暂,临证必须随时注意风寒化热之证候转化。

恶寒身痛,发热无汗——风寒束表,卫阳为寒邪所遏,阳气不能敷布周身。

呛咳不爽,呼吸气急——肺合皮毛,风寒之邪外袭,由皮毛而入,肺为邪侵,肃降无权,其气上逆。

痰涎色白,质地清稀——肺气郁闭,水液输化无权,凝而为痰。

苔白脉浮紧,指纹浮红——风寒犯肺,邪在卫表之象。

治法:辛温宣肺,化痰止咳。

此证是风寒犯肺,病位在表,故以辛温宣肺为主,化痰止咳为辅。处方不可多剂,应随时注意风寒化热之转化。

方药:华盖散加减。

方解:麻黄、杏仁散寒宣肺,荆芥、防风解表散寒,桔梗、白前宣肺止咳,苏子、陈皮化痰平喘。寒散则表解,肺开则喘平。

加减:恶寒身痛重者加桂枝、白芷温散表寒;痰多,苔白腻者加半夏、莱菔子化痰止咳。如寒邪外束,内有郁热,证见呛咳痰白,发热口渴,面赤心烦,苔白,脉数者,则宜用大青龙汤表里双解。

(2)风热闭肺。

证候:发热恶风,咳嗽气急,微有汗出,痰多,痰黏稠或黄,口渴咽红,舌红,苔薄白或黄,脉浮数。重证则见高热烦躁,咳嗽微喘,气促鼻扇,喉中痰鸣,面红,尿黄,大便干,舌质红,舌苔黄,脉滑数,指纹紫滞。

辨证:本证以风热表证加上肺气闭郁证候为特征。本证初起证候较轻,表邪未解,肺经郁热;重证则邪热入里,热重肺闭证候显现。

发热恶风,微汗口渴——风热犯肺或风寒化热,热蒸于内,肺受热迫。

咳嗽气促痰多——热灼肺津,炼液成痰,阻于气道。

咽红,苔薄微黄,脉浮数——为风热邪在卫表之象。

如温邪夹毒化火灼肺,则为重证,其临床表现如下。

高热不退,烦躁面红——邪热炽盛,肺热灼津。

气急鼻扇,喘咳痰鸣——肺气闭郁,宣肃失司,痰涎上涌。

大便干结——肺与大肠相表里,肺热郁闭,大肠传导失司。

尿黄,舌质红,舌苔黄,脉象滑数,指纹紫滞——肺热壅盛。

治法:辛凉宣肺,清热化痰。

此证邪多在肺卫,故治宜辛凉宣肺,化痰止咳。轻证以辛凉清解为主,重证则需辛寒或苦寒泄热解毒,佐以化痰定喘。

方药:轻证偏表用银翘散加减,重证偏里用麻杏石甘汤加减。

方解:金银花、连翘、薄荷解表清热,桑叶、桔梗、款冬花、前胡宣肺止咳,麻黄、杏仁、生石膏、甘草宣肺清热。

加减:咳剧痰多者加浙贝母、瓜蒌皮、天竺黄清化痰热;发热,咽痛,加蝉蜕、板蓝根清热利咽;热重者加黄芩、栀子、鱼腥草清肺泄热;夹有积滞者,加莱菔子、全瓜蒌化痰通腑。

(3)痰热闭肺。

证候:发热烦躁,咳嗽喘促,气急鼻扇,喉间痰鸣,口唇发绀,面赤口渴,胸闷胀满,泛吐痰涎,舌质红,舌苔黄,脉象弦滑。

辨证:此证痰热壅肺,肺气闭郁,出现本病典型的热、咳、痰、喘证候。严重者肺气闭塞,可致气滞血瘀,口唇青紫,胸高气急,甚而因邪盛正虚产生变证。

发热烦躁,咳嗽喘促——肺热壅盛,痰阻气道,宣肃失令。

气急鼻扇,喉间痰鸣——痰涎上涌,肺络阻塞,肺气闭郁,治节失职。

口唇发绀——肺气闭郁,血滞瘀阻。

面赤口渴——痰热闭肺,热毒壅盛。

胸闷胀满,泛吐痰涎——痰阻胸宇。

舌红苔黄,脉象弦滑——为痰热内羁之象。

治法:清热涤痰,开肺定喘。

方药:五虎汤合葶苈大枣泻肺汤。

方解:方中麻黄、杏仁、前胡宣肺止咳,生石膏、黄芩、鱼腥草、甘草清肺泄热,桑白皮、葶苈子、苏子泻肺涤痰,细茶肃肺化痰。

加减:痰盛者加浙贝母、天竺黄、鲜竹沥清化痰热;热甚者加栀子、虎杖清泄肺热;热盛便秘,痰壅喘急加生大黄,或用牛黄夺命散涤痰泻火;面唇青紫者加紫丹参、赤芍活血化瘀。

(4)毒热闭肺。

证候:高热持续,咳嗽剧烈,气促鼻扇,喘憋,涕泪俱无,鼻孔干燥,面赤唇红,烦躁口渴,小便短黄,大便秘结,舌红而干,舌苔黄糙,脉滑数。

辨证:本证邪毒炽盛,热势嚣张,毒热闭肺证情严重。易于转为心阳虚衰、邪陷厥阴之危重变证。

高热持续,咳嗽剧烈——肺热炽盛,宣肃失司。

气促鼻扇,喘憋——肺气闭塞,气道不利。

涕泪俱无,鼻孔干燥——毒热耗伤阴津。

面赤唇红,烦躁口渴,小便短黄,大便秘结——热炽于内,治节失主。

舌红而干,舌苔黄糙,脉滑数——肺热壅盛,烁灼阴津。

治法:清热解毒,泻肺开闭。

方药:黄连解毒汤合麻杏石甘汤加减。

方解:炙麻黄、杏仁、枳壳宣肺开闭,黄连、黄芩、栀子清热解毒,生石膏、知母、生甘草清解肺热。

加减:热重者加虎杖、蒲公英、败酱草清热解毒;腹胀大,便秘结者加生大黄、玄明粉通腑泄热;口干鼻燥,涕泪俱无者加生地黄、玄参、麦门冬润肺生津;咳嗽重者加前胡、款冬花宣肺止咳;烦躁不宁加白芍、钩藤清心宁神。

(5)阴虚肺热。

证候:病程较长,低热盗汗,干咳无痰,舌质红乏津,舌苔花剥、少苔或无苔,脉细数。

辨证:本证以病程较长,阴津耗伤证候为特征。

病程较长,低热——肺炎喘嗽后期,邪热未彻,余热留恋。

面色潮红,盗汗,干咳无痰——肺阴不足,虚火上炎,阴虚阳越,逼蒸汗泄。

舌质红而干,舌苔光剥,脉细数——阴虚肺热之象。

治法:养阴清肺,润肺止咳。

此证是久病阴液耗伤所致,故治当以养阴清热为主,润肺止咳为辅。

方药:沙参麦冬汤加减。

方解:沙参、麦门冬、玉竹、天花粉养阴清肺,桑白皮、炙款冬花肃肺润燥止咳,扁豆、甘草益气和胃。

加减:余邪留恋,低热起伏者加地骨皮、知母、黄芩、鳖甲、青蒿滋阴清热;久咳者加百部、枇杷叶、百合、诃子敛肺止咳;汗多者加煅龙骨、煅牡蛎、酸枣仁、五味子敛阴止汗。

(6)肺脾气虚。

证候:低热起伏不定,面白少华,动则汗出,咳嗽无力,喉中痰嘶,食欲不振,大便溏薄,舌质偏淡,舌苔薄白,脉细无力。

辨证:本证为肺炎喘嗽后期,耗损肺脾之气所致,多见于病程迁延、素体脾虚的患儿。因气为阳,气阳不足,也可以形成卫阳失守、营阴外泄的营卫不和证。

低热起伏——肺气虚弱,肺热不清。

面白少华,动则汗出——肺卫不固,腠理不密,营阴外泄。

咳嗽无力,喉中痰嘶——病情迁延不愈,肺虚气无所主,脾虚痰涎内生。

食欲不振,大便溏薄——脾气受损,纳运功能失常。

舌质偏淡,舌苔薄白,脉细无力——为肺脾气虚之象。

治法:补肺健脾,益气化痰。

此证为脾肺气虚,故治当益气健脾为主。出现营卫不和证时,可用调和营卫法治疗。

方药:人参五味子汤加减。

方解:人参、茯苓、炒白术、炙甘草益气健脾,培土生金,五味子敛肺止咳,百部、橘红止咳化痰。

加减:咳嗽痰多者去五味子,加半夏、陈皮、杏仁化痰止咳;咳嗽重者加紫菀、款冬花宣肺止咳;动则汗出重者加黄芪、煅龙骨、煅牡蛎固表止汗;食欲不振者加焦山楂、焦神曲、炒麦芽健胃助运。

若汗出多而肌肤不温,属营卫不和证,宜以桂枝龙骨牡蛎汤加减治疗。

2.变证

（1）心阳虚衰。

证候：突然面色苍白，口唇发绀，呼吸困难，或呼吸浅促，额汗不温，四肢厥冷，烦躁不安，或神萎淡漠，右胁下出现痞块并渐增大，舌质略紫，苔薄白，脉细弱而数，指纹青紫，可达命关。

辨证：本证以突然面色苍白，口唇发绀，四肢不温或厥冷，脉细弱而数为特征。常出现于婴幼儿或素体虚弱突患肺炎喘嗽者。

突然面色苍白——肺气闭阻，气机不利，心阳虚衰，不能温养分肉。

烦躁不安，或神萎淡漠——心失所养，心气不足。

口唇发绀，舌质略紫——气为血之帅，气郁则血滞，心主血，血流不畅瘀阻所致。

右胁下出现痞块并渐增大——肝为藏血之脏，胁肋为肝之分野，气滞血瘀，肝脏增大。

呼吸困难，或呼吸浅促——肺气垂绝，呼吸无力。

额汗不温，四肢厥冷——汗为心液，心阳不振欲脱之征。

苔薄白，脉微弱而数——脉通于心，心阳虚衰，不能尽其输血入脉功能。

指纹青紫，可达命关——心阳虚衰，血脉瘀滞，病情深重。

治法：温补心阳，救逆固脱。

此时治疗，不在邪之多少，要在挽救欲脱之阳气。

方药：参附龙牡救逆汤加减。

方解：人参大补元气，附子回阳救逆，龙骨、牡蛎潜阳敛阴，白芍、甘草和营护阴。

加减：气阳虚衰者亦可用独参汤，或参附汤少量频服以救急。气阴两竭者加麦冬，右胁下痞块等血瘀重者可酌加红花、丹参等活血化瘀之品。

（2）邪陷厥阴。

证候：壮热烦躁，神昏谵语，四肢抽搐，口噤项强，两目窜视，舌质红绛，指纹青紫，可达命关，或透关射甲。

辨证：本证邪热内迫肝经陷入心包，故昏迷、抽搐同时并见，病势危笃。

壮热烦躁，神昏谵语——邪热内陷心包，神明失主。

四肢抽搐，口噤项强，两目窜视——邪陷肝经，肝风妄动。

舌质红绛——温邪化火伤阴，病入营分血分。

指纹青紫，可达命关，或透关射甲——热盛络闭，病势危重。

治法：平肝熄风，清心开窍。

内陷厥阴有手足之分，治有侧重，邪陷手厥阴心包经以清心开窍为主，邪陷足厥阴肝经以平肝熄风为先。

方药：羚角钩藤汤合牛黄清心丸加减。

方解：羚羊角粉、钩藤平肝熄风，茯神安神定志，白芍、生地黄、甘草滋阴而缓急解痉，黄连、黄芩、栀子清热泻火解毒，郁金解郁开窍。另服牛黄清心丸清心开窍。

加减：昏迷痰多者加石菖蒲、胆南星、竹沥、猴枣散等豁痰开窍；高热神昏抽搐者，可选加紫雪丹、安宫牛黄丸、至宝丹等成药。

（四）其他疗法

1.辨证使用中成药

（1）小儿肺炎合剂：每次 5～15 mL，每天 3 次，疏风清肺止咳，用于风热、痰热、热毒炽盛各型。

(2)静脉滴注双黄连粉针剂及鱼腥草注射液:清肺止咳,用于本病各型。

(3)静脉滴注川芎嗪,每天 40～80 mL,以 5％～10％葡萄糖液稀释后滴注。改善肺脏循环,用于本病各型。

2.超声雾化吸药

(1)双黄连粉针剂 0.3＋生理盐水 20 mL 作雾化吸入。

(2)生理盐水 10 mg＋地塞米松 1 mg＋庆大霉素 1 万单位＋α-糜蛋白酶 1 mg 作雾化吸入。

3.胸部理疗

磁场效应或超短波理疗。

4.激光血疗仪治疗

每天 1 次,3 次为 1 个疗程,使用 1～2 疗程。

5.针灸疗法

穴选定喘、肺俞、丰隆等,平补手法,不留针,每天 1 次,连用 3 天,用于喘咳痰多者。

6.穴位注射

可选用维生素 B_{12} 或维丁胶性钙穴注定喘及肺俞,每次 0.5 mL,每天 1 次,连用 3 天,有助于祛痰及肺部啰音吸收。

7.拔罐疗法

取穴肩胛双侧下部,拔火罐。每次 5～10 分钟,1 天 1 次,5 天为 1 个疗程。适用于肺炎后期湿性啰音久不消退者。

(五)辨证施食

总的饮食原则是宜清淡,易消化,多营养饮食,忌肥厚燥热,生冷之品。

(1)雪梨瘦肉汤:雪梨 1 个,洗净去皮切片,瘦肉 200 g,加水 4 碗,煲至滚后约 20 分钟后食用,用于风热、热毒、痰热各型。

(2)白萝卜川贝瘦肉汤:白萝卜 125 g、川贝母 6 g、瘦肉 200 g,加水 5 碗共煲约 1 小时即可食用。用于痰热闭肺型及风热闭肺型。

(3)莲子 15 g、百合 15 g、鹌鹑蛋 3 只、冰糖少许,加清水 4 碗共煲 1 小时后饮汤,用于肺脾气虚或阴虚肺燥型。

(4)沙参 20 g、玉竹 25 g、淮山 30 g、兔肉 200 g,加清水 5 碗同煲 1 小时后饮汤,用于阴虚肺燥型。

(刘　辉)

第四节　哮喘的中医治疗

一、概述

(一)定义

哮喘是一种反复发作的哮鸣气喘性肺系疾病。临床以发作时喘促气急,喉间痰吼哮鸣,呼气延长,严重者不能平卧,呼吸困难,张口抬肩,摇身撷肚,唇口青紫为特征。

哮与喘在概念上有所不同,《幼科折衷·喘症》说:"哮以声响名;喘以气息言;促以气短论也。夫喘促喉中如水鸡声者谓之哮;气促而连续不能以息者谓之喘。""哮"是呼吸时喉间的哮鸣之声,由痰吼而形成。"喘"指呼吸急促,张口抬肩,不能平卧。哮在发作时每兼气喘,而喘以呼吸气促困难为主,可见于多种急、慢性疾病之中,不一定兼哮。因哮必兼喘,故通称哮喘。

(二)命名

根据本病发病的病因、症状的不同,历代医家对本病有不同的命名。哮喘作为儿科病名,首见于朱丹溪《幼科全书》。历代医家还提出过一些含义与此类似的命名。

"哮吼"见《幼科折衷·喘症》,指喉中痰鸣如吼的喘证证候。

"呷嗽"见《诸病源候论·咳嗽病诸候》:"呼呷有声,谓之呷嗽。"根据发病时的症状特点而命名。

"哮嗽"见《婴童百问·喘急第五十六问》:"哮嗽声如拽锯。"根据发病时症状的特点而命名。

除了上述这些病证名称之外,古代儿科医籍中还有一些从病因、病机、病程等不同角度提出的哮喘证候名称。如风痰哮(《幼科释谜·哮喘原由症治》)、水哮(《幼科释谜·哮喘原由症治》)、年久哮(《幼科释谜·哮喘原由症治》)等。

(三)范围

本病相当于西医学所称的儿童哮喘。

西医学目前认为支气管哮喘包括儿童哮喘和咳嗽变异型哮喘。咳嗽变异型哮喘的中医归类则有应归属于哮喘、咳嗽,或单列为风嗽、哮咳、哮嗽的不同看法。

(四)发病情况

哮喘是一种在世界范围内严重威胁人类健康的反复发作的慢性呼吸道变应性炎症疾病,其发病率和病死率有逐年增加的趋势。全球大约有 2 亿人患哮喘,近年来发病率又有增加趋势,特别是小儿哮喘有明显增多。我国小儿哮喘患病率为 2.0%～4.2%,有些地区甚至达到 10.1%～12.4%。哮喘全球防治创议指南(GINA)推广委员会报告指出:中国每 10 万哮喘患者便有 36.7 人死亡,高居 49 个参加研究的国家地区哮喘患者死亡率之首。哮喘已成为一种严重的公共卫生问题而引起世界各国的高度重视。

1.发病时间

本病发作有明显的季节性,冬春二季及气候骤变时易发病,特别是在秋季入冬时节易于发作。因气候转冷,外寒引动伏痰而发病,如《景岳全书·喘促》说:"喘有夙根,遇寒即发。"

一天之中,本病又常在夜半后、凌晨发作或加剧。因入夜之后,人体处于阳消阴长的过程中,阳气相对不足,故发作较重。

2.好发人群

任何年龄都可发病。初发年龄以 1～6 岁多见,多在 3 岁以内起病,与婴幼儿肺脾肾不足的生理特点突出有关。儿童期男孩患病率两倍于女孩,至青春期则无性别差异。

3.发病特点

本病大多由于小儿感冒而诱发,也有因接触其他异物而诱发者。因本病具有反复发作的特点,故前人称为"宿疾",如《幼科发挥·肺所生病》说:"或有喘疾,遭寒冷而发,发则连绵不已,发过如常,有时复发,此为宿疾。"

(五)治疗转归

中医注重整体调节哮喘患儿特应性体质,在防治哮喘方面具有一定的优势和特色。历代医家均认为哮喘为顽疾、痼疾,在治疗上既重视哮喘发作期的治标,更重视缓解期的治本,除了内服药外,还主张多种疗法同时应用,如敷贴、推拿等。

哮喘患儿可经治疗缓解或自行缓解,在正确的治疗和调护下,随年龄的增长,大都可以治愈。到 14 岁前后,随着肾气充盛,肺脾气壮,部分患儿发作可逐渐减少,以至痊愈。但也有些患儿屡发难止,延及成年,甚至遗患终身。哮喘反复发作者,则正气耗伤,肺、脾、肾渐虚,影响生长发育,重者形成鸡胸、龟背、形体瘦弱、身材矮小。

二、学术源流

关于哮喘病因的认识,宋代张季明《医说·治齁喘》指出饮食因素与喘的关系,他说:"因食盐虾过多,遂得齁喘之痰。"其后曾世荣《活幼心书·明本论中卷·咳嗽十一》指出:"有风生痰,痰实不化,因循日久,结为顽块,圆如豆粒,遂称痰母……风痰潮紧,气促而喘,乃成痼疾。"至明代鲁伯嗣《婴童百问·第五十六问》云:"小儿有因暴惊触心,肺气虚发喘者,有伤寒肺气壅盛发喘者,有感风咳嗽肺虚发喘者,有因食咸酸伤肺气发虚痰作喘者,有食热物毒物冒触三焦,肺肝气逆作喘者。"《万氏秘传片玉心书·哮喘门》说:"哮喘之症有二,不离痰火。由卒感风寒而得者,有曾伤盐水而得者,有伤醋汤而得者,至天阴则发,连绵不已。"《医宗必读·喘》:"良由痰火郁于内,风寒束其外,或因坐卧寒湿,或因酸咸过食,或因积火熏蒸,病根深久,难以卒除。"清代《幼科释谜·咳嗽哮喘》则对哮喘根据病因进行分类,提出因停食不运而致哮者为"食哮",因胸有停水而成哮者为"水哮",因风痰聚肺而成哮者为"风痰哮",哮喘屡发,久而不愈者为"年久哮"。

关于哮喘的病位,历代医家认为与肺肾关系最为密切。《素问·阴阳别论》云:"阴争于内,阳扰于外,魄汗未藏,四逆而起,起则熏肺,使人喘鸣。"《素问·逆调论》说:"夫不得卧,卧则喘者,是水气之客也,夫水者循津液而流也,肾者水藏,主津液,主卧与喘也。"又云:"不得卧而息有音者,是阳明之逆也。"《难经·第四十九难》说:"形寒饮冷则伤肺。"而哮喘病机的描述,隋代巢元方《诸病源候论·咳嗽病诸候》说:"呷嗽者,犹是咳嗽也,其胸膈痰饮多者,嗽则气动于痰,上搏咽喉之间,痰气相击,随嗽动息,呼呷有声,谓之呷嗽。"《证治汇补·哮病》云:"哮即痰喘久而常发者,因内有壅塞之气,外有非时之感,膈有胶固之痰,三者相合,闭拒气道,搏击有声,发为哮病。"《幼幼集成·哮喘证治》说:"夫喘者,恶候也。肺金清肃之令不能下行,故上逆而为喘……吼者,喉中如拽锯,若水鸡声者是也。喘者,气促而连属,不能以息肩者是也。故吼以声响言,喘以气息名。凡喉如水鸡声者为实,喉如鼾声者为虚。虽由于痰火内郁,风寒外束,而治之者不可不分虚实也。"

关于哮喘的治法方药,历代论述颇丰。在治疗上倡导哮喘既发以攻邪为急,未发以扶正为要。《金匮要略·肺痿肺痈咳嗽上气篇》云:"咳而上气,喉中水鸡声,射干麻黄汤主之。"朱丹溪在继承前人学说的基础上不仅创立了"哮喘"病名,而且对哮喘反复发作的特点及其诱发因素、饮食护理、预防方法等均有比较深入的认识。其在《幼科全书·哮喘》中云:"其证有二,不离痰火,有卒感风寒而得者,有曾伤盐醋汤水而得者,故天阴则病发,连绵不已。轻则以五虎汤,一服即止,重则葶苈丸治之,皆一时解急之法。若欲断根,当内服五圣丹、外用灸法……仍禁酸咸辛热之物。"这些论述对于目前临床仍具有重要的指导意义。嗣后,对于小儿哮喘病的认识和治疗,又有了进一步的发展。如明代万密斋《幼科发挥·肺所生病》中指出:"小儿素有哮喘,遇天雨则发者,苏陈九宝汤主之。"

三、病因病机

(一)病因

本病的发病原因有外因和内因两方面,外因是诱发因素,内因是凤因。内因责之于肺脾肾不足而痰饮内伏,多种外因作用于内因而发为哮喘。《症因脉治·哮病》云:"哮病之因,痰饮留伏,结成窠臼,潜伏于内,偶有七情之犯,饮食之伤,或外有时令之风寒束其肌表,则哮喘之症作矣。"

1.内因

(1)痰饮留伏:痰饮留伏的部位在肺,而痰饮的产生与肺、脾、肾三脏功能的失调密切相关。肺主一身之气,为水之上源,有通调水道的功能。素体肺虚或反复感邪伤肺,治节无权,水津不能通调、输布,则停而为痰为饮。脾主运化水湿,素体脾虚或疾病、药物伤脾,水湿不运,蕴湿生痰,故脾为生痰之源,所生之痰上贮于肺。肾为水脏,主一身水液调节,先天不足或后天失调致肾气虚衰,蒸化失职,阳虚水泛为痰,上泛于肺。

(2)遗传因素:小儿哮喘常有家族史,即患儿亲属中常有哮喘患者,故认为本病具有一定的遗传因素。若一、二级亲属中有哮喘,或小儿先天不足,则发病的原因与先天禀赋有直接关系。素体肺、脾、肾不足,津液凝聚为痰,伏藏于肺,形成哮喘反复发作的凤根。

2.外因

哮喘发病,外因是重要的诱发因素,外因引动内因而发作。哮喘的诱因很多,根据儿科临床发病的特点,其诱发因素,归纳起来,大抵有三类。

(1)外感六淫:气候突然转变,感受外邪,首先犯肺,肺卫失宣,肺气上逆,触动伏痰,痰气交阻于气道,则发为哮喘。小儿时期的感冒常是引起哮喘发作的主要原因,并由此而使患儿病情加重。

(2)接触异物:如吸入花粉、居室的螨、灰尘、烟尘、煤气、油味异味及动物羽毛的皮屑,杀虫粉、棉花籽等。这些异物可由气道或肌肤而入,均犯于肺,触动伏痰,影响肺气的宣降,导致肺气上逆,发生哮喘。这些异物相当于现代医学所说的变应源。

(3)饮食不慎:如过食生冷酸咸常使肺脾受损,所谓"形寒饮冷则伤肺",如过食肥甘,也常积热蒸痰,使肺气壅塞不利,每能诱导哮喘的发生。

(4)劳倦所伤:哮喘每在过劳或游玩过度而发。劳倦过度伤人正气,或汗出当风,触冒外邪,引动伏痰,肺气不利而发为哮喘。

(5)情志过极:情志过极,常使气机逆乱,升降失常,肺气上逆,引动伏痰而喘。

上述诱因中以外感六淫引发哮喘最为多见,接触异物、饮食不慎次之。这些诱因中,有的既是形成伏痰的原发因素,又是引发哮喘的直接诱因。此外,各种诱因可以单独引发哮喘,亦可几种因素相合致病。

现代研究认为哮喘是由嗜酸性粒细胞(EOS)、肥大细胞和 T 淋巴细胞等多种炎症细胞参与的气道慢性变态反应性炎症。这种慢性气道炎症不仅发生于哮喘的发作期,在哮喘的缓解期也仍然存在,使易感者对各种激发因子具有气道高反应性。哮喘的发病机制至今仍未完全明了,目前认为哮喘是一种多基因遗传病,在环境因素和基因的共同作用下导致哮喘的发生。

(二)病机

哮喘发病,是外来因素作用于内在因素的结果,所以,本病的发病机制,主要在于痰饮久伏,触遇诱因而发。当发作时,则痰随气升,气因痰阻,相互搏结,阻塞气道,宣降失常,而出现呼吸困难,气息喘促,同时,气体的出入,又复引触停积之痰,是以产生哮鸣之声。

1.痰伏于肺是病机关键

伏痰的形成是肺、脾、肾等脏腑功能失调,津液停聚而成。痰之为病非常广泛,随其所停部位不同,发生的病证各异。哮喘的病机关键在痰伏于肺,形成夙根,遇触即发。夙痰久伏造成哮喘反复发作。哮喘发作的机制,在于外因引动伏痰,痰气相合。发作之时,痰随气升,气因痰阻,相互搏结,壅塞气道,气息不畅,因而产生呼吸喘促,呼气延长,痰随呼吸气息升降,发出哮鸣之声。

哮喘的病位以肺为主。脾、肾与肺在生理病理方面关系密切。肺司呼吸,肾主纳气;脾为生痰之源,肺为贮痰之器。

2.发作期以邪实为主,有寒、热之分

哮喘发作期以邪实为主,表现为痰邪壅肺,有形之痰阻于气道,形成喉中哮鸣,呼吸急促。由于病因不同,体质差异,病机演变有寒、热之分,所谓寒痰、热痰阻肺。外感风寒,内伤生冷者,则为寒痰伏肺;由于素体阳虚者,则气不化津,也致寒痰内伏,均表现为寒性哮喘。由于素体阴虚,痰热郁肺,或寒痰久伏化热而致者,则表现为热性哮喘;由于素体阳盛,复感风寒者,或外寒未解,里热已成者,则外寒内热,形成寒包火,是为寒热错杂证候。若哮喘持续发作,经日持久,或反复多次发作,正气亏虚者,痰壅气喘,动则尤甚,可出现肺家痰浊壅盛,肾之真阳亏虚的邪实正虚证,即虚实夹杂证候。随邪正消长,又有偏于邪实和偏于正虚的区别。

3.缓解期以正虚为主,有肺、脾、肾之别

哮喘反复发作,久病气阴阳日益耗伤,正气渐虚,因而在发作缓解之后,仍有肺、脾、肾亏虚之征。痰伏于内,正气亏虚,又造成夙因久留,御邪力弱,反复发病,难以痊愈。

哮喘反复发作,肺气耗散,故在缓解期表现为肺气虚弱,久而不复。肺与脾肾关系密切。母病及子,子病又可及母,肺虚则脾气亦虚,脾虚不运,则停湿生痰,痰浊上贮,则呼吸不利,故本病往往表现为时发时止,反复不已。肺脾久虚,又可导致肾气虚弱,或者患儿先天肾气未充,均可表现为后天脾肾阳虚,阳气虚则摄纳失职,气逆于上,产生"喘气不足以息",故在缓解时,也可表现有轻度持续性哮喘征象。另有少数患儿素体阴虚,或者肺热伤阴、过食温热之品伤阴,则致肺肾阴虚,失于润养,肺主气,司呼吸功能失职,同样可以使哮喘反复发作。

4.哮喘反复发作,源于外邪、伏痰、体质

(1)外邪难防:临床上多数哮喘患儿因感冒而诱发哮喘,部分哮喘患儿同时又是复感儿,反复感受外邪是哮喘反复发作的重要原因,防治外邪是根治哮喘的重要措施。

(2)伏痰难除:伏痰是哮喘发作的夙根,伏痰在哮喘发作时表现为有形之痰,不发之时为无形之痰,消除伏痰是根治哮喘的关键。

(3)素体难调:古今医家都十分重视哮喘患儿的体质,无论在发病学上还是在治疗学方面,哮喘发作的根本在素体肺、脾、肾不足,这也是伏痰产生的内在原因,调理体质成了防治哮喘的根本。

四、临床诊断

(一)诊断要点

(1)多有婴儿期湿疹史,家族哮喘史。

(2)有反复发作的病史。发作多与某些诱发因素有关,如气候骤变、受凉受热、进食或接触某

些过敏物质等。

(3)常突然发作,发作之前,多有喷嚏、咳嗽等先兆症状。发作时喘促,气急,喉间痰鸣,咳嗽阵作,甚者不能平卧,烦躁不安,口唇青紫。

(4)肺部听诊:发作时两肺闻及哮鸣音,以呼气时明显,呼气延长。支气管哮喘如有继发感染,可闻及湿啰音。

(5)血常规检查:一般情况下,支气管哮喘的白细胞总数正常,嗜酸性粒细胞可增高;伴肺部细菌感染时,白细胞总数及中性粒细胞均可增高。

(二)病证鉴别

哮喘应与咳嗽、肺炎喘嗽鉴别。

1.咳嗽

(1)临床表现:咳嗽最主要的临床表现是咳嗽,有的在喉间可闻及痰鸣音,但无典型的如水鸡声的哮鸣音,多数也不伴有喘促,与哮喘发作时以哮鸣、气喘为主要临床表现不同。

(2)肺部听诊:咳嗽患儿两肺呼吸音粗糙,或有少量散在干啰音、粗湿啰音。哮喘患儿发作时两肺满布哮鸣音。

(3)咳嗽反复发作,时间较久者,当与咳嗽变异型哮喘相鉴别。哮喘患儿多有特殊的家族史与过敏史,特别是抗生素治疗无效、解痉平喘药有效可帮助鉴别。

2.肺炎喘嗽

(1)临床表现:肺炎喘嗽咳喘并重,并伴发热气促、鼻扇等症,常继发于感冒或其他疾病之后,有感冒病史或其他热病史。以咳嗽、痰壅、气促、发热为主症。哮喘发作时以咳嗽、气喘、哮鸣、呼气延长为主症,多数不发热,常反复发作,常有过敏史、家族史。反复发作者胸部可以变形,甚则生长发育迟缓。

(2)肺部听诊:肺炎喘嗽患儿有弥漫性或局限性细湿啰音,常伴干啰音。哮喘发作时以两肺满布哮鸣音为主。

(3)屡发特征:肺炎喘嗽可偶发或屡发,屡发者每次发作之间无固定关系。哮喘患儿常屡次发作,每次发作的诱因、症状相似。

五、辨证思路

哮喘临床分发作期与缓解期,辨证主要从寒热虚实和肺脾肾三脏入手。发作期以邪实为主,重点辨寒热;缓解期以正虚为主,重点辨脏腑,再辨气阴阳。

(一)发作期

1.辨寒热虚实

哮喘时痰涎稀薄,色白起泡沫,且有畏寒肢冷,则为寒饮射肺。发作时气息短粗,痰黄而黏,渴欲冷饮,面色潮红,则为痰热壅肺。如果胸满苦闷不安,发出喘鸣,痰质浓稠,口干便秘,属于实证。如果声低息短,动则喘乏,身凉易汗,脉弱无力,多属虚证。

2.辨轻重险逆

发时哮鸣呼吸困难,然后逐渐平复,其证多轻。哮喘久发不已,咳嗽喘鸣气促,不能平卧,则属重证。若哮发急剧,张口抬肩,面色青灰,面目浮肿,肢静身冷,则为险逆之候。

3.辨发作先兆

哮喘欲发之时,一般有先兆症状,如鼻喉作痒,或有眼痒、皮肤瘙痒,喷嚏、呼吸不畅、胸闷等。

继则出现咳喘发作。辨识发作先兆,可以先证而治,减轻发作症状,缩短发作时间。

4.辨别诱因

哮喘反复发作,痰伏于肺是内因,而诱发因素则比较复杂,辨明诱因,对于减少发作次数,促使早日痊愈十分重要。常通过详细的病史询问或进行一些必要的检查,如变应源筛查试验来进行辨别。如外感后哮喘发作,其诱因与感邪有关;如进食或接触某种特定物质之后哮喘发作则与接触异物有关;如过劳或运动后发作,则与劳倦有关等。

(二)缓解期

缓解期以正虚为主,以肺脾肾脏腑辨证结合气阴阳辨证。以自汗,易感冒,纳差便溏等为主者,属肺脾气虚;以形寒肢冷,动则喘甚,便溏为主者,属脾肾阳虚;以盗汗潮热、干咳为主者,属肺肾阴虚。

六、治疗原则

本病的治疗,应按发作期和缓解期分别施治。《丹溪心法·喘论》主张,未发以扶正气为主,既发以攻邪气为急。哮喘发作期,多属邪实,应当攻邪以治其标,并需辨其寒热而施治。如寒邪应温,热邪应清,有痰宜涤,有表宜散,气壅宜降等。但也有属于虚实兼见,寒热并存者,治疗时又应兼顾,不宜攻伐太过。正如张景岳所云:"攻邪气者,须分微甚,或散其风,或温其寒,或清其痰火。然久发者,气无不虚……攻之太过,未有不致日甚而危者。"临证之时,必须遵循应用。缓解期当扶正以治其本,调其肺脾肾等脏腑功能,消除伏痰凤根。在缓解期以补肺固表、扶脾益肾、补土生金为主,调理脏腑功能,去除生痰之因,达到治本的目的。哮喘属于顽疾,宜采用多种疗法综合治疗,如三伏天敷贴疗法冬病夏治,哮喘重度、危重度发作西药吸入或静脉滴注疗法等控制发作均可供选择应用。

七、证治分类

(一)发作期

1.寒性哮喘

证候:咳嗽气喘,喉间哮鸣,痰液清稀或带沫,形寒肢冷,鼻流清涕,面色淡白,恶寒无汗,口中不渴,或渴喜热饮,舌淡红,苔薄白或白腻,脉浮滑,指纹红。

辨证:本证主要由于寒邪外受,宿有痰饮,辨证要领为哮喘发作时伴有表寒证象,表现在痰的色、质、全身伴随症状,无明显热象。本证与热性哮喘鉴别的要点主要是痰清不黄,形寒肢冷,口不渴,舌脉亦无热象。本证性虽属寒,但在病程中可以出现外寒未解,入里化热的转化;若咳喘持续日久,虽有咳喘痰壅的肺实之征,亦可出现动则喘甚,小便清长等肾不纳气的虚象。

形寒无汗,咳逆气促——风寒外袭,内束于肺,痰为之动,肃降失司。

呼吸急迫,喉中有哮鸣声——外邪引动体内伏痰,阻于肺络,气道受其阻遏,因而痰气相搏。

痰稀有沫,面色淡白——寒邪阻滞肺气,胸中阳气失宣。

四肢不温,口不渴——风寒之邪尚未化热之象。

口中不渴,或渴喜热饮——寒痰伏肺,胃津不足。

舌苔薄白,脉象浮滑,指纹红——皆为寒痰之象。

治法:温肺散寒,化痰定喘。

本证由于风寒束表,寒痰阻塞气道,肺气上逆,以致呀呷有声而哮,故治当温肺散寒。治疗重在平喘,通过温化寒痰,肃降肺气而平喘。

方药:小青龙汤合三子养亲汤加减。

方解:小青龙汤中,麻黄发汗解表,宣肺定喘;桂枝、芍药和卫解肌;干姜、细辛温肺化饮,辛散风寒;五味子温敛肺气以止咳,并防肺气之耗散;半夏化痰定喘;炙甘草和中。三子养亲汤中,白芥子利气豁痰,下气宽中;苏子润肺下气,定喘止嗽;莱菔子消食化痰,开痞降气。二方合用,散中兼收,燥中有润,对于寒饮射肺,气实痰盛者,颇为适宜。

加减:咳甚者加紫菀、款冬花以助止咳化痰;晨起喷嚏、流涕连作者加辛夷、蝉蜕祛风宣窍;哮喘甚者加半夏、葶苈子燥湿化痰,蠲饮降浊。如婴幼儿便干痰多,喉中痰声辘辘者,可配服南通保赤丸,以涤痰通下;发作以后,咳嗽痰沫甚多者,可用冷哮丸以温肺化痰,缓图根治。

本证如表寒较著,亦可用射干麻黄汤加减。经过治疗后,表解而喘渐平,可用苏子降气汤加减,以化痰顺气。

如寒喘反复发作,既有咳喘痰壅的肺实之象,又见汗多面白,四肢欠温,甚至口唇青紫、气急不能平卧,动则喘剧的阳虚之证,治疗则宜温肺平喘,补肾摄纳,可在小青龙汤基础上,配合黑锡丹摄纳肾气,并用附子壮火益元,虚实兼顾,也可佐以磁石、龙齿等潜阳之品,使其增强温肾之功。神萎,汗多,脉微细者,可加人参、龙骨、牡蛎以益气潜镇。

2.热性哮喘

证候:咳嗽喘息,声高息涌,惟以呼出为快,喉间痰吼哮鸣,咯痰黄稠,胸膈满闷,身热,面赤,口干,渴喜冷饮,咽红,尿黄,大便干燥或秘结,舌质红,舌苔黄或黄腻,脉滑数,指纹紫。

辨证:此证主要由于阳邪亢盛,痰因热动,火炎痰生,辨证要点以哮喘发作时痰黄息粗、身热面赤、口渴、舌红苔黄为主。与寒性哮喘的鉴别主要从痰色、质及全身热象区别。

咳逆作喘,哮鸣有声——素体阳盛,感受风热之邪化火,或因肥甘积滞,热自内生,痰因热动,痰热交阻,上熏于肺,肺气壅盛,肃降失司。

胸闷膈满,声高息涌,惟以呼出为快——痰热互结,阻塞气道,气实有余而呼吸不利。

身热面赤,口干,渴喜冷饮,咽红——肺胃热甚之象。

大便秘结——肺气上逆,腑气不通。

小便黄赤——肺失通调,热蒸津液。

舌质红,舌苔黄或黄腻,脉象滑数,指纹紫——痰热内蕴之象。

治法:清肺涤痰,止咳平喘。

此证因痰火内扰,肺胃热盛,故治当清肺热,涤痰浊,则痰热交阻可解,哮喘自定。本证痰宜清化,通过泻肺而平喘。

方药:麻杏石甘汤合苏葶丸加减。

方解:麻杏石甘汤中,麻黄、生石膏开肺气,清邪热,积热清泄,则肺开喘平;杏仁苦降,助麻黄止咳平喘;甘草和中降逆。苏葶丸中,苏子降气化痰;葶苈子泻肺定喘。二方合用,清肺豁痰,降气定喘。

加减:痰多者可加瓜蒌仁、海浮石,瓜蒌仁润滑涤痰,海浮石味咸软坚,治稠腻黏痰。喘甚者可加白芥子,协助苏子、葶苈子降气豁痰;呕逆者可加半夏、生姜化痰降逆;便秘者可加大黄、风化硝以荡涤通腑,或加礞石滚痰丸。如肺阴已伤而痰热未清者,宜去麻黄,因其有致燥之虞,或用蜜炙麻黄,亦可加沙参、玉竹、麦门冬、川贝母之类润燥养阴以豁痰。

此证表证未解者,亦可用定喘汤加减。痰壅肺实者宜加用成药猴枣散,具有豁痰镇惊作用,尤以婴幼儿更为适宜。

3.外寒内热

证候:喘促气急,咳嗽哮鸣,鼻塞喷嚏,流清涕,或恶寒发热,咯痰黏稠色黄,口渴,大便干结,尿黄,舌质红,舌苔白,脉滑数或浮紧。

辨证:本证之外寒多是外感风寒,其内热常因表寒未解入里化热而成,亦有素体痰热内蕴,被外邪引动而诱发。临床辨证以外有风寒束表之表证,内有痰热蕴肺之里证为要点。此证常由寒性哮喘转化而来,其鉴别点主要是里热的有无,如痰黄、便干等。

喘促气急,咳嗽哮鸣,鼻塞流清涕——风寒袭表,内束肺气,引动体内伏痰,痰气搏结。

咯痰黏稠色黄,口渴,大便干结,尿黄——素体阳盛,痰饮化热。

舌质红,舌苔白,脉滑数或浮紧——寒热错杂之象。

治法:解表清里,定喘止咳。

此证外寒未解,内热已成,故治以解表清里,定喘止咳。治疗应寒热并用,根据临床表现,确定解表和清里的侧重。

方药:大青龙汤加减。

方解:炙麻黄、桂枝、白芍散寒解表和营,细辛、五味子、半夏、生姜蠲饮平喘,生石膏、黄芩清泄肺热,葶苈子、苏子、射干化痰平喘,生甘草和中。

加减:热重者加栀子、鱼腥草、虎杖清其肺热;咳嗽重者加桑白皮、前胡、紫菀肃肺止咳;喘促甚者加射干、桑白皮泻肺平喘;痰热重者,加地龙、黛蛤散、竹沥清化痰热。

风寒外束,痰热内壅,表现外寒内热而哮喘不已者,也可选用定喘汤加减治之。

4.肺实肾虚

证候:病程较长,哮喘持续不已,喘促胸满,动则喘甚,面色少华,畏寒肢冷,神疲纳呆,小便清长,常伴咳嗽痰多,喉中痰吼,舌质淡,苔薄腻,脉细弱。

辨证:本证常见于哮喘迁延不解,动则喘甚之患儿,表现为正虚邪恋,虚实夹杂,上盛下虚。辨证要点为虚实并见,哮喘持续日久,动则喘甚。此证可由寒哮或热哮日久而成,临床当辨别其寒热,即肺实可属寒亦可属热。

喘促胸满,持续不已——痰饮壅肺,肺失肃降,痰随气升。

病程较长,动则喘甚,畏寒肢冷,小便清长——肾阳已虚,失于摄纳、温煦。

面色少华,神疲纳呆,常伴咳嗽痰多,喉中痰吼——肾阳失煦,痰饮不化。

舌质淡,苔薄腻,脉细弱——寒饮蕴肺,肾阳亏虚。

治法:泻肺补肾,标本兼顾。

本证痰饮壅肺,肾气已虚,故治以泻肺补肾,标本兼顾。治疗当分清虚实多少。

方药:偏于上盛者用苏子降气汤加减。偏于下虚者用都气丸合射干麻黄汤加减。

方解:苏子降气汤中苏子、杏仁、前胡、半夏降气化痰;厚朴、陈皮理气燥湿化痰;肉桂温肾化气,以行水饮;配当归活血调营;紫菀、款冬花温润化痰平喘。亦可加人参、五味子益气敛肺。

都气丸合射干麻黄汤中山茱萸、熟地黄、补骨脂益肾培元,怀山药、茯苓健脾益气,款冬花、紫菀温润化痰,半夏、细辛化饮平喘,胡桃肉、五味子补肾纳气,麻黄、射干宣肺平喘。

加减:动则气短难续,加紫石英、诃子摄纳补肾;畏寒肢冷,加附片、淫羊藿温肾散寒;畏寒腹满者,加椒目、厚朴温中除满;痰多色白,屡吐不绝者,加白果、芡实补肾健脾化痰;发热咯痰黄稠,加黄芩、冬瓜子、金荞麦清泄肺热。

（二）缓解期

1.肺脾气虚

证候：面白少华，气短自汗，咳嗽无力，神疲懒言，形瘦纳差，大便溏薄，易于感冒，舌质淡，苔薄白，脉细软。

辨证：本证属于肺气虚而卫表不固，常在气候变化之时易为邪乘而发。脾气虚而运化失健，纳差便溏，痰饮易生。辨证要点为有肺虚的表现多汗易感冒，也有脾虚的表现纳差便溏。临床也可出现以肺虚为主或以脾虚为主者。

气短，咳嗽无力，声低懒言——肺主一身之气，肺虚则气弱。

自汗易感——肺虚卫表不固，腠理不密。

面白少华，形瘦纳差，大便溏薄——脾主运化，主肌肉，脾虚则肌肤失养，运化失健。

舌质淡，苔薄白，脉细软——肺脾气虚之象。

治法：健脾益气，补肺固表。

方药：人参五味子汤合玉屏风散加减。

方解：党参、五味子补气敛肺；茯苓、白术健脾补气，补土生金；黄芪、防风益气固表而不留邪，防风得黄芪，走表御邪而不伤气；半夏、橘红化痰止咳。

加减：气虚甚者加人参、黄精健脾益气以助气血生化之源，使气充血旺；汗出多者加煅牡蛎、糯稻根以潜阳生津敛汗；食纳减少者加砂仁、焦山楂运脾开胃；肢冷甚者加桂枝、附子以增强温阳化气散寒之功。

2.脾肾阳虚

证候：面色苍白，形寒肢冷，动则喘促咳嗽，气短心悸，脚软无力，腹胀纳差，大便溏泄，小便频多，舌质淡，苔薄白，脉细弱。

辨证：本证多见于素体阳虚或哮喘日久者，以阳虚为主，故寒象明显。偏肾阳虚者形寒肢冷，动则喘促；偏脾阳虚者腹胀纳差便溏。

腹胀纳差，大便溏泄——脾虚运化不健，升降失司。

面色苍白，形寒肢冷——肾阳虚弱，失于温煦。

动则喘促，气短心悸——肺主呼吸，肾主纳气，肺为气之主，肾为气之根，肾不纳气则喘促、气短。

脚软无力，小便频多——脾肾阳虚，气化失职。

舌质淡，苔薄白，脉细弱——脾肾阳虚之象。

治法：健脾温肾，固摄纳气。

此证由阳虚失于温煦，肾虚失于摄纳而致，治当温补固摄为主。

方药：金匮肾气丸加减。

方解：附子、肉桂、鹿角片温补肾阳，山茱萸、熟地黄、淫羊藿补益肝肾，怀山药、茯苓、白术健脾益气，胡桃肉、五味子、银杏敛气固摄。

加减：咳甚加款冬花、紫菀止咳化痰；夜尿多者，加益智仁、菟丝子、补骨脂补肾固摄；虚喘明显可加蛤蚧、冬虫夏草补气纳气。

3.肺肾阴虚

证候：面色潮红，夜间盗汗，消瘦气短，手足心热，时作干咳，喘促乏力，舌质红，苔花剥，脉细数。

辨证:本证多见于素体阴虚或用药过于温燥者。偏肺阴虚者干咳少痰,偏肾阴虚者消瘦气短,夜尿频多。病久亦可出现阴阳俱虚。

干咳少痰,喘促乏力——肺阴亏虚。

消瘦气短,夜间盗汗——肾阴亏虚。

面色潮红,手足心热——阴虚内生虚热。

舌质红,苔花剥,脉细数——阴虚内亏之象。

治法:养阴清热,补益肺肾。

本证以阴虚为主,病变脏腑以肺肾为主,治当补益肺肾之阴,兼清虚热。应用滋补药时要注意不碍滞脾胃,影响运化。

方药:麦味地黄丸加减。

方解:麦门冬、北沙参、百合润养肺阴,五味子益肾敛肺,山茱萸、熟地黄、枸杞子、怀山药、紫河车补益肾阴,牡丹皮清热。

加减:盗汗甚加知母、黄柏育阴清热,呛咳不爽加百部、款冬花润肺止咳,潮热加鳖甲、地骨皮清其虚热。

八、其他疗法

(一)中药成药

1.小青龙口服液

每服10 mL,1天2次。用于寒性哮喘。

2.哮喘颗粒

每服10 g,1天2次,开水冲服。用于热性哮喘。

3.桂龙咳喘宁

每服2粒,1天3次。用于寒热夹杂,肾气不足者。

4.玉屏风口服液

每服10 mL,1天3次。用于肺气不足,反复外感者。

(二)敷贴疗法

《张氏医通》方:白芥子21 g,延胡索21 g,甘遂12 g,细辛12 g。共研细末,分成3份,每隔10天使用1份。用时取药末1份,加生姜汁调稠,如1分硬币大,分别贴在肺俞、心俞、膈俞、膻中穴,贴2~4小时揭去。若贴后皮肤发红,局部出现小疱疹,可提前揭去。贴药时间为每年夏天的初伏、中伏、末伏3次,连用3年。

(三)推拿疗法

先用推法,依次横推胸腹部(以华盖、膻中为重点)、腰背部(自上而下,以肺俞、膈俞、命门为重点)、脊柱及其两侧,接着按肺俞、膈俞。每1~2天1次,10次为1个疗程。适用于缓解期。

(四)针灸疗法

1.体针

取定喘、解喘、天突、大杼等,每天一次。用于发作期。

2.耳针

选喘点、内分泌。用于发作期。

九、预防与调护

（一）预防

（1）避免受凉，防止感冒，在气候多变之时，注意冷暖，及时增减衣服，尤须注意头颈部如天突、百劳、肺俞穴等处的保暖。

（2）生活起居要有规律。饮食要均衡，不宜过饱，勿食过甜、过咸及生冷之品。避免过劳，保证睡眠。

（3）进行适合各年龄特点的体育锻炼，增强体质。多作户外活动，培养孩子对气候环境变化的适应能力。

（4）改善居处环境，避免吸入烟尘和刺激性气体，避免接触变应源。

（二）调护

（1）发作时应保持安静，尽量减轻患儿的紧张心情。病室环境安静、卫生，室内空气要新鲜。避免感寒着凉、感受外邪。避免接触特殊气味。

（2）饮食宜清淡易消化，忌进生冷及海鲜发物等。

（3）发作期间宜休息，气喘不能平卧者，采用高枕或半卧位，鼓励患儿排痰。

（4）发作期注意观察呼吸、心率、脉象等变化，监测大发作的产生。

（5）缓解期必须注意营养，多见阳光，适当活动，以增强体质。

十、现代研究

关于哮喘病因病机的认识，在传统认识的基础上，现代认为风邪、血瘀、痰食等亦为哮喘的主要病因病机。其中较为重视痰饮和血瘀，认为痰瘀互结是小儿哮喘反复发作的主要病理，可以从痰瘀同源，痰瘀互化；痰瘀互结，阻塞气道，气道狭窄、痉挛，气机升降不利发为哮喘来认识。

关于哮喘的辨证分型，中医历来将哮喘分为发作期和缓解期进行论治。五版《中医儿科学》教材将小儿哮喘发作期分寒性哮喘、热性哮喘，缓解期分肺气虚弱、脾虚气弱、肾虚不纳论治；六版《中医儿科学》教材分为发作期寒性哮喘、热性哮喘、寒热夹杂、虚实夹杂，缓解期肺气虚弱、脾气虚弱、肾气虚弱论治；新世纪、精编《中医儿科学》教材则分为发作期寒性哮喘、热性哮喘、外寒内热、肺实肾虚，缓解期肺脾气虚、脾肾阳虚、肺肾阴虚论治。可以看出，对于小儿哮喘的辨证分型在不断深化。

除了教材上具有代表性的分型外，各家方法亦较多。张必进将哮喘发作期分寒痰犯肺、热痰蕴肺和湿痰阻肺三型。陈立翠认为肾在小儿哮喘发病中占有重要地位，所以临床上从寒热二途将发作期病候分为肺热肾虚型和肺寒肾虚型进行治疗。王烈教授将哮喘分三期论治，认为由于年龄、病因、个体反应和病变程度等不同，临床起病及证候表现也各有别，辨证可分发作期、缓解期和稳定期。发作期属于邪气盛，证候又有寒、热、实、虚的不同；缓解期属于正气虚，余邪未尽，证候又有肺、脾、肾虚之偏；稳定期属于邪去正复阶段，但有前两期历史，故肾虚、邪伏是关键。

关于中医药治疗哮喘的临床研究，近年来用某方治疗哮喘某证进行临床观察的报道较多。如冯兆才等治疗小儿痰热证哮喘200例，随机分为试验组150例、对照组50例，两组均予氨茶碱口服，试验组另予小儿肺热咳喘合剂（麻黄、桃仁、杏仁、生石膏、紫苏子、葶苈子、地龙、黄芩、蝉蜕、远志等组成），疗程7天。结果试验组临床控制78例、显效57例、有效10例、无效5例，总有率96.67%，明显优于对照组，且在症状、体征、肺功能及IgE改善方面均优于对照组（$P<0.05$）。

殷文秀应用健脾活血化痰汤（茯苓、莱菔子、炒白术、当归、丹参各10 g，生黄芪20 g，陈皮8 g，法半夏、生甘草各5 g）随证加减，配合酮替酚治疗小儿哮喘缓解期99例，并与西药普米克喷剂加酮替酚治疗78例对照。结果试验组治愈42例、临床控制35例、有效19例、无效3例，总有效率96.97%；对照组治愈20例、临床控制25例、有效24例、无效9例，总有效率88.46%。取得较好的临床效果。

（刘　辉）

第十三章

小儿疾病的护理

第一节　急性感染性喉炎的护理

急性感染性喉炎是由病毒或细菌等引起的喉部黏膜的急性炎症,多见于5岁以下的儿童,冬、春季发病较多。由于小儿喉腔狭小、黏膜下血管淋巴组织丰富,声门下组织疏松等解剖特点,患儿易出现犬吠样咳嗽、声音嘶哑、吸气性喉鸣伴呼吸困难,严重时出现喉梗阻症状,若处理不及时,可危及生命。

一、临床特点

(一)症状

(1)发热:患儿可有不同程度的发热,严重时体温可高达40℃以上并伴有中毒症状。

(2)咳嗽:轻者为刺激性咳嗽,伴有声音嘶哑,较重的有犬吠样咳嗽。

(3)喉梗阻症状:呈吸气性喉鸣、三凹症,重者迅速出现烦躁不安、吸气性呼吸困难、发绀、心率加快等缺氧症状。临床将喉梗阻分为4度。

Ⅰ度喉梗阻:安静时如常人,但活动(或受刺激)后可出现喉鸣及吸气性呼吸困难。胸部听诊呼吸音清晰,心率无改变。

Ⅱ度喉梗阻:即使在安静状态下也有喉鸣和吸气性呼吸困难。听诊可闻喉鸣传导或气管呼吸音,呼吸音强度大致正常。心率稍快,一般状况尚好。

Ⅲ度喉梗阻:吸气性呼吸困难严重,除上述表现外,还因缺氧严重而出现明显发绀,患儿常极度不安、躁动、恐惧、大汗,胸廓塌陷,呼吸音明显减低。心率增快,常大于140次/分,心音低钝。

Ⅳ度喉梗阻:由于呼吸衰竭以及逐渐体力耗竭,患儿极度衰竭,呈昏睡状或进入昏迷,三凹征反而不明显,呼吸微弱,呼吸音几乎消失,胸廓塌陷明显,心率或慢或快,心律不齐,心音微弱,面色由发绀变成苍白或灰白。

(二)体征

咽部充血,肺部无湿啰音。直达喉镜检查可见黏膜充血肿胀,声门下黏膜呈梭状肿胀,黏膜表面有时附有黏稠性分泌物。

二、护理评估

(一)健康史
询问发病情况,病前有无上呼吸道感染现象。

(二)症状、体征
检查患儿有无发热、声音嘶哑、咳嗽、气促、三凹征。

(三)社会-心理因素
评估患儿及家长的心理状态,对疾病的了解程度,家庭环境及经济情况,了解患儿有无住院的经历。

(四)辅助检查
了解病原学及血常规检查结果。

三、常见护理问题

(1)低效性呼吸形态:与喉头水肿有关。

(2)舒适的改变:与咳嗽、呼吸困难有关。

(3)有窒息的危险:与喉梗阻有关。

(4)体温过高:与感染有关。

四、护理措施

(一)改善呼吸功能,保持呼吸道通畅
(1)保持室内空气清新,每天定时通风 2 次,保持室内湿度在 60% 左右,以缓解喉肌痉挛,湿化气道。

(2)适当抬高患儿颈肩部,怀抱小儿使头部稍后仰以保持气道通畅,体位舒适。

(3)Ⅱ度以上喉梗阻患儿应给予吸氧。

(4)吸入用布地奈德混悬液+肾上腺素用生理盐水稀释后雾化吸入,每天 3~4 次。以消除喉水肿,恢复气道通畅。

(5)指导较大患儿进行有效的咳嗽,当患儿剧烈咳嗽时,可嘱患儿深呼吸以抑制咳嗽。

(二)密切观察病情变化
根据患儿三凹征、喉鸣、发绀及烦躁的表现来判断缺氧的程度,及时发现喉梗阻,积极处理,避免窒息。如有喉梗阻先兆,立即通知医师,备好抢救物品,积极配合抢救。

(三)发热护理
监测体温变化,发热时给温水擦浴,解热贴敷前额,必要时按医嘱给予药物降温。

(四)提高患儿的舒适度
卧床休息,减少活动,各种护理操作尽量集中进行,避免哭闹。一般情况下不用镇静剂,若患儿过度烦躁不安,可遵医嘱用地西泮、苯巴比妥肌内注射或 10% 水合氯醛灌肠。因氯丙嗪及吗啡有抑制呼吸的作用,不宜应用。

五、健康教育

(1)向患儿家长讲解疾病的有关知识和护理要点,指导家长耐心细致地喂养,进食易消化的流质或半流质,多饮水,不吃有刺激性的食物,避免患儿进食时发生呛咳。

(2)向家长说明雾化吸入的重要性,鼓励患儿配合治疗。

(3)避免哭闹时间过长,吸入有害气体或进食辛辣食物,刺激损伤喉部。

六、出院指导

(1)注意锻炼身体,合理喂养,增强机体抵抗力。

(2)养成良好卫生生活习惯,饭后漱口,多饮水,保持口腔清洁。

(3)一旦发生痉挛性喉炎(出现呼吸紧促如犬吠,喉鸣,吸气困难,胸廓塌陷,唇色发绀)应立即送医院治疗,并保持气道通畅(患儿头向后仰,解开衣领)。

(邓艾梅)

第二节　急性支气管炎的护理

急性支气管炎是小儿常见的一种呼吸道疾病。本病常继发于上呼吸道感染之后,也常为肺炎的早期表现。也有的是小儿急性传染病如麻疹、百日咳、伤寒、猩红热等疾病的早期症状或并发症。

急性支气管炎,由各种病毒和细菌或二者混合感染所引起。另外,小儿年龄小,体格弱,气温变化冷热不均,公共场所或居室空气污浊,都可诱发本病。

疾病开始时表现为上呼吸道感染症状,发热、流鼻涕、咳嗽,咳嗽逐渐加重并且有痰,起初是白色黏痰,几天后变为黄色脓痰。有的小儿嗓子呼噜呼噜作响,早晚咳嗽较重,经常因咳嗽将食物吐出。还常伴有头痛、食欲缺乏、疲乏无力、睡眠不安、腹泻等症状。

另外,有一种特殊型的支气管炎,称为急性毛细支气管炎也叫哮喘性支气管炎。主要表现为下呼吸道梗阻症状,似支气管哮喘样发作,患儿鼻翼翕动。呈喘憋状呼吸,很快出现呼吸困难,缺氧发绀。这种类型多见于2岁以内虚胖小儿,往往有湿疹或其他过敏史。

一、护理要点

(1)发热时要注意卧床休息,选用物理降温或药物降温。

(2)室内保持空气新鲜,适当通风换气,但避免对流风,以免患儿再次受凉。

(3)须经常协助患儿变换体位,轻轻拍打背部,使痰液易于排出。

二、注意事项

(1)急性支气管炎一般1周左右可治愈。有部分患儿咳嗽的时间要长些,逐渐会减轻、消失,适当的服些止咳剂即可。不过在患病的早期,对于痰多的患儿,不主张用止咳剂,以免影响排痰。

痰稠咳重者可服用祛痰药。

（2）也有部分患儿发展为肺炎，就按护理肺炎患儿的方法精心护理。如果急性支气管炎发作时缺氧、发绀，必须住院治疗，若缺氧得不到及时纠正，会发生脑缺氧等并发症。其他最常见的并发症就是心力衰竭。

（3）对于哮喘重的患儿，请参考支气管哮喘的护理方法。在使用氨茶碱等缓解支气管痉挛的药物时，应在医师指导下用药，家长不可乱用。中药麻杏石甘汤或小青龙汤加减治疗急性支气管炎有一定效果，也可采取中西医结合治疗。

（邓艾梅）

参 考 文 献

[1] 盖壮健.儿科常见疾病诊疗学[M].沈阳:辽宁科学技术出版社,2022.

[2] 董玉珍.常见儿科疾病治疗精粹[M].哈尔滨:黑龙江科学技术出版社,2020.

[3] 于吉聪.临床儿科诊疗进展[M].哈尔滨:黑龙江科学技术出版社,2020.

[4] 马晓花.实用临床儿科疾病诊疗学[M].长春:吉林科学技术出版社,2022.

[5] 王永清.儿科基本诊疗备要[M].苏州:苏州大学出版社,2022

[6] 吕伟刚.现代儿科疾病临床诊治与进展[M].开封:河南大学出版社,2021.

[7] 朱鹏立.新生儿诊疗常规[M].福州:福建科学技术出版社,2020.

[8] 刘庆华.现代儿科常见病临床诊疗[M].汕头:汕头大学出版社,2020.

[9] 齐玉敏.儿科疾病救治关键[M].哈尔滨:黑龙江科学技术出版社,2020.

[10] 许铖.现代临床儿科疾病诊疗学[M].天津:天津科学技术出版社,2020.

[11] 孙洪霞,马中元,刘宁,等.儿科常见病综合治疗精要[M].上海:上海科学普及出版社,2022.

[12] 牟丽萍.儿科常见病诊断与治疗[M].北京:科学出版社,2020.

[13] 王鹏.现代儿科常见病与多发病[M].哈尔滨:黑龙江科学技术出版社,2020.

[14] 程佩萱.儿科疾病诊疗指南[M].北京:科学出版社,2023.

[15] 颜丽霞,姚家会,何学坤.儿科临床实践[M].长春:吉林科学技术出版社,2020.

[16] 薛艳,时爱芹,孙秀红,等.现代儿科基础与临床[M].哈尔滨:黑龙江科学技术出版社,2022.

[17] 王燕.临床用药与儿科疾病诊疗[M].长春:吉林科学技术出版社,2020.

[18] 毛萌,江帆.儿童保健学[M].北京:人民卫生出版社,2020.

[19] 冯仕品.儿科常见病诊断与治疗[M].济南:山东大学出版社,2021.

[20] 李倩.临床儿科常见病诊疗精要[M].北京:中国纺织出版社,2020.

[21] 邹艳亮.儿科学基础与临床研究[M].上海:上海交通大学出版社,2020.

[22] 张阳.实用儿童常见病诊疗学[M].长春:吉林科学技术出版社,2020.

[23] 王伟丽.儿科与新生儿疾病诊疗实践[M].北京:科学技术文献出版社,2021.

[24] 张淼.儿科疾病治疗与保健[M].南昌:江西科学技术出版社,2020.

[25] 陈翠平.妇产与儿科疾病诊断与治疗[M].青岛:中国海洋大学出版社,2021.

[26] 周春清.儿科疾病救治与保健[M].南昌:江西科学技术出版社,2020.

[27] 赵小然,代冰,陈继昌.儿科常见疾病临床处置[M].北京:中国纺织出版社,2021.

[28] 李斌.儿科疾病临床诊疗实践[M].开封:河南大学出版社,2020.

[29] 徐晓云.实用儿科诊治[M].长春:吉林科学技术出版社,2020.

[30] 凌春雨.儿科疾病应用与进展[M].天津:天津科学技术出版社,2020.

[31] 郭树贞.儿科学诊断与治疗要点[M].天津:天津科学技术出版社,2020.

[32] 李霞.实用儿科学与儿童保健[M].北京:科学技术文献出版社,2020.

[33] 吴超.现代临床儿科疾病诊疗学[M].开封:河南大学出版社,2021.

[34] 邹国涛.儿科常见疾病临床诊疗实践[M].北京:中国纺织出版社,2022.

[35] 赵明一.临床儿科疾病综合诊治与护理[M].天津:天津科学技术出版社,2020.

[36] 王央燕,周丽珍,张凌姿.儿童支气管哮喘治疗依从性的影响因素分析[J].中国妇幼保健,2021,36(4):878-880.

[37] 王勇.学龄前脑瘫儿童医学康复并教育康复研究[J].黑龙江科学,2021,12(1):90-91.

[38] 刘兴楼.儿科抗病毒药物的合理使用[J].中国实用儿科杂志,2022,37(6):430-436.

[39] 刘素云,陈思,张露娇,等.儿童热性惊厥临床特征分析[J].医学信息,2021,34(8):116-118.

[40] 刘晶.药师开展用药指导对儿科呼吸系统疾病治疗中抗菌药物合理应用的影响[J].航空航天医学杂志,2022,33(5):562-565.